216种常见病 门诊处方全书

任清良　赵平武　主编

U0231517

全国百佳图书出版单位

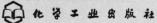

化学工业出版社

·北京·

图书在版编目（CIP）数据

216种常见病门诊处方全书/任清良，赵平武主编
. —北京：化学工业出版社，2023.5（2024.8重印）
ISBN 978-7-122-43143-1

Ⅰ. ①2⋯　Ⅱ. ①任⋯②赵⋯　Ⅲ. ①常见病-处方
Ⅳ. ①R451

中国国家版本馆CIP数据核字（2023）第049919号

责任编辑：高　霞　杨骏翼　　　　　　装帧设计：关　飞
责任校对：边　涛

出版发行：化学工业出版社（北京市东城区青年湖南街13号　邮政编码100011）
印　　刷：北京云浩印刷有限责任公司
装　　订：三河市振勇印装有限公司
850mm×1168mm　1/32　印张19　字数　536千字
2024年8月北京第1版第4次印刷

购书咨询：010-64518888　　　　　售后服务：010-64518899
网　　址：http://www.cip.com.cn
凡购买本书，如有缺损质量问题，本社销售中心负责调换。

定　　价：58.00元　　　　　　　　　　版权所有　违者必究

编写人员名单

主　　编　任清良　赵平武

副 主 编　张加力　丰纪明　张　明

编写人员　（按姓氏笔画排序）

丰纪明　　王　勇　　王黎明　　古　英

任清良　　刘　磊　　刘铁凌　　李　琳

李　曦　　李安洪　　何运胜　　沈其霖

张　平　　张　林　　张　明　　张永强

张加力　　张彦忠　　张海燕　　陈艳辉

罗衡宇　　郑雨佳　　赵平武　　高　晔

唐　英　　彭宣福　　曾　勇　　廖炳光

魏海英

前言

　　诊断疾病、开具处方是临床医师实现医学价值、取得临床疗效的两个关键环节；如何把学习到的医学知识转化为合理、有效、安全的处方则是困扰基层医师，特别是低年资医师的一个不小问题。西医如此，中医更是如此，不少中医类别医师初涉临床，照搬教材，疗效极差，乃至失去中医信心，迅速走上西化的路子。为了给基层医师提供可资借鉴的中西医门诊处方，成都中医药大学附属绵阳医院组织编写了这本处方集。

　　成都中医药大学附属绵阳医院 2004 年成为国家三级甲等中医院，是四川最早的两家三级中医院之一，也是国家公立医院绩效考核百强中医院。这本处方集的编写，集中了医院具有多年临床经验的高级职称专科医师的集体智慧，在参考最新诊疗指南、专家共识和新版教材的同时，也体现了各专业专家长期的经验积累。尤其是中医处方的编写，改变了照搬教材、照抄杂志、堆砌验方的做法，大多是编者长期临床行之有效的真实处方。因此，这本处方集的实用性是编者希望达成的重要目标。

　　本书共 16 章，涉及内科、妇产科、儿科、皮肤科、外科、骨伤科、五官科等临床各科的常见病、多发病共 216 个病种和症状，详细阐述了各科常见疾病的治疗方案，并提供了 1500 余张中西医处方。所载药物基本囊括了《中华人民共和国药典 2020 年版》《国家基本药品目录（2018 年版）》《国家基本医疗保险、工伤保险和生育保险药品目录（2022 年）》的常用治疗药物；也收集了部分疗效确切的新特药。

可根据患者的具体情况适当增减药物及剂量。

　　本书可帮助初涉临床的医学院校学生、住培医师顺利完成合格医师的角色转变，也可作为广大基层医师以及全科医师的口袋书翻阅和借鉴。

　　由于本书是若干中西医专家合著，水平有参差，疏漏必难免，恳请读者提出意见、批评指正。

编者

2022 年 12 月

目录

第八章　神经系统疾病 / 206

第九章　内分泌与代谢性疾病 / 243

第十章　妇产科常见疾病 / 276

第十一章　儿童常见疾病 / 310

第十五章　骨伤科常见疾病 / 484

第十六章　五官科常见疾病 / 524

第一章
常见症状及急救疾病

一、发　热

　　人体体温调节中枢位于下丘脑，包含散热中枢和产热中枢。当机体在内、外致热源作用下出现体温调节中枢功能障碍，产热大于散热，就出现发热。对于儿童，年龄愈小，体温调节中枢功能愈不完善，体温升高就更容易。发热的临床分度：测量口腔温度在37.3～38.0℃为低热，38.1～39.0℃为中等度热，39.1～41℃为高热，41℃以上为超高热。发热的病因有感染性疾病和非感染性疾病两大类。前者最为多见，如细菌、病毒引起的呼吸道、消化道、泌尿道及皮肤感染等，后者主要由变态反应性疾病如药物热、血清病以及自主神经功能紊乱和代谢疾病所引起。对于高热患者，应及时降温和给予镇静药物，以防患者烦躁不安，引起惊厥及其他不良后果；及时补充水分和电解质；对因治疗。

西医处方

处方 1　药物降温

　　布洛芬　0.2g　口服　每日 3 次

　　阿司匹林　5～10mg/kg　口服　每日 3 次

处方 2　支持治疗

10%氯化钾注射液　10ml
0.9%氯化钠注射液　500ml ┃ 静脉滴注　每日 1 次

处方 3　对症治疗

盐酸异丙嗪注射液　25～50mg　肌内注射　立即

地西泮注射液　10mg
5%葡萄糖注射液　250ml ┃ 静脉缓滴　每日 1 次

处方 4　抗感染治疗

青霉素钠　300 万～400 万 U ┃ 静脉缓滴　每 12 小时 1 次　用
5%葡萄糖注射液　250ml ┃ 前皮试

或　头孢呋辛　1.5g ┃ 静脉缓滴　每 12 小时 1 次　用
5%葡萄糖注射液　250ml ┃ 前皮试

中医处方

处方 1　降温处理

柴胡注射液　2ml　肌内注射　立即

加　清开灵注射液　20ml
5%葡萄糖注射液　250ml ┃ 静脉滴注　每日 1 次

或　痰热清注射液　20ml
5%葡萄糖注射液　250ml ┃ 静脉滴注　每日 1 次

处方 2　适用于感冒表寒里热证

银翘解毒颗粒　15g　冲服　每日 3 次
或　感冒清热颗粒　12g　冲服　每日 2 次

处方 3　适用于风寒外感发热

荆防颗粒　15g　冲服　每日 3 次

处方 4　适用于流行性感冒属热毒袭肺证

连花清瘟颗粒　6g　口服　每日 3 次

处方 5　白虎汤（适用于气分热盛）

石膏 50g^{先煎}　　知母 18g　　甘草 6g　　粳米 9g

每日 1 剂　水煎温服　每次 200ml　每日 3 次

【注意】发热行物理降温可针刺曲池、合谷、大椎、少商、十宣等穴位；或用荆芥 15g、薄荷 15g 水煎液擦浴，得微汗而解；或用 50g 石膏煎液擦浴，适用于邪热入里发热；或用冰袋置于头颈部、腋下、腹股沟等方法。

二、呕　血

呕血是消化道出血的表现之一，通常是由于上消化道疾病或全身性疾病引起的急性消化道出血，血液经口腔呕出，常伴随黑粪出现。引起呕血最常见的疾病是消化性溃疡、食管-胃底静脉曲张、急性胃黏膜病变和胃癌。当胃内积血量在 250～300ml 可引起呕血。当出血量在 400～1000ml 可表现为头晕、乏力、出汗、心慌、脉搏增快；出血量大于 1000ml 后有效循环血量明显减少，急性周围循环衰竭，出现脉搏微弱、血压下降、呼吸急促及休克表现。处理上需进行严密的生命体征监测、积极补充血容量、及时止血、预防并发症、针对病因治疗、防止再出血。

西医处方

处方 1　纠正血循环不稳定

　　羟乙基淀粉 130/0.4 氯化钠注射液　　500ml　静脉滴注　立即

或　右旋糖酐 40 氯化钠注射液　　500ml　静脉滴注　立即

或　5％葡萄糖氯化钠注射液　　500ml　静脉滴注　立即

或　平衡盐溶液　500ml　静脉滴注　立即

或　输血治疗

处方 2　适用于食管-胃底静脉曲张破裂、糜烂性胃炎出血

垂体后叶注射液　6～8U 5％葡萄糖注射液　500ml	静脉滴注　每日1次（监测血压）
加　去甲肾上腺素　8mg 　　冰冻生理盐水　100ml	分次口服或胃管灌入

处方 3　适用于急性胃、十二指肠溃疡出血

注射用奥美拉唑钠（洛赛克）　40mg 0.9％氯化钠注射液　20ml	静脉注射　每日1次
接　盐酸雷尼替丁注射液　150mg 　　0.9％氯化钠注射液　250ml	静脉滴注　每日1次

处方 4　血管活性药物

多巴胺　80mg 0.9％氯化钠注射液　250ml	静脉滴注　立即

中医处方

处方 1　适用于少量呕血者

云南白药胶囊　2粒　温水送服　每日4次

处方 2　适用于少量到中量呕血、出血缓慢者

三七粉　3g　口服　每天2次

处方 3　适用于热盛动血致大量呕血、高热神昏者

清开灵注射液　40ml 0.9％氯化钠注射液　500ml	静脉滴注　每日1次

处方 4　适用于气随血脱致大量呕血、大汗淋漓、四肢厥冷、面白声微者

生脉注射液　60～100ml 5％葡萄糖注射液　250ml	静脉滴注　每日1次

或　参附注射液 100ml
　　5%葡萄糖注射液　250ml　｜　静脉滴注　每日 1 次

三、咯　血

咯血是指喉以下呼吸道或肺组织出血，经口腔排出。往往伴有咳嗽等呼吸道症状，咯出的血多为鲜红色或暗红色，可混有痰液或泡沫，常常有喉部发痒及发热、胸痛、呛咳、脓痰等全身症状。咯血病因大多数为呼吸系统或循环系统疾病所致，如支气管扩张、肺结核、肺癌、肺囊肿、肺脓肿、左心衰竭、肺动脉高压、凝血功能障碍、流行性出血热、钩端螺旋体病等。24 小时咯血量在 100ml以内为小量咯血，100～500ml 为中量咯血，500ml 以上（或一次咯血量超过 300ml）为大量咯血。窒息是大咯血最严重的并发症，可导致死亡。同时肺泡通气不足，可引起低氧血症。在治疗上积极给予药物或纤维支气管镜止血处理，保证气道通畅、防止窒息的发生是大咯血抢救的重中之重。

西医处方

处方 1　适用于大咯血

垂体后叶注射液　6～12U
　　5%葡萄糖注射液　20～40ml　｜　缓慢静脉注射　立即

或　酚妥拉明　10～20mg
　　5%葡萄糖注射液　500ml　｜　静脉滴注　5～8ml/min　立即
　　　　　　　　　　　　　　　　（用药前后监测血压）

或　硝酸甘油　5～10mg
　　5%葡萄糖注射液　250～500ml　｜　静脉滴注　5～10 滴/min　立即

处方 2　适用于持续或反复咯血

垂体后叶注射液　12～24U
　　5%葡萄糖注射液　250～500ml　｜　缓慢静脉滴注　立即

或　鱼精蛋白注射液　50～100mg | 静脉推注　连续3天　每日1～
　　5％葡萄糖注射液　40ml | 2次

处方3　适用于对垂体后叶素有禁忌者
　　普鲁卡因　150～300mg | 缓慢静脉滴注　立即　皮试
　　5％葡萄糖注射液　500ml |

处方4　促凝血药物和抗纤溶药物
　　注射用矛头蝮蛇血凝酶　1U　肌内注射　立即
或　酚磺乙胺　0.5g | 静脉滴注　每日1次
　　0.9％氯化钠注射液　250ml |
或　氨甲苯酸　0.3g | 静脉滴注　每日1次
　　0.9％氯化钠注射液　250ml |
或　蛇毒血凝酶注射液　1KU　肌内注射　立即
或　卡络磺钠（肾上腺色腙）　2.5～5.0mg　口服　每日3次

处方5　适用于顽固性咯血伴咳嗽不止
　　盐酸氯丙嗪注射液　10～15mg　肌内注射　每日1～2次

中医处方

处方1　适用于长期咳嗽、肺痿咯血者
　　白及粉　5g　口服　每日3次

处方2　适用于少量咯血者
　　三七粉　3g　口服　每日3次

处方3　适用于支气管扩张、肺结核咯血者
　　云南白药胶囊　2粒　温水送服　每日4次

处方4　适用于燥热伤肺证
　　紫苏叶30g　　苦杏仁15g　　北沙参15g　　浙贝母30g
　　淡豆豉30g　　栀子30g　　梨皮30g
　　每日1剂　水煎取汁600ml　每次200ml　每日3次

适用于燥热伤肺证。症见喉痒咳嗽，口干鼻燥，或有身热，舌红少津，苔薄黄，脉数。能清热润肺止血。

处方 5　适用于肝火犯肺证

桑白皮 30g　　　地骨皮 30g　　　蛤壳 15g^{先煎}　　　甘草 15g

青黛 15g^包　　　粳米 30g

每日 1 剂　水煎取汁 600ml　每次 200ml　每日 3 次

适用于肝火犯肺证。症见咳嗽阵作，痰中带血，或咳吐鲜红色血，头痛头晕，胸部肿胀疼痛，易怒，口苦咽干，舌质红，苔薄黄，脉弦数。能清热泻肺，降逆止血。

处方 6　适用于阴虚肺热证

麦冬 30g　　　玄参 30g　　　熟地黄 15g　　　当归 15g

白芍 30g　　　贝母 30g　　　甘草 10g　　　白及 30g

白茅根 15g

每日 1 剂　水煎取汁 600ml　每次 200ml　每日 3 次

适用于阴虚肺热证。症见咳嗽阵作，反复咳血，血色鲜红或淡红，或痰中带血、咳嗽痰少，或干咳无痰，常伴口干咽燥，潮热盗汗，五心烦热，颧红，或兼耳鸣、腰膝酸软，舌红乏津，少苔或无苔，脉细数。能滋阴清热，润肺止血。

【注意】垂体后叶素不能用于高血压、冠心病和妊娠期患者。患者大咯血时，表现为极度烦躁不安、恐惧或精神呆滞、呼吸变浅，应立即撬开患者的口腔，尽量清理出口腔、咽喉部积存的血块，恢复呼吸道通畅。如果患者意识丧失、呼吸停止，应马上在气道通畅的基础上行人工呼吸和胸外心脏按压。

四、急性腹痛

急性腹痛是指各种原因引起腹腔内外脏器病变而表现为腹部的疼痛，常伴有消化道症状，如恶心、呕吐、腹泻、发热、黄痉、呕血、黑便等。病因极为复杂，包括炎症、穿孔、梗阻、绞窄、出血、缺血、创伤、肿瘤及功能障碍等。一般情况下，根据患者的病史、疼痛的部位、是否有放射痛和相应的消化道表现以及实验室检查、心电图、腹部平片、腹部超声检查可以初步确定腹痛的诊断。少部分患者完成腹部 CT 后也未发现确切的病变部位，就需要急诊留观或收治入院。如果需急诊手术、急诊经皮冠状动脉介入治疗（PCI）、急诊输血等，应该立即给予相应的治疗。

西医处方

处方 1　单纯疼痛的治疗

颠茄片　10mg　口服　立即

或　硫酸阿托品注射液　0.5～1mg（视腹痛程度及原发病情况）肌内注射　立即

或　盐酸消旋山莨菪碱注射液　10mg
0.9%氯化钠注射液　100ml｜静脉滴注　立即

处方 2　适用于伴发热或有感染体征

氨苄西林　240 万 U
0.9%氯化钠注射液　100ml｜静脉滴注　每 12 小时 1 次　皮试

或　头孢曲松　1.0g
0.9%氯化钠注射液　100ml｜静脉滴注　每 12 小时 1 次　皮试

加　0.2%甲硝唑注射液　250ml　静脉滴注　每 12 小时 1 次

处方 3　适用于休克患者

平衡液　500ml　静脉滴注　立即

或　5%葡萄糖氯化钠注射液　500ml　静脉滴注　立即

加　多巴胺　80mg
0.9%氯化钠注射液　100ml｜静脉滴注　立即

或　去甲肾上腺素　4mg
0.9%氯化钠注射液　50ml｜微量泵　1.5ml/h

处方 1 适用于气滞血瘀的腹痛或胃脘痛

　　　　元胡止痛片　4片　口服　每日3次

或　荜铃胃痛颗粒　5g　口服　每日3次

处方 2 适用于肝胆湿热所致腹痛

　　　　消炎利胆片　6片　口服　每日3次

或　解毒利胆胶囊　2粒　口服　每日3次

处方 3 适用于上热下寒的腹痛下痢

　　　　复方黄连素片　3片　口服　每日3次

处方 4 适用于饮食积滞所致腹痛

　　　　阿拉坦五味丸　8丸　口服　每日3次

【注意】治疗中疼痛未明显缓解者要严格禁食,必要时胃肠减压,切忌病因未明时给予布桂嗪(强痛定)等止痛治疗。抗感染治疗时,尽量选用针对革兰氏阴性杆菌和厌氧菌感染的抗生素。

五、中　暑

　　中暑是指在高温作业环境下,由于热平衡和(或)水电解质代谢紊乱、有效循环血量减少而引起的以体温升高和(或)中枢神经系统功能障碍和(或)心血管功能障碍等为主要表现的急性全身性疾病。致病因素多为高温环境下作业,或在温度>32℃、湿度>60%、通风不良的环境中长时间强体力劳动。年老、体弱、产妇、肥胖、甲状腺功能亢进或服用某种药物(如苯丙胺、阿托品)、硬皮病、皮肤瘢痕等患者更容易中暑。中暑患者在不同阶段表现出头晕、头痛、乏力、口渴、多汗、面色潮红、皮肤灼热、注意力不集中、动作不协调、谵妄、昏迷、抽搐、呼吸急促、心动过速、急性肺水肿、休克等症状。轻症中暑者一般在脱离高温环境、口服凉盐水和休息 30 分钟到数小时后症状缓解；重症中暑者应迅速转移到阴凉通风或带空调的房间，神志清醒时可口服清凉含盐饮料，神志不清者可将湿冷毛巾放于前额、腋下及腹股沟等处，或去衣，用冷水或酒精擦浴物理降温，同时积极送往医院。

西医处方

处方 1 用于轻中度中暑

盐酸氯丙嗪注射液   25～50mg
0.9%氯化钠注射液   500ml　｜　静脉滴注   立即   监测血压

加 盐酸异丙嗪注射液   25～50mg   肌内注射   立即
或 地塞米松磷酸钠注射液   10mg   静脉注射   立即   根据病情半小时后可重复一次

处方 2 抗休克

维生素 C 注射液   1～2g
0.9%氯化钠注射液   500ml　｜　静脉滴注   立即（患者低钾时可给予 1g 氯化钾）

或 平衡液   500ml   静脉滴注   立即
或 口服补液盐   Ⅲ20.5g　｜　分次口服
冷水   1000ml

处方 3 用于出现谵妄、烦躁不安的患者

地西泮注射液   10mg   肌内注射   立即
或 苯巴比妥钠注射液   100mg   肌内注射   立即

处方 4 用于神志不清的患者

盐酸纳洛酮注射液   0.4～1.2mg   静脉注射   立即   半小时至 1 小时重复应用 1 次
或 5%碳酸氢钠注射液   100ml   静脉滴注   立即（根据酸中毒情况调整用量）

处方 5　用于急性肺水肿患者

　　呋塞米注射液　　20mg

　　0.9％氯化钠注射液　　20ml　　｜　缓慢静推　立即

中医处方

处方 1　适用于一般病例的治疗

　　取太阳、十宣、印堂、大椎、风池、曲池、合谷等穴针刺放血。

处方 2　适用于中暑轻证

　　藿香正气水　　5～10ml　　口服　　每日 2 次　　用时摇匀

或　清暑解毒颗粒　　25g　　口服　　每日 4 次

处方 3　用于热闭、神昏或抽搐

　　清开灵注射液　　40ml

　　5％葡萄糖注射液　　500ml　　｜　静脉滴注　立即

或　醒脑静注射液　　20ml

　　5％葡萄糖注射液　　250ml　　｜　静脉滴注　立即

或　生脉注射液　　20ml

　　5％葡萄糖注射液　　250ml　　｜　静脉滴注　立即

处方 4　阳暑

　　西洋参15g　　　麦冬30g　　　　黄连10g　　　　淡竹叶30g

　　荷梗15g　　　　知母30g　　　　甘草10g　　　　粳米30g

　　每日 1 剂，水煎取汁 600ml，每次 200ml，每日 3 次

　　适用于阳暑，症见头昏头痛，心烦胸闷，口渴多饮，全身疲软，汗多，发热，面红，舌红苔黄，脉浮数。能清暑益气生津。

处方 5　阴暑

　　金银花30g　　　连翘15g　　　　扁豆花15g　　　厚朴10g

　　每日 1 剂，水煎取汁 450ml，每次 150ml，每日 3 次

适用于阴暑，症见精神衰惫、肢体困倦、头昏嗜睡、胸闷、多汗肢冷、微有畏寒、恶心欲吐，渴不欲饮，舌淡，苔薄腻，脉濡细。能清暑化湿，疏风散寒。

【注意】将中暑患者置于空调室内，用毛巾摩擦皮肤使皮肤血管扩张，再配合电风扇吹风进行物理降温，当体温下降到38℃时停止降温。降温期间密切观察患者体温、血压、脉搏、呼吸等生命体征，如果血压下降至休克血压，需加快液体补充，同时使用升压药物维持循环。

六、烧　伤

烧伤是由热力或间接热力（化学物质、电流、放射线等）作用于人体引起的组织损伤。烧伤的组织会出现坏死、体液渗出、组织水肿、全身有效循环血量减少、休克、感染、脓毒症、多器官功能衰竭等表现。烧伤按严重程度分为4度：Ⅰ度烧伤，仅伤及部分表皮，生发层健在；Ⅱ度烧伤，伤及整个表皮和部分真皮；Ⅲ度烧伤，表皮、真皮及其附件全部被毁；Ⅳ度烧伤，深及肌肉、骨骼甚至内脏。烧伤面积达全身体表面积的1/3以上时可有生命危险。

治疗烧伤患者，首先要迅速脱离热源（现场），初步估计伤情，对轻度烧伤特别是四肢烧伤，立即用冷水连续冲洗或浸泡，迅速降低热度，外涂清凉药物；对大面积严重烧伤，及早建立静脉通道，予以输液抗休克治疗，同时给予呼吸支持、镇静止痛、抗感染、防治烧伤脓毒症。

西医处方

处方1　镇静止痛

地西泮注射液　10mg　静脉推注　立即

加　盐酸哌替啶注射液　50～100mg　肌内注射　立即

处方 2　抗休克治疗

　　5％葡萄糖氯化钠注射液　500ml　静脉滴注　立即

或　右旋糖酐 40 氯化钠注射液　500ml　静脉滴注　立即

处方 3　抗感染治疗

头孢唑林　3.0g	静脉滴注　每 12 小时 1 次
0.9％氯化钠注射液　100ml	皮试

或　盐酸左氧氟沙星氯化钠注射液　0.5g　｜静脉滴注　每日 1 次

中医处方

处方 1　用于轻症患者

　　湿润烧伤膏　1～3g　外用　每天 2 次

或　康复新液　20ml　口服　每天 3 次

或　复方紫草油　4ml　外用　每天 3 次

处方 2　用于重症伴休克者

参附注射液　40ml	静脉滴注　立即
5％葡萄糖氯化钠注射液　250ml	

或　生脉注射液　20ml	静脉滴注　立即
5％葡萄糖氯化钠注射液　250ml	

处方 3　用于烧伤实证

黄连 15g	黄芩 30g	黄柏 30g	栀子 30g
水牛角 10g先煎	生地黄 10g	玄参 30g	金银花 30g
竹叶心 30g	连翘 15g	丹参 30g	麦冬 30g

　　每日 1 剂　水煎 600ml　一次温服 200ml　每日 3 次

或　清开灵注射液　40ml	静脉滴注　立即
5％葡萄糖注射液　250ml	

处方 4　用于烧伤虚证

人参 30g	附子 10g先煎	麦冬 30g	五味子 30g

每日 1 剂　水煎 600ml　一次温服 200ml　每日 3 次

或	参附注射液　40ml 5%葡萄糖氯化钠注射液　250ml	静脉滴注　立即
或	生脉注射液　20ml 5%葡萄糖氯化钠注射液　250ml	静脉滴注　立即

【注意】 安慰和鼓励受伤者，使其情绪稳定、勿惊恐、勿烦躁。保护受伤部位，迅速脱离热源。如邻近有凉水，可先冲淋或浸浴以降低局部温度。伤处的衣裤袜应剪开取下，不可剥脱。转运时，伤处向上以免受压。减少沾染，用清洁的被单、衣服等覆盖创面或简单包扎。如果呼吸道烧伤造成气道梗阻，要及时切开气管（勿等待呼吸困难表现明显），给予氧气。如果创面污染重或有深度烧伤者，要注射破伤风抗毒血清；积极进行肠内或肠外营养支持。此外，注意有无复合伤，对大出血、开放性气胸、骨折等应先施行相应的急救处理。对烧伤患者早期使用药物以减少瘢痕和挛缩，进行功能康复。

七、冻　伤

冻伤是低温作用于机体的局部或全身而引起的损伤。冻伤按损伤范围分为全身性冻伤（冻僵）和局部性冻伤（冻疮）。局部性冻伤常发生在鼻、耳、颜面、手和足等暴露部位，冬季易发。寒冷刺激会导致末梢皮肤出现局限性炎症性改变，组织充血水肿红斑，温度升高后皮肤出现瘙痒，严重者可能会出现患处皮肤糜烂、溃疡等现象。全身性冻伤表现为低体温，易发生在冷水或冰水淹溺、野外低温作业中。表现为排汗停止、寒战、肌肉震颤、心动过缓、血压下降、意识模糊、反应迟钝，甚至昏迷、心跳呼吸停止。治疗局部性冻伤要保持创面干燥、改善局部血液循环。全身性冻伤要尽快脱离低温环境、保暖，尽早快速复温，局部涂敷冻伤膏。维持心脏灌注，必要时立即给予心肺复苏。

处方 1　改善局部微循环、抗休克

　　右旋糖酐 40 氯化钠注射液　500～1000ml　静脉滴注　立即

或　5％葡萄糖氯化钠注射液　500～1000ml　静脉滴注　立即

处方 2　抗感染

青霉素钠　400 万 U	静脉滴注　每 12 小时 1 次
0.9％氯化钠注射液　100ml	皮试

或

头孢呋辛　1.5g	静脉滴注　每 12 小时 1 次
0.9％氯化钠注射液　100ml	皮试

中医处方

处方 1　适用于早期红斑型冻疮

　　云南白药酊　2ml　外搽　每日 3 次　连续 1～2 周

或　云南白药＋黄酒　外用　调敷患处（冻疮未破溃者）

或　云南白药粉　外用　撒于破溃处，消毒纱布包扎（冻疮已破溃者）。

处方 2　适用于局部性冻伤

　　美宝湿润烧伤膏　3g　外敷　每日 2 次

八、晕动病

　　晕动病是乘车、乘船、乘飞机时身体摇摆颠簸旋转，内耳前庭器官功能失调引起的一系列自主神经功能紊乱的疾病。患者主要出现头晕、头痛、恶心、呕吐，甚至虚脱、晕厥、休克等症状，常伴有血色苍白、出冷汗、心动过速或心动过缓、血压下降、眼球震颤、平衡失调表现。多数人在脱离环境后症状很快缓解，少数人因症状持续需对症治疗。

西医处方

处方 1　抗组胺和抗胆碱类药物治疗

氢溴酸东莨菪碱注射液　10mg
0.9％氯化钠注射液　100ml ┃ 静脉滴注　立即

（副作用有口干、嗜睡、视物模糊，青光眼忌服）

或　茶苯海明（晕海宁、乘晕宁）　25～50mg　口服　每天3次
（副作用有嗜睡、胃肠不适、注意力不集中等）

或　盐酸异丙嗪注射液　50mg　肌内注射　立即

或　盐酸倍他司汀　4～8mg　口服　每天3次

处方 2　止吐、镇静对症处理

盐酸甲氧氯普胺注射液　10mg　肌内注射　立即

或　甲氧氯普胺片　10mg　口服　每天3次

加　盐酸氯丙嗪注射液　25～50mg　肌内注射　立即

或　氯丙嗪片　25mg　口服　每天3次

加　地西泮注射液　5～10mg　静脉推注　立即

中医处方

处方 1　适用于晕动病肝阳证

复方天麻颗粒　1袋　口服　每日3次

处方 2　适用于晕动病气血亏虚证

归脾丸　10g　口服　每日3次

处方 3　穴位按摩

按摩人中、内关、合谷、足三里等穴位。

【注意】发病时患者宜闭目仰卧，闭目内视一固定物，减少头

部晃动。如果坐位时，头部紧靠在固定椅背或物体上，避免较大幅度的摇摆。环境要安静，通风要良好，空气要新鲜。晕动症很严重的患者，宜尽早做好预防：①乘坐交通工具时，闭上眼睛凝视主焦点或是另一个不动的物体，尽量不要看窗外快速移动的景物，并且坐在感觉运动最小的汽车前仓的座位、轮船中间舱位或机翼上方的座位。不要坐在与公共汽车、火车、飞机运动方向相反的座位上，不要在运动中阅读。②不要紧张。保持精神放松，不要总想着会晕，尽量分散注意力。③预防晕动病，可乘车前 30 分钟口服盐酸地芬尼多片（眩晕停片）2 片。

九、空调病

　　长时间在空调环境下工作学习的人，因空气不流通，环境得不到改善，会出现鼻塞、头昏、打喷嚏、耳鸣、乏力、记忆力减退、皮肤过敏等症状，现代医学称之为"空调综合征"或"空调病"。空调病的主要症状因人的适应能力差异而有不同。使用空调必须注意通风，定时从空调房间中外出，参加户外活动，摄取营养丰富的食物，如新鲜水果、牛奶、瘦肉等。

西医处方

处方 1　用于神经功能障碍

　　　地西泮　2.5～5.0mg　口服　每日 3 次

或　谷维素　30mg　口服　每日 3 次

处方 2　补充热量和维生素

　　　10％葡萄糖注射液　500ml　静脉滴注　每日 2 次

或　维生素 C 注射液　1.0g

　　5％葡萄糖氯化钠注射液　500ml ｜ 静脉滴注　每日 2 次

处方 1　适用于空调病轻症

　　桑菊感冒颗粒　11g　冲服　每日 3 次

或加　藿香正气水　10ml　口服　每日 3 次

处方 2　适用于空调病重症

　　参麦注射液　40ml

　　5％葡萄糖注射液　500ml ┃ 静脉滴注　立即

或　参附注射液　20ml

　　5％葡萄糖注射液　250ml ┃ 静脉滴注　立即

处方 3　适用于空调病暑热动风证

　　牡蛎 30g^先煎　　鳖甲 30g^先煎　　龟甲 30g^先煎　　熟地黄 10g

　　麦冬 10g　　阿胶 9g^烊化

　　每日 1 剂　水煎取汁 450ml　每次 150ml　每日 3 次

　　适用于暑热动风证。症见高热神昏，手足抽搐，角弓反张，牙关紧闭，皮肤干燥，唇甲青紫，舌红绛，脉细弦紧或脉伏欲绝。能清热养阴熄风。

处方 4　适用于空调病气阴耗脱证

　　黄芪 30g　　红参 20g　　附子 20g^先煎　　五味子 20g

　　麦冬 20g

　　每日 1 剂　水煎取汁 600ml　每次 200ml　每日 3 次

　　适用于气阴耗脱证。症见面色苍白，四肢厥冷，大汗淋漓，烦躁不安，甚至昏厥，舌淡，脉微欲绝，或芤，或浮大而散。能益气固脱，养阴生津。

十、毒蛇咬伤

　　毒蛇与无毒蛇咬伤最根本的区别是：毒蛇都有毒牙，伤口上一般会留有两个深而较大的牙痕；而无毒蛇留下的伤口往往是数个细小成行的牙痕印。被毒蛇咬伤后，毒液经伤口进入体内并迅速向近心端发展，伤处出现疼痛、局部麻木、局部出血、伤肢肿胀，全身出现寒热、恶心呕吐、头晕头痛、眩晕，甚至出血。蛇毒可分为血液循环毒素、神经毒素、混合毒素，处理不当均将发生急性心力衰竭或中毒性休克，甚至死亡。

西医处方

处方 1　抗蛇毒素血清治疗

抗蝮蛇毒血清　10ml

0.9％氯化钠注射液　20ml ｜ 静脉推注　立即　皮试

处方 2　抗感染治疗

头孢曲松　1.0g

0.9％氯化钠注射液　100ml ｜ 静脉滴注　每 12 小时 1 次　皮试

处方 3　抗休克治疗

平衡液　500ml　静脉滴注　每天 2 次

或　5％葡萄糖氯化钠注射液　500ml　静脉滴注　每天 2 次

中医处方

处方 1　针刺、火罐排毒

在被蛇咬伤后出现肿胀时，可于手指蹼间（八邪穴）或足蹼间（八风穴），在皮肤消毒后，用三棱针或粗针头与皮肤平行刺入约 1cm，迅速拔出，将患肢下垂，并由近心端向远心端挤压以排除毒液。亦可用拔火罐的方法吸引伤口内的血液，达到减轻局部肿胀和阻止蛇毒吸收的目的。但被蝰蛇或尖吻蝮蛇咬伤慎用针刺及火罐疗法，以防出血不止。

处方 2　局部新鲜草药外敷

（1）伤口未溃者

生天南星、鹅不食草捣烂敷于伤口处，以发疱拔毒。

（2）伤口溃烂者

半边莲、七叶一枝花、蒲公英、紫花地丁、马齿苋、金银花、大青叶等捣烂，外敷于伤口周围。

处方3　中药熏洗疗法

根据病情需要选择。

处方4　隔蒜艾灸法（适用于蛇咬伤后6小时之内）

将0.3cm厚的独头蒜片（用针扎数个孔）平置于创口或咬伤处，上置圆锥形艾炷，点燃灸之，每次灸35分钟。

处方5　通利二便

"治蛇不泻，蛇毒内张；二便不通，蛇毒内攻。"故蛇咬伤早期可应用利尿药、泻下药，排泄已吸收的毒素。常用药物有白花蛇舌草、黄连、黄柏、黄芩、半边莲、半枝莲、野菊花、生大黄、赤小豆等。

【注意】毒蛇咬伤的现场急救要注意以下几点：①被毒蛇咬伤后要保持镇静，切勿惊慌、奔跑，以免加速毒液吸收；②记下蛇咬伤口的形态；③立即在伤口近心端绑扎伤肢，以阻止静脉回流，每隔15分钟要放松1～2分钟；④清水反复清洗伤口，如有条件最好用冷开水、肥皂水清洗，洗去毒液后，取出折断的毒牙；⑤扩创排毒或吸吮排毒；⑥如现场备有蛇药，同时立即按规定剂量服用，并服解毒药；⑦尽快送医院治疗。

十一、动物咬伤

大多数动物咬伤是由人类熟悉的动物所致。常见的有狗、猫、鼠咬伤等，咬伤部位以下肢、上肢、头面部、颈部多见。咬伤时，除局部组织撕裂损伤、周围组织水肿、皮下出血或血肿、局部疼痛外，因动物口腔的细菌、病毒可造成伤口迅速感染，伤口周围会出现红肿、脓性分泌物以及异常气味。若动物已感染了狂犬病毒或汉坦病毒，病毒可通过口腔分泌物进入伤口感染人体，引起狂犬病或流行性出血热甚至鼠疫等严重传染病。

西医处方

处方 1　伤口处理

　　肥皂水或清水彻底冲洗伤口至少 15 分钟

或　大量 3％过氧化氢溶液冲洗伤口

加　灭菌注射用水或生理盐水冲洗伤口周围肥皂水或药物残留

　　加　2％碘酊或 75％酒精涂擦伤口消毒处理

处方 2　中和毒素

　　咬伤部位用肥皂水或 5％碳酸氢钠溶液或 3％淡氨水等弱碱液洗敷伤口

　　加　灭菌注射用水或生理盐水冲洗伤口周围肥皂水或药物残留

处方 3　抗过敏、镇静

　　氯苯那敏（扑尔敏）　4mg　口服　每日 3 次

或　左西替利嗪　10mg　口服　每日 1 次

或　依巴斯汀　10mg　口服　每日 1 次

加　泼尼松（强的松）　10mg　口服　每日 3 次

加　10％葡萄糖酸钙　20ml
　　5％葡萄糖注射液　100ml ｜ 静脉滴注　每日 1 次

加　地西泮注射液　5～10mg　静脉注射　立即

处方 4　抗感染

　　头孢呋辛　1.0g
　　5％葡萄糖注射液　250ml ｜ 静脉滴注　每 12 小时 1 次　皮试

处方 1

南通蛇药加六神丸　制膏后外用

处方 2

新鲜佩兰或蒲公英或鱼腥草　捣烂外敷

【注意】伤口一般不包扎，不做一期缝合，对延误处理而伤口已结痂者，应将结痂去除后再行冲洗和消毒。狂犬病疫苗接种程序：咬伤后当天、第 3 天、第 7 天、第 14 天、第 28 天各注射狂犬病疫苗 1 个剂量，成人在上臂三角肌区肌内注射，婴幼儿可在大腿前外侧肌内注射。

十二、有机磷农药中毒

有机磷农药中毒是指有机磷农药经人体胃肠道、皮肤、黏膜和呼吸道吸收后抑制了乙酰胆碱酯酶活性引起乙酰胆碱蓄积，使胆碱能神经受到持续刺激，导致先兴奋后衰竭的一系列毒蕈碱样症状、烟碱样症状和中枢神经系统症状。具体表现为平滑肌痉挛和腺体分泌增加引起的流涎、多汗、恶心、呕吐、腹泻、尿急、瞳孔缩小、支气管痉挛、咳嗽、呼吸困难；交感神经兴奋引起的心率加快、血压升高；引起肌纤维颤动、全身肌肉强直性痉挛、肌力减退、瘫痪、呼吸麻痹；引起神经系统症状如头晕、头痛、共济失调、谵妄、抽搐、昏迷等。严重者可因呼吸麻痹、脑水肿、脑疝而死亡。救治患者首先保证呼吸道通畅，循环稳定，并迅速清除毒物，催吐洗胃、血液灌流或血液透析。早期、足量、联合、重复使用胆碱酯酶复活剂和抗胆碱药。

处方 1 洗胃

温热水 5000~10000ml 洗胃

处方 2 导泻

硫酸镁 20g
温开水 400ml } 口服

处方 3 解毒

阿托品注射液 5~10mg 静脉推注 立即

接 阿托品注射液 1~5mg 静脉注射 每 10~30 分钟 1 次
至阿托品化后

阿托品注射液 0.5~1mg 皮下注射 每 1~6 小时 1 次

加 氯解磷定 0.75~1.5g 稀释后缓慢静脉注射 立即

接 氯解磷定 0.5g 稀释后缓慢静脉注射 每 2 小时 1 次 共
3 次

或 碘解磷定 0.8~1.2g 稀释后缓慢静脉注射 立即

接 碘解磷定 0.4~0.8g 稀释后缓慢静脉注射 每 2 小时 1 次
共 3 次

处方 4 脑水肿治疗

20％甘露醇 250ml 静脉滴注 每天 1 次

或 地塞米松磷酸钠注射液 10mg
5％葡萄糖注射液 100ml } 静脉滴注 每天 2 次

中医处方

处方 1 源自刘清泉《中医急诊学》

棠下解毒汤

金花草（鲜品）40~50g   积雪草（鲜品）100g

金银花（干品）100g   甘草 100g

金花草、积雪草捣烂，加清水 250～400ml，滤渣取汁，加红糖 100g，煮沸；金银花、甘草研成粉末，与煎液混合，每日 1～2 剂，口服或鼻饲。

或　银花三豆饮

金银花 30g   绿豆 30g   黑豆 30g   赤小豆 30g
甘草 30g
每日 1 剂　水煎 400ml　分 2 次服

或　绿豆甘草汤

绿豆 120g   白茅根 30g   金银花 30g   生甘草 30g
石斛 30g   丹参 45g   大黄 30g   竹茹 15g
每日 1 剂　水煎 1000ml　分 4 次口服或鼻饲给药

适用于毒物内侵、邪闭脏腑。症见恶心，呕吐，呕吐物或呼出气有大蒜样气味，腹痛，腹泻，头晕，头痛，烦躁不安，甚则谵语神昏，舌红苔腻，脉滑数。能解毒祛邪。

处方 2　适用于高热神昏者

安宫牛黄丸　1 丸　化水灌服或鼻饲

处方 3　适用于神昏谵语者

清开灵注射液　40ml
5％葡萄糖注射液　250ml ｜ 静脉滴注　立即

或　醒脑静注射液　20ml
5％葡萄糖注射液　250ml ｜ 静脉滴注　立即

处方 4　参附汤加味

人参 30g   制附子 10g^{先煎}   大枣 30g   干姜 10g
每日 1 剂　水煎取汁 450ml　每次 150ml　每日 3 次

适用于毒侵五脏、气衰阳脱。症见呕恶清涎，腹痛腹泻，惊悸怔忡，筋惕肉𥆧，神昏不识人，甚则汗出肢凉，呼吸气微，二便自遗，舌淡紫，苔水滑，脉微细欲绝。能益气回阳固脱。

或　参附注射液　30～100ml
5％葡萄糖注射液　250ml ｜ 静脉滴注　立即

或	黄芪注射液　30～60ml	静脉滴注　立即
	5％葡萄糖注射液　250ml	
或	生脉注射液　40～80ml	静脉滴注　立即
	5％葡萄糖注射液　250ml	

【注意】急性有机磷农药中毒要立即脱离现场，脱去污染的衣服，用肥皂水清洗污染的皮肤、毛发和指甲。有机磷农药中毒的主要死因为肺水肿、呼吸衰竭、休克、脑水肿、心脏骤停等。对症治疗重在维护心、肺、脑等生命器官功能。

十三、百草枯中毒

百草枯是一种速效触灭型除草剂，喷洒后能够很快发挥作用，接触土壤后迅速失活。百草枯中毒患者绝大多数系口服所致，少数经皮肤和呼吸道吸收。中毒者常表现为多器官功能损伤或衰竭，其中肺的损害常见而突出。主要表现为：口腔烧灼感，舌、咽、食道及胃黏膜糜烂、溃疡，吞咽困难，恶心呕吐，腹痛腹泻，呼吸困难，发绀，肺水肿，肺纤维化，肺功能障碍，顽固性低氧血症，最终因进行性呼吸困难，呼吸窘迫综合征（ARDS）、呼吸衰竭死亡。根据摄入百草枯剂量，临床分为轻型、中到重型、暴发型。百草枯无特效解毒药，必须在中毒早期阻止毒物继续吸收，加速毒物排泄，控制病情发展，防止肺纤维化。

西医处方

处方 1　阻止毒物继续吸收

药用炭片　30g＋20％甘露醇　250ml

或　蒙脱石散　30g＋20％甘露醇　250ml

上述药物分次交替口服。

处方 2　加速毒物排泄

5％葡萄糖氯化钠注射液　500ml　静脉滴注　立即

加　呋塞米注射液　20mg　静脉推注　立即
或　血液灌流、血液透析

处方3　防止肺纤维化（参自沈洪《急诊医学》）

地塞米松磷酸钠注射液　1～3mg/(kg·d) 0.9%氯化钠注射液　250ml	静脉滴注　每日2次　1周后逐渐减量　20～30天后改为口服

或　氢化可的松　0.4g　口服　每日4次
接　7天后　氢化可的松　0.2g　口服　每日2次

处方4　对症支持治疗

注射用奥美拉唑钠　40mg 0.9%氯化钠注射液　100ml	静脉滴注　每日2次
加　头孢曲松　1.0g 0.9%氯化钠注射液　100ml	静脉滴注　每日2次　皮试

中医处方

处方1　用于毒物内侵、邪毒炽盛

升麻30　　　鳖甲20g^{先煎}　　　当归30g　　　雄黄15g
蜀椒10g　　　甘草10g
每日1剂　水煎服或鼻饲给药　每次200ml　每日3次

或　安宫牛黄丸　1丸　化水灌服或鼻饲　每日3次

或　清开灵注射液　30ml 5%葡萄糖注射液　250ml	静脉滴注　立即
或　醒脑静注射液　20ml 5%葡萄糖注射液　250ml	静脉滴注　立即

处方2　用于毒邪入里，痰瘀内阻

瓜蒌30g　　　半夏15g　　　薤白30g　　　郁金15g
石菖蒲30g　　　赤芍15g　　　当归20g　　　生地黄10g
桃仁15g　　　红花10g　　　枳壳30g　　　桔梗30g
甘草6g

每日 1 剂　水煎服或鼻饲给药　每次 200ml　每日 3 次

或　痰热清注射液　40ml
　　5％葡萄糖注射液　250ml ｜ 静脉滴注　立即

或　丹参注射液　30ml
　　5％葡萄糖注射液　250ml ｜ 静脉滴注　立即

或　血必净注射液　20ml
　　5％葡萄糖注射液　250ml ｜ 静脉滴注　立即

处方 3　用于毒邪日久，阴竭阳脱

人参 30g　　　附子 10g^{先煎}　　干姜 10g　　　　麦冬 30g

五味子 15g　　龙骨 15g^{先煎}　　牡蛎 10g^{先煎}

每日 1 剂　水煎服或鼻饲给药　每次 200ml　每日 3 次

或　参附注射液　50ml
　　5％葡萄糖注射液　250ml ｜ 静脉滴注　立即

【注意】一经发现患者服用百草枯，立即给予催吐并口服白陶土悬液，或就地取材用泥浆水 100～200ml 口服。毒物经皮肤吸收的，尽快脱去污染的衣物，用肥皂水彻底清洗污染的皮肤、毛发。眼部受污染时立即用流动清水冲洗，时间＞15 分钟。百草枯中毒患者谨慎使用高浓度氧气吸入，因为氧气吸入会加重肺组织的损害，仅在氧分压＜40mmHg 或出现 ARDS 时才能使用＞21％浓度的氧气吸入，或使用呼吸机呼气末正压呼吸给氧。肺损伤早期给予正压机械通气联合使用激素对百草枯中毒引起的难治性低氧血症患者具有重要意义。

十四、四季豆中毒

四季豆又称菜豆、芸豆或芸扁豆。四季豆中毒，是食物天然毒素中毒中较常见者，一年四季均可发生，以秋季下霜前后较为常见。烹调不妥是引发中毒的关键原因，多数为炒煮不够熟透所致。未煮熟四季豆中含有皂素，皂素对消化道黏膜有强刺激性。摄入未煮熟的四季豆后 1～5 小时出现胃肠炎症状，如恶心、呕吐、腹痛、

腹泻，另有头晕、头痛、胸闷、出冷汗、心慌、胃部烧灼感表现。病程通常数小时或1～2天，病程短，恢复快，预后良好。紧急救治时给予催吐、洗胃、导泻及补液对症治疗。

西医处方

处方1　催吐、洗胃

温热水　5000～10000ml　洗胃

处方2　导泻

硫酸镁　20g
温开水　400ml ｜口服

处方3　解毒

亚甲蓝　100mg
50%葡萄糖注射液　40ml ｜静脉推注　立即

处方4　维持水电解质及循环稳定

平衡液　500ml　静脉滴注　立即

或　维生素 B_6 注射液　100mg
10%氯化钾注射液　10ml
5%葡萄糖氯化钠注射液　500ml ｜静脉滴注　立即

中医处方

处方1　催吐

吐根糖浆　15～20ml
200ml　水 ｜口服（15～30分钟即出现呕吐）

或　三圣散：
藜芦 30g　　防风 30g　　瓜蒂 30g
水煎 200ml　顿服

或　催吐解毒汤：

甘草 6g 　　瓜蒂 10g 　　玄参 15g 　　地榆 10g

水煎 200ml 　顿服

处方 2 　导泻

番泻叶 15g

水煎 200ml 　顿服

或 　大黄 30g 　防风 30g 　甘草 30g

水煎 200ml 　顿服

处方 3 　灌肠

大黄 30g，水煎 300～500ml，灌肠

或 　大黄 30g 　　厚朴 30g 　　积实 30g 　　芒硝 30g

水煎 300～500ml 　灌肠 　立即

或 　大黄 30g 　　积雪草 30g 　　槐花 15g 　　黄芪 30g

水煎 200～300ml 　保留灌肠 　每日 1～2 次。

处方 4 　用于毒蕴胃肠，犯及血脉

生甘草 10g 　　黄芩 15g 　　黄连 10g 　　干姜 10g

半夏 15g 　　大枣 10g 　　党参 15g

每日 1 剂 　水煎服 　每次 200ml 　每日 3 次

或 　藿香正气液 　1 支 　口服 　每日 3 次

加 　取合谷、中脘、足三里、内关穴针刺，用泻法。腹痛者，加气海。

处方 5 　用于毒侵气血，脏腑受损

水牛角 10g^{先煎} 　生地黄 15g 　竹叶心 30g 　金银花 15g

麦冬 15g 　　丹参 30g 　　黄连 10g 　　玄参 15g

连翘 15g 　　人参 15g 　　麦冬 30g 　　五味子 15g

石菖蒲 15g 　郁金 39g 　　牛黄 30g 　　麝香 15g

冰片 15g

每日 1 剂 　水煎服 　每次 200ml 　每日 3 次

或 　安宫牛黄丸 　10 丸 　口服 　每日 3 次

或 　醒脑静注射液 　30ml

5% 葡萄糖注射液 　250ml ｜ 静脉滴注 　立即

加　取内关、人中、关元、神阙、十二井穴针刺。

处方6　用于毒损气血，脏腑虚衰

　　　　人参 30g　　　　麦冬 30g　　　　五味子 15g　　　　附子 10g^{先煎}

　　　　干姜 15g　　　　炙甘草 10g

　　　　每日 1 剂　水煎服　每次 200ml　每日 3 次

或　生脉饮口服液　10ml　口服　立即

或　参麦注射液　40ml

　　5％葡萄糖注射液　250ml ┃ 静脉滴注　立即

加　艾灸神阙穴。

【注意】催吐适用于口服毒物 2～3 小时内，机体正气充实且神志清楚者。误服腐蚀性毒物者或原有食管-胃底静脉曲张、主动脉瘤者不宜催吐。洗胃一般在服毒 6 小时内洗胃效果最好，还可选用甘草水、淡盐水、绿豆汤、高锰酸钾溶液等，反复灌洗，直到洗出液澄清，无特殊气味和药物碎片为止。孕妇慎用。

十五、一氧化碳中毒

　　一氧化碳是含碳物质不完全燃烧所产生的一种无色、无味和无刺激性气体，不溶于水。当一氧化碳泄漏或环境通风不良或防护不当时，人体吸入过量一氧化碳即可发生急性一氧化碳中毒。因血液中碳氧血红蛋白（COHb）与氧结合能力差，使血液携氧能力降低，引起组织、细胞严重缺氧，出现不同程度的中枢神经系统功能障碍。患者表现出头晕、头痛、恶心、呕吐、全身无力、皮肤黏膜呈"樱桃红色"，严重者也可出现抽搐、昏迷、低血压、心律失常和呼吸衰竭。发现一氧化碳中毒患者时应立即将其撤离中毒现场，转移至空气清新环境。注意保暖，保持呼吸道通畅，积极给氧加速 COHb 解离和一氧化碳排出，是治疗一氧化碳中毒最有效的方法。必要时还要采取机械通气、纠正脑水肿、促进脑细胞功能恢复等措施。

西医处方

处方 1　减轻脑水肿、脱水治疗

　　20％甘露醇　125～250ml　静脉滴注　立即

或　呋塞米注射液　20～40mg　静脉注射　立即

处方 2　糖皮质激素治疗

　　地塞米松磷酸钠注射液　10～20mg ⎫
　　5％葡萄糖注射液　250ml ⎭ 静脉滴注　每日 1 次

处方 3　治疗抽搐

　　地西泮（安定）　5～20mg ⎫
　　5％葡萄糖注射液　250ml ⎭ 静脉注射　立即

或加　苯妥英钠　0.5～1.0g ⎫
　　5％葡萄糖注射液　250ml ⎭ 静脉滴注　每日 1～3 次

处方 4　促进脑细胞功能恢复

　　维生素C　3.0g ⎫
　　5％葡萄糖注射液　500ml ⎭ 静脉滴注　每日 1 次

或　三磷酸腺苷　40mg ⎫
　　5％葡萄糖注射液　500ml ⎭ 静脉滴注　每日 1 次

中医处方

处方 1　适用于一氧化碳中毒证属毒邪内侵，风痰上扰

　　半夏 30g　　　　陈皮 30g　　　茯苓 30g　　　枳实 30g

　　制南星 15g　　　竹茹 30g　　　天麻 15g　　　甘草 6g

　　每日 1 剂　水煎服　每次 200ml　每日 3 次

处方 2　适用于一氧化碳中毒证属毒入血脉，热入心营

　　水牛角 10g^{先煎}　　　生地黄 30g　　　玄参 15g　　　淡竹叶 30g

麦冬 30g　　　生石膏 30g^{先煎}　　牡丹皮 30g　黄连 15g

丹参 30g　　　甘草 6g

每日 1 剂　水煎服　每次 200ml　每日 3 次

处方 3　适用于一氧化碳中毒证属阴竭阳脱

红参 30g　　　麦冬 30g　　　附子 10g^{先煎}　　龙骨 15g^{先煎}

牡蛎 30g^{先煎}　五味子 15g　　丹参 30g

每日 1 剂　水煎服　每次 200ml　每日 3 次

【注意】发现一氧化碳中毒，迅速纠正缺氧，可以给予面罩吸氧或高压氧治疗，必要时给予气管插管、机械通气。

十六、急性酒精中毒

过量饮酒后引起以神经精神症状为主的急症，称为酒精中毒。中毒表现与饮酒量及个体耐受性有关，中毒机制是过量酒精（乙醇）抑制了中枢神经系统功能，干扰了身体多种代谢。临床上分为三期：兴奋期、共济失调期、昏迷期。表现依次为：欣快感、兴奋多语、喜怒无常、粗鲁攻击、共济失调、言语不清、眼球震颤、视物模糊、血压下降、呼吸减慢、昏迷、严重者出现呼吸循环衰竭而危及生命。急救原则给予催醒、催吐、解毒、防止返流窒息，维护心、肺、脑等重要脏器的功能。

西医处方

处方 1　清除胃肠道残留乙醇

温热水　5000～10000ml　洗胃　立即

或　33％硫酸镁　100ml　口服　立即

或　20％甘露醇　250ml　口服　立即

处方 2　促醒

纳洛酮　0.4～0.8mg　静脉注射　立即

或　纳洛酮　0.8mg
　　5%葡萄糖注射液　250ml　｜　静脉滴注　每日 2 次

处方 3　解毒
维生素 B_6 注射液　200mg
5%葡萄糖注射液　500ml　｜　静脉滴注　每日 1 次

处方 4　用于烦躁不安或过度兴奋者
地西泮注射液　5～10mg　静脉推注　立即
（禁用吗啡、氯丙嗪及巴比妥类镇静药）

中医处方

处方 1　用于急性酒精中毒证属毒蕴胃肠，犯及血脉
黄芩30g　　　黄连15g　　　干姜15g　　　半夏30g
大枣15g　　　党参30g　　　甘草6g
每日 1 剂　水煎服　每次200ml　每日 3 次
或　葛根50g　　　紫苏叶50g　桂枝10g
　　每日 1 剂　水煎服　每次200ml　每日 3 次

处方 2　用于急性酒精中毒证属毒损气血，脏腑虚衰
制附子10g^{先煎}　干姜15g　　甘草6g　　　人参30g
茯苓30g　　　白术30g
每日 1 剂　水煎服　每次200ml　每日 3 次

【注意】急性酒精中毒要保持气道通畅，严密监测神志、脉搏、呼吸、体温、血压、心律（率）。兴奋躁动者适当约束，共济失调者严格限制活动，以免摔伤或撞伤。清醒者催吐要预防吸入性肺炎。当乙醇浓度＞5000mg/L，伴有酸中毒或同时服用其他可疑药物者，应尽早行血液透析或腹膜透析治疗。急性酒精中毒患者苏醒后常有头痛、头晕、乏力、恶心、纳差等症状，少数可出现低血糖症、肺炎、酒精中毒性肌病等并发症，应积极给予对症处理。

第二章
呼吸系统疾病

一、咳 嗽

咳嗽是临床上常见症状之一，很多咳嗽诊断不明，不当使用抗菌药物和镇咳药物，不仅临床疗效不佳，还产生诸多不良反应。

咳嗽本是机体防御性神经反射，其有助于清除呼吸道分泌物和有害因子，但有时反射过度反而损害机体。成人咳嗽按时间分为3类，分别是急性咳嗽（＜3周）、亚急性咳嗽（3～8周）和慢性咳嗽（＞8周）。

急性咳嗽的常见病因为普通感冒和急性气管支气管炎。但应注意鉴别排除危重症疾病，如气胸、血胸、肺栓塞、急性心肌梗死、左心功能不全、肺炎及异物吸入等。一些急性传染性呼吸系统疾病，如流行性感冒、急性呼吸窘迫综合征（SARS）、新型冠状病毒感染等，咳嗽亦是其主要症状。慢性支气管炎、哮喘、支气管扩张和肺间质疾病等也可导致咳嗽加重或急性咳嗽。此外，环境或职业暴露也成为急性咳嗽的重要原因。

亚急性咳嗽最常见的病因是感染后咳嗽（PIC），其次为咳嗽变异性哮喘（CVA）、嗜酸性支气管炎（EB）、上气道咳嗽综合征（UACS）等。同时，还需注意支原体/衣原体、百日咳鲍特菌感染。

慢性咳嗽的诊断首先考虑咳嗽变异性哮喘（CVA）、嗜酸性支气管炎（EB）、上气道咳嗽综合征（UACS）、变应性咳嗽（AC）和胃食管反流性咳嗽（GERC）等常见病因。此外，慢性支气管炎、支气管扩张症、血管紧张素转化酶抑制剂（ACEI）和其他药物诱发的咳嗽、气管-支气管结核、支气管肺癌或术后咳嗽、心理性咳嗽等亦需关注。多数慢性咳嗽与感染无关，治疗应避免滥用抗菌药物。

本病中医属"咳嗽"范畴，往往以外感和内伤分之，考虑到临床实际往往内外夹杂，故近些年有将其综合的趋势，其辨治参看具体章节。

（一）普通感冒

普通感冒是最常见的急性呼吸道感染性疾病。鼻病毒为主的病毒感染是普通感冒的主要病原体。患者常于季节交替或冬春季发病，起病急，早期以喷嚏、鼻塞、流清水样涕等鼻部卡他症状为主，也可有咽部不适、咽痒或烧灼感。2～3天后鼻涕转稠，可有咽痛、声嘶、流泪、咳嗽、少量咳痰。发热多为低热，部分可伴乏力不适、畏寒、肢体酸痛和不欲饮食等全身症状。无并发症者5～7天可痊愈，但老年人、儿童及体弱有基础疾病者易出现并发症。

目前没有针对普通感冒的抗病毒药物，也不能滥用抗菌药，除非合并细菌感染。

本病中医属"感冒"范畴，风、寒、暑、湿、燥、热六淫之邪和正气不足是引起本病的重要因素，病本轻浅，但如治疗不当邪气深入，往往成为众多疾病之先导，故宜谨慎对待。

西医处方

处方 1　缩血管药，针对鼻塞、流涕等症状
　　伪麻黄碱　30～90mg　口服　每日2次

处方 2　抗组胺药，针对流涕、咳嗽等症状
　　氯苯那敏　2～4mg　口服　每日2次

或　苯海拉明　25mg　口服　每日2次。

处方3　解热镇痛药，针对发热、身痛、咽痛等症状

对乙酰氨基酚　250～500mg　口服　每日2次

处方4　镇咳药，针对咳嗽无痰或少痰等症状

右美沙芬　15～30mg　口服　每日2～3次

中医处方

处方1　荆防败毒散

荆芥10g　　防风10g　　羌活10g　　柴胡10g
前胡10g　　紫苏叶10g　　枳壳10g　　桔梗10g
炙甘草6g　　生姜3片　　大枣4枚

每日1剂　加水600ml同煎　每剂2煎　分3次饭后1小时温服

用于风寒感冒恶寒、发热、身痛、咳嗽者。能宣肺散寒解表。

处方2　银翘散合桑菊饮

金银花10g　　连翘15g　　荆芥6g　　　　桑叶10g
菊花10g　　牛蒡子10g　　薄荷6g_{后下}　　苦杏仁10g
淡竹叶6g　　桔梗6g　　甘草6g

每日1剂　加水600ml同煎　每剂2煎　分3次饭后1小时温服

用于风热感冒，发热、不恶寒、咽痛、口干、咳嗽者，能疏风清热解毒止咳。

处方3　桑杏汤

桑叶10g　　苦杏仁10g　　瓜蒌皮12g　　浙贝母12g
沙参10g　　淡豆豉6g　　栀子6g　　　梨皮10g

每日1剂　加水600ml同煎　每剂2煎　分3次饭后1小时温服

用于风温燥邪犯肺，口咽干燥、恶风、咳嗽、痰少不利者，能宣肺润燥生津止咳。

处方 4 藿香正气散

藿香 10g   佩兰 10g   金银花 12g   紫苏叶 10g
白芷 6g   淡豆豉 10g   桔梗 6g   淡竹叶 6g
茯苓 15g   滑石粉 15g^{包煎}   陈皮 10g   生姜 6g
每日 1 剂   加水 600ml 同煎   每剂 2 煎   分 3 次饭后 1 小时温服

用于暑湿困蒙，肢体困重、纳呆口腻、汗出不畅、苔腻者，能清暑祛湿解表。

处方 5 参苏饮

党参 15g   荆芥 10g   紫苏叶 10g   葛根 12g
前胡 10g   桔梗 10g   陈皮 12g   炙甘草 6g
每日 1 剂   加水 600ml 同煎   每剂 2 煎   分 3 次饭后 1 小时温服

用于气虚外感风寒，乏力、自汗、恶风寒、发热、咳嗽有痰者，能益气解表。

处方 6 生脉散合加减葳蕤汤

党参 15g   麦冬 12g   淡豆豉 10g   葛根 12g
薄荷 6g^{后下}   白薇 12g   玉竹 12g   桔梗 10g
炙甘草 6g
每日 1 剂   加水 600ml 同煎   每剂 2 煎   分 3 次饭后 1 小时温服

用于气阴亏虚兼外感，乏力、汗出、口渴喜饮、微恶寒、发热者，能益气养阴解表。

【注意】市面上有较多以上成分复合的非处方感冒药，临床可根据病症不同酌情选用，但严禁不同感冒药物重复使用。此外，还要警惕感冒药物不良反应，如肝肾功能不全、血小板减少、有溃疡病穿孔史和出血症状者慎用对乙酰氨基酚、布洛芬等；高空作业、驾驶及精密仪器操作者慎用氯苯那敏、苯海拉明等，易致嗜睡；未控制的严重高血压、心脏病、甲亢、糖尿病、前列腺肥大和青光眼患者禁用或慎用伪麻黄碱。咳嗽痰多，有慢性阻塞性肺疾病等呼吸功能不全者慎用右美沙芬等中枢性镇咳药。

（二）急性气管-支气管炎

急性气管-支气管炎是由感染、化学/物理刺激或过敏等因素所导致的气管、支气管黏膜的急性炎症。常发生于寒冷季节或突然降温或过度疲劳时。起病急，先有上呼吸道症状如鼻塞、咽痛，继而干咳或伴少量黏痰，痰量渐增多，咳嗽加剧，偶痰中带血。可伴不同程度胸闷、气喘或胸痛，一般轻到中度发热，持续 3～5 天后可降至正常。如诊断为本病，但咳嗽时间超 8 周，需进一步检查。对症处理，如无明显基础疾病者，不建议抗菌药物治疗。

本病属中医"咳嗽"范畴，病因病机以外邪侵袭导致肺失宣肃，津凝为痰。

西医处方

处方 1　镇咳治疗

　　右美沙芬　30mg　口服　每日 3 次

或　喷托维林（咳必清）　25mg　口服　每日 3 次

处方 2　化痰治疗

　　溴己新　16mg　口服　每日 3 次

或　氨溴索　30mg　口服　每日 3 次

或　羧甲司坦　250～500mg　口服　每日 3 次

处方 3　抗过敏治疗

　　氯苯那敏　4mg　口服　每日 2～3 次

处方 4　解痉平喘止咳治疗

　　氨茶碱　0.1～0.2g　口服　每日 3 次

或　沙丁胺醇　2.4mg　口服　每日 2 次

处方 5　复方制剂

复方甘草口服液　10ml　口服　每日 3 次

处方 6　一般抗菌药物治疗

阿莫西林　0.5g　口服　每日 3 次

或　头孢呋辛　0.25～0.5g　口服　每日 2 次

或　左氧氟沙星　0.5g　口服　每日 1 次

处方 7　支原体或百日咳感染者治疗

左氧氟沙星　0.5g　口服　每日 1 次　7～10 天 1 疗程

或　红霉素　0.5g　口服　每日 3 次　7～10 天 1 疗程

或　阿奇霉素　0.5g　口服　每日 1 次　7～10 天 1 疗程

中医处方

处方 1　三拗汤合止嗽散

麻黄 6g	苦杏仁 10g	紫菀 10g	百部 10g
桔梗 10g	白前 10g	荆芥 10g	陈皮 10g
炙甘草 6g	生姜 3 片	大枣 4 枚	

每日 1 剂　水煎 2 次　分 3 次饭后 1 小时服用

功效：疏风散寒，宣肺止咳。用于咳嗽初起声重，胸闷气急咽痒，咳痰白量不多者。

处方 2　宣肺降气汤

炙麻黄 6g	苦杏仁 10g	石膏 15g^{先煎}	甘草 6g
紫苏叶 10g	枳实 10g	厚朴 10g	牛蒡子 10g
桑白皮 10g	连翘 15g	薄荷 10g^{后下}	蝉蜕 6g

每日 1 剂　水煎 2 次　分 3 次饭后 1 小时服用

功效：散寒清里，宣肺降气止咳。主治外寒里热型咳嗽，症见声重气急、恶寒、口干喜饮、痰黄黏不利者。

处方 3　金沸草散

| 旋覆花 10g^{布包} | 前胡 10g | 细辛 3g | 半夏 10g |

荆芥 10g　　　茯苓 10g　　　甘草 6g　　　紫菀 10g

每日 1 剂　加水 600ml 同煎　每剂 2 煎　分 3 次饭后 1 小时服用

用于胸闷、痰多、咳嗽，平卧及夜间睡眠加重、坐立后缓解者，能温肺散寒化饮降气。

处方 4　桑菊饮

连翘 15g　　　桑叶 15g　　　菊花 10g　　　牛蒡子 10g

薄荷 6g后下　　苦杏仁 10g　　芦根 12g　　　桔梗 6g

甘草 6g

每日 1 剂　加水 600ml 同煎　每剂 2 煎　分 3 次饭后 1 小时口服　一般服 2～3 剂

用于咳嗽痰黏或黄、发热、不恶寒、咽痛、口干者，能疏风清热止咳。

（三）感染后咳嗽

前期有上呼吸道感染表现，随着上呼吸道感染的发热、身痛、鼻塞、咽痛等急性期症状消失后，咳嗽仍然迁延不愈，痰量少，持续 3～8 周，胸片检查无明显异常者称之为感染后咳嗽（PIC）。

本病亦属中医"咳嗽"范畴，病因病机以风邪为先导，其他外邪随风邪侵袭人体，或夹寒，或夹热，或夹燥，或夹虚等。

西医处方

处方 1　镇咳药

喷托维林（咳必清）　25mg　口服　每日 3 次

或　右美沙芬　30mg　口服　每日 3 次

处方 2　抗组胺药抗过敏止咳

氯苯那敏　4mg　口服　每日 2 次　或　晚上 1 次

处方 3　减充血剂

伪麻黄碱　30～90mg　口服　每日 2 次

处方 4　复方制剂

复方甲氧那明　2 粒　口服　每日 3 次

或　氨酚咖那敏片（新康泰克）　1 片　口服　每日 2 次

中医处方

处方 1　苏黄止咳汤（晁恩祥经验方）加减

炙麻黄 6g	蝉蜕 6g	紫苏叶 9g	紫苏子 9g
前胡 9g	五味子 9g	牛蒡子 9g	枇杷叶 9g
地龙 9g			

每日 1 剂　水煎 2 次　每 3 次饭后 1 小时服用

用于风邪犯肺，气道挛急，肺气失宣。症见呛咳阵作，气急，无痰或少痰，咽干咽痒，痒即咳嗽，或遇外界寒热变化、异味等因素突发或加重，多见夜卧晨起咳剧。能疏风解痉止咳。

处方 2　锄云止咳汤（岳美中经验方）

荆芥 10g	白前 10g	苦杏仁 10g	橘红 10g
桔梗 10g	前胡 15g	浙贝母 15g	连翘 15g
百部 15g	紫菀 15g	甘草 6g	

每日 1 剂　水煎 2 次　分 3 次饭后 1 小时服用

用于风邪犯肺咳嗽、痰咳不利者，能祛风润肺、化痰止咳。

处方 3　三拗汤合止嗽散

麻黄 6g	苦杏仁 10g	紫菀 10g	百部 10g
桔梗 10g	白前 10g	荆芥 10g	陈皮 10g
炙甘草 6g	姜 3 片	枣 4 枚	

每日 1 剂　水煎 2 次　分 3 次饭后 1 小时服用

用于咳嗽初起声重、胸闷气急咽痒、咳痰白量不多者，能疏风散寒、宣肺止咳。

处方 4 金沸草散

旋覆花 10g^{布包} 前胡 10g   细辛 3g   半夏 10g

荆芥 10g   茯苓 10g   甘草 6g   紫菀 10g

每日 1 剂 水煎 2 次 分 3 次饭后 1 小时服用

用于胸闷、痰多、咳嗽，平卧及夜间睡眠加重、坐立后缓解者，能温肺散寒、化饮降气。

处方 5 小柴胡汤

柴胡 10g   半夏 10g   黄芩 10g   干姜 4g

五味子 10g   紫菀 10g   丝瓜络 10g

每日 1 剂 水煎 2 次 分 3 次饭后 1 小时服用

用于胸满、心烦、咳嗽、口苦、头晕者，能和解少阳、祛痰化饮。

（四） 咳嗽变异性哮喘

咳嗽变异性哮喘（CVA）是哮喘的一种特殊类型，咳嗽是其唯一或主要临床表现，无明显喘息、气促等症状，但存在气道高反应性。CVA 是慢性咳嗽的最常见病因，约占慢性咳嗽原因的 1/3。主要表现为刺激性干咳，通常咳嗽比较剧烈，夜间及凌晨咳嗽为其重要特征。感冒、冷空气、灰尘及油烟等容易诱发或加重咳嗽，支气管激发试验阳性。

本病亦属中医"咳嗽"范畴，病因病机主要为伏痰受外邪尤其风邪引动，导致肺之宣肃不利咳嗽频作等。

西医处方

处方 1 白三烯受体拮抗平喘药

孟鲁司特 10mg 口服 每晚 1 次

处方 2 祛痰止咳平喘复方制剂

布地奈德福莫特罗粉吸入剂（信必可都保）（4.5μg/160μg）

　　　　1吸　每日2次

或　沙美特罗替卡松粉吸入剂（舒利迭）（50μg/250μg）　1吸　每
　　　日2次

处方3　糖皮质激素

　　　泼尼松　10～20mg　口服　每日1次　3～5天（针对咳嗽剧
烈者）

处方4　缓解支气管痉挛

　　　氨茶碱　0.1g　口服　每日3次

或　茶碱缓释片　0.1g　口服　每日2次

处方5　有痰者加用化痰药物

　　　溴己新　16mg　口服　每日3次

或　氨溴索　30mg　口服　每日3次

或　羧甲司坦　250～500mg　口服　每日3次

中医处方

处方1　苏黄止咳汤（晁恩祥经验方）加减

　　　炙麻黄6g　　　蝉蜕6g　　　　紫苏叶9g　　　紫苏子9g
　　　前胡9g　　　　五味子9g　　　牛蒡子9g　　　枇杷叶9g
　　　地龙9g
　　　每日1剂　加水600ml同煎　每剂2煎　分3次饭后1小时
温服
　　　用于风邪犯肺，气道挛急，肺气失宣，症见呛咳阵作，气急，
无痰或少痰，咽干咽痒，痒即咳嗽，或遇外界寒热变化、异味等因
素突发或加重，多见夜卧晨起咳剧。能疏风解痉止咳。

处方2　小青龙汤

　　　麻黄9g　　　　桂枝9g　　　　细辛3g　　　　干姜6g
　　　白芍9g　　　　法半夏9g　　　五味子6g　　　炙甘草6g
　　　每日1剂　加水600ml同煎　每剂2煎　分3次饭后1小时

温服

用于寒哮证，症见呼吸急促、胸闷、喉中哮鸣音、咳嗽痰少或清稀泡沫痰、天冷或受寒易发作、口不渴、面色晦暗、怕冷、舌淡苔白。能温肺化饮止咳。

处方3　小柴胡汤

柴胡 12g	黄芩 10g	清半夏 15g	生姜 15g
厚朴 10g	茯苓 12g	炙甘草 6g	紫苏子 10g
党参 10g	大枣 10g		

每日 1 剂　加水 600ml 同煎　每剂 2 煎　分 3 次饭后 1 小时温服

用于气郁痰阻证，症见夜卧、晨起咳剧，多呈反复性发作，干咳无痰或少痰，心烦胸闷，胁肋胀满，或咳嗽，咽中不利，如有异物，遇风冷加重，呕逆恶心，舌胖苔白腻，脉弦。能和解少阳止咳。

处方4　脱敏煎（祝谌予经验方）

防风 9g	银柴胡 9g	五味子 9g	乌梅 9g
甘草 3g			

每日 1 剂　加水 600ml 同煎　每剂 2 煎　分 3 次饭后 1 小时温服

用于反复咳嗽、少痰、口干、怕热不畏冷、面部充血者。能疏风清热、凉血和络。

处方5　门氏保元汤（门九章经验方）

黄芪 15g	当归 10g	玄参 10g	金银花 10g
甘草 6g			

每日 1 剂　加水 600ml 同煎　每剂 2 煎　分 3 次饭后 1 小时温服

用于反复咳嗽、少痰、身汗出怕冷、口干里热、皮肤面色易潮红者。能益气固表，清解里热，活血和络。

【注意】病情控制建议吸入剂长期规范使用，或根据医生要求逐渐减量，甚至停药。

（五）上气道咳嗽综合征

由于鼻部疾病引起分泌物倒流至鼻后和咽喉等部位，直接或间接刺激咳嗽感受器，导致以咳嗽为主要表现的临床综合征称上气道咳嗽综合征（UACS）或鼻后滴漏综合征（PNDS）。其是引起慢性咳嗽最常见病因之一，以鼻炎、鼻窦炎为主要基础疾病，还与咽喉部的疾病如慢性咽喉炎、慢性扁桃体炎等引起喉部高敏性有关。

本病亦属中医"咳嗽"范畴，病因病机以风邪为先导，其他外邪随风邪侵袭人体，同时夹痰、瘀、虚，尤其脾虚，脾主升清功能障碍。所谓"脾胃虚则九窍不通"。

西医处方

处方 1　针对非变应性鼻炎鼻塞、流清涕等症
　　新康泰克　1粒　口服　每日 2 次

处方 2　针对变应性鼻炎
　　糠酸莫米松喷雾剂　每侧鼻孔　2 揿　喷鼻　每日 1 次
或　丙酸氟替卡松吸入气雾剂　每侧鼻孔　1 揿　喷鼻　每日 2 次
或　氯雷他定　10mg　口服　每日 1 次
或　西替利嗪　10mg　口服　每晚 1 次
或　孟鲁司特　10mg　口服　每晚 1 次

处方 3　针对慢性鼻窦炎有脓涕细菌感染者
　　阿莫西林克拉维酸钾　1 片　口服　每日 3 次
或　头孢呋辛　0.25g　口服　每日 2 次
或　左氧氟沙星　0.5g　口服　每日 1 次
或　莫西沙星　0.4g　口服　每日 1 次
或　丙酸氟替卡松吸入气雾剂　每侧鼻孔　1 揿　喷鼻　每日 2 次

处方 4　减轻鼻塞流涕症状

氨酚咖那敏片（新康泰克）　1 片　口服　每日 2 次

处方 5　黏液溶解剂，用于痰多不利者

羧甲司坦　250～500mg　口服　每日 3 次

或　氨溴索　30mg　口服　每日 3 次

中医处方

处方 1　苍耳子散合止嗽散

荆芥 9g	桔梗 9g	紫菀 9g	百部 9g
白前 9g	陈皮 6g	甘草 3g	苍耳子 6g
辛夷 6g^包	薄荷 6g^{后下}	白芷 6g	

每日 1 剂　加水 600ml 同煎　每剂 2 煎　分 3 次饭后 1 小时温服

用于风邪留伏，邪气上逆于肺窍，症见咳嗽并伴有鼻塞咽堵、鼻后、咽喉部黏液附着或鼻咽后滴流感。过敏性鼻炎兼见鼻痒、喷嚏、流清涕等。鼻窦炎表现为黏液性或脓性浊涕，且伴咽喉不利、耳及面部痛、头痛、嗅觉障碍等。能疏风宣肺，止咳通窍。

处方 2　芪鱼颗粒（绵阳市中医医院院内制剂）

黄芪 10g	鱼腥草 10g	茯苓 10g	苍耳子 10g
蒲公英 10g	泽泻 10g	赤芍 10g	栀子 10g
黄芩 10g	川芎 10g	白芷 10g	防风 10g
薄荷 10g^{后下}	桔梗 10g		

每日 1 剂　加水 600ml 同煎　每剂 2 煎　分 3 次饭后 1 小时温服

用于体虚夹湿型鼻窦炎引起的鼻塞脓涕、头晕头痛等症。能益气除湿，祛风通窍。

处方 3　麻黄附子细辛汤

麻黄 10g　　附片 10g^{先煎}　　细辛 3g

每日 1 剂　加水 600ml 同煎　每剂 2 煎　分 3 次饭后 1 小时温服
用于鼻塞、怕冷、流清涕不止、脉沉细者。能温肺散寒开窍。

【注意】生理盐水鼻腔冲洗对慢性鼻窦炎治疗有效。

（六）变应性咳嗽

临床上，某些慢性咳嗽患者具有特异质，痰嗜酸性粒细胞正
常，无气道高反应性，糖皮质激素及抗组胺药物治疗有效，将此类
咳嗽定义为变应性咳嗽（AC）。AC 是慢性咳嗽的常见原因。如果慢
性咳嗽患者支气管激发试验阴性，痰嗜酸性粒细胞不高，应考虑 AC
的可能。本病与咳嗽变异性哮喘较相似，但支气管激发试验阴性。

本病亦属中医"咳嗽"范畴，病因病机以风邪为先导，其他外
邪随风邪侵袭人体，同时夹痰瘀虚。

西医处方

处方 1　吸入性糖皮质激素
　　布地奈德吸入气雾剂　1 吸　喷鼻　每日 2 次
或　丙酸氟替卡松吸入气雾剂　2 吸　喷鼻　每日 2 次

处方 2　口服糖皮质激素
　　泼尼松　10～20mg　口服　每日晨起 1 次

处方 3　抗过敏药
　　氯雷他定　10mg　口服　每日 1 次
或　西替利嗪　10mg　口服　每晚 1 次

中医处方

处方 1　苏黄止咳汤（晁恩祥经验方）加减
　　炙麻黄 6g　　蝉蜕 6g　　　紫苏叶 9g　　　紫苏子 9g

前胡 9g   五味子 9g   牛蒡子 9g   枇杷叶 9g
地龙 9g

每日 1 剂   水煎 2 次   分 3 次饭后 1 小时服用

用于风邪犯肺，气道挛急，肺气失宣，症见呛咳阵作，气急，无痰或少痰，咽干咽痒，痒即咳嗽，或遇外界寒热变化、异味等因素突发或加重，多见夜卧晨起咳剧。能疏风解痉止咳。

处方 2   久嗽汤（沈其霖经验方）

麻黄 6g   苦杏仁 15g   紫菀 15g   款冬花 15g
百部 15g   白前 15g   牛蒡子 15g   蝉蜕 10g
五味子 10g   黄芩 30g   甘草 6g

每日 1 剂   水煎 2 次   分 3 次饭后 1 小时服用

用于风邪犯肺，症见咳嗽、痰咳不利者，能宣肺降气、祛风化痰止咳。

处方 3   小青龙汤

麻黄 9g   桂枝 9g   干姜 9g   细辛 3g
五味子 6g   白芍 9g   半夏 12g   甘草 6g

每日 1 剂   水煎 2 次   分 3 次饭后 1 小时服用

用于寒哮证，症见呼吸急促、胸闷、喉中哮鸣音、咳嗽痰少或清稀泡沫痰、天冷或受寒易发作、口不渴、面色晦暗、怕冷、舌淡苔白。能温肺化饮止咳。

处方 4   小柴胡汤

柴胡 12g   黄芩 10g   清半夏 15g   生姜 15g
厚朴 10g   茯苓 12g   炙甘草 6g   紫苏子 10g
党参 10g   大枣 10g

每日 1 剂   水煎 2 次   分 3 次饭后 1 小时服用

用于夜卧、晨起咳剧，多呈反复性发作，干咳无痰或少痰，心烦胸闷，胁肋胀满者；或咳嗽，咽中不利、如有异物，遇风冷加重，呕逆恶心，舌胖苔白腻，脉弦者。能和解少阳。

（七）胃食管反流性咳嗽

胃食管反流性咳嗽（GERC）是因胃酸和其他胃内容物反流进

入气管，导致以咳嗽为突出表现的临床综合征，属于胃食管反流病的一种特殊类型，是慢性咳嗽的常见原因。除咳嗽外，可伴反酸、胸骨后烧灼感及嗳气等典型反流症状，但也有不少患者以咳嗽为唯一症状。咳嗽大多发生在日间、直立位以及体位变换时，干咳或咳少量白色黏痰。进食酸性、油腻食物容易诱发或加重咳嗽。

本病亦属中医"咳嗽"范畴，因外邪或内伤致肺胃失于和降，肺气上逆致咳。

西医处方

处方 1　抑制胃酸分泌药

奥美拉唑　20～40mg　口服　每日 2 次

或　雷尼替丁　0.15g　口服　每日 2 次

处方 2　促胃肠动力药

莫沙必利　5mg　口服　每日 3 次

处方 1 和处方 2 药物疗程至少 8 周，逐步减量。

中医处方

处方 1　旋覆代赭汤合半夏泻心汤加减

旋覆花 10g　　赭石 15g^{先煎}　　党参 10g　　半夏 10g

生姜 10g　　大枣 10g　　黄连 3g　　黄芩 10g

炙甘草 6g

每日 1 剂　水煎 2 次　分 3 次饭后 1 小时服用

用于阵发性呛咳，咳甚时呕吐酸苦水，平卧或饱食后症状加重。能降浊化痰、和胃止咳。

处方 2　半夏厚朴汤

半夏 12g　　茯苓 12g　　厚朴 9g　　生姜 15g

紫苏叶 6g

每日 1 剂　水煎 2 次　分 3 次饭后 1 小时服用

用于咽中如有物阻、咯吐不出、吞咽不下、胸膈满闷、或咳或呕、舌苔白润或白滑、脉弦缓或弦滑。能行气散结，降逆化痰。

二、慢性阻塞性肺疾病（包括慢性支气管炎）

慢性阻塞性肺疾病（简称慢阻肺）是一种常见的、可预防和治疗的慢性气道疾病。其症状特征是持续存在的呼吸困难，尤其劳力性呼吸困难，可伴慢性咳嗽、咳痰等；易并发呼吸衰竭、肺性脑病、右心功能不全、消化道出血和自发性气胸等，严重者可导致死亡。临床分为急性加重期和稳定期，肺功能检查是其诊断的金标准。

本病属于中医学的"喘病""肺胀"等范畴。本虚标实为慢阻肺的主要病机，本虚是指肺脾肾虚损而以肺虚为始、久必及肾，以气虚为本；标实为痰瘀互结成积，更加损伤正气。临床需要针对不同阶段及证型辨证论治。

西医处方

1. 急性加重期

处方 1　用于病情相对轻，可口服抗菌药物者

　　阿莫西林　0.5g　口服　每日 3 次

或　头孢呋辛　0.25g　口服　每日 2 次

或　头孢克肟　0.15g　口服　每日 2 次

或　罗红霉素　0.15g　口服　每日 2 次

或　左氧氟沙星　0.5g　口服　每日 1 次

处方 2　用于病情相对重，需静脉抗菌药物者

| 　　注射用阿莫西林钠克拉维酸钾　1.2g
 0.9%氯化钠注射液　100ml | 静脉滴注　每 8 小时 1 次　用前皮试 |

或　头孢曲松　2g
0.9％氯化钠注射液　100ml | 静脉滴注　每日1次或每12小时1次

或　头孢他啶　2g
0.9％氯化钠注射液　100ml | 静脉滴注　每8小时1次

或　阿奇霉素　0.5g
0.9％氯化钠注射液　100ml | 静脉滴注　每日1次

或　左氧氟沙星氯化钠注射液　0.5g　静脉滴注　每日1次

或　头孢哌酮舒巴坦　3g
0.9％氯化钠注射液　100ml | 静脉滴注　每8小时1次

或　哌拉西林他唑巴坦　4.5g
0.9％氯化钠注射液　100ml | 静脉滴注　每8小时1次　用前皮试

处方3　解痉平喘，轻者口服，重者静脉用药

沙丁胺醇　2.4mg　口服　每日2次

或　氨茶碱　0.1g　口服　每日3次

或　茶碱缓释片　0.1g　口服　每日2次

或　氨茶碱　0.25g
0.9％氯化钠注射液　250ml | 静脉滴注　每日1次或每12小时1次

或　多索茶碱　0.2g
0.9％氯化钠注射液　100ml | 静脉滴注　每日1次或每12小时1次

如合并肺性脑病，使用呼吸机受限者，可用肺脑合剂：

氨茶碱注射液　0.25g
尼可刹米注射液　1.125～1.5g
地塞米松磷酸钠注射液　10mg
0.9％氯化钠注射液　250ml | 静脉滴注　每日1次

处方4　糖皮质激素抗炎

泼尼松　20～30mg　口服　每日1次

或　注射用甲泼尼龙琥珀酸钠
40～80mg
0.9％氯化钠注射液　100ml | 静脉滴注　每日1次或每12小时1次

处方 5　化痰药

　　溴己新　16mg　口服　每日 3 次
或　氨溴索　30mg　口服　每日 3 次

2. 慢性稳定期

　　吸入剂为主，口服药为辅。

处方 1　根据肺功能轻重选择使用吸入剂

　　噻托溴铵粉雾剂　18μg　吸入　每天 1 次
或　布地奈德福莫特罗粉吸入剂（信必可都保）（9μg/320μg）1
　　吸　每日 2 次
或　沙美特罗替卡松粉吸入剂（舒利迭）（50μg/500μg）1 吸
　　每日 2 次
或　布地格福吸入气雾剂　2 吸　每日 2 次
或　氟替美维吸入粉雾剂　1 吸　每日 1 次

处方 2　解痉平喘药

　　茶碱缓释片　0.1g　口服　每日 2 次

处方 3　化痰药

　　羧甲司坦　250～500mg　口服　每日 3 次
或　乙酰半胱氨酸　0.6g　口服　每日 2 次

中医处方

处方 1　小青龙汤

　　麻黄 9g　　　桂枝 9g　　　　干姜 9g　　　　细辛 3g
　　五味子 6g　　白芍 9g　　　　半夏 12g　　　甘草 6g
　　每日 1 剂　水煎 2 次　分 3 次饭后 1 小时温服
　　适用于寒哮证，症见呼吸急促、胸闷、喉中哮鸣音、咳嗽痰少
或清稀泡沫痰、天冷或受寒易发作、口不渴、面色晦暗、怕冷、舌
淡苔白。能温肺化饮，止咳平喘。

处方 2　银黄清肺饮（沈其霖经验方）

　　金银花 30g　　连翘 15g　　　黄芩 30g　　　　夏枯草 30g

麻黄 10g	苦杏仁 15g	石膏 30g^{先煎}	鱼腥草 30g

麻黄 10g　　　苦杏仁 15g　　　石膏 30g^{先煎}　　　鱼腥草 30g

冬瓜子 30g　　远志 10g　　　桔梗 15g　　　胆南星 30g

地龙 10g　　　葶苈子 15g^包　　儿茶 10g

每日 1 剂　　水煎 2 次　　分 3 次饭后 1 小时温服

用于咳嗽声闷重、咯痰黄稠腥臭或带血丝、面赤、鼻出热气、咽喉干痛、舌苔黄腻、脉滑数者。

处方 3　苏子理肺汤（门九章经验方）

紫苏子 15g　　炒白术 10g　　茯苓 10g　　　炙甘草 6g

陈皮 10g　　　法半夏 10g　　紫菀 10g　　　款冬花 10g

僵蚕 10g　　　浙贝母 10g　　生姜 10g　　　大枣 10g

每日 1 剂　　水煎 2 次　　分 3 次饭后 1 小时温服

用于咳嗽明显、咳痰多而不利、气促胸闷、纳欠佳、舌淡红苔白厚者。能健脾燥湿，化痰降气，止咳平喘。

处方 4　金水交泰汤（李孔定经验方）

南沙参 30g　　黄精 15g　　　地龙 15g　　　紫苏子 15g

赤芍 15g　　　木蝴蝶 10g　　制天南星 10g　　葶苈子 10g^包

黄芩 15g　　　甘草 10g　　　沉香 6g^{研末冲服}

每日 1 剂　　水煎 2 次　　分 3 次饭后 1 小时温服

用于气喘动辄加重、颜面浮肿、咳嗽、痰多、食欲不佳、胸腹胀闷、足跗浮肿、大便偏干结、舌淡苔薄黄、脉浮数无力者。能养阴益气，清热化痰，降气活血，纳气归肾。

处方 5　咳喘康复丸（沈其霖经验方）

人参 100g　　鹿角胶 100g　　蛤蚧 1 对　　　山萸肉 200g

干姜 50g　　　黄芪 200g　　　淫羊藿 100g　　当归 100g

丹参 200g　　　赤芍 150g　　　蜂房 60g　　　侧柏叶 60g

陈皮 60g　　　甘草 30g

研末制丸　　一次 10g　　每日 3 次

用于咳嗽气喘、乏力神疲、食少畏寒、冬重夏轻、面白少华、舌淡苔白、脉沉细者。能补肺健脾，纳气平喘，活血化痰。

处方6　鸡鸣丸

西洋参 50g	明沙参 50g	浙贝母 50g	紫菀 50g
款冬花 50g	苦杏仁 50g	茯苓 50g	百部 50g
麦冬 50g	前胡 50g	天冬 50g	旋覆花 50g
罂粟壳 50g	桔梗 10g	薄荷 10g	紫苏叶 10g
陈皮 10g	阿胶 10g	五味子 10g	葶苈子 20g
甘草 15g	白豆蔻 10g	乌梅 10g	沉香 6g

研末制蜜丸　每次 5g　鸡鸣时含服

用于肺肾阴虚夹郁热，外感寒束而症见晨起咳嗽剧烈、痰不易出、气喘、脉沉滑微弦、口干不欲饮者。能益气养阴润肺，宣肺清热止咳。

【注意】罂粟壳开具需毒麻处方，且使用不可过量。

三、支气管哮喘

支气管哮喘是一种气道慢性炎症性疾病，这种慢性炎症导致了气道高反应性的发生和发展。临床上表现为反复发作的喘息、气急、胸闷、咳嗽等症状，常在夜间或清晨发作，同时伴有可变的气流受限。

中医学将哮喘归为"哮证""喘证"的范畴。哮喘的病因病机为机体素有宿痰之根内伏于肺，由感受外邪、饮食不节、情志波动等因素诱发。

西医处方

1. 急性加重期

处方1　解痉平喘，首选雾化吸入

硫酸沙丁胺醇雾化吸入溶液　5mg　雾化吸入　每日 2 次

或　硫酸特布他林雾化吸入溶液　5mg　雾化吸入　每日 2 次

或　沙丁胺醇　2.4mg　口服　每日 2 次

或　氨茶碱　0.1g　口服　每日3次

或　茶碱缓释片　0.1g　口服　每日2次

处方2　糖皮质激素抗炎，紧急时可静脉推注

吸入用布地奈德混悬液　1～2mg　雾化吸入　每日2次

或　注射用甲泼尼龙琥珀酸钠　40mg

0.9%氯化钠注射液　10ml　｜　静脉推注　立即

或　地塞米松　10mg

0.9%氯化钠注射液　10ml　｜　静脉推注　立即

或　泼尼松　20～30mg　口服　每天晨起1次

或　甲泼尼龙片　24mg　口服　每天晨起1次

或　注射用甲泼尼龙琥珀酸钠　40mg　｜　静脉滴注　每日1次至每8

0.9%氯化钠注射液　100ml　｜　小时1次

或　地塞米松　10mg　｜　静脉滴注　每日1次或每12小

0.9%氯化钠注射液　100ml　｜　时1次

处方3　白三烯受体拮抗剂

孟鲁司特　10mg　口服　每晚1次

处方4　化痰药

溴己新　16mg　口服　每日3次

或　氨溴索　30mg　口服　每日3次

2. 缓解期

处方1　吸入剂规范使用

布地奈德福莫特罗粉吸入剂（4.5μg/160μg）　1吸　每日2次

或　沙美特罗替卡松粉吸入剂（50μg/250μg）　1吸　每日2次

或加　噻托溴铵粉雾剂　18μg　吸入　每日1次

处方2　白三烯受体拮抗剂

孟鲁司特　10mg　口服　每晚1次

处方 3 解痉平喘

    茶碱缓释片　0.1g　口服　每日 2 次

处方 4 糖皮质激素抗炎

    泼尼松　30mg　口服　每日晨起 1 次（据病情逐渐减少药量）

中医处方

处方 1 小青龙汤

| 麻黄 9g | 桂枝 9g | 干姜 9g | 细辛 3g |
| 五味子 6g | 白芍 9g | 半夏 12g | 甘草 6g |

    每日 1 剂　水煎 2 次　分 3 次饭后 1 小时温服

    用于呼吸急促、胸闷、喉中哮鸣音、咳嗽痰少或清稀泡沫痰、天冷或受寒易发作、口不渴、面色晦暗、怕冷、舌淡苔白者。能温肺化饮，止咳平喘。

处方 2 定喘汤

白果 9g	麻黄 9g	紫苏子 6g	甘草 3g
款冬花 9g	苦杏仁 4.5g	桑白皮 9g	黄芩 6g
法半夏 9g			

    每日 1 剂　水煎 2 次　分 3 次饭后 1 小时温服

    用于素体多痰，外感风寒，肺气壅闭，不得宣降，郁而化热而见哮喘咳嗽、痰多色黄、质稠不易咯出者。能宣降肺气，清热化痰。

处方 3 门氏保元汤（门九章经验方）

| 黄芪 15g | 当归 10g | 玄参 10g | 金银花 10g |
| 甘草 6g | | | |

    每日 1 剂　水煎 2 次　分 3 次饭后 1 小时温服

    用于反复咳嗽、少痰、身汗出怕冷、口干里热、面色易潮红者。能益气固表，清解里热，活血和络。

处方 4　补肾平喘汤（陈超经验方）

太子参 30g　　　麦冬 10g　　　陈皮 10g　　　姜半夏 10g

炒紫苏子 15g　　地龙 15g　　　五味子 10g　　补骨脂 10g

磁石 30g^{先煎}　　乌梅肉 15g　　鹿角胶 6g　　　桃仁 10g

每日 1 剂　水煎 2 次　分 3 次饭后 1 小时温服

用于咳嗽气喘反复发作、动辄喘息、痰多不利、纳差乏力、腰酸软、舌淡苔白者。能补肾益肺，平喘止咳化痰。

【注意】支气管哮喘急性加重期如考虑合并感染，可用抗菌药物，具体用药可参考慢性阻塞性肺疾病章节。

四、支气管扩张症

支气管扩张症是由各种病因引起的支气管反复化脓性感染，导致中小支气管损伤和阻塞、支气管壁结构破坏，引起支气管扩张，管腔内有或无分泌物的阻塞。临床表现为反复咳嗽，或见大量咳痰和间断咯血，持续加重可出现呼吸困难，严重者出现呼吸衰竭的症状。

西医处方

1. 抗细菌感染用药

处方 1　适用于轻症感染的治疗

阿莫西林　0.5g　口服　每日 3 次

或　头孢呋辛　0.25g　口服　每日 2 次

或　头孢克肟　0.15g　口服　每日 2 次

或　左氧氟沙星　0.5g　口服　每日 1 次

处方 2　适用于较重感染的治疗

头孢他啶　2g

0.9% 氯化钠注射液　100ml　　静脉滴注　每 8 小时 1 次

或　哌拉西林他唑巴坦　4.5g　静脉滴注　每8小时1次　用
0.9%氯化钠注射液　100ml　前皮试

或　左氧氟沙星氯化钠注射液　0.5g　静脉滴注　每日1次

或　乳酸环丙沙星氯化钠注射液　0.4g　静脉滴注　每12小时1
次或每8小时1次

或　亚胺培南西司他丁　1g
0.9%氯化钠注射液　100ml　静脉滴注　每8小时1次

2. 咯血者用药

处方1　血管收缩和舒张剂，首选垂体，效果不佳可考虑扩张血管剂

垂体后叶注射液　6U
0.9%氯化钠注射液　20ml　静脉注射　立即

接　垂体后叶注射液　18U
0.9%氯化钠注射液　500ml　静脉滴注　每小时60～90ml
每日1次或每12小时1次（可
连用1周，注意监测电解质）

或　甲磺酸酚妥拉明　10mg
10%葡萄糖注射液　500ml　静脉滴注　每小时60～90ml
每日1次

处方2　止血药

卡络磺钠（肾上腺素色腙）　2.5～5mg　口服　每日3次

或　云南白药　0.25～0.5mg　口服　每日4次

或　卡络磺钠氯化钠注射液　80mg　静脉滴注　每日1次

或　氨甲环酸　0.5g
5%葡萄糖注射液　250ml　静脉滴注　每日1次

或　白眉蛇毒血凝酶　1U
0.9%氯化钠注射液　10ml　静脉注射　每12小时1次

同时　白眉蛇毒血凝酶　1U　肌注　立即

处方3　如患者过度紧张，可适当镇静

地西泮　2.5～5mg　口服或静注　每日1～3次

处方4　注重体位引流，同时使用化痰药

溴己新　16mg　口服　每日3次

或　氨溴索　30mg　口服　每日 3 次

或　羧甲司坦　0.25~0.5g　口服　每日 3 次

或　乙酰半胱氨酸　0.6g　口服　每日 2 次

中医处方

处方 1　二母宁嗽汤

知母 10g	贝母 10g	黄芩 10g	栀子 10g
石膏 12g^{先煎}	桑白皮 10g	茯苓 10g	瓜蒌仁 10g
陈皮 10g	枳实 10g	五味子 6g	生甘草 6g

石膏 12g（先煎）

每日 1 剂　水煎 2 次　分 3 次饭后 1 小时温服

用于因伤酒食，胃火上炎冲肺，咳嗽吐痰、经旬不愈者。能清热润肺化痰止咳。

处方 2　健脾清肺饮（景洪贵经验方）

党参 10g　　　白术 10g　　　茯苓 10g　　　山药 10g

女贞子 10g　　陈皮 10g　　　法半夏 10g　　黄芩 10g

鱼腥草 15g　　青黛 10g（包）　诃子 10g　　　海浮石 10g

瓜蒌 15g　　　丹参 10g　　　三七粉 10g（冲服）　建曲 10g

甘草 6g

每日 1 剂　水煎 2 次　分 3 次饭后 1 小时温服

用于病久体虚邪实者，咳吐黄脓痰、量多不利，口干苦欲饮水，乏力，纳不佳，舌红苔白，脉细数。能补肺脾肾，清热化痰活血，宣肺止咳。

处方 3　健脾固本膏（景洪贵经验方）

人参片 200g　白术 100g　　茯苓 100g　　山萸肉 100g

枸杞子 200g　山药 200g　　蛤蚧 1 对　　鹿角片 200g

红景天 200g　猫爪草 200g　丹参 200g　　三七粉 150g

陈皮 50g　　　甘草 50g

炼制成膏　每次 10g　每日 3 次　饭前服

用于病久体虚，症见神疲乏力、纳欠佳、消瘦、咳吐黏痰量不多、舌淡苔白、脉沉弱。能温补肺脾肾，益气活血止血。

处方 4　三黄泻心汤

　　大黄 6g　　　　黄连 6g　　　　黄芩 6g

　　每日 1 剂　沸水 500ml 泡服　代茶饮

　　用于咯血突然量大，呈火热上冲之势，口干、脉有力者。能清热泻火止血。

五、社区获得性肺炎

　　社区获得性肺炎指在医院外罹患的感染性肺实质炎症。成人中年龄在 65 岁以上者肺炎患病率明显高于其他年龄段，随着年龄的增加其病死率也明显升高。典型肺炎胸部影像学可见肺部渗出灶，并伴有发热、咳嗽、咳痰或原有呼吸道症状加剧，甚者还有呼吸困难、胸痛、咯血等症状，血常规中白细胞和中性粒细胞升高，血 C 反应蛋白（CRP）等炎性指标升高。有部分肺炎发病急而危重，患者迅速出现意识障碍、呼吸急促、血压下降甚至休克等重症肺炎的表现，死亡率很高，需及时积极处理。细菌和病毒是社区获得性肺炎的主要原因，而肺炎支原体和肺炎链球菌又是重要的细菌感染病原体，本篇主要介绍细菌性肺炎的相关治疗。

　　本病属于中医学"风温肺热""咳嗽"等病证范畴，热毒损肺是其发病关键因素，衰老正虚、宿疾积损又是其发病基础，因而在辨治时需把握邪实与正虚的主次层次，以达祛邪不伤正，扶正不恋邪。

西医处方

处方 1　针对病情轻、无基础疾病的青壮年

　　阿莫西林　0.5g　口服　每日 3 次

或　头孢呋辛　0.25g　口服　每日 2 次
或　头孢克肟　0.15g　口服　每日 2 次
或　罗红霉素　0.15g　口服　每日 2 次
或　莫西沙星　0.4g　口服　每日 1 次

处方 2　针对病情偏重需输液治疗者

左氧氟沙星氯化钠注射液　0.5g　静脉滴注　每日 1 次

或　盐酸莫西沙星氯化钠注射液　0.4g　静脉滴注　每日 1 次

或　阿奇霉素　0.5g

0.9%氯化钠注射液　500ml

静脉滴注　每日 1 次

或　注射用阿莫西林钠克拉维酸钾　1.2g　静脉滴注　每 8 小时 1

0.9%氯化钠注射液　100ml　次　用前皮试

或　头孢曲松　2g

0.9%氯化钠注射液　100ml

静脉滴注　每日 1 次或每 12 小时 1 次

或　头孢他啶　2g

0.9%氯化钠注射液　100ml

静脉滴注　每 8 小时 1 次

处方 3　针对重症感染、耐药菌感染者

哌拉西林他唑巴坦　4.5g

0.9%氯化钠注射液　100ml

静脉滴注　每 8 小时 1 次

或　头孢哌酮舒巴坦　3g

0.9%氯化钠注射液　100ml

静脉滴注　每 8 小时 1 次

或　亚胺培南西司他丁　1g

0.9%氯化钠注射液　100ml

静脉滴注　每 8 小时 1 次

处方 4　化痰治疗

溴己新　16mg　口服　每日 3 次
或　氨溴索　30mg　口服　每日 3 次

中医处方

处方 1　麻杏石甘汤合银翘散

蜜麻黄 10g　　苦杏仁 10g　　石膏 20g[先煎]　　桑白皮 15g

金银花 30g　　连翘 30g　　　　黄芩 15g　　　浙贝母 15g

甘草 5g

每日 1 剂　水煎 2 次　分 3 次饭后 1 小时温服

用于发热、口渴不欲饮、胸闷、咽干少痰、纳差、大便不畅或便溏、舌边尖红、苔黄、脉浮数者。能宣肺清热解毒，止咳化痰平喘。

处方 2　清金化痰汤

黄芩 12g　　栀子 12g　　　知母 15g　　　桑白皮 15g

瓜蒌仁 15g　贝母 9g　　　麦冬 9g　　　　橘红 9g

茯苓 9g　　桔梗 9g　　　甘草 3g

每日 1 剂　水煎 2 次　分 3 次饭后 1 小时温服

用于咳嗽、咳黄脓痰或咳脓血痰、喘息气粗、胸高胁胀、小便黄、大便干、舌红、苔黄腻者。能清肺化痰止咳。

处方 3　小青龙汤

麻黄 9g　　桂枝 9g　　　干姜 9g　　　细辛 3g

五味子 6g　白芍 9g　　　法半夏 12g　甘草 6g

每日 1 剂　水煎 2 次　分 3 次饭后 1 小时温服

用于呼吸急促、胸闷、咳嗽痰少或清稀泡沫痰、天冷或受寒易发作、口不渴、面色晦暗、怕冷、舌淡苔白者。能温肺化饮，止咳平喘。

处方 4　六君子汤

人参 10g　　白术 10g　　茯苓 10g　　　陈皮 10g

半夏 10g　　甘草 6g

每日 1 剂　水煎 2 次　分 3 次饭后 1 小时温服

用于肺炎后期，肺脾气虚湿甚，症见咳嗽、痰多、食少便溏、胸脘痞闷、呕逆、舌淡苔白、脉细弱者。能益气健脾，燥湿化痰。

处方 5　生脉饮合沙参麦冬汤

太子参 15g　沙参 12g　　麦冬 12g　　　五味子 9g

百合 12g　　　紫菀 10g　　　款冬花 10g　　　桑白皮 12g

甘草 6g

每日 1 剂　水煎 2 次　分 3 次饭后 1 小时温服

用于肺炎后期气阴不足，症见咳嗽、痰少、食少乏力、口干不欲饮、动辄汗出、舌红苔少、脉细数者。能补肺益气，养阴生津，化痰止咳。

六、肺脓肿

肺脓肿是由多种致病菌所致的肺部化脓性炎症，随着病情发展出现组织坏死、液化及脓肿形成。误吸、血源感染和免疫抑制是本病常见原因。临床表现为起病急，恶寒高热，咳嗽，咳腥臭脓痰、胸痛和精神不振，全身乏力，食欲减退等全身中毒症状。胸部影像学早期可见大片渗出实变影，脓肿形成后可见球形病灶，其中可见液化或厚壁脓腔。除加强引流外，有效抗感染是重要手段。口腔吸入者需加强抗厌氧菌药物。

本病中医学归属于"肺痈"，其病机是热伤肺叶，凝滞血脉，酿生痰浊，痰、热、瘀三者胶结至血败肉腐。治疗当用甘凉之药以清其火，滋润之药以养其血，滑降之药以祛其痰，芳香之药以通其气，珠黄之药以解其毒，平补之药以培其虚。分阶段侧重，辨证使用。

西医处方

处方 1　抗菌治疗

青霉素钠　200 万～600 万 U

0.9% 氯化钠注射液　100ml

静脉滴注　每 6 小时 1 次

或　盐酸莫西沙星氯化钠注射液　0.4g　静脉滴注　每日 1 次

或　头孢曲松　2g

0.9% 氯化钠注射液　100ml

静脉滴注　每日 1 次或每 12 小时 1 次

或 头孢他啶　2g	
0.9%氯化钠注射液　100ml	静脉滴注　每8小时1次
或 哌拉西林他唑巴坦　4.5g	
0.9%氯化钠注射液　100ml	静脉滴注　每8小时1次
或 头孢哌酮舒巴坦　3g	
0.9%氯化钠注射液　100ml	静脉滴注　每8小时1次
或 亚胺培南西司他丁　1g	
0.9%氯化钠注射液　100ml	静脉滴注　每8小时1次

处方2　抗厌氧菌

甲硝唑氯化钠注射液　1g	静脉滴注　每日1次
或 克林霉素　0.6~1.2g	
0.9%氯化钠注射液　250ml	静脉滴注　每8小时1次

处方3　抗金黄色葡萄球菌（非耐药菌）

头孢唑林　1g	
0.9%氯化钠注射液　100ml	静脉滴注　每8小时1次

处方4　抗耐甲氧西林金黄色葡萄球菌

万古霉素　0.5g	
0.9%氯化钠注射液　150ml	静脉滴注　每8小时1次
或 利奈唑胺葡萄糖注射液　0.6g	静脉滴注　每12小时1次

中医处方

处方1　麻杏石甘汤合银翘散

蜜麻黄10g　　苦杏仁10g　　石膏20g先煎　　桑白皮15g

金银花30g　　连翘30g　　黄芩15g　　　浙贝母15g

甘草5g

　　用于发热、口渴不欲饮、胸闷、咽干少痰、纳差、大便不畅或便溏、舌边尖红、苔黄、脉浮数者，能宣肺清热解毒，止咳化痰平喘。

处方 2　桔梗汤合千金苇茎汤

桔梗 15g　　　甘草 10g　　　　苇茎 30g　　　　薏苡仁 15g

桃仁 10g　　　冬瓜子 15g

用于咯吐腥臭脓痰、量多不利、咳时尤甚、口干咽燥、舌红苔黄、脉滑数者。能清肺化痰，逐瘀排脓。

处方 3　千金苇茎汤合白虎汤

石膏 30g^{先煎}　知母 10g　　　粳米 15g　　　甘草 6g

芦根 30g　　　薏苡仁 15g　　桃仁 10g　　　冬瓜子 15g

用于发热汗出、烦躁、口干、脓痰多不利者。能清肺退热排脓。

处方 4　养阴清肺汤

生地黄 10g　　麦冬 10g　　　生甘草 5g　　　玄参 10g

贝母 6g　　　　牡丹皮 6g　　　炒白芍 6g

用于咽喉肿痛发热、鼻干唇燥、咳嗽痰少、呼吸有声、似喘非喘者。能养阴清肺，解毒排脓。

处方 5　肺痈方(《石室秘录》)

玄参 30g　　　麦冬 30g　　　金银花 240g　　当归 60g

甘草 30g

用于咳嗽痰不利、咯吐腥臭脓血痰、潮热口干欲饮、舌红少苔、脉细数者。能清热养阴，解毒排脓。方中金银花作用重要，一般剂量要在 100g 以上。

处方 6　经验方

鱼腥草 30g　　半枝莲 30g　　石膏 25g^{先煎}　桔梗 12g

薏苡仁 30g　　皂角刺 12g　　蒲公英 24g　　苦杏仁 12g

大青叶 12g

用于咳嗽痰多、发热口干、咯吐腥臭脓血痰、胸胁痛、舌红苔黄、脉滑数者。能清热解毒，化痰排脓。

第三章
循环系统疾病

一、充血性心力衰竭

充血性心力衰竭又称心功能不全，是由于各种原因导致心脏收缩和（或）舒张功能下降，心排血量不能满足人体代谢需要而出现的一组临床综合征。主要表现为动脉系统缺血和静脉系统淤血的症状和体征，如动脉系统缺血会出现头晕、眼花、记忆力减退、乏力、少尿、少气懒言、精神差等症状及血压低、心率快、四肢冷、脉细弱等体征；而静脉系统淤血会有颜面及四肢浮肿、口唇肢端发绀、食少便溏及颈静脉怒张、肝-颈静脉回流征阳性、双肺湿啰音、心尖区奔马律、肝大、下肢水肿等表现。

根据不同的临床表现，本病可参照中医内科"心悸""怔忡""水肿""痰饮""喘证""胸痹"等病证论治。本病多本虚标实，虚以气虚、阳虚、阴虚为主，实以水饮、痰浊、瘀血常见，病位在心肺，且同脾、肾、三焦等脏腑密切相关。治疗多用益气、温阳、育阴、活血、利水、涤痰等法，且应注意调畅气机；若心阳暴脱，脉浮大散乱或脉微欲绝，则应回阳救逆、益气固脱。

处方 1　适用于轻度心力衰竭的治疗

　　　氢氯噻嗪（双氢克尿噻）　12.5～25mg　口服　每日 1 次

加　螺内酯（安体舒通）　20～40mg　口服　每日 1 次

加　依那普利　5～10mg　口服　每日 1 次

加　酒石酸美托洛尔　6.25～12.5mg　口服　每日 2 次

或加　琥珀酸美托洛尔缓释片　23.75～47.5mg　口服　每日 1 次

处方 2　适用于中重度心力衰竭的治疗

　　　呋塞米（速尿）　20～60mg　口服或静脉注射　每日 1～3 次

加　螺内酯（安体舒通）　20～40mg　口服　每日 2 次

加　琥珀酸美托洛尔缓释片　23.75～47.5mg　口服　每日 1 次

加　沙库巴曲缬沙坦钠片　50～200mg　口服　每日 1 次

加　达格列净片　10mg　口服　每日 1 次

或加　地高辛　0.125mg　口服　每日 1 次

处方 3　适用于重症心力衰竭、急性肺水肿的治疗

　　　呋塞米（速尿）　40～60mg　静脉注射　必要时重复

加　硝普钠　50～100mg　｜静脉缓滴或微泵泵入（25～

　　5%葡萄糖注射液　40ml　｜50μg/min 或根据血压调速）

或　硝酸甘油　10～20mg　｜静脉缓滴或微泵泵入（根据血

　　0.9%氯化钠注射液　40ml　｜压调速）

或加　去乙酰毛花苷（西地兰）　｜静脉缓慢注射　必要时重复

　　　0.4～0.6mg　｜（24 小时用量小于 1.2mg；急性

　　5%葡萄糖注射液　10ml　｜心梗后心衰 24 小时内禁用）

　　待病情稳定后改用处方 2。

处方 1　真武汤合五苓散、葶苈大枣泻肺汤、桂枝茯苓丸方

　　　茯苓 15g　　　白术 15g　　　赤芍 10g　　　　　附片 15g^{先煎2小时}

生姜 10g　　　泽泻 15g　　　猪苓 15g　　　桂枝 10g

葶苈子 15g^{包煎} 大枣 15g　　　牡丹皮 10g　　桃仁 10g

每日 1 剂　水煎服　每次 100～200ml　每日 3～4 次

用于充血性心力衰竭心肾阳虚、水饮泛溢、痰瘀阻滞证，症见肢体浮肿、心悸乏力、气促胸闷、形寒畏冷、面唇晦暗、舌淡暗苔白滑、脉细弱或浮大无力。

处方 2　强心利尿方（经验方）

生晒参 12g　　黄芪 25g　　　附片 15g^{先煎2小时}　葶苈子 15g^{包煎}

茯苓 15g　　　泽泻 15g　　　白术 15g　　　山萸肉 30g

苏木 10g　　　红景天 15g　　肉桂 6g　　　炙甘草 8g

每日 1 剂　水煎服　每次 100～200ml　每日 3～4 次

用于充血性心力衰竭阳气虚衰弱、水饮泛溢、痰瘀阻滞证，症见心悸、水肿、喘促、气短、乏力、形寒、唇暗、舌淡暗苔白滑、脉细弱、结代或浮大无力。

处方 3　生脉散合猪苓汤加减方

生晒参（或西洋参）12g　　　麦冬 15g　　　五味子 10g

茯苓 15g　　　猪苓 15g　　　泽泻 15g　　　阿胶 10g^{烊化}

滑石 10g^{包煎}　山萸肉 30g　　益母草 30g

每日 1 剂　水煎服　每次 100～200ml　每日 3～4 次

用于充血性心力衰竭气阴两虚、水热互结证，症见心悸气短、肢体浮肿、口干喜饮、小便短赤、舌红少苔少津、脉细数或浮大无力。如无小便短赤，可去滑石。

处方 4　参附龙牡救逆汤合生脉散加减方

生晒参 15～30g　　附片 15～60g^{先煎2小时}　龙骨 30g^{先煎}

牡蛎 30g^{先煎}　　白芍 15g　　　炙甘草 10g

麦冬 15～25g　　五味子 10～15g　山萸肉 30～90g

每日 1 剂　水煎　少量频饮　或浓煎 600～800ml　分 4～6 次服

用于充血性心力衰竭元气大亏、阴阳欲脱的危重症，症见喘促抬肩、不得平卧、大汗淋漓、尿少水肿，甚至意识模糊、声低息微，脉微欲绝或浮大散乱。

处方5　李可老中医破格救心汤

附子 30～100～200g^{先煎}　　干姜 60g　　　　炙甘草 60g

高丽参 10～30g^{另煎浓汁兑服}　山萸肉 60～120g　生龙骨 30g^{先煎}

生牡蛎粉 30g　　　　　磁石粉 30g　　　麝香 0.5g^{分次冲服}

病势缓者，加冷水 2000ml，文火煮取 1000ml，分 5 次服，2 小时 1 次，日夜连服 1～2 剂；病势危急者，开水武火急煎；随服随喂，或鼻饲给药，24 小时内不分昼夜频频喂服 1～3 剂。

本方可挽垂绝之阳、救暴脱之阴，可用于心衰休克、生命垂危患者的救治，症见冷汗淋漓，四肢冰冷，面色㿠白或萎黄、灰败，唇、舌、指甲青紫，口鼻气冷，喘息抬肩，口开目闭，二便失禁，神志不清，气息奄奄，脉象沉微迟弱，脉搏 1 分钟 50 次以下，或脉散乱如丝、雀啄屋漏，或脉如潮涌壶沸，数急无伦，脉搏 1 分钟 120 次以上，以及古代医籍所载心、肝、脾、肺、肾五脏绝症和七怪脉绝脉等必死之症、现代医学放弃抢救的垂死病人。凡心跳未停、一息尚存者，可急投本方。（使用本方时，建议同患方充分沟通，并签订知情同意书，密切观察病情变化）

二、快速性心律失常

快速性心律失常指心室率较快的心律失常，包括异位起搏点异常冲动的发放（室性早搏、房性早搏和交界性早搏）及冲动传导异常（如窦性心动过速、室上性心动过速、室性心动过速、心房扑动、心房颤动、心室扑动、心室颤动、预激综合征）等。

本病一般属于中医学"心悸""怔忡"的范畴，中医辨证可见气血阴阳亏损的虚证，也可见痰饮、火热、瘀阻的实证，但以本虚标实、虚实夹杂多见。临床治疗或补虚，或泻实，或攻补兼施，且宜适当加入龙骨、牡蛎、龙齿、琥珀、酸枣仁等宁心安神之品。

西医处方

处方1　适用于窦性心动过速

　　酒石酸美托洛尔　12.5～25mg　口服　每日2次

或　琥珀酸美托洛尔缓释片（倍他乐克）　23.75～47.5mg　口服　每日1～2次

或　比索洛尔　2～10mg　口服　每日2次

或　伊伐布雷定　2.5～7.5mg　口服　每日2次

处方2　适用于房性、结性早搏

　　酒石酸美托洛尔　12.5～25mg　口服　每日2次

或　琥珀酸美托洛尔缓释片（倍他乐克）　23.75～47.5mg　口服　每日1～2次

或　维拉帕米（异搏定）　40～80mg　口服　每日2次

或　普罗帕酮（心律平）　50～100mg　口服　每日2～3次

处方3　适用于频发室性早搏

　　美西律（慢心律）　100～200mg　口服　每日2～3次

或　普罗帕酮（心律平）　100～200mg　口服　每日2～3次

或　胺碘酮（乙胺碘呋酮）　200mg　口服　每日1～3次

　　无效可经导管射频消融。

处方4　适用于室上性心动过速

　　维拉帕米（异搏定）　5～10mg
　　5%葡萄糖注射液　20ml ｜ 缓慢静注　必要时重复

或　普罗帕酮（心律平）　70～140mg
　　5%葡萄糖注射液　20ml ｜ 缓慢静注　必要时重复

或　胺碘酮（乙胺碘呋酮）　150～300mg
　　5%葡萄糖注射液　20ml ｜ 缓慢静注　必要时重复

　　无效可同步直流电复律或经导管射频消融。

处方 5　适用于室性心动过速

	利多卡因　100～300mg 5％葡萄糖注射液　20ml	缓慢静注

接　利多卡因　200～300mg
　　5％葡萄糖注射液　250ml　｜持续静滴（1～4mg/min）

或　普罗帕酮（心律平）　70～140mg
　　5％葡萄糖注射液　20ml　｜缓慢静注　必要时重复

或　维拉帕米（异搏定）　5～10mg　缓慢静注（特发性室速有效）
　　5％葡萄糖注射液　20ml　｜必要时重复

或　胺碘酮（乙胺碘呋酮）　150～300mg
　　5％葡萄糖注射液　20ml　｜缓慢静注　必要时重复

无效可同步直流电复律或经导管射频消融。

处方 6　适用于尖端扭转型室性心动过速

　　异丙肾上腺素　0.5～1mg
　　5％葡萄糖注射液　500ml　｜静脉滴注　可重复

加　25％硫酸镁　10ml
　　5％葡萄糖注射液　30ml　｜缓慢静注　可重复1～2次

接　25％硫酸镁　20ml
　　5％葡萄糖注射液　250ml　｜缓慢静滴（8mg/min）　每日2次

处方 7　适用于心房颤动控制心率或药物转律治疗

　　琥珀酸美托洛尔缓释片（倍他乐克）　23.75～47.5mg　口服
每日1～2次

或　维拉帕米（异搏定）　40～80mg　口服　每日2次

或加　地高辛　0.125mg　口服　每日1次

或　普罗帕酮（心律平）　100～200mg　口服　每日2～3次

或　索他洛尔　40～80mg　口服　每日2次

或　胺碘酮（乙胺碘呋酮）　200mg　口服　每日1～3次

　　药物转律无效可同步直流电复律，或经导管射频消融效果
更好。

处方 8　适用于心房颤动抗凝防血栓治疗

华法林　2.5～7.5mg　口服　根据 INR 调整剂量，维持 INR2～3

或　利伐沙班　15～20mg　口服　每日 1 次

或　达比加群酯　110～150mg　口服　每日 2 次

（瓣膜病房颤只能用华法林抗凝）

处方 9　适用于心室颤动或心室扑动紧急治疗

非同步直流电除颤 200～360J，必要时重复。同时：

利多卡因　100～300mg　静注

接　利多卡因　200～300mg
5％葡萄糖注射液　250ml ｜ 持续静滴（1～4mg/min）

或　普罗帕酮（心律平）　70～140mg
5％葡萄糖注射液　10ml ｜ 缓慢静注

或　维拉帕米（异搏定）　5～10mg
5％葡萄糖注射液　10ml ｜ 缓慢静注

或　胺碘酮（乙胺碘呋酮）　150～300mg
5％葡萄糖注射液　10ml ｜ 缓慢静注

中医处方

处方 1　中成药

稳心颗粒　9g　口服　每日 3 次（适用于房性、结性早搏）

或　参松养心胶囊　3～4 粒　口服　每日 3 次（适用于室性早搏）

处方 2　黄连温胆汤加减方

黄连 8g	法半夏 12g	陈皮 12g	茯苓 15g
炙甘草 10g	竹茹 10g	枳实 15g	生姜 15g
大枣 20g	苦参 12g	远志 10g	石菖蒲 10g
龙骨 30g	酸枣仁 15g		

每日 1 剂　水煎服　每次 200ml　每日 3 次

用于快速性心律失常痰火（热）扰心证，症见心悸时发时止、胸闷烦躁、失眠多梦、口干口苦、舌红苔黄腻、脉弦滑数或参伍不调。

处方 3　桂枝甘草龙骨牡蛎汤合血府逐瘀汤方

桂枝 12g　　　炙甘草 10g　　　龙骨 30g^{先煎}　　牡蛎 30g^{先煎}

生地黄 20g　　桃仁 12g　　　　红花 10g　　　　赤芍 15g

枳壳 12g　　　柴胡 12g　　　　川芎 15g　　　　桔梗 10g

川牛膝 15g　　当归 12g

每日 1 剂　水煎服　每次 200ml　每日 3 次

用于快速性心律失常胸阳不振、瘀血阻滞证，症见心悸时作，胸闷胸痛，面唇瘀暗，舌淡暗、青紫或见瘀斑，脉多细涩而数或参伍不调。（个别患者服血府逐瘀汤可能出现腹泻、便溏，可事先告知，一般不必停药）

处方 4　桂枝甘草龙骨牡蛎汤合真武汤、桂枝茯苓丸加减方

生晒参 10g　　　桂枝 12g　　　炙甘草 10g　　　龙骨 30g^{先煎}

牡蛎 30g^{先煎}　　茯苓 15g　　　白术 15g　　　　赤芍 12g

附片 15g^{先煎2小时}　生姜 12g　　　牡丹皮 12g　　　桃仁 12g

甘松 15g

每日 1 剂　水煎服　每次 200ml　每日 3 次

用于快速性心律失常胸阳不振、水饮凌心、瘀阻心脉证，症见心悸时作时止、动辄加重，头晕目眩，甚则发作欲死，面色苍白，形寒畏冷，舌淡白或瘀暗水滑，苔白腻，脉沉细涩数或浮大弦滑，重按无力。

处方 5　炙甘草汤加减方

炙甘草 15g　　生晒参 10g　　　桂枝 12g　　　　生姜 15g

麦冬 15g　　　生地黄 20g　　　大枣 20g　　　　阿胶 10g^{烊化}

火麻仁 15g　　酸枣仁 15g　　　琥珀 5g^{研末冲服}　五味子 10g

龙眼肉 30g　　丹参 12g

每日 1 剂　水煎服　每次 200ml　每日 3 次

用于快速性心律失常气血阴阳虚损、心脉失养证，症见心悸时作，乏力短气，面色少华，舌淡苔薄或少苔，脉细数或结代。（甘草可致水钠潴留，应避免长期大量使用）

三、缓慢性心律失常

缓慢性心律失常主要是指心室率减慢的各种心律失常，包括窦性心动过缓、窦性停搏、病态窦房结综合征、窦房传导阻滞、房室传导阻滞、室内传导阻滞等。心率慢会导致心输出量下降，引起心、脑、肾等重要器官供血不足，出现头晕、眼花、无力等症状，严重者可出现阿-斯综合征或猝死。

本病一般属于中医学"心悸""怔忡""眩晕"等范畴，多由气血阴阳亏损、心脉失养所致，但多兼痰饮、瘀阻、气滞，致心脉推动无力而发为脉律迟缓、心悸、头晕，总以本虚标实、阳气不足、痰瘀阻滞最为常见，治疗多以振奋胸阳、去其痰瘀为常法。

西医处方

处方 1　适用于窦性心动过缓及窦房、房室传导阻滞

　　消旋山莨菪碱（654-2）　10～20mg　口服　每日 3 次

或　阿托品　0.3mg　口服　每日 3 次

或　异丙肾上腺素　5～10mg　含服　每日 3 次

或　氨茶碱片　0.1～0.2g　口服　每日 3 次

或　异丙肾上腺素　0.5～1mg
　　5%葡萄糖注射液　250ml ｜ 静脉缓滴　可重复

处方 2　适用于 2 度 II 型、3 度房室传导阻滞及严重窦性停搏

　　可试用处方 1 的药物，同时立即准备安置临时或永久人工心脏起搏器。

处方 1　保元汤合麻黄附子细辛汤加减方

  桂枝 10g 肉桂 6g 炙甘草 10g 生姜 15g

  黄芪 25g 红参 10g 麻黄 5g 白附片 15g^{先煎2小时}

  细辛 5g 羌活 10g 丹参 12g

  每日 1 剂　水煎服　每次 200ml　每日 3 次

  用于缓慢性心律失常阳气亏损证，症见心悸气短、头晕乏力、动辄加重，形寒畏冷，舌淡胖苔薄滑或白腻，脉沉细弱迟或动而中止、良久复还。

处方 2　二仙振元汤（经验方）

  仙茅 12g 淫羊藿 15g 菟丝子 15g 黄芪 30g

  麻黄 5g 附片 15g^{先煎2小时} 细辛 6g 桂枝 10g

  肉桂 5g 麦冬 12g 炙甘草 10g 当归 10g

  熟地黄 15g

  每日 1 剂　水煎服　每次 200ml　每日 3 次

  用于缓慢性心律失常心肾阳虚证，症见心悸气短、头晕乏力、动辄加重、形寒畏冷、腰膝酸软、舌淡暗或淡胖苔薄或滑、脉沉迟细弱。

处方 3　涤痰汤合瓜蒌薤白桂枝汤加减方

  法半夏 12g 陈皮 12g 茯苓 15g 炙甘草 10g

  枳实 12g 胆南星 10g 石菖蒲 10g 竹茹 10g

  生晒参 10g 生姜 12g 大枣 20g 瓜蒌皮 10g

  薤白 12g 桂枝 10g 川芎 12g

  每日 1 剂　水煎服　每次 200ml　每日 3 次

  用于缓慢性心律失常胸阳不振、痰浊阻滞证，症见心悸气短、胸闷不适、肢体沉重、形体偏胖、舌淡暗苔白腻、脉弦滑或濡涩。

处方 4　桃仁红花煎合桂枝甘草汤加减方

  桃仁 12g 红花 10g 生地黄 15g 赤芍 12g

当归 10g	川芎 12g	青皮 10g	香附 10g
丹参 15g	延胡索 10g	桂枝 10g	肉桂 5g
炙甘草 10g			

每日 1 剂　水煎服　每次 200ml　每日 3 次

用于缓慢性心律失常气滞血瘀证，症见心悸不宁、胸闷胸痛时作、或胸胁满闷不舒、舌紫暗或有瘀点瘀斑、苔多薄白、脉弦细涩或濡涩或参伍不调。

四、冠心病

冠心病是冠状动脉粥样硬化性心脏病的简称，是由于冠状动脉粥样硬化，管腔狭窄或闭塞，导致心肌缺血、缺氧或坏死而引发的一组临床综合征，主要分 5 型：隐匿型，心绞痛型，心肌梗死型，心力衰竭型（缺血性心肌病），猝死型。

心绞痛是临床最常见的症状，典型表现为胸骨中上段后方的压榨性、窒息性疼痛，不能耐受，如持续 15 分钟以上心绞痛不缓解，或伴心悸、出冷汗、低血压、晕厥等，常提示可能发生心肌梗死；部分患者以反复心衰发作及早搏、心动过速、传导阻滞等心律失常形式出现；少数患者无症状但有心肌缺血的客观检查依据；极个别患者出现猝死。

冠状动脉造影是诊断冠心病的主要检查手段，多数患者可见冠脉主干或主要分支狭窄 50% 以上而确诊，但少数冠脉微血管病变患者的造影结果是"正常"的（即大血管无狭窄），应予重视（称"微血管病性冠心病"）。

本病属于中医学"胸痹""心痛""真心痛""厥心痛""卒心痛"的范畴，本虚标实是其病机特点。本虚以气虚、阳虚、气阴两虚为主，标实多表现为血瘀、痰滞、寒凝、气郁，临床以阳气虚弱、痰瘀阻滞最为常见。其病位在心在脉，且可与肝、脾、肺、肾等多脏相关。治疗总以补虚损、化痰瘀、调气机、通血脉为常法；急性发作时可给予速效救心丸、麝香保心丸、丹参滴丸等中成药舌下含服，能缓解疼痛。

西医处方

处方 1　适用于冠心病的基础治疗

　　阿司匹林　100mg　口服　每日 1 次

或　氯吡格雷　75mg　口服　每日 1 次

加　阿托伐他汀　10～40mg　口服　每日 1 次

或　瑞舒伐他汀　5～20mg　口服　每日 1 次

加　依那普利　5～10mg　口服　每日 1 次

或　琥珀酸美托洛尔缓释片　23.75～47.5mg　口服　每日 1～2
次（适用于心率偏快者）

处方 2　适用于冠心病心绞痛发作的治疗

　　硝酸甘油片　0.5～1mg　舌下含化　立即　可重复

或　硝酸异山梨酯（消心痛）　5～10mg　口服　每日 3 次

或　酒石酸美托洛尔　12.5～25mg　口服　每日 2 次

或　地尔硫䓬　15～60mg　口服　每日 2～3 次

处方 3　适用于不稳定性心绞痛及急性心肌梗死的基础治疗

　　阿托伐他汀　40mg　立即嚼服　以后　20mg　每日 1 次

或　瑞舒伐他汀　20mg　立即嚼服　以后　10mg　每日 1 次

加　阿司匹林　300mg　立即嚼服　以后　100mg　每日 1 次

加　氯吡格雷　600mg　立即嚼服　以后　75mg　每日 1 次

或　替格瑞洛　180mg　立即嚼服　以后　90mg　每日 2 次

　　立即准备行冠脉造影并介入治疗，开通闭塞血管或转运至能行
介入治疗的医院。

处方 4　急性 ST 抬高型心肌梗死的治疗

　　基础用药同处方 3。

　　不能行介入治疗或预计转院时间超过 2 小时，须立即静脉溶栓
治疗：

尿激酶　150 万 U 0.9％氯化钠注射液　　100ml	立即静滴（30 分钟内滴完）　后给肝素每小时 12U/kg　维持 48 小时，监测 APTT 维持 50～70 秒
或　注射用阿替普酶　15mg 　　0.9％氯化钠注射液　10ml	静脉推注（3 分钟内）
接　注射用阿替普酶　50mg 　　0.9％氯化钠注射液　100ml	静滴（30 分钟内滴完）
接　注射用阿替普酶　35mg 　　0.9％氯化钠注射液　100ml	静滴（60 分钟内滴完）

溶栓后不论是否再通，仍应转运至能行介入治疗的医院。

中医处方

处方 1　中成药

速效救心丸　6 粒　舌下含化　立即　可重复

处方 2　冠心 2 号合瓜蒌薤白半夏汤加减方

丹参 15g	赤芍 12g	红花 10g	降香 8g后下
川芎 12g	瓜蒌皮 12g	薤白 12g	法半夏 12g
淫羊藿 12g	郁金 10g	太子参 15g	延胡索 15g

每日 1 剂　水煎服　每次 200ml　每日 3 次

用于冠心病阳气亏损、痰瘀阻滞证，症见心胸闷痛、痛处相对固定、动辄加重或由劳累引发、面唇紫暗、肢体麻木、舌淡暗或有瘀点、苔白腻、脉细涩或濡弱、结代。

处方 3　桃仁红花煎加减方

桃仁 12g	红花 10g	青皮 10g	香附 10g
丹参 15g	延胡索 15g	生地黄 15g	赤芍 12g
当归 12g	川芎 15g	柴胡 10g	枳壳 10g
淫羊藿 12g			

每日 1 剂　水煎服　每次 200ml　每日 3 次

用于冠心病气滞血瘀证，症见心胸闷胀疼痛、多由情志不遂引发，可兼胁肋脘腹胀闷、喜太息、多有嗳气、舌淡暗或见瘀点瘀斑、苔薄白、脉弦或弦细、细涩。

处方 4　膈下逐瘀汤加减方

桃仁 12g	红花 10g	丹参 15g	赤芍 12g
乌药 8g	延胡索 15g	炙甘草 8g	当归 10g
川芎 15g	五灵脂 10g	枳壳 10g	香附 10g

每日 1 剂　水煎服　每次 200ml　每日 3 次

用于冠心病气滞血瘀证，症见心胸闷胀疼痛、多有胁肋脘腹胀闷、嗳气、舌淡暗或瘀紫、苔多薄白、脉弦或弦细、细涩。

处方 5　益心汤（颜德馨经验方）

党参 15g	黄芪 15g	丹参 15g	生山楂 15g
葛根 9g	赤芍 9g	川芎 9g	决明子 30g
石菖蒲 4.5g	降香 3g^{后下}		

每日 1 剂　水煎服　每次 200ml　每日 3 次

用于冠心病气虚血瘀证，症见气短乏力，精神疲倦，心胸闷痛、刺痛，动辄加重，面色少华，舌淡暗或见瘀点、瘀斑，脉多细涩、细弱、结代。临床根据病情，可适当选加三七、血竭、郁金、乳香、没药、瓜蒌皮、薤白等。

处方 6　生脉养心汤（经验方）

西洋参 10g	麦冬 12g	五味子 8g	酸枣仁 10g
茯神 10g	柏子仁 10g	山萸肉 15g	丹参 15g
赤芍 12g	僵蚕 10g	全蝎 3g^{研末冲服}	

每日 1 剂　水煎服　每次 200ml　每日 3 次

用于冠心病气阴两虚证，症见心胸隐痛不适、遇劳加重，气短乏力、心悸、口干、自汗、盗汗、睡眠欠佳、舌红少苔少津、脉细弱或细数。

处方7 宽胸丸合丹参饮加减方

荜茇 12g   高良姜 12g   延胡索 18g   细辛 6g

砂仁 6g^{后下} 檀香 3g^{后下} 丹参 15g   淫羊藿 15g

川芎 15g   水蛭 5g^{研末吞服}

每日 1 剂   水煎服   每次 200ml   每日 3 次

用于冠心病心绞痛寒凝心脉证，症见猝然心胸绞痛、痛势较剧、受凉加重、形寒畏冷、冷汗自出、面色苍白、舌淡暗苔薄白、脉沉紧或细涩、沉迟。

处方8 保元汤合血府逐瘀汤加减方

桂枝 10g   炙甘草 8g   干姜 10g   黄芪 15g

红参 10g   桃仁 12g   红花 10g   赤芍 15g

枳壳 10g   柴胡 10g   川芎 15g   当归 10g

延胡索 15g   水蛭 5g^{研末吞服}

每日 1～2 剂   水煎服   每次 100～200ml   昼夜可服 3～6 次

用于急性冠脉综合征气虚血瘀证，症见心胸刺痛、胸部闷窒、动辄加重、短气乏力、汗出心悸、舌淡暗胖或有瘀点、脉细弱涩或弦细无力。

处方9 当归四逆合丹参饮加减方

红参 10g   当归 12g   赤芍 12g   桂枝 10g

细辛 6g   炙甘草 8g   丹参 15g   砂仁 8g^{后下}

檀香 6g^{后下} 荜茇 12g   高良姜 12g   白附片 15g^{先煎}

水蛭 5g^{研末吞服}

每日 1～2 剂   水煎服   每次 100～200ml   昼夜可服 3～6 次

用于急性冠脉综合征寒凝心脉证，症见心胸彻痛、胸闷气短、形寒肢冷、舌淡暗、苔薄白或白腻、脉沉迟无力或迟缓、结代。

处方10 生脉四逆汤加减方

生晒参 15g   麦冬 15g   五味子 10g   白附片 15～30g^{先煎}

炙甘草 10g   干姜 10g   山萸肉 30～60g   肉桂 8g

龙骨 30g^{先煎} 牡蛎 30g^{先煎} 水蛭 5g^{研末吞服} 三七粉 6g^{冲服}

每日 1～2 剂　水煎服　每次 100～200ml　昼夜服 3～6 次
必要时鼻饲给药

用于急性冠脉综合征正气大虚、心脉闭阻、阴竭阳脱证，症见
心胸绞痛不休、胸中憋闷窒塞、心悸不宁、面色苍白、大汗淋漓、
烦躁不安或表情淡漠；重则神识不清、四肢厥冷、脉微欲绝或疾数
无力、或浮大散乱。

五、风湿性心脏病

风湿性心脏病又称风湿性心瓣膜病，简称"风心病"，多由于
链球菌感染后引发免疫反应性炎症，损及心瓣膜胶原组织使其充
血、水肿、纤维化、钙化，心瓣膜出现增厚、粘连或挛缩等病理改
变，临床上以二尖瓣及主动脉瓣最易受累，如二尖瓣狭窄（及或关
闭不全）、主动脉瓣狭窄（及或关闭不全）、三尖瓣关闭不全等。由
于心瓣膜受损，容易诱发心力衰竭、心房纤颤、感染性心内膜炎等
并发症而出现心累、咳嗽、呼吸困难、下肢水肿等临床表现。

本病属中医学"痹证""心悸""咳嗽""喘证""水肿"的范
畴，多由感受风寒湿热，内舍于心，伤阴损阳耗气，致生痰浊、瘀
血、水饮等多般变化而日久难愈。急性风湿活动期以祛邪为主，慢
性瓣膜病变则应标本兼治，总以补虚损、祛痰瘀、行水气为治疗
大法。

西医处方

处方 1　适用于风湿活动期的治疗

青霉素钠　80 万 U　肌注　每日 2 次　用前皮试

或　青霉素钠　160 万～640 万 U
　　0.9％氯化钠注射液　100ml ｜ 静滴　每 12 小时 1 次　用前皮试

或　苄星青霉素钠（长效青霉素）　120 万 U　肌注　2～4 周 1 次
用前皮试

加　阿司匹林　0.6～1.2g　口服　每日 3 次

加　泼尼松　10～60mg　口服　每日 1 次　连用数月减停

处方 2　适用于风心病合并心衰的治疗

　　呋塞米（速尿）　20～60mg　口服或静脉注射　每日 1～3 次

加　螺内酯（安体舒通）　20～40mg　口服　每日 2 次

或加　去乙酰毛花苷（西地兰）　0.2～0.4mg　｜ 缓慢静注
　　　0.9%氯化钠注射液　10ml

或　地高辛　0.125mg　口服　每日 1 次

　　如有适应证，尽快行心外科心瓣膜置换手术。

处方 3　适用于风心病合并房颤的治疗

　　琥珀酸美托洛尔缓释片　23.75～47.5mg　口服　每日 1 次

或/加　异搏定　40～80mg　口服　每日 1 次

或/加　地高辛　0.125mg　口服　每日 1 次

加　华法林　1.25～5mg　口服　每日 1 次　监测 INR 维持在 2～3
　　（风心病房颤抗凝不能用新型口服抗凝药）

中医处方

处方 1　白虎加桂枝汤合宣痹汤、四妙散加减方

　　石膏 30g^先煎　　知母 10g　　　生甘草 6g　　　桂枝 10g
　　防己 10g　　　　薏苡仁 30g　　苦杏仁 10g　　连翘 15g
　　苍术 10g　　　　黄柏 10g　　　忍冬藤 30g　　川牛膝 10g
　　独活 15g
　　每日 1 剂　水煎服　每次 200ml　每日 3 次

　　用于风湿热或风心病风湿活动期风湿热痹证，症见游走性关节疼痛、局部红肿热痛、可有皮下结节或红斑，或伴发热、恶风、汗出、口渴，舌红苔黄或黄腻，脉滑数或浮数。

处方 2　参蛤散合葶苈大枣泻肺汤、苓桂术甘二陈汤方

　　生晒参 10g　　蛤蚧 5g^研末冲服　黄芪 15g　　　葶苈子 12g^包煎

大枣 20g　　茯苓 15g　　白术 15g　　桂枝 10g

炙甘草 6g　　法半夏 10g　　陈皮 10g　　紫苏子 10g^{包煎}

每日 1 剂　水煎服　每次 200ml　每日 3 次

用于风湿性心脏瓣膜病心肾阳气虚衰证，症见心悸气喘、动辄加重，咳嗽痰多，或夜间突发气短喘促、端坐以息，腰酸神疲，下肢水肿，舌淡暗苔薄滑或薄白，脉细弱、沉迟，或浮弦滑大重按无力。

处方 3　真武汤合防己黄芪汤加减方

附片 15g^{先煎2小时}　白术 15g　　赤芍 10g　　茯苓 15g

生姜 12g　　防己 10g　　黄芪 25g　　炙甘草 6g

大枣 15g　　益母草 15g　　泽泻 15g　　车前子 15g^{包煎}

每日 1 剂　水煎服　每次 150～200ml　每日 3 次

用于风湿性心脏瓣膜病心肾阳虚、水饮泛溢证，症见心悸乏力气短、动辄加重，水肿以下肢为甚至、四肢沉重，形寒畏冷，自汗恶风，面色㿠白或萎黄，舌淡胖苔白滑或白腻，脉沉迟细弱或浮大弦滑而重按无力。

处方 4　参附汤合血府逐瘀汤加减方

红参 10g　　附片 15g^{先煎2小时}　生地黄 15g　　桃仁 10g

红花 8g　　　赤芍 10g　　枳壳 10g　　炙甘草 6g

柴胡 10g　　川芎 10g　　桔梗 10g　　川牛膝 10g

当归 10g　　泽兰 12g　　车前子 15g^{包煎}

每日 1 剂　水煎服　每次 150～200ml　每日 3 次

用于风湿性心脏瓣膜病阳气虚衰、瘀血阻滞证，症见心悸胸闷、气短畏寒、面颊紫暗、下肢水肿、胸胁胀满、舌淡暗或见瘀斑、苔白滑或薄白、脉沉迟细弱或细涩结代、或弦大而重按无力。

六、高血压病

高血压病又称原发性高血压，占所有高血压人群的 90％以上

（另少部分人群为"继发性高血压"），它是一种与不良生活方式密切相关的疾病。引起高血压病的原因至今不清，可能与长期精神紧张、情绪激动、疲劳、熬夜、吸烟、酗酒、肥胖、饮食过咸、不运动等有关，本病有一定遗传倾向性。长期高血压对人体心、脑、肾等重要器官造成伤害，是亚洲人群脑出血的第一原因，是心力衰竭、心肌梗死、脑梗死、肾衰竭等的重要基础疾病，严重者危及生命。

本病一般参照中医学"眩晕""头痛"等病证论治。其病机有虚实两端，虚者，气血阴阳亏损；实者，风痰火瘀内扰。其病位在脉络与头窍，在脉络者，血压升高；累及头窍，则发为眩晕、头痛。病变脏腑在心、肝，且与脾、肾密切相关。治疗当以补虚泻实为大法，益气升清、调补肝肾、化痰行瘀、清肝泻火、潜阳息风为治疗常法。值得注意的是，对于无症状的高血压，中医多从体质辨识入手予以调治。1级、2级高血压，通过中药调治和生活方式调理，多可得到缓解；中药配合西药治疗高血压，在辅助降压的同时调节脏腑功能，在改善症状、稳定血压、逆转危险因素、保护靶器官等方面有较好作用。

西医处方

处方 1　适用于轻度高血压（1级高血压）的治疗（单药治疗）

　　非洛地平缓释片　2.5~5mg　口服　每日1次

或　尼群地平　10mg　口服　每日1~2次

或　依那普利　10mg　口服　每日1~2次

或　氯沙坦　50mg　口服　每日1次

或　缬沙坦　80mg　口服　每日1次

或　吲达帕胺片　2.5mg　口服　每日1次

或　复方利血平氨苯蝶啶　0.5~1片　口服　每日1次

处方 2　适用于中重度高血压（2级、3级高血压）的治疗（2~3种不同种类降压药联用）

　　硝苯地平控释片　30mg　口服　每日1~2次

或　非洛地平缓释片　5mg　口服　每日1～2次

加　依那普利　10mg　口服　每日1～2次

或　缬沙坦　80mg　口服　每日1～2次

或加　吲达帕胺　2.5mg　口服　每日1次

或加　琥珀酸美托洛尔缓释片　47.5mg　口服　每日1～2次（适用于心率偏快者）

处方3　适用于高血压急症的治疗

　　呋塞米（速尿）　20～60mg　静脉注射　立即

或　硝酸甘油　5～20mg 　｜ 缓慢静滴或微泵泵入（根据血
　　0.9%氯化钠注射液　40ml 　｜ 压调速）

或　硝普钠　50～100mg 　｜ 缓慢静滴或微泵泵入（25～
　　0.9%氯化钠注射液　40ml 　｜ 50μg/min或根据血压调速）

或　25%硫酸镁　10～20ml 　｜ 缓慢静滴（适用于妊娠高血压
　　0.9%氯化钠注射液　100ml 　｜ 子痫）

或　甲磺酸酚妥拉明　10mg 　｜ 缓慢静滴（适用于嗜铬细胞瘤
　　5%葡萄糖注射液　100ml 　｜ 急症发作）

　　病情稳定后改为口服药同处方2。

中医处方

处方1　龙胆泻肝汤加减方

龙胆10g　　栀子10g　　黄芩10g　　柴胡10g

生地黄15g　车前子30g^{包煎}　泽泻15g　甘草6g

丹参10g　　夏枯草25g　野菊花25g　天麻15g

酒大黄6g

每日1剂　水煎服　每次200ml　每日3次

用于高血压肝火上炎证，症见头晕胀痛、面红目赤、烦躁多怒、胁胀、口苦、耳鸣、便秘、尿黄、舌红苔黄或黄腻、脉弦滑数。注意：本方宜于体质壮实者，体虚不用；服药后大便次数增多或稀溏不必停药；血压正常后可减量服用，或换方调理。

处方 2　三子降压汤（经验方）

车前子 30g^{包煎}　　莱菔子 30g　　决明子 30g　　泽泻 15g

荷叶 15g　　　　怀牛膝 15g　　野菊花 15g　　天麻 15g

葛根 15g　　　　酒大黄 5g　　　绞股蓝 12g　　丹参 12g

每日 1 剂　水煎服　每次 200ml　每日 3 次

用于高血压痰浊瘀滞兼肝阳上亢证，症见形体肥胖或壮实、多有高脂血症、头昏胀痛或头脑昏沉不清晰、面红、口苦，可兼失眠、耳鸣、大便干结、小便黄赤，舌红苔黄腻或薄黄，或舌淡胖有齿痕苔白腻，脉多弦滑数。

处方 3　天麻钩藤饮加减方

天麻 15g　　　钩藤 15g^{后下}　石决明 25g^{先煎}　桑寄生 12g

怀牛膝 15g　　杜仲 10g　　　黄芩 10g　　　栀子 10g

茯神 10g　　　益母草 15g　　夏枯草 25g　　地龙 12g

菊花 15g

每日 1 剂　水煎服　每次 200ml　每日 3 次

用于高血压肝肾不足、肝阳上亢证，症见眩晕、耳鸣、腰膝酸软，可兼五心烦热、头重足轻、两目干涩，舌红或淡苔薄，脉多细数或弦细。

处方 4　血府逐瘀汤加减方

生地黄 20g　　桃仁 12g　　　红花 10g　　　赤芍 15g

枳壳 10g　　　炙甘草 6g　　　柴胡 10g　　　川芎 15g

桔梗 10g　　　川牛膝 15g　　当归 10g　　　地龙 12g

葛根 15g　　　天麻 15g

每日 1 剂　水煎服　每次 200ml　每日 3 次

用于高血压瘀血阻滞证，症见头昏痛或刺痛、痛处多固定、胸闷心悸、手足肢体麻木、症状多以夜间为重，舌淡暗或有瘀斑、瘀点，脉多弦涩或弦细。

处方 5　小柴胡合二陈、泽泻汤加减方

柴胡 10g　　　黄芩 10g　　　法半夏 10g　　党参 12g

炙甘草 6g	大枣 15g	生姜 10g	陈皮 10g
茯苓 15g	泽泻 15g	白术 12g	天麻 15g
钩藤 15g^{后下}	菊花 15g	葛根 15g	

每日 1 剂　水煎服　每次 200ml　每日 3 次

用于高血压痰浊阻滞、清阳不升证，症见头脑昏眩或沉重如裹，可兼胸闷脘痞、纳呆恶心、呕吐痰涎、身重困倦，舌多淡胖有齿痕，苔多白腻或白滑，脉多弦滑。

处方 6　补肾降压方（经验方）

淫羊藿 10g	菟丝子 10g	女贞子 15g	沙苑子 15g
怀牛膝 15g	枸杞子 15g	菊花 15g	天麻 15g
桑寄生 15g	山萸肉 25g	杜仲 10g	葛根 15g
丹参 15g	泽泻 15g	熟地黄 20g	

每日 1 剂　水煎服　每次 200ml　每日 3 次

用于老年高血压肝肾亏损、髓海不足证，症见头晕耳鸣、眼目昏花、腰膝酸软、精力不济、舌淡苔薄、脉弦细或弦大重按无力、形体一般偏瘦或适中。

处方 7　益气聪明汤加减方

生晒参 10g	黄芪 25g	蔓荆子 15g	升麻 10g
葛根 15g	白芍 15g	炙甘草 6g	黄柏 12g
泽泻 15g	天麻 15g	荷叶 15g	决明子 25g

每日 1 剂　水煎服　每次 200ml　每日 3 次

用于高血压气虚湿滞、清阳不升证，症见形体偏胖或肥胖、倦怠懒言、气短疲乏、头脑昏沉、耳鸣目涩，舌多淡胖有齿痕、苔白腻或白滑，脉弦滑重按无力、或濡或弦细。

七、病毒性心肌炎

病毒性心肌炎是一种由于病毒感染直接侵损心肌，并由此引起免疫介导进一步损伤心肌的疾病。早期多有呼吸道及/或肠道病毒

（如柯萨奇病毒、埃可病毒、流感病毒等）感染史，1～2周后累及心肌，出现心力衰竭、心律失常的症状及体征，严重者可发生休克及猝死。

本病多属中医学"温病"的范畴，根据临床表现可参照"心痹""心悸""怔忡""胸痹""虚劳"等病证论治。发病机理一般为正气虚弱，感受外邪，热扰心营；日久则邪毒舍心，气阴亏损，或阴损及阳，或脉络瘀滞，或变生他患。急性期多参照"温病"辨治，以祛邪为主，兼顾气阴；恢复期可参照中医内科相关病证，调理气血阴阳，清理余毒痰瘀。

西医处方

处方 1　适用于心肌炎早期抗病毒治疗

> 利巴韦林（病毒唑）　0.5g
> 10％葡萄糖注射液　250ml ｜ 静滴　每日 1 次

或　黄芪注射液　40～60ml
　　10％葡萄糖注射液　250ml ｜ 静滴　每日 1 次

或　干扰素　100万～500万U　皮下注射　每日 1 次

处方 2　适用于心肌炎营养治疗

> 辅酶 Q10　10～20mg　口服　每日 3 次

或　维生素 C　100～300mg　口服　每日 3 次

或　1,6-二磷酸果糖　100～250mg/kg
　　5％葡萄糖注射液　250ml ｜ 静滴　每日 1 次

或　维生素 C　3～5g
　　5％葡萄糖注射液　250ml ｜ 静滴　每日 1 次

处方 3　适用于重症心肌炎（休克、心衰、严重心律失常）的治疗
基础用药同处方 1、处方 2。并加：

> 人免疫球蛋白　5～10g　静滴　每日 1 次

加　甲泼尼龙　10mg/kg
　　0.9％氯化钠注射液　100ml ｜ 静滴　每日 1 次　3 天后改为泼尼松口服并逐渐减停

或　泼尼松　1~2mg/kg　分3次口服　每日1次　2周后逐渐减量、顿服，维持半年左右停药

（休克、心衰及心律失常治疗参考相关章节）

中医处方

处方1　银翘散加减方

金银花15g　　连翘20g　　　淡竹叶10g　　荆芥10g

牛蒡子10g　　桔梗10g　　　芦根30g　　　板蓝根30g

莲子12g　　　甘草6g　　　　丹参12g　　　玉竹10g

每日1剂　水煎服　每次200ml　每日3次

用于病毒性心肌炎风热上犯、执扰心营证，症见胸闷、心悸或心胸隐痛，可伴恶风寒、发热、咽痛、头身痛、咳嗽，舌尖红苔薄白或薄黄，脉浮数或结代。

处方2　清营汤加减方

水牛角60g^先煎　丹参15g　　　玄参15g　　　生地黄20g

黄连8g　　　　麦冬15g　　　金银花15g　　连翘25g

淡竹叶10g　　太子参15g　　莲子12g　　　炙甘草8g

每日1剂　水煎服　每次200ml　每日3次

用于病毒性心肌炎温毒舍心、气阴耗损证，症见胸闷心悸、气短乏力，兼发热、咽痛、口干口苦、小便黄赤，舌红绛少苔少津、脉细数或结代。

处方3　王氏连朴饮加减方

黄连8g　　　　厚朴12g　　　石菖蒲12g　　法半夏12g

栀子12g　　　淡豆豉12g　　芦根30g　　　黄芩15g

滑石粉20g^包煎　莲子12g　　　太子参15g　　郁金10g

薏苡仁30g

每日1剂　水煎服　每次200ml　每日3次

用于病毒性心肌炎湿热氤氲、耗损心气证，症见胸闷心悸、气短乏力，伴身热不扬、脘腹痞胀、恶心呕吐、大便溏泄、小便短

赤、舌质红绛，苔黄厚腻，脉滑数或濡数或结代。

处方 4　黄连阿胶汤合清心莲子生脉饮加减方

西洋参 12g　　　麦冬 15g　　　五味子 10g　　　黄连 5g

阿胶 10g^{烊化}　　黄芩 12g　　　白芍 12g　　　鸡子黄 1 个^{调兑}

莲子 12g　　　　地骨皮 12g　　炙黄芪 15g　　　丹参 12g

炙甘草 8g

每日 1 剂　水煎服　每次 200ml　日服 3 次

用于病毒性心肌炎邪毒舍心、气阴两虚证，症见心悸胸闷、气短乏力、面赤心烦、口干咽燥、手足心热、少寐、舌红少苔少津、脉细数或结代。

处方 5　炙甘草汤加减方

炙甘草 10g　　　西洋参 12g　　桂枝 6g　　　　生姜 10g

麦冬 15g　　　　生地黄 20g　　火麻仁 15g　　　大枣 20g

阿胶 10g^{烊化}　　丹参 12g　　　酸枣仁 12g　　　琥珀粉 3g^{冲服}

每日 1 剂　水煎服　每次 200ml　日服 3 次

用于病毒性心肌炎气阴两虚证，症见心悸怔忡、短气乏力、自汗盗汗、面色苍白、萎黄或两颧红赤、舌红少苔、脉细数、细弱或结代。

处方 6　保元汤合丹参饮、桂枝甘草龙骨牡蛎汤加减方

肉桂 5g　　　　　桂枝 10g　　　炙甘草 8g　　　干姜 10g

黄芪 15g　　　　生晒参 10g　　丹参 12g　　　　砂仁 5g^{后下}

檀香 3g^{后下}　　龙骨 30g^{先煎}　牡蛎 30g^{先煎}　淫羊藿 12g

每日 1 剂　水煎服　每次 200ml　日服 3 次

用于病毒性心肌炎阳气虚衰、瘀血凝滞证，症见心悸不宁、胸闷隐痛、乏力气短、时时自汗、面色少华、形寒肢冷、舌淡或暗、苔薄白或薄腻、脉沉迟或细弱、细涩、结代。

处方 7　温胆汤合桂枝茯苓丸、丹参饮加减方

法半夏 10g　　　陈皮 10g　　　茯苓 12g　　　竹茹 8g

枳实 12g　　　　大枣 15g　　　桂枝 10g　　　牡丹皮 10g

赤芍 10g　　　　桃仁 10g　　　丹参 12g　　　砂仁 5g^{后下}

檀香 3g^{后下}　　　炙甘草 6g

每日 1 剂　水煎服　每次 200ml　日服 3 次

用于病毒性心肌炎痰浊壅阻、心脉瘀滞证，症见心胸闷痛、心悸不宁、头晕、脘痞、体胖、舌淡暗或有瘀点、瘀斑、苔白腻、脉多濡涩或弦滑或结代。

八、感染性心内膜炎

感染性心内膜炎是病原微生物（细菌、真菌、病毒等）经血液途径直接侵袭心内膜、心瓣膜或邻近大动脉内膜而引起的炎症性疾病，分急性和亚急性两类。前者多与全身急性病菌感染如感染性休克、脓毒血症等有关，多为全身重症感染的一部分；后者起病稍缓，多在先天性心脏病、心瓣膜病基础上感染病原体发病，容易在病变瓣膜或先天缺损上形成赘生物，主要表现为反复发热、贫血、肝脾肿大、皮肤结节、瘀点及反复全身栓塞等。

本病多属中医学"温病"及"心悸""怔忡""胸痹"的范畴，其临床表现同"温病"卫气营血证的演变较为相似，可按"温病"论治，同时可根据病情参照内科相关病证辨治，清热解毒、凉血散血、益气养阴为治疗大法。

西医处方

处方 1　适用于抗细菌治疗

经多次血培养寻找病原菌，根据药敏试验选择敏感抗生素静滴数周。

处方 2　适用于抗真菌治疗（应根据真菌类别选择药物）

两性霉素 B　0.2～0.3mg/kg
5% 葡萄糖注射液　250ml　｜　缓慢静滴　每日 1 次

或　氟康唑　200～400mg　口服　每日 1 次

或　伏立康唑　100～200mg　口服　每日 2 次

中医处方

处方 1　银翘白虎汤加减方

金银花 20g　　连翘 25g　　　荆芥 10g　　　牛蒡子 12g
桔梗 10g　　　芦根 30g　　　石膏 45g^{先煎}　知母 15g
甘草 8g　　　柴胡 25g　　　黄芩 15g　　　青蒿 25g^{后下}
山药 15g

每日 1 剂　水煎服　每次 200ml　每日 3 次　必要时可昼夜连进 2 剂

用于感染性心内膜炎卫气同病证，症见发热、微恶风，或高热不退、胸闷心悸，或胸痛气急、口干苦、头身痛、小便黄赤，或见惊厥，舌红苔薄黄或黄燥，脉浮数或滑数、洪数。

处方 2　清瘟败毒饮加减方

生地黄 25g　　黄连 10g　　　黄芩 15g　　　牡丹皮 15g
石膏 60g^{先煎}　栀子 15g　　　甘草 10g　　　知母 15g
淡竹叶 10g　　水牛角 90g^{先煎}　玄参 20g　　　连翘 25g
赤芍 15g　　　桔梗 15g　　　酒大黄 8g

每日 1 剂　水煎服　每次 200ml　每日 3 次　必要时可昼夜连进 2 剂

用于感染性心内膜炎气血两燔证，症见胸闷心悸、高热不退、口渴引饮、头痛如劈，或神昏谵语，或四肢抽搐，或吐血衄血、皮肤斑疹，舌红绛或见芒刺，脉细数或沉细或浮大而数。

处方 3　清营汤合犀角地黄汤加减方

水牛角 90g^{先煎}　丹参 15g　　　玄参 20g　　　黄连 10g
生地黄 25g　　麦冬 15g　　　金银花 20g　　连翘 25g
淡竹叶 10g　　赤芍 15g　　　牡丹皮 15g　　酒大黄 8g
石菖蒲 12g　　郁金 12g　　　茜草根 15g

每日 1 剂　水煎服　每次 200ml　每日 3 次　必要时可昼夜连

进 2 剂

用于感染性心内膜炎热入营血、邪陷心包证，症见高热不退，或身热夜甚、神昏谵语、皮肤斑疹，或吐血、衄血、便血、尿血，舌红绛起刺，苔黄干或白干少津，脉细数或沉数。

处方 4　生脉散合青蒿鳖甲汤加减方

西洋参 12g　　麦冬 15g　　　五味子 10g　　青蒿 15g^{后下}

鳖甲 15g^{先煎}　知母 12g　　　生地黄 20g　　牡丹皮 12g

地骨皮 12g　　丹参 12g　　　赤芍 12g　　　炙甘草 8g

酸枣仁 12g

每日 1 剂　水煎服　每次 200ml　每日 3 次

用于感染性心内膜炎余邪留恋、气阴两虚证，症见心悸气短、神疲乏力、低热绵绵、五心烦热、自汗盗汗、心烦少寐、面色暗红、舌红少苔、脉细弱或细数、结代。

九、慢性肺源性心脏病

慢性肺源性心脏病是由于长期慢性气管、支气管疾病（如炎症、哮喘、扩张）及胸廓疾病（如畸形）等导致肺通气和/或换气功能障碍，最终使肺动脉压力增高、右心室扩张或（和）肥厚，伴或不伴右心功能衰竭的一组临床疾病。

慢性肺源性心脏病属于中医学"喘证""肺胀""水肿""心悸"等病证范畴，以本虚标实为基本病机。本虚者，气虚、阴虚、阳虚；标实者，痰浊、水饮、瘀血。其病位在心肺，且与脾肾密切相关，同肝气升降也颇关联。治疗始终宜标本兼顾，急性加重期以祛邪治标为主，兼以扶正固本；缓解期以扶正固本为主，兼清理留恋之邪。

西医处方

处方 1　适用于轻症的消炎抗菌治疗

阿莫西林胶囊　0.5g　口服　每日 3 次

或　罗红霉素　0.15g　口服　每日3次

或　莫西沙星　0.4g　口服　每日1次

处方2　适用于咳嗽痰稠不易咳出的治疗

溴己新（必嗽平）　8～18mg　口服　每日3次

或　氨溴索　30mg　口服　每日3次

或　复方甘草氯化铵糖浆　20ml　口服　每日3次

处方3　适用于干咳无痰的治疗

喷托维林（咳必清）　25～50mg　口服　每日3次

或　磷酸可待因　15～30mg　口服　每日3次（二线药）

处方4　适用于中/重症的消炎抗菌治疗

注射用阿莫西林钠克拉维酸钾　2g　缓慢静滴　每12小时1次　用前皮试
0.9%氯化钠注射液　150ml

或　阿奇霉素　0.5g　缓慢静滴　每12小时1次
0.9%氯化钠注射液　200ml

（最好根据痰培养药物敏感试验选用有效抗生素或抗真菌药）

处方5　适用于右心衰双下肢水肿的治疗

氢氯噻嗪（双氢克尿噻）　12.5～25mg　口服　每日1次

或　呋塞米（速尿）　20～60mg　口服或静脉注射　每日1～3次

加　螺内酯（安体舒通）　20～40mg　口服　每日1次

详见"一、充血性心力衰竭"。肺心病右心衰一般不用洋地黄类强心药。

中医处方

处方1　小青龙合三子养亲汤加减方

干姜10g　　桂枝10g　　麻黄6g　　白芍12g

甘草8g　　细辛6g　　法半夏12g　　五味子10g

紫苏子12g　　莱菔子15g　　白芥子12g　　苦杏仁10g

每日1剂　水煎服　每次200ml　每日3次

用于慢性肺源性心脏病寒饮停肺证，症见咳嗽喘促，难以平卧，痰多、色白清稀或如泡沫，可伴恶风寒、发热、无汗、头身疼痛，舌淡胖苔白滑或白腻，脉多弦紧。

处方2　三拗汤合苓桂术甘汤、瓜蒌薤白半夏汤加减方

麻黄6g	苦杏仁10g	生晒参10g	茯苓15g
桂枝10g	白术15g	炙甘草8g	瓜蒌皮10g
薤白12g	桔梗10g	法半夏10g	枇杷叶12g
紫菀12g	泽泻15g	丹参12g	

每日1剂　水煎服　每次200ml　每日3次

用于慢性肺源性心脏病痰饮瘀阻证，症见咳嗽喘息、胸膈满闷、难以平卧、下肢浮肿、痰白量多、动辄心悸、唇甲紫暗、舌淡暗苔白腻或白滑、脉浮大弦滑重按少力或细弱、濡涩。

处方3　定喘汤加减方

白果10g^{打碎}	麻黄6g	款冬花12g	法半夏12g
桑白皮12g	紫苏子12g	苦杏仁10g	黄芩12g
甘草8g	厚朴12g	茯苓15g	白术15g
泽泻15g	鱼腥草30g		

每日1剂　水煎服　每次200ml　每日3次

用于慢性肺源性心脏病痰热内阻、水饮留滞证，症见咳嗽喘息、胸膈满闷、痰色黄白、口多干苦、下肢浮肿、舌红苔黄腻、脉弦滑数或浮大滑数。

处方4　真武汤合春泽汤、桂枝茯苓丸加减方

茯苓15g	白术15g	白芍10g	白附片15g^{先煎2小时}
生姜15g	生晒参10g	桂枝10g	泽泻15g
猪苓15g	牡丹皮10g	赤芍10g	桃仁10g

每日1剂　水煎服　每次150~200ml　每日3次

用于慢性肺源性心脏病阳虚水泛、瘀血阻滞证，症见咳嗽喘促、胸膈满闷、难以平卧、肢体浮肿、心悸气短、动辄加重、面唇爪甲紫暗、纳呆、尿少，可有形寒畏冷，舌淡暗苔白滑或白腻、脉

沉弦滑或浮大。

处方 5　参蛤散合六味地黄汤、补肺汤加减方

　　　生晒参 10g　　蛤蚧 5g^{研末冲服}　黄芪 15g　　　熟地黄 15g

　　　五味子 8g　　　紫菀 10g　　山萸肉 15g　　补骨脂 10g

　　　肉桂 5g　　　　山药 15g　　茯苓 10g　　　泽泻 10g

　　　牡丹皮 10g　　丹参 10g

　　　每日 1 剂　　水煎服　　每次 200ml　　每日 3 次

　　用于慢性肺源性心脏病心脾肺肾亏损、痰饮瘀血留滞证，症见心悸气喘、动辄加重、短气乏力、面目晦暗、肢体浮肿、腰膝酸软、畏寒多汗、食纳欠佳、舌淡暗苔白腻或白滑、脉多沉细弱、或浮大而按之无力。

第四章

血液系统疾病

一、缺铁性贫血

缺铁性贫血是由于体内铁缺乏严重，不能满足血红素合成而引起的小细胞低色素性贫血。机体缺铁的原因一般由人体需铁量增加和（或）摄入量不足、慢性失血、吸收障碍所致。本病多见于育龄期或哺乳期妇女以及生长发育期的儿童，其次是消化道疾病或慢性失血，如消化道溃疡、肿瘤、痔出血、月经量增多、钩虫病、胃大部切除术后、慢性腹泻等。主要临床表现为头晕、乏力、心悸、气促、眼花、耳鸣、皮肤黏膜苍白、消化不良等。实验室检查血红蛋白下降，红细胞体积变小、其中央淡染区扩大，血清铁蛋白和血清铁下降等。

本病以面色萎黄为主要特征，故中医学称此病为"萎黄病"，主要病机为脾虚血亏、气血两虚、肝血不足，治疗以健脾和胃、气血双补为主。在治疗过程中，除经典的辨证施治、组方遣药外，适当补充有利于血液化生的造血物质，如皂矾、针砂、生铁落、赭石等有利于提高临床疗效。

西医处方

处方 1　适用于缺铁性贫血的一般治疗

多糖铁复合物胶囊　0.15～0.3g　口服　每日 1 次

或　右旋糖酐铁　25mg　口服　每日 2～3 次

或　硫酸亚铁　0.3g　口服　每日 3 次

加　维生素 C　100mg　口服　每日 3 次

处方 2　适用于口服铁剂效果不理想或不能口服治疗的患者

蔗糖铁　100mg｜静脉缓滴（大于 15 分钟）　隔
0.9％氯化钠注射液　100ml｜日 1 次

中医处方

处方 1　香砂六君子汤合当归补血汤加减

人参 10g　　　白术 15g　　　茯苓 15g　　　陈皮 10g
半夏 10g　　　砂仁 10g^{后下}　木香 10g　　　炙黄芪 30g
当归 15g　　　皂矾 15g　　　炙甘草 6g
2 日 1 剂　每剂水煎 2～3 次　每次 200ml　每日 3 次
用于脾胃虚弱的萎黄病，能健脾和胃，益气生血。

处方 2　归脾汤加减

党参 20g　　　炙黄芪 30g　　　白术 15g　　　茯苓 20g
酸枣仁 15g　　龙眼肉 10g　　　木香 10g　　　当归 15g
远志 10g　　　生姜 10g　　　大枣 15g　　　皂矾 15g
炙甘草 6g
2 日 1 剂　每剂水煎 2～3 次　每次 200ml　每日 3 次
用于心脾两虚的萎黄病，能健脾生血，养心安神。

处方 3　实脾饮合四神丸加减

干姜 10g　　　附子 15g^{先煎30分钟}　白术 15g　　　茯苓 20g
厚朴 10g　　　大腹皮 10g　　　草果仁 10g　　木香 10g
木瓜 10g　　　肉豆蔻 10g　　　补骨脂 20g　　五味子 15g
吴茱萸 6g　　　皂矾 15g　　　炙甘草 6g
2 日 1 剂　每剂水煎 2～3 次　每次 200ml　每日 3 次

用于脾肾阳虚的萎黄病，能温补脾肾，益气回阳。

处方4　左归丸加减

熟地黄 30g　　　山药 15g　　　枸杞子 15g　　　山萸肉 15g

川牛膝 14g　　　菟丝子 15g　　　鹿角胶 15g^{烊化}　　龟甲胶 15g^{烊化}

女贞子 15g　　　麦冬 15g　　　皂矾 15g

2日1剂　每剂水煎2～3次　每次200ml　每日3次

用于肝肾阴虚的萎黄病，能滋补肝肾，养阴清热。

处方5　固冲汤加减

白术 15g　　　生黄芪 20g　　　龙骨 15g^{先煎}　　牡蛎 15g^{先煎}

山萸肉 15g　　　生芍药 20g　　　海螵蛸 20g　　　茜草 15g

棕榈炭 15g　　　五倍子 10g　　　皂矾 15g　　　炙甘草 6g

2日1剂　每剂水煎2～3次　每次200ml　每日3次

用于冲任失调的萎黄病，能调理冲任，固涩止血。

处方6　四君子汤合化虫丸加减

党参 20g　　　白术 15g　　　茯苓 20g　　　槟榔 10g

鹤虱 10g　　　苦楝皮 10g　　　枯矾 10g　　　使君子 10g

皂矾 15g　　　炙甘草 6g

2日1剂　每剂水煎2～3次　每次200ml　每日3次

用于肠道虫积的萎黄病，能杀虫消积，益气健脾。

二、再生障碍性贫血

再生障碍性贫血简称再障，是一组由多种病因（物理、化学、生物、免疫及不明原因）所致的骨髓造血功能衰竭性综合征，以骨髓造血细胞增生减低和外周血全血细胞减少为特征，临床以贫血、出血和感染为主要表现。根据骨髓衰竭的严重程度和临床病程进展情况分为重型再障和非重型再障以及急性再障和慢性再障。

因再障临床以虚损证候为特点，2009年中国中西医结合学会血液病专业委员会、中华中医药学会内科分会血液病专业委员会将再障命名为"髓劳病"，分为急髓劳（即重型再障）和慢髓劳（即非重型再障）。中医认为急髓劳为标实之证，因温、热、毒邪直伤髓血而发病，易耗血动血，其治疗多以清热解毒、凉血止血为主；慢髓劳是本虚标实之证，本虚为气血亏虚，标实为夹瘀、夹火、夹痰湿，在脏腑与脾、肾关系最为密切，多以肾阴虚型、肾阳虚型、肾阴阳两虚型和脾肾两虚型 4 型为主进行辨证论治。

西医处方

处方 适用于非重症病例的治疗

环孢素 $3\sim5mg/(kg\cdot d)$ 口服 每日 2 次（根据环孢素血液浓度调整剂量，使环孢素谷浓度维持在 $100\sim200\mu g/L$）

加 达那唑 200mg 口服 每日 3 次

或 十一酸睾酮（安雄） 80mg 口服 每日 3 次

或 司坦唑醇 2mg 口服 每日 3 次

或加 生血宝颗粒 1 袋 口服 每日 3 次

或加 重组人粒细胞刺激因子 $2\sim5\mu g/kg$ 皮下注射 每日 1 次

或加 重组人促红素（CHO 细胞） $100\sim150IU/kg$ 皮下或静脉注射 每周 3 次

中医处方

处方 1 地黄汤合清瘟败毒饮加减

水牛角 30g^{先煎}	牡丹皮 10g	生地黄 20g	白芍 20g
石膏 20g^{先煎}	栀子 10g	桔梗 10g	黄芩 15g
知母 10g	赤芍 20g	玄参 15g	连翘 15g
淡竹叶 10g	黄连 10g	甘草 6g	

2 日 1 剂 每剂水煎 $2\sim3$ 次 每次 200ml 每日 3 次
用于髓枯温热的急髓劳，能清热解毒、凉血止血。

处方 2　左归丸加减

熟地黄 30g　　山药 20g　　　枸杞子 15g　　山萸肉 15g
川牛膝 10g　　鹿角胶 20g　　龟甲胶 20g　　菟丝子 20g
制何首乌 10g　黄精 20g　　　女贞子 20g　　旱莲草 20g
补骨脂 15g　　当归 15g　　　鸡血藤 30g　　仙鹤草 30g
茜草 30g　　　炙鳖甲 20g　　焦山楂 15g　　阿胶 20g
茯苓 15g　　　炙甘草 6g

诸药打细末，充分混匀，和蜜为丸，每粒重 10 克，每次 2 粒，每日 3 次。（若为汤剂，可适当减少药味组成。每剂煎 2～3 次，2 日 1 剂，每日 3 次，每次 200ml）

用于肾阴虚的慢髓劳，能滋阴补肾、填精益髓。

处方 3　右归丸加减

熟地黄 30g　　山药 20g　　　山萸肉 15g　　枸杞子 15g
鹿角胶 20g　　菟丝子 20g　　杜仲 20g　　　当归 15g
制何首乌 10g　黄精 20g　　　茯苓 15g　　　仙茅 20g
淫羊藿 20g　　巴戟天 20g　　补骨脂 15g　　当归 15g
鸡血藤 30g　　仙鹤草 30g　　茜草 30g　　　黄芪 25g
人参 15g　　　肉桂 10g　　　制附子 15g　　焦山楂 15g
炙甘草 6g

诸药打细末，充分混匀，和蜜为丸，每粒重 10 克，每次 2 粒，每日 3 次。（若为汤剂，可适当减少药味组成。每剂煎 2～3 次，2 日 1 剂，每日 3 次，每次 200ml）

用于肾阳虚的慢髓劳，能温肾壮阳、填精益髓。

处方 4　左归丸合右归丸加减

熟地黄 30g　　鹿角胶 20g　　炙龟甲 20g　　肉桂 10g
制附子 15g　　山药 20g　　　枸杞子 15g　　女贞子 15g
山萸肉 15g　　制何首乌 10g　旱莲草 20g　　补骨脂 15g
当归 15g　　　鸡血藤 30g　　仙鹤草 30g　　茜草 30g
黄芪 25g　　　肉苁蓉 20g　　淫羊藿 20g　　茯苓 15g

牡丹皮 10g　　泽泻 10g　　　焦山楂 15g　　炙甘草 6g

诸药打细末，充分混匀，和蜜为丸，每粒重 10 克，每次 2 粒，每日 3 次。（若为汤剂，可适当减少药味组成。每剂煎 2～3 次，2 日 1 剂，每日 3 次，每次 200ml）

用于肾阴阳两虚的慢髓劳，能滋阴壮阳、填精益髓。

处方5　补血生髓方（经验方）

龟甲胶 30g　　鹿角胶 30g　　红参 20g　　　山药 20g

麸炒白术 20g　炙黄芪 30g　　阿胶 15g　　　当归 15g

枸杞子 20g　　肉苁蓉 20g　　巴戟天 30g　　熟地黄 30g

盐菟丝子 20g　盐补骨脂 30g　淫羊藿 30g　　鸡血藤 30g

仙鹤草 30g　　茜草 30g　　　灵芝 30g　　　砂仁 10g

陈皮 10g　　　生麦芽 30g　　炙甘草 10g

诸药打细末，充分混匀，和蜜为丸，每粒重 10 克，每次 2 粒，每日 3 次。（若为汤剂，可适当减少药味组成。每剂煎 2～3 次，2 日 1 剂，每日 3 次，每次 200ml）

用于脾肾两虚的慢髓劳，能健脾益气补血、温肾填精生髓。

三、白细胞减少与粒细胞缺乏症

当外周血白细胞计数持续低于 4.0×10^9/L 时，称为白细胞减少症；当外周血中粒细胞计数在成人低于 2.0×10^9/L、儿童低于 1.8×10^9/L（≥10 岁）或低于 1.5×10^9/L（<10 岁）时，称为中性粒细胞减少症；当中性粒细胞数低于 0.5×10^9/L 或完全缺乏时，称为粒细胞缺乏症。常见病因有感染、某些药物等化学物质中毒、放射线及电离辐射等。患者病情不断加重，临床表现为头晕、头痛、咽痛、浑身无力、精神萎靡、低热等。由于本病患者的抵抗力明显下降，时常发生全身不同部位的感染。治疗时须依据患者病情、白细胞减少与粒细胞缺乏的程度，采用提升白细胞药物、糖皮

质激素、免疫抑制药、有效抗生素和脾切除术等综合措施进行治疗。

因白细胞减少与粒细胞缺乏症以虚证为主,2009 年中国中西医结合学会血液病专业委员会、中华中医药学会内科分会血液病专业委员会将其命名为"虚损病"。虚损病以虚证为主,兼夹实证,治疗上应遵循"虚则补之"的治则,以补脾益肾、益气养血为主。偏于实证者,应在扶正的同时兼顾祛邪。

西医处方

处方 1　适用于原因不明的白细胞下降的一般治疗

　　利可君片　20mg　口服　每日 3 次

加　肌苷片　0.2～0.6g　口服　每日 3 次

或加　盐酸小檗碱片　50mg　口服　每日 3 次

处方 2　适用于因放疗、化疗所致白细胞下降的治疗

　　重组人粒细胞刺激因子（瑞白）　2～5μg/kg　皮下或静脉注射　每日 1 次（根据白细胞情况调整用药时间）

处方 3　适用于免疫因素引发白细胞减少的治疗

　　人免疫球蛋白　5～10g　静脉输注　每周 1 次

或　泼尼松　30～60mg　口服　每日 1 次

处方 4　适用于急性粒细胞缺乏症

　　重组人粒细胞刺激因子（瑞白）　2～5μg/kg　皮下或静脉注射　每日 1 次（根据白细胞情况调整用药时间）

或　重组人粒细胞巨噬细胞刺激因子　2～5μg/kg　皮下或静脉注射　每日 1 次

中医处方

处方 1　中成药

　　地榆升白片　4 片　口服　每日 3 次

或加　生血宝颗粒　1包　口服　每日3次

或加　艾愈胶囊　3粒　口服　每日3次

或加　生白口服液（合剂）　40ml　口服　每日3次

处方2　归脾汤加减

黄芪30g　　　人参15g　　　白术15g　　　当归15g

龙眼肉10g　　茯神20g　　　酸枣仁15g　　远志10g

木香10g　　　生姜15g　　　大枣15g　　　炙甘草6g

2日1剂　每剂水煎2～3次　每次200ml　每日3次

用于气血两虚的虚损病，能益气养血。

处方3　生脉饮合当归补血汤加减

人参20g　　　麦冬30g　　　五味子20g　　黄芪30g

当归15g

2日1剂　每剂水煎2～3次　每次200ml　每日3次

用于气阴两虚的虚损病，能益气养阴。

处方4　六味地黄丸加减

熟地黄30g　　山药20g　　　山萸肉15g　　泽泻10g

牡丹皮10g　　茯苓15g

2日1剂　每剂水煎2～3次　每次200ml　每日3次

用于肝肾阴虚的虚损病，能滋补肝肾。

处方5　黄芪建中汤合右归丸加减

芍药20g　　　生姜20g　　　大枣15g　　　炙甘草10g

饴糖15g　　　黄芪30g　　　熟地黄30g　　炮附片15g^{先煎}

肉桂10g　　　山药20g　　　山萸肉（酒炙）15g

菟丝子20g　　鹿角胶20g^{烊化}　枸杞子15g　　当归15g

盐杜仲15g

2日1剂　每剂水煎2～3次　每次200ml　每日3次

用于脾肾阳虚的虚损病，能温补脾肾。

处方6　犀角地黄汤合玉女煎加减

水牛角20g^{先煎}　生地黄20g　　牡丹皮10g　　赤芍20g

石膏 15g^{先煎}　　熟地黄 20g　　麦冬 20g　　　知母 15g
牛膝 15g

2 日 1 剂　每剂水煎 2～3 次　每次 200ml　每日 3 次

用于温热伤阴的虚损病，能清热解毒、滋阴凉血。

四、真性红细胞增多症

真性红细胞增多症是一种以克隆性红细胞异常增多为主的慢性骨髓增生性疾病。病因尚不清楚。其外周血红细胞比容增加，血液黏稠度增高，常伴有白细胞和血小板增多、脾大，病程中可出现血栓和出血并发症。临床以面红如醉酒状、头痛、眩晕、耳鸣、脾大、皮肤紫红、腹胀便秘、肢体麻木、出血、血栓形成等为主要表现。可试用血细胞分离机进行分离治疗，接着输补和红细胞同等容积的代血浆；紧急时还可进行放血或血液稀释疗法。

中华中医药学会血液病分会将真性红细胞增多症命名为"髓毒血积病"。根据髓毒血积病"瘀"与"毒"的病机特点与临床表现，遵照《内经》"血实宜决之""结者散之"原则，治疗当以化瘀解毒为主，并基于导致瘀毒的因素及其病机变化，宜酌情选用清肝泻火、凉血泄热、活血化瘀的中药。

西医处方

处方 1　适用于真性红细胞增多症的一线治疗

静脉放血，每次 400ml，每隔 2～3 次同时静脉输注右旋糖酐 40 氯化钠注射液 500ml，直至红细胞计数在 $6×10^{12}$/L 以下，红细胞比容在 0.5 以下

加　羟基脲　30mg/(kg·d)　口服（小于 40 岁慎用）　一周后改为 5～20mg/(kg·d)（需维持给予并根据红细胞数量调整用药剂量）

或　白消安　2mg　口服　每日 2 次

或加　注射用人干扰素 α2b　300 万 U　皮下注射　每周 3 次

加　碳酸氢钠　100mg　口服　每日 3 次

（有心、脑血管病或血栓史慎用静脉放血疗法。）

处方 2　适用于一线治疗不能耐受的患者

磷酸芦可替尼片　20mg　口服　每日 3 次　4 周后调整剂量，
最大 50mg/d

处方 3　适用于血栓预防

阿司匹林肠溶片　100mg　口服　每日 1 次

或　双嘧达莫　25～50mg　口服　每日 3 次

中医处方

处方 1　龙胆泻肝汤合青黄散加减

龙胆 30g　　黄芩 15g　　栀子 10g　　泽泻 10g
木通（通草或竹叶代）10g　　柴胡 10g　　当归 15g
生地黄 15g　车前子 10g^(包煎)　甘草 6g　　青黛 5g^(另包)
雄黄 1g^(另包)

2 日 1 剂　每剂煎 2～3 次　每次 200ml　每日 3 次（青黛、雄
黄研极细末，充分混匀，装胶囊，每粒重 0.5g。每次 2 粒口服，
每日 3 次）。

用于热毒血瘀的髓毒血积病，能解毒清肝、活血化瘀。

处方 2　血府逐瘀汤合青黄散加减

桃仁 10g　　红花 10g　　当归 15g　　生地黄 15g
川芎 10g　　赤芍 20g　　牛膝 10g　　桔梗 12g
柴胡 10g　　枳壳 10g　　甘草 6　　青黛 5g^(另包)
雄黄 1g^(另包)

2 日 1 剂　每剂水煎 2～3 次　每次 200ml　每日 3 次（青黛、
雄黄研极细末，充分混匀，装胶囊，每粒重 0.5g。每次 2 粒口服，

每日 3 次）。

用于气滞血瘀的髓毒血积病，能疏肝理气、化瘀解毒。

处方 3　知柏地黄汤合青黄散加减

熟地黄 20g	山萸肉 15g	山药 20g	泽泻 10g
茯苓 15g	牡丹皮 10g	知母 10g	黄柏 10g
青黛 5g^{另包}	雄黄 1g^{另包}		

2 日 1 剂　每剂水煎 2～3 次　每次 200ml　每日 3 次（青黛、雄黄研极细末，充分混匀，装胶囊，每粒重 0.5g。每次 2 粒口服，每日 3 次）。

用于阴虚血瘀的髓毒血积病，能滋阴清热、活血解毒。

处方 4　右归丸合青黄散加减

熟地黄 20g	炮附子 15g	肉桂 10g	山药 20g
山萸肉 15g	菟丝子 20g	鹿角胶 20g^{烊化}	枸杞子 15g
当归 15g	杜仲 20g	青黛 5g^{另包}	雄黄 1g^{另包}

2 日 1 剂　每剂水煎 2～3 次　每次 200ml　每日 3 次（青黛、雄黄研极细末，充分混匀，装胶囊，每粒重 0.5g。每次 2 粒口服，每日 3 次）。

用于阳虚血瘀的髓毒血积病，能温补肾阳、活血解毒。

五、血友病

血友病是一组遗传性凝血功能障碍的出血性疾病，包括：①血友病 A，即因子Ⅷ缺乏症（FⅧ又称抗血友病球蛋白，AHG）；②血友病 B，即因子Ⅸ缺乏症（FⅨ又称血浆凝血活酶成分，PTC）；③血友病 C，即因子Ⅺ缺乏症（FⅪ又称血浆凝血活酶前质，PTA）。血友病 A 最为常见，约占先天性出血性疾病的 85％。三型的发病率之比为 16：3：1。阳性家族史、幼年发病、自发或轻度外伤后出血不止、血肿形成及关节出血为其特征。血友病 A、B 均属 X 染色体连锁的隐性遗传性疾病，血友病 C 属常染色体隐性遗传性疾病。根据患者凝血因子活性水平可将血友病分为轻型、中型和重型。轻型患者一般很少出血，只有在损伤或手术后才发生；重型患者自幼可有身体的任何部位的自发性出血；中型患者的严重程度介于轻型和重型之间。

中华中医药学会血液病分会将血友病命名为"血溢病"。中医认为：先天不足、肾精亏损为血溢病发生的内在基础，饮食不节、内伤七情、感受外邪、金刃创伤等为血溢病发生的主要诱因。其病理变化主要为火热熏灼，迫血妄行；气不摄血，血溢脉外。其治疗轻型或中间型者，宜健脾补肾治疗，以改善体质，预防出血的发生。重型者出血严重，多见肌肉或关节自发性出血，治疗重在止血。

西医处方

防治血友病出血最重要的措施是补充凝血因子。主要制剂有新鲜全血、新鲜血浆、新鲜冷冻血浆、冷沉淀、凝血酶原复合物、F Ⅷ浓缩剂或克隆纯化 FⅧ等。

处方 1　适用于血友病 A 的治疗

人凝血因子Ⅷ（FⅧ）首次需要计量：（需要达到的 FⅧ浓度－患者基础 FⅧ浓度）×体重（kg）×0.5；首次用药后，可每8～12小时输注首剂的一半计量，直至完全止血，或每日2次。

处方 2　适用于血友病 B 的治疗

人凝血因子Ⅸ浓缩剂（PPSB）　200U	静脉滴注　每日1次	
0.9%氯化钠注射液　100ml	每周2次	
加　地塞米松磷酸钠注射液　5mg	静脉滴注　每日1次　每周	
0.9%氯化钠注射液　100ml	2次	

处方 3　单纯用于轻型及少数中型出血患者

去氨加压素（DDAVP）　0.3～	静脉滴注　缓慢静脉滴注	
0.4μg/kg	（至少30分钟）　每12小时	
0.9%氯化钠注射液　100ml	1次　用药1～3天	

处方 4 用于轻型、中型血友病患者（疗效较好，其机制不明）

达那唑胶囊 300～600mg/d 口服 顿服或分次服

处方 5 抗纤维蛋白溶解药物

（此类药物用于口腔、舌、扁桃体、咽喉部出血及拔牙引起的出血有效，但对关节腔、深部肌肉和内脏出血疗效较差，泌尿系出血时严禁使用）

氨基己酸 50～100mg/kg 0.9%氯化钠注射液 100ml	静脉滴注 每 8 小时 1 次或每 12 小时 1 次
或 氨甲环酸 10mg/kg 0.9%氯化钠注射液 100ml	静脉滴注 每 8 小时 1 次
或 氨甲苯酸（止血芳酸） 0.1～0.3g 0.9%氯化钠注射液 100ml	静脉滴注 每 12 小时 1 次（一日不超过 0.6g）

处方 6 用于血友病 A 合并 FVIII 抑制物的常规预防性治疗

艾美赛珠单抗 前 4 周给予负荷剂量 3mg/kg，每周 1 次皮下注射，第 5 周起给予维持剂量 1.5mg/kg，每周 1 次皮下注射

中医处方

处方 1 中成药（用于轻、中型血友病）

血宁糖浆 10～20ml 口服 每日 3 次

处方 2 犀角地黄汤加减

水牛角 30g^{先煎} 地黄 20g   赤芍 20g   牡丹皮 10g
金银花 15g   连翘 15g   紫草 20g   侧柏叶 20g
小蓟 20g

2 日 1 剂 每剂水煎 2～3 次 每次 200ml 每日 3 次
用于血热妄行的血溢病，能清热解毒、凉血止血。

处方 3 知柏地黄汤加减

知母 15g   黄柏 10g   熟地黄 30g   山萸肉 15g

山药 20g　　　泽泻 10g　　　茯苓 15g　　　牡丹皮 10g
枸杞子 10g　　阿胶 10g^{烊化}　女贞子 15g　　旱莲草 20g
白茅根 30　　　侧柏叶 20g　　茜草根 30g
2 日 1 剂　每剂水煎 2～3 次　每次 200ml　每日 3 次
用于阴虚内热的血溢病，能滋阴清热、凉血止血。

处方 4　归脾汤加减

人参 15g　　　炙黄芪 30g　　白术 15g　　　当归 15g
白茯苓 20g　　龙眼肉 10g　　远志 10g　　　酸枣仁 15g
木香 10g　　　炙甘草 10g　　阿胶 10g^{烊化}　仙鹤草 30g
生蒲黄 15g^{包煎}　茜草根 30g　　紫草 20g
2 日 1 剂　每剂水煎 2～3 次　每次 200ml　每日 3 次
用于气不摄血的血溢病，能健脾益气、摄血止血。

处方 5　桃红四物汤加减

桃仁 10g　　　红花 10g　　　熟地黄 20g　　川芎 10g
白芍 20g　　　当归 15g　　　鸡血藤 30g　　仙鹤草 30g
茜草根 30g　　三七粉 10g^{冲服}
2 日 1 剂　每剂水煎 2～3 次　每次 200ml　每日 3 次
用于瘀血阻络的血溢病，能活血化瘀止血。

处方 6　血友灵（《中国药物大全》）

白及 30g　　　生蒲黄 30g　　地龙 40g　　　僵蚕 30g
小蓟 20g　　　三七 30g　　　甘草 20g
共研细粉　每次 10 克　每日 3 次
或　2 日 1 剂　每剂水煎 2～3 次　每次 200ml　每日 3 次
用于血友病长期自发性出血者，能收敛止血。

六、过敏性紫癜

过敏性紫癜是一种常见的免疫性全身小血管炎症，属血管变态反应性出血疾病，又称出血性毛细血管中毒症、许兰-享诺综合征（HSP）。本病是机体对某些致敏物质发生变态反应，导致毛细血管脆性和通透性增加，血液外渗，产生皮肤紫癜、黏膜及器官出血。尚可产生荨麻疹、血管神经性水肿、关节炎、腹痛、过敏性肾炎，偶尔产生咯血、哮喘、胸膜炎，有的患者还可伴有全身不适、发热、食欲缺乏、腰痛或黑粪等。过敏性紫癜具有发病急、治疗后紫癜消失快并反复发作的特点。

中国中西医结合学会血液病专业委员会、中华中医药学会内科分会血液病专业委员会将其命名为"紫癜风病"。本病多因感受外邪、气血失调，导致血不循经、离经外溢，类似风邪致病特点，初期（急性发病）因外感风热、湿热或燥火，迫血妄行，应以治火、治气、治血为基本原则，清热解毒、清气化热、清热凉血为常用治法。慢性期或复发患者，血瘀与气虚症状表现突出，宜益气摄血、益气活血或活血化瘀。

西医处方

处方 1　适用于单纯性过敏性紫癜

　　山莨菪碱 $0.3\sim0.5$mg/kg（小于 18 岁）或 $0.5\sim1$mg/kg（成人）　口服　每日 1 次

加　盐酸赛庚啶　$2\sim4$mg　口服　每日 3 次

或　马来酸氯苯那敏（扑尔敏）　4mg　口服　每日 3 次

加　葡萄糖酸钙　1g　口服　每日 3 次

加　维生素 C　0.1g　口服　每日 3 次

处方 2　适用于胃肠型及关节型过敏性紫癜

西咪替丁　$10\sim20$mg/(kg·d) 0.9%氯化钠注射液　250ml	静脉滴注　每 12 小时 1 次 $1\sim2$ 周后改为口服 $15\sim20$mg/(kg·d)，分 3 次服用 $1\sim2$ 周

加　醋酸泼尼松　$1\sim2$mg/(kg·d)　分 $2\sim3$ 次口服　2 周后逐渐减量至停药

| 或 | 人免疫球蛋白　20g
灭菌注射用水　50～100ml | 静脉滴注　每日1次　连续3天 |

处方3　适用于轻型肾型过敏性紫癜

　　氯沙坦　25～50mg　口服　每日1次

或　卡托普利　12.5～25mg　每日2次

加　醋酸泼尼松　1～2mg/(kg·d)　分2～3次口服　2周后逐渐
　　减量至停药

| 或 | 人免疫球蛋白　20g
灭菌注射用水　50～100ml | 静脉滴注　每日1次　连续3天 |

处方4　适用于重型肾型过敏性紫癜

　　醋酸泼尼松　1～2mg/(kg·d)　分2～3次口服　4周后开始
　　减量

| 或 | 甲泼尼龙　10～30mg/kg
（总剂量<1g）
5%葡萄糖注射液　50～100ml | 静脉滴注　每日1次　连续3
天（后改为泼尼松口服并逐渐
减量） |
| 加 | 环磷酰胺　8～12mg/kg
0.9%氯化钠注射液　100ml | 静脉滴注　每周1次　连用2
次（后间隔2周为一个疗程，
共6～8个疗程，累积剂量小于
150mg/kg） |

加　阿司匹林肠溶片　100mg　口服　每日1次

或　双嘧达莫　25～50mg　口服　每日3次

中医处方

处方1　犀角地黄汤合消风散加减

水牛角30g^{先煎}	生地黄20g	赤芍20g	牡丹皮10g
地肤子30g	白鲜皮30g	蝉蜕10g	荆芥10g
防风10g	牛蒡子10g	苍术15g	胡麻仁15g
紫草20g	茜草20g	通草10g	甘草6g

2日1剂　每剂水煎2～3次　每次200ml　每日3次

用于血热风盛的紫癜风病，能清热解毒、凉血止血。

处方2　知柏地黄丸加减

知母15g　　　黄柏10g　　　生地黄30g　　　山茱萸15g

山药20g　　　泽泻10g　　　茯苓15g　　　　牡丹皮10g

丹参20g　　　赤芍20g　　　侧柏叶15g　　　紫草20g

茜草根20g　　阿胶10g^{烊化}　　猪苓20g　　　　白花蛇舌草30g

甘草6g

2日1剂　每剂水煎2～3次　每次200ml　每日3次

用于阴虚火旺的紫癜风病，能滋阴降火、宁络止血。

处方3　导赤散合加味四妙散加减

生地黄30g　　生甘草梢10g　通草10g　　　淡竹叶10g

苍术15g　　　薏苡仁20g　　川牛膝10g　　　黄柏10g

茵陈20g　　　茜草根20g　　紫草20g　　　　仙鹤草20g

2日1剂　每剂水煎2～3次　每次200ml　每日3次

用于湿热蕴结的紫癜风病，能清热化湿、凉血止血。

处方4　归脾汤合玉屏风散加减

黄芪30g　　　人参15g　　　白术15g　　　　当归15g

龙眼肉10g　　茯神20g　　　酸枣仁15g　　　远志10g

木香10g　　　生姜15g　　　大枣15g　　　　防风10g

紫草20g　　　丹参20g　　　炙甘草6g

2日1剂　每剂水煎2～3次　每次200ml　每日3次

用于气不摄血的紫癜风病，能健脾益气、摄血止血。

处方5　抗敏汤（张镜声方）合过敏煎（祝谌予方）

石膏40g^{先煎}　黄芩15g　　　钩藤15g^{后下}　僵蚕10g

蝉蜕10g　　　蛇蜕10g　　　地龙10g　　　　紫草20g

连翘15g　　　牡蛎20g^{先煎}　防风10g　　　　银柴胡10g

乌梅 10g   五味子 10g   甘草 10g

2 日 1 剂   每剂水煎 2～3 次   每次 200ml   每日 3 次

用于急性紫癜风病，能祛风抗敏、清热解毒、利水消肿。

加减：紫癜甚者，加藕节炭、血余炭、荆芥炭、茜草根、旱莲草、仙鹤草；风热者，加菊花、金银花、薄荷；血热者，加牡丹皮、白茅根；热毒内盛者，加金银花、蒲公英、紫花地丁、板蓝根；皮肤瘙痒者，加地肤子、白鲜皮；关节痛者，加桑枝、忍冬藤；腹痛者，加白芍、延胡索、川楝子；蛋白尿者，加黄芪、益母草、山萸肉；伴过敏性哮喘者，加莱菔子、白芥子、紫苏子、葶苈子、苦杏仁；伴过敏性鼻炎者，加白芷、石菖蒲、辛夷、菊花、细辛、生地黄、苍耳子、葛根。

七、原发免疫性血小板减少症

原发免疫性血小板减少症，既往称为特发性血小板减少性紫癜，是一种获得性自身免疫性出血性疾病。该病主要发病机制是由于患者对自身抗原的免疫失耐受，导致免疫介导的血小板破坏增多和免疫介导的巨核细胞产生血小板不足，致外周血小板计数降至 100×10^9/L 以下，或伴有出血症状。临床表现以皮肤黏膜出血为主，可呈现瘀点或瘀斑，重症患者出现皮肤血肿、内脏出血，甚至颅内出血，出血风险随年龄增长而增加。轻者仅有血小板减少，可无出血症状，或出血较轻并不断复发，长达数月或数年不愈。病程超过 6 个月者为慢性。

中国中西医结合学会血液病专业委员会、中华中医药学会内科分会血液病专业委员会将原发免疫性血小板减少症命名为"紫癜病"。该病在急性期，多因外感热毒或热伏营血，以致火盛动血，临床以实证为主，治疗以清热解毒、凉血止血为根本大法；在慢性期，主要以肝脾肾亏损为基础病理，治疗以滋补肝脾肾为主，兼以清热凉血。

处方 1　适用于危重患者的紧急治疗

　　人免疫球蛋白　1g/(kg・d)　静脉注射　连续 1～2 天

或/加　甲泼尼龙　1000mg ┐

　　5％葡萄糖注射液　100～200ml ┘　静脉滴注　每日 1 次　连续 3 天

或/加　重组人血小板生成素　300U/kg　皮下注射　每日 1 次
　　连用 1 周（最长不超过 14 天）

加　机采血小板悬液　1 个治疗量　静脉注射

处方 2　适用于非危重患者的治疗

　　地塞米松磷酸钠注射液　40mg ┐ 静脉滴注　每日 1 次　连续

　　5％葡萄糖注射液　50～100ml ┘ 4 天

或　醋酸泼尼松　1mg/(kg・d)　口服　分次或顿服　6～8 周内
　　逐渐减量停药

处方 3　适用于处方 2 疗效欠佳患者的治疗

　　重组人血小板生成素　300U/kg　皮下注射　每日 1 次　最长
　　不超过 14 天

或　艾曲泊帕乙醇胺片　50mg　空腹口服　每日 1 次（根据血小
　　板计数调整剂量）

或　海曲泊帕乙醇胺片　25～75mg（起始剂量 25mg）　空腹口服
　　每日 1 次（治疗 2 周后评价）

或　利妥昔单抗　100mg ┐

　　0.9％氯化钠注射液　50～100ml ┘　静脉滴注　每周 1 次　共 4 次

或　利妥昔单抗　375mg/m² 体表面积 ┐ 静脉滴注　每周 1 次　共

　　0.9％氯化钠注射液　50～100ml ┘ 4 次（用该药注意预处理）

处方 4　适用于难治性患者的治疗

　　维 A 酸　10mg　口服　每日 2 次

加　达那唑胶囊　200mg　口服　每日 2 次　连用 3 个月

或　硫唑嘌呤　1～3mg/kg　口服　分为2～3次

或　环孢素　25mg　口服　每日2次　逐渐加量

中医处方

处方1　犀角地黄汤合十灰散加减

水牛角30g^{先煎}　　生地黄20g　　　赤芍20g　　　　牡丹皮10g

大蓟20g　　　　小蓟20g　　　　荷叶10g　　　　侧柏叶20g

白茅根30g　　　仙鹤草30g　　　茜草根30g　　　栀子10g

大黄10g　　　　棕榈皮10g

2日1剂　每剂水煎2～3次　每次200ml　每日3次

用于血热妄行的紫癜病，能清热解毒、凉血止血。

处方2　知柏地黄丸合茜根散加减

知母15g　　　　黄柏10g　　　　生地黄30g　　　山萸肉15g

山药20g　　　　泽泻10g　　　　茯苓15g　　　　牡丹皮10g

仙鹤草30g　　　茜草根30g　　　黄芩15g　　　　阿胶10g^{烊化}

侧柏叶20g　　　甘草6g

2日1剂　每剂水煎2～3次　每次200ml　每日3次

用于阴虚火旺的紫癜病，能滋阴清火、凉血止血。

处方3　归脾汤加减

人参15g　　　　黄芪30g　　　　白术15g　　　　当归15g

龙眼肉10g　　　茯神20g　　　　酸枣仁15g　　　远志10g

木香10g　　　　生姜15g　　　　大枣15g　　　　阿胶10g^{烊化}

血余炭10g　　　仙鹤草30g　　　茜草根30g　　　炙甘草10g

2日1剂　每剂水煎2～3次　每次200ml　每日3次

用于气不摄血的紫癜病，能补气摄血。

处方4　桃红四物汤加减

桃仁10g　　　　红花10g　　　　当归15g　　　　熟地黄20g

川芎10g　　　　赤芍20g　　　　鸡血藤30g　　　仙鹤草30g

茜草根 30g 炙甘草 10g 三七粉 10g^{冲服}

2 日 1 剂 每剂水煎 2～3 次 每次 200ml 每日 3 次

用于瘀血内阻证的紫癜病，能活血止血。

处方 5 黄芪建中汤合右归丸加减

黄芪 30g 白芍 20g 生姜 20g 大枣 15g

熟地黄 30g 炮附片 10g^{先煎} 肉桂 6g 人参 10g

山药 20g 山萸肉^{酒炙}15g 菟丝子 20g 补骨脂 20g

当归 15g 仙鹤草 30g 茜草根 30g 炙甘草 10g

2 日 1 剂 每剂水煎 2～3 次 每次 200ml 每日 3 次

用于脾肾阳虚的紫癜病，能温补脾肾。

处方 6 理血升板汤（张涛方）

党参 20g 黄芪 20g 白术 9g 鸡血藤 12g

生地黄 12g 山萸肉 12g 仙鹤草 30g 栀子 12g

黄柏 9g 生蒲黄 9g^{包煎} 大叶紫珠 15g 牡丹皮 9g

赤芍 9g 当归 9g 炙甘草 6g

2 日 1 剂 每剂水煎 2～3 次 每次 200ml 每日 3 次

用于气阴两虚的慢性紫癜病，能健脾益气、滋阴凉血、活血止血。

第五章
消化系统疾病

一、胃食管反流病

胃食管反流病（gastroesophageal reflux disease，GERD）是指胃、十二指肠内容物反流入食管引起反酸、胃灼热、胸骨后疼痛等不适症状的一种疾病。反流也可引起口腔、咽喉、气道等食管邻近的组织损伤，出现食管外表现，如哮喘、慢性咳嗽、特发性肺纤维化、声嘶、咽喉症状和牙蚀症等。研究显示国内 GERD 患病率为 12.5%。GERD 可分为非糜烂性反流病（NERD）、反流性食管炎（RE）和 Barrett 食管（BE），其中以 NERD 较多见。RE 内镜下可见食管黏膜的炎症，重症患者可发生食管溃疡、出血和瘢痕性狭窄。BE 有极少部分可发展为食管腺癌。对初诊患者，要注意与食管癌、胃癌相鉴别；以胸痛主要表现者，注意排查心源性和肺源性胸痛；对质子泵抑制剂（PPI）治疗效果不满意时，还应与贲门失迟缓、弥漫性食管痉挛和胡桃夹食管等食管动力障碍性疾病鉴别。本病的治疗目标：缓解症状，治愈食管炎，提高生命质量和预防复发及并发症。治疗手段有生活方式干预，包括减轻体重、改变睡眠及饮食习惯、戒烟限酒；药物治疗，包括 H_2 受体拮抗剂、PPI、黏膜保护剂、促动力药、抗焦虑或抑郁药；手术治疗，如内镜治疗或食管抗反流手术。

中医学常将本病归于"食管瘅""吐酸""嘈杂""噎膈"范畴，认为本病病位在食管和胃，与肝、胆、脾等脏腑功能失调密切相关，胃失和降、胃气上逆为本病的基本病机。

西医处方

处方 1　胃黏膜保护药和制酸药

适用于轻症、间歇发作病例的治疗，作为临时缓解症状选用，下列制剂可选用一种：

铝碳酸镁咀嚼片　0.5～1g　口服　每日 3 次

或　硫糖铝混悬凝胶　1g　口服　每日 2 次

或　铝镁加混悬液　15ml　口服　每日 3 次

或　枸橼酸铋钾　220mg　口服　每日 2 次

或　胶体果胶铋胶囊　150mg　口服　每日 3 次

或　瑞巴派特　0.1g　口服　每日 3 次

或　替普瑞酮胶囊　150mg　口服　每日 3 次

处方 2　适用于中、重度病例的治疗，选择（1）～（3）任一种，或加用（4）（5）

（1）H_2 受体拮抗剂

雷尼替丁　150mg　口服　每日 2 次

或　法莫替丁　20mg　口服　每日 2 次

（2）质子泵抑制剂

奥美拉唑　20mg　口服　每日 1～2 次

或　泮托拉唑　40mg　口服　每日 1～2 次

或　兰索拉唑　30mg　口服　每日 1～2 次

或　雷贝拉唑　10mg　口服　每日 1～2 次

或　埃索美拉唑　20mg　口服　每日 1～2 次

（质子泵抑制剂治疗量每日 2 次，维持量每日 1 次。）

（3）钾离子竞争性酸阻滞剂

富马酸伏诺拉生　20mg　口服　每日 1 次

（4）促动力药

多潘立酮　10mg　口服　每日3次

或　莫沙必利　5mg　口服　每日3次

（5）胃黏膜保护药

同处方1。

治疗轻、中症的胃食管反流病可单独选用PPI或H_2受体拮抗剂和（或）促动力药；治疗重症胃食管反流病若疗效不佳时PPI剂量加倍或与促胃肠动力药联用。

中医处方

处方1　柴胡疏肝散合左金丸加减

柴胡 15g	陈皮 10g	川芎 10g	香附 15g
枳壳 15g	芍药 10g	甘草 6g	黄连 6g
吴茱萸 3g	炒栀子 10g	浙贝母 15g	海螵蛸 20g

2日1剂　每剂水煎2～3次　每次200ml　每日3次

用于肝胃郁热的胃食管反流病，能疏肝泄热、和胃降逆。

处方2　小柴胡汤合温胆汤加减

柴胡 15g	黄芩 15g	郁金 10g	甘草 6g
法半夏 12g	生姜 10g	大枣 10g	竹茹 15g
枳实 12g	陈皮 10g	茯苓 12g	茵陈 10g

2日1剂　每剂水煎2～3次　每次200ml　每日3次

用于胆热犯胃的胃食管反流病，能清化胆热、降气和胃。

处方3　半夏厚朴汤加减

法半夏 15g	厚朴 15g	茯苓 15g	生姜 10g
紫苏叶 15g	陈皮 10g	旋覆花 10g^{包煎}	郁金 10g
香附 15g	枳壳 10g		

2日1剂　每剂水煎2～3次　每次200ml　每日3次

用于气郁痰阻的胃食管反流病，能开郁化痰、降气和胃。

处方4　血府逐瘀汤加减

桃仁 15g　　　红花 10g　　　当归 15g　　　生地黄 15g

川芎 15g　　　赤芍 15g　　　牛膝 15g　　　桔梗 6g

柴胡 15g　　　枳壳 15g　　　甘草 6g

2日1剂　每剂水煎2～3次　每次 200ml　每日3次

用于瘀血阻络的胃食管反流病，能活血化瘀、行气止痛。

处方5　旋覆代赭汤合六君子汤加减

旋覆花 10g^(包煎)　赭石 10g^(先煎30分钟)党参 10g　　　生姜 10g

法半夏 15g　　大枣 10g　　　甘草 6g　　　陈皮 10g

白术 15g　　　茯苓 15g

2日1剂　每剂水煎2～3次　每次 200ml　每日3次

用于中虚气逆的胃食管反流病，能疏肝理气、健脾和胃。

【注意】①治疗胃食管反流病疗程8～12周，维持量至少6个月。胃食管反流病停药后复发率高，为防止该病复发，需维持治疗；如停药后一旦有症状时，应及时用药。②伴有幽门螺杆菌感染的胃食管反流病病人，如长期服用PPI，胃癌发生风险增高，应予根除幽门螺杆菌治疗。③饮食生活要注意避免摄入酸、甜及刺激性之物，并戒烟酒，餐后尽量保持直立，以免胃内容物反流。睡觉前2～3小时不进食，夜间反流者，可将床头垫高10～15cm。

二、消化性溃疡

消化性溃疡（peptic ulcer，PU）是指在各种致病因子的作用下消化道黏膜发生的炎性反应与坏死性病变，病变深达黏膜肌层，其中以胃、十二指肠最常见。其发病机制主要与消化道黏膜的损害因素和黏膜自身防御-修复因素之间失衡有关，其中胃酸分泌异常、幽门螺杆菌（Hp）感染和非甾体抗炎药（NSAID）广泛应用是引起 PU 的最常见病因。PU 典型的临床表现为慢性、周期性、节律性上腹痛。胃溃疡饭后 30 分钟疼痛，至下次餐前缓解。十二指肠溃疡为空腹痛、半夜痛，进食可缓解。本病主要并发症有出血、穿孔、梗阻和癌变。电子胃镜是确诊 PU 的首选方法，可明确溃疡分期，X 射线下 PU 的典型影像是龛影。抑酸是治疗消化性溃疡的主要措施，质子泵抑制剂（PPI）是首选药物，H_2 受体拮抗剂、中和胃酸药有利于缓解消化性溃疡腹痛、反酸等症状，促进溃疡愈合。对于 Hp 阳性的消化性溃疡，应常规行 Hp 根除治疗，根除 Hp 是溃疡愈合及预防复发的有效防治措施。

中医学常将本病归为"胃脘痛""胃疡""嘈杂"范畴。病因主要有起居不适，外邪犯胃；饮食不节，食滞伤胃；情志内伤，肝气犯胃；素体脾虚，后天失养等。本病病位在胃，与肝、脾二脏的功能失调密切相关，理气和胃止痛为基本治疗原则。

西医处方

处方 1　适用于抑酸、保护胃黏膜的治疗

下列制剂选择（1）中任一种联合（2）或（3）中任一种使用：

（1）胃黏膜保护药

铝碳酸镁咀嚼片　0.5～1g　口服　每日 3 次

或　硫糖铝混悬凝胶　1g　口服　每日 2 次

或　铝镁加混悬液　15ml　口服　每日 3 次

或　枸橼酸铋钾　220mg　口服　每日 2 次

或　胶体果胶铋胶囊　150mg　口服　每日 3 次

或　瑞巴派特　0.1g　口服　每日 3 次

或　替普瑞酮胶囊　150mg　口服　每日 3 次

（2）H_2 受体拮抗剂

雷尼替丁　150mg　口服　每日 2 次

或　法莫替丁　20mg　口服　每日 2 次

（3）质子泵抑制剂

　　　　奥美拉唑　　20mg　　口服　　每日1~2次

或　泮托拉唑　　40mg　　口服　　每日1~2次

或　兰索拉唑　　30mg　　口服　　每日1~2次

或　雷贝拉唑　　10mg　　口服　　每日1~2次

或　埃索美拉唑　20mg　　口服　　每日1~2次

　　　　临床用药PPI和H$_2$受体拮抗剂选择一种抑酸即可，建议常规选用PPI。

处方2　适用于合并Hp感染，以铋剂为主的四联14天治疗方案

　　　　一种PPI　标准剂量　口服　　每日2次

加　枸橼酸铋钾　　220mg　　口服　　每日2次

或　胶体果胶铋胶囊　200mg　　口服　　每日2次

加　阿莫西林　　1000mg　　口服　　每日2次

加　呋喃唑酮　　100mg　　口服　　每日2次

　　　　其余抗生素选择方案参照如下：

或　阿莫西林　　1000mg　　口服　　每日2次

加　克拉霉素　　500mg　　口服　　每日2次

或　阿莫西林　　1000mg　　口服　　每日2次

加　甲硝唑　　400mg　　口服　　每日3~4次

或　阿莫西林　　1000mg　　口服　　每日2次

加　四环素　　500mg　　口服　　每日3~4次

或　阿莫西林　　1000mg　　口服　　每日2次

加　左氧氟沙星　400mg　　口服　　每日2次（或500mg每日1次）

或　四环素　　500mg　　口服　　每日3~4次

加　呋喃唑酮　　100mg　　口服　　每日2次

或　四环素　　500mg　　口服　　每日3~4次

加　甲硝唑　　400mg　　口服　　每日3~4次

　　　　上述7种抗生素治疗方案除含左氧氟沙星的方案不作为初次治疗方案外，根除治疗不分一线、二线，应尽可能将疗效高的方案用于初次治疗，方案中抗菌药物组合的选择应参考当地人群中监测的

Hp 耐药率和个人抗菌药物使用史。初次治疗失败后，可在其余方案中选择一种方案进行补救治疗。

中医处方

处方 1　中成药

　　气滞胃痛颗粒　5g　口服　每日 3 次
　　用于肝郁气滞证，症见胸痞胀满、胃脘疼痛。

或　三九胃泰颗粒　6g　口服　每日 3 次
　　用于湿热内蕴、气滞血瘀型胃痛，症见脘腹隐痛、饱胀反酸、恶心呕吐、嘈杂纳减；浅表性胃炎、萎缩性胃炎见上述证候者。

或　复方田七胃痛胶囊　1.5～2.0g　口服　每日 3 次
　　用于胃酸过多、胃脘痛、胃溃疡、十二指肠球部溃疡及慢性胃炎。

或　元胡止痛片　1.0～1.5g　口服　每日 3 次
　　用于气滞血瘀的胃痛、胁痛。

处方 2　柴胡疏肝散加减

　　柴胡 15g　　　香附 15g　　　川芎 10g　　　陈皮 10g
　　枳壳 15g　　　白芍 20g　　　延胡索 20g　　川楝子 10g
　　郁金 10g　　　炙甘草 6g
　　2 日 1 剂　每剂水煎 2～3 次　每次 200ml　每日 3 次
　　用于肝胃不和的消化性溃疡，能疏肝理气、和胃止痛。

处方 3　黄芪建中汤加减

　　黄芪 10g　　　白芍 20g　　　桂枝 10g　　　炙甘草 6g
　　生姜 10g　　　饴糖 30g　　　大枣 15g　　　甘松 10g
　　延胡索 20g　　白及 6g
　　2 日 1 剂　每剂水煎 2～3 次　每次 200ml　每日 3 次
　　用于脾胃虚弱（寒）的消化性溃疡，能温中健脾、和胃止痛。

处方 4　连朴饮加减

　　黄连 6g　　　厚朴 15g　　　石菖蒲 15g　　　法半夏 12g

淡豆豉 15g　　　炒栀子 15g　　　芦根 30g　　　　薏苡仁 20g

浙贝母 20g　　　败酱草 15g

2 日 1 剂　每剂水煎 2～3 次　每次 200ml　每日 3 次

用于脾胃湿热的消化性溃疡，能清利湿热、和胃止痛。

处方 5　化肝煎合左金丸加减

陈皮 15g　　　　青皮 10g　　　　牡丹皮 15g　　　炒栀子 15g

白芍 20g　　　　浙贝母 20g　　　泽泻 10g　　　　黄连 6g

吴茱萸 4g　　　　郁金 15g　　　　茵陈 10g　　　　延胡索 20g

川楝子 10g

2 日 1 剂　每剂水煎 2～3 次　每次 200ml　每日 3 次

用于肝胃郁热的消化性溃疡，能清胃泻热、疏肝理气。

处方 6　益胃汤加减

北沙参 15g　　　麦冬 15g　　　　冰糖 10g　　　　生地黄 15g

玉竹 10g　　　　石斛 10g　　　　黄精 10g　　　　甘草 6g

川楝子 10g

2 日 1 剂　每剂水煎 2～3 次　每次 200ml　每日 3 次

用于胃阴不足的消化性溃疡，能养阴益胃。

处方 7　失笑散合丹参饮加减

生蒲黄 10g^包　　乳香 10g　　　　没药 10g　　　　丹参 20g

檀香 10g　　　　砂仁 10g^后下　　莪术 10g　　　　郁金 10g

枳壳 10g　　　　三七粉 3g^冲

2 日 1 剂　每剂水煎 2～3 次　每次 200ml　每日 3 次

用于胃络瘀阻的消化性溃疡，能活血化瘀、行气止痛。

【注意】①十二指肠球部溃疡正规治疗后绝大多数溃疡可在 4～6 周内愈合，胃溃疡则在 8 周内愈合，溃疡持续 8～12 周仍不愈合，这类溃疡就称为"难治性溃疡"或"顽固性溃疡"。这时应首先排除胃癌或卓-艾综合征。②部分抗酸药物长期服用可引起维生素缺乏、铁缺乏、血细胞减少、男性乳房发育、骨质疏松与骨折、肝肾损害；含有铋剂、铝剂药物长期应用可引起重金属中毒，对脑、肝、肾造成损害，一般疗程不超过 8 周。

三、慢性胃炎

慢性胃炎（chronic gastritis，CG）是多种病因引起的胃黏膜慢性炎症或萎缩性病变，分为萎缩性和非萎缩性两大类。萎缩性胃炎本质是胃固有腺体的萎缩，甚至消失。慢性胃炎的发生与 Hp 感染、不良饮食习惯、环境因素、自身免疫、药物及各种理化因素等有关。其临床症状无特异性，可表现为上腹痛、腹胀、早饱、嗳气等消化不良症状，部分还伴焦虑、抑郁等精神心理症状。上消化道内镜检查及活组织病理学检查是慢性胃炎诊断和鉴别诊断的主要手段。本病治疗目标是去除病因、缓解症状、改善胃黏膜组织学、提高生命质量、预防复发和并发症。治疗手段包括有生活方式干预，如清淡饮食，避免刺激性食物、粗糙食物、烟酒、药物等；Hp阳性的慢性胃炎予根除 Hp 治疗；胆汁反流性胃炎可应用胃肠促动药、结合胆酸的胃黏膜保护剂；根据临床表现不同对症选用PPI 或 H_2 受体拮抗剂、抗酸剂、胃黏膜保护剂以中和胃酸、保护胃黏膜；伴有焦虑、抑郁等精神心理因素可给予抗抑郁或抗焦虑药物。

中医学常将本病归为"胃脘痛""痞满""嘈杂""反酸"范畴，认为脾胃虚弱、情志失调、饮食不节、药物及外邪等多种因素，导致脾胃损伤，运化失司，升降失常，而发生气滞、湿阻、寒凝、火郁、血瘀等标实证。本病病位在胃，与肝、脾两脏密切相关，本虚标实、虚实夹杂是本病的病机特点，临床当标本兼治。

西医处方

处方 1 胃黏膜保护药

铝碳酸镁咀嚼片 0.5～1g 口服 每日 3 次

或　硫糖铝混悬凝胶　1g　口服　每日2次

或　铝镁加混悬液　15ml　口服　每日3次

或　枸橼酸铋钾　220mg　口服　每日2次

或　胶体果胶铋胶囊　150mg　口服　每日3次

或　瑞巴派特　0.1g　口服　每日3次

或　替普瑞酮胶囊　150mg　口服　每日3次

处方2　用于伴有胆汁反流的慢性胃炎

铝碳酸镁咀嚼片　0.5~1g　口服　每日3次

加　莫沙必利分散片　5mg　口服　每日3次

加　雷尼替丁　150mg　口服　每日2次

或　法莫替丁　20mg　口服　每日2次

或　奥美拉唑　20mg　口服　每日1次

处方3　用于伴有幽门螺杆菌感染的慢性胃炎

雷贝拉唑　10mg　口服　每日2次

加　胶体果胶铋胶囊　200mg　口服　每日2次

加　呋喃唑酮　100mg　口服　每日2次

加　阿莫西林　1g　口服　每日2次（如青霉素过敏换用左氧氟沙星500mg 口服，每日1次。）

处方4　用于伴有消化不良症状的慢性胃炎

多潘立酮　20mg　口服　每日3次

或　莫沙必利分散片　5mg　口服　每日3次

或　复方消化酶胶囊　1粒　口服　每日3次

中医处方

处方1　中成药

胃苏颗粒　5g　口服　每日3次

用于气滞型胃脘痛，症见胃脘胀痛，窜及两胁，得嗳气或矢气则舒，情绪郁怒则加重，胸闷食少，排便不畅及慢性胃炎见上述证候者。

或　荜铃胃痛颗粒　5g　口服　每日 3 次

用于气滞血瘀引起的胃脘胀痛、刺痛；慢性胃炎见有上述证候者。

或　摩罗丹（浓缩丸）　1 袋　口服　每日 3 次

用于慢性萎缩性胃炎症见胃痛、胀满、痞闷、纳呆、嗳气等症。

或　胃复春　1.4g　口服　每日 3 次

用于慢性萎缩性胃炎胃癌前期病变、胃癌手术后辅助治疗、慢性浅表性胃炎属脾胃虚弱证者。

或　三九胃泰颗粒　6g　口服　每日 3 次

用于湿热内蕴、气滞血瘀所致的胃痛，症见脘腹隐痛、饱胀反酸、恶心呕吐、嘈杂纳减；浅表性胃炎、糜烂性胃炎、萎缩性胃炎见上述证候者。

处方 2　柴胡疏肝散加减

柴胡 15g	香附 15g	川芎 10g	陈皮 10g
枳壳 15g	白芍 20g	延胡索 20g	川楝子 10g
郁金 10g	炙甘草 6g		

2 日 1 剂　每剂水煎 2～3 次　每次 200ml　每日 3 次

用于肝胃气滞的慢性胃炎，能疏肝理气和胃。

处方 3　黄连温胆汤加减

法半夏 15g	陈皮 10g	茯苓 15g	枳实 15g
竹茹 20g	黄连 6g	厚朴 10g	石菖蒲 15g
炒栀子 10g	大枣 10g	甘草 6g	

2 日 1 剂　每剂水煎 2～3 次　每次 200ml　每日 3 次

用于脾胃湿热的慢性胃炎，能清热化湿。

处方 4　香砂六君子汤加减

| 木香 10g | 砂仁 10g后下 | 陈皮 12g | 法半夏 15g |
| 党参 20g | 炒白术 20g | 茯苓 15g | 炙甘草 10g |

2 日 1 剂　每剂水煎 2～3 次　每次 200ml　每日 3 次

用于脾胃气虚的慢性胃炎，能益气健脾。

处方 5　黄芪建中汤合理中汤加减

黄芪 10g	白芍 20g	桂枝 10g	生姜 10g
大枣 15g	饴糖 30g	党参 15g	炒白术 10g
干姜 10g	炙甘草 6g		

2 日 1 剂　每剂水煎 2～3 次　每次 200ml　每日 3 次
用于脾胃虚寒的慢性胃炎，能温中健脾。

处方 6　益胃汤加减

北沙参 15g	麦冬 15g	生地黄 15g	当归 10g
枸杞子 12g	川楝子 10g	玉竹 10g	甘草 6g

2 日 1 剂　每剂水煎 2～3 次　每次 200ml　每日 3 次
用于胃阴不足的慢性胃炎，能养阴益胃。

处方 7　失笑散合丹参饮加减

生蒲黄 10g[包煎]	乳香 10g	没药 10g	丹参 20g
檀香 10g	砂仁 10g[后下]	莪术 10g	郁金 10g
枳壳 10g			

2 日 1 剂　每剂水煎 2～3 次　每次 200ml　每日 3 次
用于胃络瘀阻的慢性胃炎，能活血化瘀。

【注意】①对无症状或症状轻微的慢性胃炎病人，可暂时不用治疗。慢性胃炎中最需要治疗的是伴有恶性贫血的胃炎，需警惕胃癌，排除胃癌需考虑自身免疫性胃炎，需补充叶酸和维生素 B_{12}。②慢性胃炎的演变规律为：慢性浅表性胃炎→慢性萎缩性胃炎→肠上皮化生→低级别上皮内瘤变→高级别上皮内瘤变→癌变。其中低级别、高级别上皮内瘤变被确定为胃癌的癌前病变，低级别上皮内瘤变建议 3 个月随访胃镜，高级别上皮内瘤变则需采用内镜下治疗。③对合并 Hp 感染的慢性胃炎，应及时有效地根除 Hp，通常采用四联疗法，疗程 14 天。

四、慢性腹泻

慢性腹泻是指排便次数明显超过平时习惯（＞3次/日），粪质稀薄，含水量增加（＞85％）大便可伴有黏液、脓血或未消化的食物，病程超过4周。慢性腹泻可由功能性疾病和器质性疾病等多种疾病引起。功能性疾病主要包括腹泻型肠易激综合征（IBS-D）和功能性腹泻；器质性疾病包括饮食相关性腹泻、胃肠道疾病、肝胆胰疾病、小肠疾病、内分泌及代谢性疾病以及药物性腹泻等。临床上对于慢性腹泻，首先应鉴别功能性腹泻和器质性腹泻，前者大便及内镜检查无器质性病变，后者往往腹泻夜间加重，伴随体重明显减轻。慢性腹泻的常规检查有粪便常规、下消化道内镜检查等。器质性腹泻主要针对病因治疗，也可选用止泻药临时缓解症状；功能性腹泻主要改善症状，提高患者生命质量。治疗手段包括有调整生活方式，如注意休息、减少烟酒刺激食物摄入；药物治疗，如解痉剂、止泻药、益生菌、肠黏膜保护剂、抗菌药、抗焦虑抑郁药等。

中医学常将本病归为"泄泻"范畴。本病的病因有感受外邪、饮食所伤、情志失调、病后体虚、禀赋不足等。本病的主要病机为脾虚湿盛，脾胃运化功能失调，肠道分清泌浊及传导功能失司，迁延日久，脾病及肾，由实转虚，虚实夹杂。病位在肠道，脾为其主病之脏，与肝、肾密切相关。

西医处方

处方 1　适用于病毒性肠炎

　　蒙脱石散　3.0g　口服　每日3次

加　双歧杆菌乳杆菌三联活菌片　2.0g　口服　每日2～3次

或　双歧杆菌四联活菌片　1.5g　口服　每日3次

或　复方嗜酸乳杆菌片　0.5～1.0g　口服　每日3次

或　酪酸梭菌活菌散　40mg　口服　每日3次

处方 2　适用于细菌性或真菌性肠炎

根据粪便培养及药敏试验、肠镜下活组织检查结果针对性选择抗菌药物。经验性用药参考：

（1）抗细菌用药

左氧氟沙星　0.5～0.75g　口服或静脉滴注　每日 1 次

或　诺氟沙星　0.4g　口服或静脉滴注　每日 2 次

（2）抗真菌用药

氟康唑氯化钠注射液　首剂 0.2～0.4g，后续 0.1～0.2g　静脉滴注　每日 1 次

加　双歧杆菌乳杆菌三联活菌片　2.0g　口服　每日 2～3 次

或　双歧杆菌四联活菌片　1.5g　口服　每日 3 次

或　复方嗜酸乳杆菌片　0.5～1.0g　口服　每日 3 次

或　酪酸梭菌活菌散　40mg　口服　每日 3 次

处方 3　适用于炎症性肠病

详见"十四、溃疡性结肠炎"。

处方 4　适用于慢性缺血性结肠炎

（1）用于控制或防止继发感染

盐酸左氧氟沙星氯化钠注射液　0.5g　静脉滴注　每日 1 次

或　头孢曲松 2.0g

0.9％氯化钠注射液　100ml　｜　静脉滴注　每日 1 次

加　替硝唑氯化钠注射液　0.8g　静脉滴注　每日 1 次

（2）用于扩张结肠血管

丹参注射液　10～20ml

5％葡萄糖注射液　250ml　｜　静脉滴注　每日 1 次

或　罂粟碱注射液　30～60mg

5％葡萄糖注射液　250ml　｜　静脉滴注　每日 1 次

（经内科处理症状无缓解，须及时外科干预。）

处方 5　适用于吸收不良综合征

胰酶肠溶片　0.6g　口服　每日 3 次

或　复方消化酶胶囊　2粒　口服　每日3次
加　多维元素片（金施尔康）　1片　口服　每日1次
或　多维元素片（29）（善存）　1片　口服　每日1次
　　腹泻重者：
　　复方地芬诺酯　1～2片　口服　每日2～3次
或　洛哌丁胺（易蒙停）　2mg　口服　每日2～3次

处方6　适用于功能性腹泻及腹泻型肠易激综合征（IBS-D）的
　　　　治疗

（1）解痉药，临床一线治疗药物
　　匹维溴铵　50mg　口服　每日3次
或　曲美布汀　100mg　口服　每日3次
或　复方枸橼酸阿尔维林软胶囊（东健素）　60mg　口服　每日
　　3次

（2）止泻药，不建议长期应用
　　复方地芬诺酯　1～2片　口服　每日2～3次
或　洛哌丁胺（易蒙停）　2mg　口服　每日2～3次
或　蒙脱石散　3g　口服　每日3次
或　药用炭　0.9～3g　口服　每日3次
或　盐酸小檗碱　0.1～0.3g　口服　每日3次

（3）益生菌
　　双歧杆菌乳杆菌三联活菌片　2g　口服　每日2～3次
或　双歧杆菌四联活菌片　1.5g　口服　每日3次
或　复合嗜酸乳杆菌片　0.5～1.0g　口服　每日3次
或　酪酸梭菌活菌散　40mg　口服　每日3次

（4）抗菌药
　　利福昔明　0.2g　口服　每日4次（建议短期使用）

（5）肠黏膜保护药
　　复方谷氨酰胺肠溶胶囊　2～3粒　口服　每日3次

（6）抗焦虑抑郁药
　　氟哌噻吨美利曲辛　1片　口服　每日2次

或　盐酸帕罗西汀　20mg　口服　每日 1 次

中医处方

处方 1　中成药

参苓白术颗粒（丸）　6g　口服　每日 3 次
用于体倦乏力，食少便溏。

或　补中益气颗粒　3g　口服　每日 3 次
用于脾胃虚弱、中气下陷所致的泄泻。

或　四神丸　9g　口服　每日 2 次
用于肾阳不足所致的泄泻。

或　痛泻宁颗粒　5g　口服　每日 3 次
用于肝气犯脾所致的腹痛、腹泻、腹胀、腹部不适等症；肠易激综合征（腹泻型）等见上述证候者。

或　枫蓼肠胃康颗粒　8g　口服　每日 3 次
用于急性胃肠炎，属伤食泄泻型及湿热泄泻型者。

处方 2　藿香正气散加减

藿香 15g	炒白术 10g	茯苓 6g	法半夏 10g
陈皮 10g	厚朴 10g	大腹皮 6g	紫苏叶 6g
白芷 6g	桔梗 10g	木香 10g	炙甘草 10g

2 日 1 剂　每剂水煎 2～3 次　每次 200ml　每日 3 次
用于寒湿困脾的慢性腹泻，能芳香化湿、解表散寒。

处方 3　葛根芩连汤加减

葛根 15g	黄芩 10g	黄连 10g	炒白芍 10g
木香 10g	槟榔 10g	法半夏 12g	炒栀子 10g
炙甘草 6g			

2 日 1 剂　每剂水煎 2～3 次　每次 200ml　每日 3 次
用于肠道湿热的慢性腹泻，能清热燥湿、分利止泻。

处方 4　保和丸加减

| 神曲 20g | 山楂 30g | 炒莱菔子 15g | 姜半夏 15g |

陈皮 15g 茯苓 15g 连翘 10g 酒大黄 3g

2 日 1 剂 每剂水煎 2～3 次 每次 200ml 每日 3 次

用于食滞胃肠的慢性腹泻，能消食导滞、和中止泻。

处方 5 参苓白术散加减

党参 10g 炒白术 15g 茯苓 15g 炙甘草 10g

砂仁 10g^{后下} 陈皮 10g 桔梗 6g 炒白扁豆 10g

山药 15g 莲子 10g 薏苡仁 15g 芡实 10g

2 日 1 剂 每剂水煎 2～3 次 每次 200ml 每日 3 次

用于脾虚湿蕴的慢性腹泻，能健脾益气、化湿止泻。

处方 6 四神丸加减

补骨脂 15g 吴茱萸 6g 肉豆蔻 10g 五味子 10g

大枣 15g 生姜 10g

2 日 1 剂 每剂水煎 2～3 次 每次 200ml 每日 3 次

用于肾阳亏虚的慢性腹泻，能温肾健脾、固涩止泻。

处方 7 痛泻要方加减

柴胡 10g 炒白芍 10g 炒白术 15g 陈皮 10g

防风 10g 枳壳 10g 茯苓 10g 炙甘草 6g

2 日 1 剂 每剂水煎 2～3 次 每次 200ml 每日 3 次

用于肝气乘脾的慢性腹泻，能抑肝扶脾。

【注意】①慢性腹泻需尽可能明确诊断，针对病因进行治疗。②长期应用广谱抗生素者，需考虑抗生素相关肠炎；在应用抗菌药的同时使用微生态制剂需间隔 3～4 小时服用，以免降低疗效。③诊断功能性腹泻应排除器质性病变，如直结肠癌、细菌性痢疾、慢性血吸虫病、溃疡性结肠炎、小肠及胆胰疾病、腹外全身性疾病（如铅中毒、卟啉病）等。④对于乳糜泻，需无麸质饮食（避免大麦、小麦、黑麦等为原料的食品）；对于乳糖不耐受，避免含乳糖的食物（如奶制品、冰激凌）。慢性腹泻患者容易合并营养不良，可适当补充维生素、氨基酸、脂肪乳等。

五、慢性便秘

便秘（chronic constipation）是指一种（组）临床症状，表现为排便困难和/或排便次数减少、粪便干硬。排便困难包括排便费力、排出困难、排便不尽感、肛门直肠堵塞感、排便费时和需辅助排便。排便次数减少指每周排便<3 次。慢性便秘疗程应≥6 个月。慢性便秘主要由器质性疾病、功能性疾病及药物 3 大类病因所致。通过实验室、影像学和结肠镜检查以明确便秘是否为器质性疾病所致。此篇章主要讲述功能性便秘。

功能性便秘（functional constipation，FC）是由于饮食、生活环境、精神心理等因素导致肠道运力障碍、肠道分泌紊乱、内脏敏感性改变、盆底肌群功能障碍和肠神经系统功能紊乱等引起的便秘，临床可分为慢传输型便秘、排便障碍型便秘、混合型便秘和正常传输型便秘。通过结肠传输试验、肛门直肠测压、球囊逼出试验、排粪造影、盆底肌电图等检查可判断临床类型。本病的治疗目标是缓解症状，恢复正常肠道动力和排便生理功能，强调个体化综合治疗。治疗手段包括有调整生活方式，如合理膳食、运动、建立良好的排便习惯；药物治疗，如促动力药、促分泌药、泻药、微生态制剂、灌肠药和栓剂；精神心理治疗，对伴有明显抑郁、焦虑障碍和睡眠障碍的患者，需进行健康教育、心理治疗、认知行为治疗；生物反馈治疗，对于盆底肌功能障碍所致便秘者。

中医学常将本病归为"便秘""后不利""大便难""脾约""秘结"等范畴。本病的病因有饮食不节、情志失调、年老体弱、感受外邪等。本病的主要病机为热结、气滞、寒凝、气血阴阳虚衰致大肠传导失常，病位在大肠，与肺、脾、胃、肝、肾等脏腑的功能失调有关。

处方1 适用于粪便干结、嵌塞的临时治疗

　　开塞露 1～2支 直肠给药 必要时

或 液体石蜡 10～30ml 口服 必要时

或 温肥皂水 500ml 灌肠 必要时

或 甘油 1粒 塞肛 必要时

处方2 适用于轻中度便秘的治疗，可选择一类或两类

　　（1）容积性泻药

　　小麦纤维素 3.5g 口服 每日2～4次

或 葡甘聚糖胶囊 2～4粒 口服 每日3次（维持剂量每日3～6粒顿服）

　　（2）渗透性泻药

　　乳果糖口服溶液 10～15ml 口服 每日3次

或 聚乙二醇4000散 10g 口服 每日1～2次或每日20g 顿服

或 硫酸镁 5～20g 口服 每日1次

处方3 刺激性泻药，适用于以上泻药疗效不佳的短期治疗

　　酚酞 0.5～2片 睡前口服

或 蓖麻油 10～20ml 口服 必要时

或 比沙可啶 5～10mg 口服 每日1次

处方4 促动力药，适用于上述治疗效果仍欠佳，可加用

　　莫沙必利 5mg 口服 每日3次

或 伊托必利 50mg 口服 每日3次

或 普芦卡必利 1～2mg 口服 每日1次

处方5 促分泌药，主要适用于便秘型肠易激综合征的治疗

　　利那洛肽胶囊 290μg 口服 每日1次

处方6 微生态制剂，可作为慢性便秘的长期辅助用药

　　双歧杆菌乳杆菌三联活菌片 2.0g 口服 每日2～3次

或 双歧杆菌四联活菌片 1.5g 口服 每日3次

或 复方嗜酸乳杆菌片 0.5～1.0g 口服 每日3次

或 酪酸梭菌活菌散 40mg 口服 每日3次

中医处方

处方1 中成药

麻仁润肠丸 6g 口服 每日2次

用于肠胃积热型便秘，症见胸腹胀满，大便秘结。

或 黄连上清丸 6g 口服 每日2次

用于上焦内热型便秘，症见头晕脑涨、牙龈肿痛、口舌生疮、咽喉红肿、耳痛耳鸣、暴发火眼、大便干燥、小便黄赤。

或 枳实导滞丸 6～9g 口服 每日2次

用于饮食积滞、湿热内阻型便秘，症见脘腹胀痛、不思饮食、大便秘结、痢疾里急后重。

或 通乐颗粒 3～6g 口服 每日3次

用于阴虚便秘，症见大便秘结、口干、咽燥、烦热，以及功能性便秘。

或 蒽醌类中药（大黄、番泻叶、芦荟、决明子）适量 泡服

处方2 麻子仁丸加减

火麻仁30g 芍药20g 杏仁10g 大黄20g
厚朴20g 枳实20g

2日1剂 每剂水煎2～3次 每次200ml 每日3次

用于热积秘，能清热润肠。

处方3 温脾汤加减

白附片15g^先煎 大黄10g 芒硝10g^溶化 当归15g
干姜10g 人参10g 炙甘草10g

2日1剂 每剂水煎2～3次 每次200ml 每日3次

用于寒积秘，能温通散积。

处方 4　六磨汤加减

柴胡 15g　　　白芍 12g　　　炒枳壳 15g　　沉香 3g

木香 12g　　　乌药 10g　　　瓜蒌仁 20g

2 日 1 剂　每剂水煎 2～3 次　每次 200ml　每日 3 次

用于气滞秘,能顺气导滞。

处方 5　黄芪汤加减

黄芪 30g　　　生白术 40g　　火麻仁 20g　　陈皮 10g

2 日 1 剂　每剂水煎 2～3 次　每次 200ml　每日 3 次

适用于气虚秘,能益气润肠。

处方 6　润肠丸加减

当归 15g　　　生地黄 15g　　火麻仁 30g　　桃仁 20g

枳壳 15g

2 日 1 剂　每剂水煎 2～3 次　每次 200ml　每日 3 次

用于血虚秘,能滋阴养血、润燥通便。

处方 7　增液汤加减

玄参 20g　　　麦冬 15g　　　生地黄 15gg　火麻仁 20g

当归 15g　　　沙参 25g　　　石斛 15g

2 日 1 剂　每剂水煎 2～3 次　每次 200ml　每日 3 次

用于阴虚秘,能滋阴润燥。

处方 8　济川煎加减

当归 15g　　　牛膝 10g　　　肉苁蓉 10g　　泽泻 6g

升麻 3g　　　　枳壳 5g

2 日 1 剂　每剂水煎 2～3 次　每次 200ml　每日 3 次

用于阳虚秘,能温润通便。

针对主症可适当加减:兼便后下血者,加槐花、地榆、仙鹤草、白及、白茅根;大便干结,触及粪块,腹痛难下者,加大黄、芒硝、番泻叶、火麻仁、柏子仁;食滞胃肠者加莱菔子、焦槟榔、焦神曲、厚朴等消食导滞;咳喘便秘者,加紫苏子、瓜蒌仁、苦杏仁；忧郁寡言者，加柴胡、白芍、合欢花；素体肝旺，气郁化火者，加栀子、龙胆；气虚下陷脱肛者，加升麻、柴胡、黄芪、白术、人参、桔梗。

【注意】①便秘患者出现，便血、粪便隐血试验阳性、贫血、消瘦、腹痛持续加剧、腹部包块等以及有结直肠息肉史和结直肠肿瘤家属史等情况时，应注重排查器质性疾病。②选用通便药应考虑人群、药效、安全性、药物依赖性以及效价比。刺激性泻药对老年人和肾功能减退者应慎用。长期应用刺激性泻药可引起结肠黑变病并增加大肠癌的危险性。妊娠妇女应避免使用蒽醌类泻药和蓖麻油。不建议 18 岁以下人群使用促胃肠动力药和促分泌药，儿童可选用开塞露、乳果糖、聚乙二醇及容积性泻药安全性好。③某些作用于 5-羟色胺受体的胃肠促动药（如西沙比利、替加色罗）有潜在增加心血管疾病的危险，导致临床少有应用。

六、消化道息肉

消化道息肉（gastrointestinal polyp，GP）是指在反复炎症、化学物质等刺激下突出于消化道管腔内的隆起性病变，是临床常见病，其按所在病变部位不同可分为食管息肉、胃息肉、十二指肠息肉、小肠息肉、结肠及直肠息肉；按组织学类型不同可分为炎性息肉、增生性息肉、腺瘤性息肉、错构瘤性息肉等。消化道息肉的发病率随着年龄增长而升高。息肉大部分没有症状，只有少部分可以出现腹胀、腹痛等不适表现，当息肉合并溃疡或糜烂可出现消化道出血、黑便或血便、粪便隐血试验阳性等。腺瘤性息肉是消化道癌前病变之一，其癌变发生率与息肉大小、病理类型、分化程度等关系密切。增生性息肉和炎性息肉发生癌变的情况较少见。息肉一经确诊应及时进行治疗，这对预防癌变有重要意义。内镜下微创治疗是目前消化道息肉的主要治疗手段。消化道息肉的内镜治疗方法主要有镜下氩离子凝固术、微波灼烧、圈套电切、黏膜下剥离术等。

中医学常将本病归为"瘤"的范畴。本病的主要病机在于本虚标实，本虚为脾胃虚损，是发病的最根本原因；标实为痰、湿、热、瘀、毒相互作用，是发病的始动因素。病变部位主要在胃肠，涉及肝、脾。中医药在有效预防消化道息肉及术后再生方面具有一定优势。

西医处方

处方1 适用于胃息肉镜下治疗术后的常规抑酸、护胃、预防出血治疗

	盐酸雷尼替丁注射液 150mg 0.9%氯化钠注射液 100ml	静脉滴注 每日2次
或	法莫替丁注射液 20mg 0.9%氯化钠注射液 100ml	静脉滴注 每日2次
或	注射用奥美拉唑钠 40mg 0.9%氯化钠注射液 100ml	静脉滴注 每日2次
或	注射用兰索拉唑 30mg 0.9%氯化钠注射液 100ml	静脉滴注 每日2次
加	卡洛磺钠氯化钠注射液 80mg	静脉滴注 每日1次
或	酚磺乙胺 0.3g 0.9%氯化钠注射液 100ml	静脉滴注 每日1次
或	氨甲苯酸 0.1g 0.9%氯化钠注射液 100ml	静脉滴注 每日1次
加	硫糖铝混悬凝胶 1g 口服 每日2次	

处方2 适用于肠息肉镜下治疗术后的常规补液、预防出血、修复肠黏膜治疗

	卡洛磺钠氯化钠注射液 80mg 静脉滴注 每日1次	
或	酚磺乙胺 0.3g 0.9%氯化钠注射液 100ml	静脉滴注 每日1次

或　氨甲苯酸　0.1g
　　0.9%氯化钠注射液　100ml ┃ 静脉滴注　每日1次

加　10%氯化钾　15～30ml
　　5%葡萄糖氯化钠注射液　500～1000ml ┃ 静脉滴注　每日1次

加　复方谷氨酰胺肠溶胶囊　2～3粒　口服　每日3次

　　消化道息肉镜下治疗术后根据息肉数量、大小的不同，静脉用药疗程一般3～5天，再继续口服药物治疗2～3周；若术后当天需禁食者，按照每日所需能量计算补液量。

中医处方

处方1　二陈汤合平胃散加减

法半夏 15g　　陈皮 15g　　　茯苓 10g　　　厚朴 10g

苍术 10g　　　甘草 6g　　　 生姜 10g

2日1剂　每剂水煎2～3次　每次200ml　每日3次
用于气滞痰阻的消化道息肉，能理气化痰、除湿散结。

处方2　清中汤合黄连温胆汤加减

法半夏 15g　　陈皮 15g　　　茯苓 12g　　　枳实 10g

竹茹 15g　　　黄连 6g　　　 黄芩 15g　　　夏枯草 15g

甘草 6g

2日1剂　每剂水煎2～3次　每次200ml　每日3次
用于痰热蕴结的消化道息肉，能清热、化痰、散结。

处方3　失笑散合泻心汤加减

五灵脂 10g　　生蒲黄 10g[包煎]　丹参 15g　　黄连 6g

黄芩 10g　　　法半夏 15g　　　莪术 10g

2日1剂　每剂水煎2～3次　每次200ml　每日3次
用于痰瘀互结的消化道息肉，能化痰、祛瘀、散结。

处方4　连朴饮合葛根芩连汤加减

厚朴 15g　　　黄连 10g　　　石菖蒲 15g　　法半夏 15g

炒栀子 15g　　葛根 15g　　　黄芩 10g　　　山慈菇 10g

芦根 10g　　　炙甘草 6g

2日1剂　每剂水煎 2～3 次　每次 200ml　每日 3 次

用于湿热蕴结的消化道息肉，能清热、燥湿、散结。

现代研究证实：对消化道息肉有抑制作用的中药，消痰散结类的有贝母、天花粉等；清热解毒类的有白花蛇舌草、半枝莲、蒲公英、山慈菇等；活血类的有赤芍、莪术、三棱、丹参、桃仁、儿茶等；止血化瘀类的有三七、白及等；收涩类的有乌梅、五味子等。而针对预防消化道息肉癌变或再发的中药多属于扶正补虚类药，如补气类的有人参、党参、黄芪、白术、绞股蓝等；补阳类的有冬虫夏草、益智仁等；补血类的有当归、熟地黄等；补阴类的有南沙参、北沙参、女贞子等。临床用药需辨证与辨病相结合，选择散结类药物抑制息肉的发生和再发。

【注意】①消化道息肉需警惕癌变，肿瘤性息肉一经发现，需尽快内镜下切除；非肿瘤性息肉虽然几乎不会癌变，但随着息肉的长大，癌变率亦会增加，因此仍建议择期行内镜下治疗。②消化道息肉内镜下切除后需减少活动量或卧床休息，观察有无黑便、血便、发热、腹痛等症，警惕消化道出血、穿孔、腹膜炎等并发症，术后需定期随访胃肠镜。③当消化道息肉过大，内镜下无法切除或疑有恶变者或术中术后出现出血或穿孔等并发症需外科手术时，应尽早请外科会诊。

七、急性胰腺炎

急性胰腺炎（acute pancreatitis，AP）是临床常见急腹症，是由胆石症、高甘油三酯血症和饮酒等多种病因引发的胰酶在胰腺内被激活，导致胰腺及胰周组织自我消化，出现胰腺局部水肿、出血甚至坏死的炎症反应。临床表现为进行性加重的持续上腹痛，向腰背部放射，伴恶心、呕吐，部分可出现全身炎症反应，严重患者并发器官功能衰竭。本病按病因可分胆源性、酒精性、高脂血症性、创伤性、药物性和妊娠胰腺炎等。根据器官功能衰竭的有无和持续时间、并发症情况而分为轻（MAP）、中（MSAP）和重症（SAP）。MAP 通常在 1～2 周内恢复，死亡率极低；MSAP 伴有持续时间少于 48h 器官功能衰竭，病死率<5%；重症 AP 器官功能衰竭持续时间超过 48h，病死率高达 30%～50%。血清淀粉酶或脂肪酶的检测、腹部 CT 对 AP 的诊断、鉴别诊断及评估严重程度具有重要价值。基层医院主要治疗轻症 AP，当患者出现急性化脓性胆管炎、低血容量性休克、急性呼吸衰竭、严重酸中毒和电解质紊乱等严重并发症应紧急处置同时尽快转诊。轻症 AP 主要治疗方案有禁食、胃肠减压、液体复苏、抑酸和胰液分泌、镇痛、胆源性胰腺炎使用抗菌药、灌肠通便及中医中药治疗等。

　　AP 属于中医"腹痛""脾心痛""胰瘅"范畴。其病性以里、实、热证为主，病位在脾、胃、肝、胆、肠，涉及心、肺、肾、脑；病机演变以气郁、湿热、瘀血、食滞蕴结中焦而致脾胃升降失司。本病可分为初期、进展期、恢复期，其中初期和进展期为 AP 的急性期。急性期正盛邪实，恢复期则正虚邪恋，多伴气血阴阳不足。

西医处方

处方 1　适用于抑酸、抑制胰液分泌及胰酶活性的治疗

	注射用奥美拉唑钠　40mg 0.9%氯化钠注射液　100ml	静脉滴注　每日 1～2 次
加	甲磺酸加贝酯　0.3g 5%葡萄糖注射液　500ml	静脉滴注　每日 1～2 次　3 天，后改为每日 0.1g　3～7 天
或	乌司他丁　10 万 U 5%葡萄糖注射液　500ml	静脉滴注　每日 1～2 次
加	奥曲肽　0.6mg 0.9%氯化钠注射液　45ml	静脉微泵　泵速 2ml/h　3～7 天

或　生长抑素　6mg
　　0.9%氯化钠注射液　45ml ┃ 静脉微泵　泵速2ml/h　3～7天

处方2　适用于镇痛的治疗

　　盐酸曲马多注射液　50～100mg　肌内注射　立即
或　盐酸哌替啶注射液　50～100mg　肌内注射　立即

处方3　适用于合并细菌感染的治疗

　　哌拉西林他唑巴坦　4.5g ┃ 静脉滴注　每8小时1次至每
　　0.9%氯化钠注射液　100ml ┃ 12小时1次

或　头孢哌酮舒巴坦　2g
　　0.9%氯化钠注射液　100ml ┃ 静脉滴注　每12小时1次

或　美罗培南　1g
　　0.9%氯化钠注射液　100ml ┃ 静脉滴注　每8小时1次

或　亚胺培南西司他丁　1g ┃ 静脉滴注　每6小时1次至每8
　　0.9%氯化钠注射液　100ml ┃ 小时1次

处方4　适用于合并真菌感染的治疗

　　氟康唑氯化钠注射液　400mg　静脉滴注　第1天
接　氟康唑氯化钠注射液　200mg　静脉滴注　每日1次

处方5　适用于合并高血糖或糖尿病的治疗

　　（1）血糖偏高但不超过13.9mmol/L，胰/糖比值1：3时
　　普通胰岛素　8U ┃ 静脉滴注　每日1～2次
　　5%葡萄糖注射液　500ml ┃

　　（2）血糖超过13.9mmol/L，胰/糖比值达1：2时
　　普通胰岛素　12U ┃ 静脉滴注　每日1～2次
　　5%葡萄糖注射液　500ml ┃

　　（3）血糖超过16.7mmol/L时
　　普通胰岛素　30U ┃ 静脉微泵　按0.1U/(kg·h)
　　0.9%氯化钠注射液　30ml ┃ 及血糖水平调整
　　上述治疗方案需根据血糖监测水平动态调整。

处方 6 适用于液体复苏、补充电解质或纠正电解质紊乱的治疗

10%氯化钾 15~30ml 乳酸钠林格注射液 500~1000ml	静脉滴注 每日 1 次
或 10%氯化钾 15~30ml 0.9%氯化钠注射液 500~1000ml	静脉滴注 每日 1 次
或 10%氯化钾 15~30ml 10%葡萄糖注射液 500~1000ml	静脉滴注 每日 1 次
或 葡萄糖酸钙 20ml 10%葡萄糖注射液 100ml	静脉滴注 每日 1 次

　　液体量急诊 20ml/kg，60~90 分钟输完，限制性液体复苏速度 1.5~3ml/(kg·h)；能量补充按 25~30kcal/(kg·d)（1cal＝4.184J）进行热量计算。高甘油三酯型 AP 发病 72 小时内禁用脂肪乳。

中医处方

1. 急性期

处方 1 柴胡疏肝散合清胰汤加减

柴胡 15g	香附 15g	枳实 20g	白芍 20g
陈皮 10g	川芎 10g	生大黄 10g^{后下}	法半夏 10g
黄芩 15g	延胡索 20g	郁金 15g	丹参 20g
厚朴 15g	甘草 6g		

2 日 1 剂　每剂水煎 2~3 次　每次 50ml　每日 4~6 次
用于肝郁气滞的急性胰腺炎，能疏肝理气通腑。

处方 2 茵陈蒿汤合龙胆泻肝汤或清胰汤加减

茵陈 15g	龙胆 10g	生大黄 10g^{后下}	炒栀子 15g
柴胡 15g	枳实 20g	木香 15g^{后下}	黄连 6g
延胡索 20g	黄芩 15g	车前子 15g^{包煎}	通草 10g
生地黄 15g	当归 20g		

2 日 1 剂　每剂水煎 2~3 次　每次 50ml　每日 4~6 次

用于肝胆湿热的急性胰腺炎，能清热祛湿、利胆通腑。

处方 3　大柴胡汤合大承气汤加减

柴胡 15g　　　枳实 20g　　　法半夏 15g　　　黄芩 15g

生大黄 10g^{后下}　芒硝 10g^{溶化}　白芍 20g　　　炒栀子 15g

连翘 10g　　　桃仁 10g　　　红花 10g　　　厚朴 15g

黄连 6g

2 日 1 剂　每剂水煎 2～3 次　每次 50ml　每日 4～6 次

用于腑实热结的急性胰腺炎，能清热通腑、内泻热结。

处方 4　泻心汤或大黄牡丹皮汤合膈下逐瘀汤加减

生大黄 10g^{后下}　黄连 6g　　　黄芩 15g　　　当归 15g

川芎 15g　　　桃仁 10g　　　红花 10g　　　赤芍 15g

延胡索 20g　　生地黄 15　　丹参 15g　　　厚朴 15g

炒五灵脂 10g　牡丹皮 15g　　芒硝 10g^{溶化}

2 日 1 剂　每剂水煎 2～3 次　每次 50ml　每日 4～6 次

用于瘀热（毒）互结的急性胰腺炎，能清热泻火、祛瘀通腑。

处方 5　小承气汤合四逆汤加减

生大黄 10g^{后下}　厚朴 15g　　　枳实 20g　　　熟附片 10g^{先煎1小时}

干姜 10g　　　甘草 6g　　　葛根 15g　　　赤芍 15g

红花 10g　　　生晒参 10g^{另炖}　赭石 15g^{先煎}　生牡蛎 20g^{先煎}

2 日 1 剂　每剂水煎 2～3 次　每次 50ml　每日 4～6 次

用于内闭外脱的急性胰腺炎，能通腑逐瘀、回阳救逆。

处方 6　中医外治法

（1）中药鼻饲＋保留灌肠

鼻饲中药（辨证处方同前）50ml，每 4 小时 1 次；灌肠中药（辨证处方同前）200ml，每日 4～6 次。泻热行气通腑，促进胃肠功能恢复，防止细菌移位。

（2）中药塌渍治疗

白天六合丹适量外敷腹部，每日 1 次，每次 6～8 小时；晚上芒硝 1000g 外敷腹部，每日 1 次，每次 6～8 小时。活血消炎止痛，减少渗出，促进胰周炎症的吸收。

（3）针刺治疗

取足三里、三阴交、阳陵泉、内关、支沟、合谷，以 1.5 寸毫针刺入。根据辨证论治结果进行穴位加减、采用不同补泻手法，结合电针。取 6～12 个穴位，留针 30 分钟，每日 1～2 次，治疗 1～3 周。

（4）穴位注射

选取双侧足三里，心率＞100 次/分、无心脏病病史和前列腺肥大者，甲硫酸新斯的明注射液 1ml 注射；有上述病史者，盐酸甲氧氯普胺注射液 10mg 注射。每日 2～3 次，疗程 3～7 日，视胃肠动力和大便情况决定使用频次及停用。

2. 恢复期

根据正虚邪恋，主要表现为瘀留伤正，或见肝脾不和、肝胃不和、热灼津伤、胃阴不足之证，宜以调理脾胃、疏肝化湿为则。方用平胃散、柴胡疏肝散、桃仁六君子汤、养胃汤等（临床据余邪性质及气血阴阳虚损的不同辨证施治）。

【注意】①此病需及时禁食、胃肠减压，以减少食物对胰腺的刺激，但禁食不禁中药。在病人腹胀、腹痛减轻或消失，肠道动力恢复时可考虑开放饮食，不以血清淀粉酶活性高低作为开放饮食的必要条件。②早期（前 12～24 小时）液体复苏对 AP 治疗最有益，首选等渗晶体溶液，液体复苏遵循"个体化、精准化、限制性"原则，每隔 4～6 小时动态评估，避免大量补液诱发肺水肿和急性心衰。③镇痛、解痉药不推荐应用吗啡或抗胆碱药，如阿托品、山莨菪碱等，因吗啡会收缩肝胰壶腹括约肌，抗胆碱药则会诱发或加重麻痹性肠梗阻。④对于急性胆源性胰腺炎应常规使用抗生素，合并胰外感染（如肺炎、导管相关性感染等）或者经治疗 7～10 天后病情恶化或无改善者，应当使用抗生素治疗。其他 SAP 不建议预防性使用抗生素，需要严密监测感染指标，一旦发现感染，尽早开始经验性覆盖肠道杆菌及厌氧菌的广谱抗菌治疗。⑤在 AP 早期阶

段，除出现严重的腹腔间室综合征，均不建议外科手术治疗。在
AP 后期阶段，若合并胰腺脓肿和（或）感染，应考虑手术治疗。

八、慢性胰腺炎

慢性胰腺炎（chronic pancreatitis，CP）是一种由多种病因引
起的胰腺组织形态和功能不可逆性改变的慢性炎症性疾病，其基本
病理特征为不同程度的胰腺实质破坏、胰腺腺泡萎缩和间质纤维
化，出现胰腺萎缩、胰腺钙化、胰管结石、胰管扩张或狭窄、胰腺
假性囊肿形成、营养不良及血管病变等，最终导致胰腺内分泌和
（或）外分泌功能不全。临床表现主要为疼痛，多见上腹部胀痛、
钝痛，可放射至两侧腹、腰背部。胰腺外分泌功能不全早期可无任
何临床症状，后期可逐渐出现消瘦、营养不良、脂肪泻等；胰腺内
分泌功能不全可表现为糖耐量异常或者糖尿病。CP 后期可出现假
性囊肿、胆总管狭窄、十二指肠梗阻、胰源性门静脉高压、胰源性
胸腹水、假性动脉瘤等局部并发症，少数患者可进展为胰腺癌。慢
性胰腺炎的 CT 检查典型表现为胰腺钙化、胰管扩张、胰腺萎缩，
CT 平扫可发现微小结石。CP 急性发作期的治疗原则遵循急性胰
腺炎相关诊疗方案；缓解期治疗以防止复发、减少局部并发症，维
持胰腺内外分泌功能，防治胰腺纤维化，改善患者生活质量为主。

CP 属于中医"腹痛""胃脘痛""泄泻""癥瘕积聚"等病症
范畴。病位在肝、胆（胰）和脾胃，基于"邪在胆、逆在胃，损在
肝、伤在脾"，其辨证论治主要从肝、脾论治和从胆、胃（胰）
论治。

西医处方

处方 1　适用于胰腺外分泌功能不全的治疗

（1）有消化不良症状的患者

复方阿嗪米特肠溶片　1～2 片　口服　每日 3 次　餐后

或　复方消化酶胶囊　1~2片　口服　每日3次　餐后
或　多酶片　2~3片　口服　每日3次　餐后
　　（2）有腹泻症状的患者
　　上述的一种胰酶制剂，剂量加倍
加　奥美拉唑　20mg　口服　每日1~2次
或　兰索拉唑　30mg　口服　每日1~2次
或　雷贝拉唑　10mg　口服　每日1~2次

处方2　适用于伴有上腹痛的治疗

　　布洛芬缓释片　0.3g　口服　每日2次
或　塞来昔布胶囊　0.2g　口服　每日1~2次
或　曲马多缓释片　50~100mg　口服　每日2次
或　盐酸布桂嗪注射液　50~100mg　肌内注射　必要时

处方3　适用于营养不良的治疗

　　中/长链脂肪乳注射液（C6-24/C8-24/
　　C8-24Ve）　250~500ml　　　｜　静脉滴注　每日1次
　　脂溶性维生素（Ⅱ）　2支

加　复方氨基酸注射液　500ml　　｜　静脉滴注　每日1次
　　水溶性维生素　1支

中医处方

1. 急性发作期

　　参照"七、急性胰腺炎"。

2. 缓解期

处方1　中成药

　　胰胆舒颗粒　10g　口服　每日3次
　　用于急慢性胰腺炎、急慢性胆囊炎属气滞血瘀、热毒内盛者。
或　复方谷氨酰胺胶囊　2~3粒　口服　每日3次
　　用于CP胰腺外分泌功能不全而纳差腹胀、消化不良、大便稀溏者。

或　桂枝茯苓丸（九芝堂）　9 丸　口服　每日 2 次

用于血瘀证，瘀血结聚阻滞者。

处方 2　参苓白术散加减

党参 15g　　　炒白术 15g　　　茯苓 15g　　　炙甘草 10g

砂仁 10g^{后下}　陈皮 10g　　　桔梗 6g　　　炒白扁豆 10g

山药 15g　　　莲子 10g　　　薏苡仁 15g　　大枣 15g

2 日 1 剂　每剂水煎 2～3 次　每次 200ml　每日 3 次

用于脾胃虚弱的慢性胰腺炎，能健脾益气。形寒肢冷者可合理中丸、小建中汤。

处方 3　生脉散合七味白术散加减

党参 15g　　　麦冬 10g　　　五味子 10g　　茯苓 10g

炒白术 15g　　甘草 3g　　　藿香 10g　　　木香 6g

葛根 10g　　　天花粉 6g　　　黄芪 15g

2 日 1 剂　每剂水煎 2～3 次　每次 200ml　每日 3 次

用于气阴两虚的慢性胰腺炎，能补气健脾、益气养阴。

处方 4　桂枝茯苓丸合膈下逐瘀汤加减

桂枝 10g　　　茯苓 10g　　　桃仁 10g　　　赤芍 10g

牡丹皮 10g　　当归 12g　　　川芎 10g　　　桃仁 10g

乌药 6g　　　延胡索 15g　　甘草 6g　　　香附 10g

红花 10g　　　枳壳 10　　　柴胡 10g　　　郁金 10g

2 日 1 剂　每剂水煎 2～3 次　每次 200ml　每日 3 次

用于癥积瘀结的慢性胰腺炎，能化癥消积。

处方 5　肾气丸或二仙汤加减

熟地黄 15g　　山药 10g　　　山茱萸 10g　　茯苓 10g

牡丹皮 10g　　泽泻 10g　　　熟附片 10g^{先煎1小时}　肉桂 6g

当归 10g　　　巴戟天 10g　　黄柏 5g　　　仙茅 10g

淫羊藿 10g

2 日 1 剂　每剂水煎 2～3 次　每次 200ml　每日 3 次

用于阴阳两虚的慢性胰腺炎，能滋阴补阳。

【注意】①饮食上严格禁酒，限制脂肪摄入，同时限制进食咖啡、碳酸类饮料及辛辣饮食等，避免过多进食和过度疲劳。②脂肪酶在 pH4.0 以下会被灭活，胰蛋白酶在 pH3.0 时也会被灭活，因此服用胰酶制剂的同时应服用抗酸剂，抗酸剂主张餐前服用，胰酶制剂餐后服用。③应用胰酶制剂后会使核酸的分解代谢亢进，少数患者可引起尿酸生产过多而发生高尿酸血症。④对于梗阻性疼痛、胰管扩张、胰管结石、胰管狭窄、胰腺假性囊肿、胆管狭窄的 CP 患者可采用内镜介入微创或手术治疗。

九、慢性乙型肝炎

慢性乙型肝炎（chronic hepatitis B，CHB）是指由乙型肝炎病毒（HBV）感染 6 个月以上引起的慢性肝脏炎症性疾病。慢性 HBV 感染是指乙肝病毒表面抗原（HBsAg）和/或 HBV 脱氧核糖核酸（HBV DNA）阳性 6 个月以上。慢性 HBV 感染是导致我国肝硬化和原发性肝癌的主要病因。接种乙肝疫苗是预防 HBV 感染最有效的方法。HBV 主要经母婴、血液和性接触传播。通过 HBV 血清学标志物检测可诊断 HBV 感染。HBV-DNA 定量检测主要用于判断慢性 HBV 复制水平，用于抗病毒治疗适应证的选择和疗效判断。其他检测项目如生化学检查、无创肝纤维化检查、彩超、CT 等用于评估肝功能情况、有无肝硬化及肝占位。CHB 轻症者可有乏力、食欲下降、厌油、尿黄、肝区不适，重者可出现腹水、上消化道出血等肝硬化表现，如 CHB 患者出现极度乏力、重度腹胀、神经精神症状，应考虑肝衰竭，应紧急转诊至上级医院。CHB 的治疗目标是长期抑制 HBV 复制，减轻肝细胞炎症坏死及肝纤维化，延缓和减少肝功能衰竭、肝硬化失代偿、肝癌等并发症的发生。

中医学认为 HBV 属于"肝著""黄疸"范畴，是由湿热疫毒之邪内侵、人体正气不足时发病，常因外感、情志、饮食、劳倦而诱发。本病的病位主要在肝，常涉及脾、肾两脏及胆、胃、三焦等腑。病性属本虚标实，虚实夹杂。临证应辨明湿、热、瘀、毒之邪实与肝、脾、肾之正虚的关系。

西医处方

处方1 抗病毒治疗，药物选择需根据不同类型慢性 HBV 感染的情况而定

（1）核苷（酸）类似物

替比夫定　600mg　口服　每日1次

或　阿德福韦酯　10mg　口服　每日1次

或　恩替卡韦　0.5mg　口服　每日1次

或　富马酸替诺福韦二吡呋酯　300mg　口服　每日1次

或　丙酚替诺福韦　25mg　口服　每日1次

（2）α-干扰素

聚乙二醇干扰素 α-2a　180μg　每周1次皮下注射　疗程48周

或　聚乙二醇干扰素 α-2b　180μg　每周1次皮下注射　疗程48周

或　普通干扰素（IFNα-2a、α-2b、α-1b）　3～5MU　每周3次或隔日1次皮下注射　疗程24～48周

符合以下情况之一有抗病毒适应证：①血清 HBV DNA 阳性的 CHB 患者，ALT 持续异常（>1倍 ULN）且排除其他原因导致的 ALT 升高。②代偿期肝硬化者，只要 HBV DNA 可检测。③失代偿期肝硬化者，只要 HBsAg 阳性。④血清 HBV DNA 阳性、ALT 正常者，伴肝脏组织学 G≥2 和（或）S≥2；或伴有乙肝肝硬化或肝细胞癌家族史且年龄>30岁；或年龄>30岁，肝纤维化无创判断技术或肝组织学检查提示明显肝脏炎症或纤维化；或 HBV 感染相关肝外表现。

处方 2 抗炎保肝治疗，根据肝功能情况选择以下 1～3 种药物治疗

（1）解毒类药物

还原型谷胱甘肽　1.8g

5％葡萄糖注射液　250ml　｜　静脉滴注　每日 1 次

或　葡醛内酯　0.1～0.2g　口服　每日 3 次

或　硫普罗宁　0.1～0.2g　口服　每日 3 次

（2）抗炎类药物

异甘草酸镁注射液　0.1～0.2g

10％葡萄糖注射液　250ml　｜　静脉滴注　每日 1 次

或　复方甘草甜素　50～75mg　口服　每日 3 次

或　甘草酸二铵　150mg　口服　每日 3 次

（3）利胆类药物

丁二磺酸腺苷蛋氨酸　0.5～1.0g　口服　每日 2 次

或　熊去氧胆酸　8～10mg/(kg·d)　分 2～3 次口服

或　茴三硫　25mg　口服　每日 3 次

（4）促肝细胞再生类药物

促肝细胞生长素　80～100mg

10％葡萄糖注射液　250ml　｜　静脉滴注　每日 1 次

或　多烯磷脂酰胆碱　228～456mg　口服　每日 3 次

（5）降酶类药物

联苯双酯片　25～50mg　口服　每日 3 次

或　双环醇　25～50mg　口服　每日 3 次

处方 3 抗纤维化治疗

参照"十一、肝硬化"。

中医处方

处方 1 中成药

当飞利肝宁胶囊　1g　口服　每日 3 次

用于湿热郁蒸型黄疸，症见面黄或目黄、口苦尿黄、纳少乏力，急慢性肝炎见上述证候者。

或　复方鳖甲软肝片　2g　口服　每日3次

用于慢性肝炎肝纤维化以及早期肝硬化属瘀血阻络、气血亏虚、兼热毒未尽证。

或　扶正化瘀胶囊　1.5g　口服　每日3次

用于乙型肝炎肝纤维化属瘀血阻络、肝肾不足证者。

处方2　茵陈蒿汤或甘露消毒丹加减

茵陈 15g　　　炒栀子 15g　　　大黄 10g　　　滑石 20g^{后下}

黄芩 10g　　　虎杖 10g　　　连翘 10g　　　石菖蒲 15g

2日1剂　每剂水煎2~3次　每次200ml　每日3次

用于肝胆湿热的慢性乙型肝炎，能清热利湿。

处方3　逍遥散加减

北柴胡 15g　　当归 15g　　　白芍 20g　　　炒白术 15g

茯苓 15g　　　薄荷 10g^{后下}　炙甘草 6g

2日1剂　每剂水煎2~3次　每次200ml　每日3次

用于肝郁脾虚的慢性乙型肝炎，能疏肝健脾。

处方4　一贯煎加减

当归 15g　　　北沙参 15g　　麦冬 10g　　　生地黄 15g

枸杞子 12g　　玄参 10g　　　石斛 10g　　　女贞子 10g

2日1剂　每剂水煎2~3次　每次200ml　每日3次

用于肝肾阴虚的慢性乙型肝炎，能滋补肝肾。

处方5　膈下逐瘀汤加减

当归 15g　　　桃仁 10g　　　红花 10g　　　川芎 10g

赤芍 15g　　　丹参 15g　　　泽兰 10g　　　莪术 10g

2日1剂　每剂水煎2~3次　每次200ml　每日3次

用于瘀血阻络的慢性乙型肝炎，能活血通络。

处方6　附子理中汤合金匮肾气丸加减

党参 15g　　　炒白术 12g　　制附片 10g^{先煎}　桂枝 10g

干姜 10g   菟丝子 10g   肉苁蓉 15g   熟地黄 10g

茯苓 10g   陈皮 10g

2 日 1 剂   每剂水煎 2～3 次   每次 200ml   每日 3 次

用于脾肾阳虚的慢性乙型肝炎，能温补脾肾。

【注意】 ①应用核苷（酸）类似物治疗时，生化学指标治疗开始后每月 1 次，连续 3 次，以后随病情改善可每 3 个月 1 次；病毒学标志治疗开始后每 3 个月检测 1 次乙肝两对半和 HBV DNA。②核苷类似物抗病毒治疗药物的疗程，HBeAg 阳性的 CHB 患者治疗 1 年若 HBV DNA 低于检测下限、ALT 复常和 HBeAg 血清学转换后，再巩固治疗至少 3 年，可考虑停药，延长疗程可减少复发；HBeAg 阴性的 CHB 患者建议 HBsAg 消失且 HBV DNA 检测不到后停药随访。③服用阿德福韦酯或富马酸替诺福韦酯有少见不良反应发生，如肾功能不全、低磷性骨病；服用替比夫定可能出现肌炎或横纹肌溶解；服用恩替卡韦或替比夫定可能出现乳酸酸中毒。④干扰素不良反应有流感样症候群、骨髓抑制、精神异常、自身免疫病等，少见不良反应有视网膜病变、间质性肺炎、听力下降、肾脏损伤、心血管并发症等，如出现应停止干扰素治疗。⑤急性乙型肝炎在成年人中 90% 可自愈，一般采用对症支持治疗，无须使用抗病毒药物；有 5%～10% 的急性乙肝患者转为慢性乙肝，最后导致肝硬化。

十、慢性丙型肝炎

慢性丙型肝炎是指由丙型肝炎病毒（hepatitis C virus，HCV）感染 6 个月以上引起的慢性肝脏炎症性疾病。丙型病毒性肝炎主要经血液、不安全注射和性接触传播。抗-HCV 抗体检测可用于 HCV 感染者的筛查。对于抗-HCV 阳性者，应进一步检测 HCV RNA，以确定是否为现症感染，HCV 感染的标志是血液中 HCV

RNA 阳性。HCV 急性感染者中有 $75\% \sim 85\%$ 会发展为慢性 HCV 感染。所有 HCV RNA 阳性的患者，不论是急性还是慢性，以及肝功能是否正常，均应在专科医生指导下接受规范的抗病毒治疗。抗病毒治疗的目标是清除 HCV，获得治愈，清除或减轻 HCV 相关肝损害和肝外表现，逆转肝纤维化，阻止进展为肝硬化或肝癌。慢性 HCV 感染者的抗病毒治疗已经进入直接抗病毒药物（direct antiviral agent，DAA）的泛基因型时代，优先推荐无干扰素的泛基因型方案。如采用基因型特异性 DAA 方案的感染者，需要先检测基因型。抗病毒治疗终点为治疗结束后 12 或 24 周，采用敏感检测方法（检测下限 $\leqslant 15IU/ml$）检测血清或血浆 HCV RNA 检测不到。

本病的中医学归属同慢性乙型肝炎。

西医处方

处方 1 抗病毒治疗

（1）泛基因型方案

药物的选择需根据肝脏疾病的严重程度及既往治疗用药史而定，选择以下一种方案。

① 索磷布韦/维帕他韦（每片含索磷布韦 400mg/维帕他韦 100mg） 1 片 口服 每日 1 次 疗程 12～24 周

或加 利巴韦林（RBV） 600～1200mg 口服 每日 1 次（<75kg 者 1000mg/d，≥75kg 者 1200mg/d，起始剂量 600mg/d，随后根据耐受性逐渐调整） 疗程 12 周（用于失代偿期肝硬化）

② 格卡瑞韦/哌仑他韦（每片含格卡瑞韦 100mg/哌仑他韦 40mg） 3 片 口服 每日 1 次 疗程 8～16 周

该方案禁用于肝功能失代偿或既往曾有肝功能失代偿史的患者。

③ 索磷布韦 400mg 口服 每日 1 次 疗程 12～24 周

加 达拉他韦 100mg 口服 每日 1 次 疗程 12～24 周

或加　利巴韦林（RBV）　600～1200mg　口服　每日 1 次（＜75kg 者 1000mg/d，≥75kg 者 1200mg/d，起始剂量 600mg/d，随后根据耐受性逐渐调整）　疗程 12 周

④ 索磷布韦/维帕他韦/伏西瑞韦（每片含索磷布韦 400mg/维帕他韦 100mg/伏西瑞韦 100mg）　1 片　口服　每日 1 次　疗程 12 周

泛基因型方案主要用于 DAAs 治疗失败的患者，针对基因 3 型初治或索波瑞布韦（PRS）经治肝硬化患者。

（2）基因型特异性方案

HCV 基因 1b 和 2a 型在我国较为常见，其中以 1b 型为主，约占 56.8%；其次为 2 型和 3 型；基因 4 型和 5 型非常少见，6 型相对较少。

① 基因 1b 型

达拉他韦　60mg　口服　每日 1 次　疗程 24 周

加　阿舒瑞韦软胶囊　100mg　口服　每日 2 次　疗程 24 周

或　来迪派韦/索磷布韦（每片含索磷布韦 400mg 和来迪派韦 90mg）　1 片　口服　每日 1 次　无肝硬化疗程 12～24 周

加　利巴韦林　600～1200mg　口服　每日 1 次（＜75kg 者 1000mg/d，≥75kg 者 1200mg/d，起始剂量 600mg/d，随后根据耐受性逐渐调整）　疗程 12 周（用于肝硬化）

② 基因 2a 型

索磷布韦　400mg　口服　每日 1 次　疗程 12 周

加　利巴韦林　1000～1200mg　口服　每日 1 次（＜75kg 者 1000mg/d；≥75kg 者 1200mg/d）　疗程 12 周（肝硬化患者，疗程应延长至 16～20 周）

或　索磷布韦/来迪派韦　1 片　口服　每日 1 次　疗程 12 周

（3）含聚乙二醇干扰素 α 的方案

达诺瑞韦　100mg　口服　每日 2 次

加　利托那韦 100mg　口服　每日 1 片　每日 2 次

加　聚乙二醇干扰素 α-2a/α-2b　180μg　皮下注射　每周 1 次

加 利巴韦林 每天总量 1000mg（＜75kg）或者 1200mg（≥75kg）
分 2～3 次口服 疗程 12 周（用于基因 1b 型非肝硬化）

处方 2 抗炎保肝、抗纤维化等治疗

参见"九、慢性乙型肝炎"及"十一、肝硬化"。

中医处方

参见"九、慢性乙型肝炎"。

【注意】①慢性丙型肝炎进行抗病毒治疗前需评估肝脏疾病的严重程度，是否存在进展期肝纤维化或者肝硬化。有失代偿期肝硬化病史者，不推荐使用含 NS3/4A 蛋白酶抑制剂的方案；代偿期肝硬化患者，若不能进行密切临床或实验室监测者，不推荐使用含 NS3/4A 蛋白酶抑制剂的方案。②治疗前需评估肾功能［肌酐/估算肾小球滤过率（eGFR）］，eGFR 低于 30ml/(min·1.73m²) 的肾功能不全患者应尽量避免应用包含索磷布韦（SOF）的治疗组合。失代偿期肝硬化兼肾功能严重损伤患者，可谨慎使用含 SOF 方案。③育龄期女性在 DAAs 治疗前先筛查是否已经妊娠，已经妊娠者，可在分娩哺乳期结束后给予抗病毒治疗。如果妊娠试验排除妊娠，则应告知其避免在服用 DAAs 期间妊娠。④对接受抗病毒治疗的病人应在治疗后第 1 个月每周检查 1 次血常规，以后每个月检查 1 次血常规和肝功能，治疗结束后 6 个月内每 2 个月检测 1 次；治疗 3 个月时测定 HCV RNA，在治疗结束时及结束后 6 个月也应检测 HCV RNA。⑤对于无治疗指征或存在禁忌证及不愿接受抗病毒治疗的病人，应进行肝活检评估肝脏损害程度，并每 24 周进行 1 次体检，必要时再次肝活检；已发展为肝硬化，应 3～6 个月检测甲胎蛋白和腹部彩超（必要时行 CT 或 MRI 检查），以早期发现 HCC。⑥所有病人的治疗复查中每 6 个月、治疗结束后每 3～6 个月检查甲状腺功能，如治疗前就已存在甲状腺功能异常，则应每月检查甲状腺功能。定期评估患者精神状态，尤其是对表现有明

显抑郁和有自杀倾向的病人，应停药并密切防护。

十一、肝硬化

肝硬化是各种慢性肝病进展至以肝脏弥漫性纤维化、假小叶形成、肝内外血管增殖为特征的病理阶段，代偿期无明显临床症状，失代偿期以门静脉高压和肝功能损伤为特征。患者常因并发腹水、消化道出血、自发性腹膜炎、肝性脑病、肝肾综合征和癌变等导致多脏器功能衰竭而死亡。引起肝硬化的常见病因有：乙肝和丙肝病毒感染；酒精性和非酒精性脂肪性肝病；自身免疫性肝病；遗传、代谢性疾病，如肝豆状核变性、血色病、肝淀粉样变、肝卟啉病等；药物或化学毒物等；寄生虫感染，如血吸虫病、华支睾吸虫病等；循环障碍性疾病，如巴德-基亚里综合征、右心衰竭以及不明原因的肝硬化。腹部 B 超是诊断肝硬化的简便方法，肝脏硬度测定或瞬时弹性成像是无创诊断肝纤维化及早期肝硬化最简便的方法，CT、MRI 用于肝纤维化及肝硬化的评估，肝活体组织检查是诊断与评价不同病因致肝硬化的"金标准"。肝硬化需重视病因治疗，必要时抗炎抗肝纤维化，积极防治并发症。若药物治疗欠佳，可考虑胃镜、血液净化（人工肝）、介入治疗，符合指征者可进行肝移植。

中医学无"肝硬化"病名，据临床表现，可将其归为"胁痛""积聚""鼓胀"等范畴。本病是由肝、脾、肾三脏功能失调，气滞、血瘀、水停瘀结腹中所致。本病本虚标实，虚实夹杂，治疗多从益气养阴、健脾理气、活血利水、补肾等方面入手。

西医处方

处方 1　抗炎抗肝纤维化治疗

（1）抗炎保肝治疗

参照"九、慢性乙型肝炎"。

（2）抗肝纤维化治疗

水飞蓟素　0.4g　口服　每日3次

或　多烯磷脂酰胆碱　228～456mg　口服　每日3次

处方2　并发症的治疗

（1）用于肝硬化腹水的治疗

螺内酯　20～60mg　口服　每日2次

加　呋塞米　20～40mg　口服或静脉推注　每日1～2次

或　托伐普坦　15～30mg　口服　每日1次（用于伴低钠血症者）

（2）用于消化道出血的治疗

参照"十二、上消化道出血"。

（3）用于自发性腹膜炎的治疗

头孢西丁　1～2g
0.9％氯化钠注射液　100ml ｜ 静脉滴注　每6～8小时1次

或　头孢曲松　1～2g
0.9％氯化钠注射液　100ml ｜ 静脉滴注　每日1次

或加　替硝唑　0.8g　静脉滴注　每日1次（合并厌氧菌感染时）

或　莫西沙星氯化钠　0.4g　静脉滴注　每日1次

或　哌拉西林他唑巴坦　4.5g
0.9％氯化钠注射液　100ml ｜ 静脉滴注　每8～12小时1次

（4）用于肝性脑病的治疗

乳果糖口服液　15～30ml　口服　每日2～3次

或　门冬氨酸鸟氨酸颗粒　3g　口服　每日1～3次

或　拉克替醇　0.6g/kg　分3次餐时口服

或　利福昔明　800～1200mg/d　分3～4次口服

适用于肝昏迷无法口服药物的治疗方案：

门冬氨酸鸟氨酸　5～10g
5％葡萄糖注射液　250～500ml ｜ 静脉滴注　每6～12小时1次

加　白醋　30ml
生理盐水　70ml ｜ 保留灌肠　每日1～2次

（5）用于脾功能亢进的治疗

利可君片　20mg　口服　每日2～3次

必要时行脾动脉栓塞术介入治疗。

（6）用于肝肾综合征的治疗

特利加压素（1mg/4～6h）联合白蛋白（20～40g/d）治疗3日，SCr下降＜25%，特利加压素增加至2mg/4h，SCr下降＜133μmol/L，疗程7～14日

或　去甲肾上腺素（0.5～3.0mg/h）联合白蛋白（10～20g/d），疗程7～14日

或　血液净化治疗

处方3　肝移植治疗

终末期肝硬化、肝衰竭、肝脏肿瘤患者，有适应证者可选择肝移植治疗。

中医处方

处方1　中成药

扶正化瘀片　1.6g　口服　每日3次

用于乙型肝炎肝纤维化属瘀血阻络、肝肾不足者。

或　复方鳖甲软肝片　2g　口服　每日3次

用于慢性乙型肝炎肝纤维化及早期肝硬化属瘀血阻络、气血亏虚兼热毒未尽者。

或　强肝胶囊　2g　口服　每日2次

用于慢性肝炎、早期肝硬化、脂肪肝、中毒性肝炎属肝郁脾虚、湿热内蕴者。

或　鳖甲煎丸　3g　口服　每日3次

用于慢性乙型肝炎肝纤维化、早期肝硬化、肝硬化属肝脾血瘀、正气不虚者。

或　地榆升白片　2～4片　口服　每日3次

用于脾功能亢进致白细胞减少者。

处方 2　茵陈蒿汤合龙胆泻肝汤加减

茵陈 15g	龙胆 10g	大黄 6g^{后下}	栀子 15g
柴胡 15g	枳实 12g	延胡索 15g	川楝子 6g
黄芩 10g	车前子 15g^{包煎}	泽泻 10g	夏枯草 15g

2 日 1 剂　每剂水煎 2～3 次　每次 200ml　每日 3 次
用于肝胆湿热的肝硬化,能清热化湿。

处方 3　二陈汤合鳖甲煎丸加减

法半夏 15g	化橘红 15g	茯苓 15g	鳖甲 20g^{先煎}
射干 10g	黄芩 10g	柴胡 15g	干姜 10g
大黄 10g	白芍 15g	桂枝 10g	厚朴 10g
土鳖虫 10g			

2 日 1 剂　每剂水煎 2～3 次　每次 200ml　每日 3 次
用于痰瘀互结的肝硬化,能燥湿化痰、活血化瘀。

处方 4　一贯煎加减

北沙参 15g	麦冬 15g	生地黄 15g	当归 15g
枸杞子 12g	山药 10g	山萸肉 10g	牡丹皮 15g
泽泻 6g	茯苓 15g		

2 日 1 剂　每剂水煎 2～3 次　每次 200ml　每日 3 次
用于肝肾阴虚的肝硬化,能滋养肝肾。

处方 5　附子理中丸合五苓散加减

熟附子 15g^{先煎}	干姜 10g	党参 15g	炒白术 15g
猪苓 10g	茯苓 15g	泽泻 6g	桂枝 15g

2 日 1 剂　每剂水煎 2～3 次　每次 200ml　每日 3 次
用于脾肾阳虚的肝硬化,能温补脾肾。

【注意】①肝功能显著减退或有肝性脑病先兆时,限制高蛋白饮食;有腹水者限制水钠摄入;有食管-胃底静脉曲张者避免坚硬、粗糙食物。②保肝药物一般选用 2～3 种,太多反而加重肝脏负担;

应用复方氨基酸能纠正负氮平衡，提高血浆白蛋白，但必须有足够热量时氨基酸才能被利用并合成蛋白。但肝衰竭和氮质血症时禁用复方氨基酸，应采用支链氨基酸，以免引起肝性脑病。③肝穿刺活检可了解肝硬化的组织学类型及肝细胞受损和结缔组织形成的程度，失代偿期肝硬化、凝血时间明显延长或肝功能差时慎行或禁行肝穿刺。④严重门静脉高压导致食管-胃底静脉曲张破裂出血、顽固性腹水或并发肝癌时请介入、外科会诊，考虑手术治疗。

十二、上消化道出血

上消化道出血（upper gastrointestinal bleeding，UGIB）是指发生在十二指肠悬韧带以上的消化道出血，包括食管、胃、十二指肠、胆胰以及胃空肠吻合术后吻合口附近病变引起的出血。临床表现有呕血或/和黑便，常伴有血容量减少而引起周围循环衰竭；若出血量大、出血不止或治疗不及时可导致病人死亡。根据出血的病因分为非静脉曲张性出血和静脉曲张性出血两类。非静脉曲张性上消化道出血最常见的病因是消化性溃疡、急性糜烂出血性胃炎和胃癌；静脉曲张性上消化道出血主要由肝硬化食管-胃底静脉曲张破裂引起。胃镜检查是急性上消化道出血明确诊断的首选方法，最好时机是在出血后 24 小时内进行。失血性休克的病人，应首选补充血容量，待生命体征平稳后再行胃镜检查。当内镜检查无法明确出血部位时，可行选择性腹腔动脉造影或放射性核素扫描。本病的治疗包括：一般治疗，如卧床休息、头偏向一侧、禁食、监测生命体征、建立静脉通道等；药物治疗，如补液、输血补充血容量、抑制胃酸、应用止血及血管活性药物等；内镜下止血治疗；介入治疗以及外科手术。

中医学将本病归为"呕血""便血"等范畴，认为外感六淫、内伤七情、饮食不节、体虚血瘀、药物或外物损伤等因素导致热盛伤络，或瘀血阻络，或气不摄血而发为本病。其病机主要责之于热、瘀、虚、郁，治疗上总以止血、消瘀、宁血、补血为大法。

西医处方

1. 非静脉曲张性上消化道出血

处方 1　抑制胃酸分泌

　　注射用奥美拉唑钠　　40mg
　　0.9％氯化钠注射液　　100ml ｜ 静脉滴注　每日 2 次

或　注射用艾司奥美拉唑钠　20mg
　　0.9％氯化钠注射液　　100ml ｜ 静脉滴注　每日 2 次

或　注射用艾普拉唑钠　　10mg
　　0.9％氯化钠注射液　　100ml ｜ 静脉滴注　每日 1 次

处方 2　止血，根据出血严重程度选择以下 1～3 种不同作用途径的止血药物

　　（1）作用于毛细血管的止血药
　　酚磺乙胺　　0.5g
　　5％葡萄糖注射液　　100ml ｜ 静脉滴注　每日 2 次

或　卡洛磺钠氯化钠注射液　80mg　静脉滴注　每日 1 次

加　去甲肾上腺素　　8mg
　　冰生理盐水　　100ml ｜ 口服　每 4 小时 1 次

　　（2）纤溶抑制剂
　　氨甲苯酸　　0.1～0.3g
　　0.9％氯化钠注射液　　100ml ｜ 静脉滴注　每日 1 次

或　氨甲环酸　　0.5g
　　0.9％氯化钠注射液　　100ml ｜ 静脉滴注　每日 1 次

　　（3）影响凝血因子类药
　　白眉蛇毒血凝酶　　1KU
　　0.9％氯化钠注射液　　4ml ｜ 肌内注射　每 12 小时 1 次

或　矛头蝮蛇血凝酶　　1KU
　　0.9％氯化钠注射液　　4ml ｜ 肌内注射　每 12 小时 1 次

处方3 补液营养支持治疗（糖尿病患者加入比例胰岛素）

氯化钾注射液　15～20ml

维生素 C　1.0～2.0g

5%葡萄糖氯化钠注射液　500～1000ml | 静脉滴注　每日 1 次

加　氯化钾注射液　15～20ml

10%葡萄糖注射液　500～1000ml | 静脉滴注　每日 1 次

加　葡萄糖酸钙　20ml

10%葡萄糖注射液　100ml | 静脉滴注　每日 1 次

2. 静脉曲张性上消化道出血

处方1 抑制胃酸分泌

注射用奥美拉唑钠　40mg

0.9%氯化钠注射液　40ml | 静脉微泵　泵速 8ml/h　3 日，后改为静脉滴注　每日 2 次

处方2 降低门静脉压力

奥曲肽　0.6mg

0.9%氯化钠注射液　45ml | 静脉微泵　泵速 2～4ml/h 维持　3～5 日

或　生长抑素　6.0mg

0.9%氯化钠注射液　45ml | 静脉微泵　泵速 2～4ml/h 维持　3～5 日

处方3 止血，根据出血严重程度选择以下 2~3 种不同作用途径的止血药物

（1）垂体后叶素

垂体后叶注射液　10～20U

5%葡萄糖注射液　500ml | 静脉滴注　0.2～0.4U/min 维持 72 小时

（2）作用于毛细血管的止血药

酚磺乙胺　0.5g

5%葡萄糖注射液　100ml | 静脉滴注　每日 2 次

或　卡洛磺钠氯化钠注射液　80mg　静脉滴注　每日 1 次

加　去甲肾上腺素　8mg

冰生理盐水　100ml | 口服　每 4 小时 1 次

（3）纤溶抑制剂

氨甲苯酸　0.1～0.3g	
0.9%氯化钠注射液　100ml	静脉滴注　每日1次

或　氨甲环酸　0.5g

0.9%氯化钠注射液　100ml	静脉滴注　每日1次

（4）影响凝血因子类药

白眉蛇毒血凝酶　1KU	
0.9%氯化钠注射液　4ml	肌内注射　每12小时1次

或　矛头蝮蛇血凝酶　1KU

0.9%氯化钠注射液　4ml	肌内注射　每12小时1次

处方4　预防感染的治疗

参见"十一、肝硬化"中肝硬化并发症的治疗。

处方5　保肝、肝性脑病的治疗

参见"九、慢性乙型肝炎"和"十一、肝硬化"中肝硬化并发症的治疗。

处方6　补液营养支持治疗

与非静脉曲张性上消化道出血相同。

中医处方

急性出血期常给予口服止血药物，如云南白药粉、白及粉、化瘀止血散；若气随血脱，有休克表现者，加用扶正、固脱治疗，静脉滴注益气生脉之中药针剂，如参附注射液。出血的静止期及恢复期，中医辨证给予中药汤剂口服。

处方1　三黄泻心汤加减

黄连6g	黄芩10g	大黄10g	栀子15g
生地黄15g	炒白芍10g	地榆10g	白及6g
仙鹤草15g	茜草10g		

2日1剂　每剂水煎2～3次　每次100～150ml　每日3次
用于胃热炽盛的上消化道出血，能清热泻火、宁络止血。可酌

情增加止血药，如三七粉、藕节炭、蒲黄炭等。

处方2　龙胆泻肝汤加减

龙胆 10g　　　黄芩 15g　　　栀子 15g　　　生地黄 15g

柴胡 15g　　　泽泻 6g　　　当归 12g　　　酒大黄 6g

侧柏叶 15g　　白芍 10g　　　甘草 6g

2日1剂　每剂水煎 2～3 次　每次 100～150ml　每日 3 次

用于肝火犯胃的上消化道出血，能泻肝清胃、凉血止血。可酌情增加止血药，如三七粉、藕节炭、蒲黄炭等。

处方3　化血丹加减

花蕊石 10g　　三七粉 6g^{冲服}　血余炭 6g　　茜草 10g

地榆 15g　　　牡丹皮 15g　　赤芍 15g

2日1剂　每剂水煎 2～3 次　每次 100～150ml　每日 3 次

用于瘀血阻络的上消化道出血，能活血通络、化瘀止血。

处方4　茜根散加减

茜草 10g　　　阿胶 10g^{烊化}　生地黄 10g　　黄芩 10g

侧柏叶 10g　　旱莲草 10g　　石斛 10g　　　麦冬 10g

白茅根 10g

2日1剂　每剂水煎 2～3 次　每次 100～150ml　每日 3 次

用于肝胃阴虚的上消化道出血，能养胃柔肝、滋阴凉血。可酌情增加海螵蛸和白及。

处方5　归脾汤加减

炙黄芪 15g　　党参 15g　　　炒白术 15g　　当归 10g

龙眼肉 10g　　炒白芍 10g　　木香 10g　　　阿胶 10g^{烊化}

海螵蛸 15g　　白及 6g　　　仙鹤草 15g　　炙甘草 5g

2日1剂　每剂水煎 2～3 次　每次 100～150ml　每日 3 次

用于脾不统血的上消化道出血，能益气摄血、健脾和胃。

处方6　独参汤或参附汤加减

人参 30g　　　制附子 15g^{先煎1小时}

取药急煎，少量频服，脉复为度。

用于气随血脱证的上消化道出血，能益气止血、固脱复脉。

【注意】①对高龄及伴有心、肺、肾基础疾病的患者，应防止输液量过多，以免引起急性肺水肿。②静脉曲张性出血可采用三腔二囊管压迫止血，但再出血率高，吸入性肺炎、气管阻塞等严重并发症发生率高，严重者可致死亡，仅作为过渡性疗法，以获得内镜或介入手术止血的时机。③有脑血栓、冠心病等病史或高凝状态者慎用血凝酶、氨甲苯酸、氨甲环酸；垂体后叶素由于其具有较强的收缩血管作用，慎用于高血压、冠心病、肺心病及癫痫患者，用药同时可给予硝酸甘油静滴或舌下含服减轻其副作用。

十三、下消化道出血

下消化道出血（lower gastrointestinal bleeding，LGIB）的定义为十二指肠悬韧带以下的肠道出血，包括小肠及结直肠出血，占全部消化道出血的 20%～30%。下消化道出血病灶的诊断率相对较低，约 23%～50% 的患者在出院时没有得到明确诊断。对于明确诊断的下消化道出血，憩室、痔、结肠息肉以及结肠炎（包括炎症性肠病、缺血性肠病以及感染相关结肠炎）、血管畸形及肿瘤是较常见的病因。下消化道出血的典型临床表现为突然发作的便血，出血量较大时可伴有头晕、黑矇、面色苍白、心率增快、血压下降等周围循环衰竭表现。下消化道出血检查方法有 CT 血管造影、选择性动脉造影、放射性核素扫描、电子结直肠镜、小肠镜、胶囊内镜、手术探查等。内镜可以在直视下观察病变，并对病灶进行活检、止血处理，对于血流动力学稳定的患者均应首选内镜作为检查手段。本病的治疗措施包括支持、药物、内镜下治疗、血管栓塞及外科治疗等。

中医学将本病归为"便血"范畴，因饮食失慎、感受外邪、情志失调及久病体虚等因素导致火热熏灼，胃肠脉络受损，或中气不足，脾胃虚寒，血失统摄而溢入肠道。病位在肠道，与脾、胃关系密切。

西医处方

处方 1　用于补液营养支持的治疗

参见"十二、上消化道出血"。

处方 2　用于止血的药物治疗

奥曲肽　0.6mg	静脉微泵　泵速 2～4ml/h　维
0.9%氯化钠注射液　45ml	持 3～5 日
或　生长抑素　6.0mg	静脉微泵　泵速 2～4ml/h　维
0.9%氯化钠注射液　45ml	持 3～5 日
或加　垂体后叶注射液　10～20U	静脉滴注　0.2～0.4U/min
5%葡萄糖注射液　500ml	维持 72 小时

中医处方

治疗原则同上消化道出血。出血的静止期及恢复期，中医辨证给予中药汤剂口服。

处方 1　丹栀逍遥散加减

柴胡 15g	当归 12g	白术 10g	茯苓 12g
白芍 15g	甘草 6g	薄荷 10g^{后下}	牡丹皮 15g
栀子 15g	侧柏叶 10g	白茅根 10g	茜草 10g

2 日 1 剂　每剂水煎 2～3 次　每次 100～150ml　每日 3 次
用于肝胃郁热的下消化道出血，能泻肝清胃止血。

处方 2　少腹逐瘀汤加减

五灵脂 10g	生蒲黄 10g^{包煎}	当归 10g	赤芍 15g
延胡索 15g	川芎 15g	没药 10g	干姜 6g

小茴香 10g　　　肉桂 6g　　　　侧柏叶 10g　　　茜草 10g

三七粉 3g^{冲服}

2 日 1 剂　每剂水煎 2～3 次　每次 100～150ml　每日 3 次

用于肠胃瘀滞的下消化道出血，能活血化瘀、通络止血。

处方 3　地榆散合槐角丸加减

地榆 20g　　　茜草 12g　　　栀子 15g　　　黄连 6g

黄芩 15g　　　茯苓 15g　　　槐花 10g　　　金银花 10g

枳壳 15g　　　甘草 6g

2 日 1 剂　每剂水煎 2～3 次　每次 100～150ml　每日 3 次

用于肠道湿热的下消化道出血，能清热化湿、凉血止血。

处方 4　补中益气汤加减

黄芪 15g　　　党参 15g　　　白术 10g　　　当归 10g

陈皮 10g　　　升麻 6g　　　柴胡 10g　　　肉桂 3g

枳实 10g　　　白芍 10g　　　地榆 10g

2 日 1 剂　每剂水煎 2～3 次　每次 100～150ml　每日 3 次

用于脾虚气陷的下消化道出血，能补脾益气摄血。

处方 5　黄土汤加减

伏龙肝 30g　　　党参 20g　　　白术 10g　　　制附片 10g^{先煎1小时}

阿胶 10g^{烊化}　　　熟地黄 10g　　　黄芩 10g　　　白及 10g

炙甘草 6g

2 日 1 剂　每剂水煎 2～3 次　每次 100～150ml　每日 3 次

用于脾胃虚寒的下消化道出血，能温阳健脾、养血止血。

【注意】①大出血时需密切观察病情变化，必须迅速建立并保持静脉通道，必要时静脉切开或深静脉置管，便于快速补充血容量，维持生命体征。②把握手术治疗指征：持续出血，肠镜及血管造影等检查均不能明确出血部位者；或出血部位已找到，但持续出血，用内镜或介入治疗或药物治疗均不能控制出血者。

十四、溃疡性结肠炎

溃疡性结肠炎（ulcerative colitis，UC）是一种病因尚不明确，以结直肠黏膜连续性、弥漫性炎症改变为特点的慢性非特异性肠道炎症性疾病，其病变主要限于结直肠黏膜和黏膜下层。UC可发生于任何年龄，20～49岁青壮年多见。本病临床可分为初发型和慢性复发型，按严重程度分为轻、中、重度。临床表现为持续或反复发作的腹泻、黏液脓血便伴腹痛、里急后重和不同程度的全身症状，病程在6周以上，可有皮肤、黏膜、关节、眼部等肠外表现。内镜下特征表现为连续的、表浅的、弥漫的、融合的、分界清晰的结肠炎症和直肠受累，重度患者表现为黏膜质脆、自发性出血和深溃疡形成。病理可见炎症反应和隐窝结构改变。UC诊断缺乏"金标准"，主要结合临床表现、内镜和病理进行综合判断，需排除感染性肠炎、克罗恩病、缺血性肠病、嗜酸细胞性胃肠炎、白塞综合征等疾病。本病的治疗目标是缓解临床症状及黏膜深度愈合，防止病情复发。治疗手段有：一般治疗，包括卧床休息、高蛋白易消化富营养食物（严重者禁食）、避免奶制品；药物治疗，包括补液营养支持、氨基水杨酸制剂、激素、免疫调节剂等；外科手术治疗。

本病中医多属于"久痢""肠澼""泄泻""便血"等范畴。脾气虚弱是发病基础，活动期多属实证，主要病机为湿热蕴肠，气血不调。缓解期多属虚实夹杂，主要病机为脾虚湿恋，运化失健。病位在大肠，与脾、肝、肾、肺诸脏的功能失调有关。

西医处方

1. 溃疡性结肠炎活动期的治疗

处方1 适用于轻度UC病例的治疗

柳氮磺胺吡啶（SASP） 3.0～4.0g/d 分3～4次口服

或 美沙拉秦（5-ASA） 3.0～4.0g/d 分3～4次口服

或　奥沙拉秦（5-ASA）　3.0g/d　分3～4次口服

加　柳氮磺胺吡啶栓　0.5～1.0g　塞肛　每日2次

或　美沙拉秦灌肠液　1支　保留灌肠　每日1次
　　疗效不佳时加用：
　　琥珀酸氢化可的松　100～200mg
　　0.9%氯化钠注射液　100ml　｜ 保留灌肠　睡前

或　地塞米松　5mg
　　0.9%氯化钠注射液　100ml　｜ 保留灌肠　睡前

处方2　适用于中重度UC病例的治疗

（1）基础治疗

同处方1，反应不佳者适当加量或改口服糖皮质激素：

泼尼松　0.75～1mg/(kg·d)　分3～4次口服　病情控制后
逐渐减量至10～15mg/d，维持数月后减量至停药

或　氢化可的松　300～400mg
　　5%葡萄糖注射液　500ml　｜ 静脉滴注　疗程7～14天

或　甲泼尼龙　40～60mg
　　5%葡萄糖注射液　250ml　｜ 静脉滴注　疗程7～14天

（2）静脉用激素治疗无效病例的治疗

环孢素　2～4mg/(kg·d)
5%葡萄糖注射液　250～500ml　｜ 缓慢静脉滴注　每日1次

4～7天病情缓解改为环孢素4mg/(kg·d)，口服，分2次服用，疗程＜6个月。

或　硫唑嘌呤　1.5mg/(kg·d)　分2～3次口服

或　6-巯基嘌呤　0.75～1.5mg/(kg·d)　分2～3次口服

（3）对免疫抑制剂治疗无效病例的治疗

注射用英夫利西单抗　5mg/kg
0.9%氯化钠注射液　250ml　｜ 静脉滴注　第0、2和6周分别1次，之后每隔8周1次

如果治疗失败，可选择不同的生物制剂。效果不佳者，手术治疗。

（4）适用于肠道继发感染病例的治疗

左氧氟沙星氯化钠注射液　0.5g　静脉滴注　每日 1 次

或　替硝唑氯化钠注射液　0.8g　静脉滴注　每日 1 次

2. 溃疡性结肠炎缓解期的治疗

处方　维持治疗，药物选择应根据诱导缓解时用药情况而定

柳氮磺胺吡啶　2.0～3.0g/d　分次口服　疗程 1～2 年

或　美沙拉秦　1.5～3.0g/d　分次口服　疗程 3～5 年

或　奥沙拉秦　1.0g/d　分次口服　疗程 3～5 年

加　叶酸　5mg　口服　每日 3 次

加　双歧杆菌四联活菌　1.5g　口服　每日 3 次

中医处方

处方 1　中成药

香连丸　3g　口服　每日 3 次

用于大肠湿热所致的痢疾，症见大便脓血、里急后重、发热腹痛；肠炎、细菌性痢疾见上述证候者。

或　葛根芩连丸　3g　口服　每日 3 次

用于泄泻腹痛，便黄而黏，肛门灼热。

或　参苓白术散颗粒　6g　口服　每日 3 次

用于食少便溏，肢倦乏力。

或　固肠止泻丸（浓缩丸）　4g　口服　每日 3 次

用于肝脾不和，泻痢腹痛，溃疡性结肠炎见上述证候者。

或　固本益肠片（薄膜衣片）　4 片　口服　每日 3 次

用于脾肾阳虚所致的泄泻，症见腹痛绵绵、大便清稀或有黏液及黏液血便、食少腹胀、腰酸乏力、形寒肢冷、舌淡苔白、脉虚；慢性肠炎见上述证候者。

处方 2　芍药汤加减

黄连 6g　　　黄芩 15g　　　木香 15g　　　当归 10g

炒白芍 15g 肉桂 6g^{后下} 甘草 3g

2 日 1 剂 每剂水煎 2～3 次 每次 200ml 每日 3 次

用于大肠湿热证的 UC，能清热化湿、调气和血。大便脓血较多，加槐花、地榆、白头翁；大便白冻黏液较多，加苍术、薏苡仁、石菖蒲；腹痛较甚，加延胡索、徐长卿。

处方 3 白头翁汤加减

白头翁 15g 黄连 10g 黄柏 10g 秦皮 15g

2 日 1 剂 每剂水煎 2～3 次 每次 200ml 每日 3 次

用于热毒炽盛证的 UC，能清热祛湿、凉血解毒。便下鲜血、舌质红绛者，加紫草、茜草、生地榆、槐花、生地黄、牡丹皮；伴发热者，加金银花、葛根、黄芩。

处方 4 参苓白术散加减

党参 15g 白术 15g 茯苓 15g 炙甘草 6g

桔梗 6g 莲子 15g 白扁豆 15g 砂仁 6g^{后下}

山药 20g 薏苡仁 20g

2 日 1 剂 每剂水煎 2～3 次 每次 200ml 每日 3 次

用于脾虚湿蕴证的 UC，能益气健脾、化湿和中。大便白冻黏液较多者，加苍术、白芷；便中夹有脓血者，加黄连、败酱草、地榆；大便夹有不消化食物者，加神曲、山楂；久泻气陷者，加黄芪、升麻。

处方 5 乌梅丸加减

乌梅 10g 黄连 5g 黄柏 10g 桂枝 10g

干姜 10g 党参 15g 当归 10g 制附片 6g^{先煎1小时}

2 日 1 剂 每剂水煎 2～3 次 每次 200ml 每日 3 次

用于寒热错杂证的 UC，能温中补虚，清热化湿。大便伴脓血者，加秦皮、生地榆、仙鹤草；腹痛甚者，加白芍、徐长卿、延胡索。

处方 6 痛泻要方合四逆散加减

陈皮 15g 炒白术 15g 白芍 20g 防风 10g

柴胡 15g　　　枳壳 15g　　　炙甘草 6g

2 日 1 剂　每剂水煎 2～3 次　每次 200ml　每日 3 次

用于肝郁脾虚证的 UC，能疏肝理气、健脾化湿。腹痛较甚者，加徐长卿、木瓜；排便不畅、里急后重者，加薤白、木香；大便稀溏者，加党参、茯苓、山药。

处方 7　附子理中丸合四神丸加减

制附片 10g^{先煎}　党参 15g　　炮姜 10g　　　炒白术 15g

炙甘草 6g　　　补骨脂 10g　　肉豆蔻 6g　　　吴茱萸 3g

五味子 10g

2 日 1 剂　每剂水煎 2～3 次　每次 200ml　每日 3 次

用于脾肾阳虚证的 UC。能健脾补肾、温阳化湿。畏寒怕冷者，加益智仁、肉桂；久泻不止者，加赤石脂、石榴皮、诃子。

处方 8　驻车丸合四物汤加减

黄连 6g　　　阿胶 10g^{烊化}　干姜 3g　　　当归 10g

熟地黄 15g　　白芍 15g

2 日 1 剂　每剂水煎 2～3 次　每次 200ml　每日 3 次

用于阴血亏虚证的 UC，能滋阴清肠、益气养血。大便干结者，加玄参、麦冬、火麻仁、瓜蒌仁；脓血便者，加白头翁、地榆、地锦草。

处方 9　中成药灌肠

锡类散　1g　单独或配合其他药物保留灌肠　每日 1 次

或　康复新液　100ml　保留灌肠　每日 1 次

【注意】①SASP 长期应用会出现不同程度的不良反应，常见头痛、头晕、胃肠道不良反应等症状，亦有皮肤过敏反应、男性不育等，但上述不良反应停药后可恢复正常。②UC 经正规治疗后，大多数患者可得到缓解，缓解率高达 80%～90%，但本病多迁延反复，因此在治疗时必须按正规方法进行治疗，用药要足量，疗程要足够长，一般 3～5 年。③应用口服激素治疗的 UC 患者减量不宜过快，每周减量 5mg，待减量至 20mg/d，每周减量 2.5mg 至停用。④UC 并发症包括中毒性巨结肠、肠穿孔、下消化道大出血、上皮内瘤变和癌变。重度患者的早期诊断、更为有效的药物治疗以及早期手术可以降低并发症的发生率；避免使用抗胆碱能药、止泻药、非甾体抗炎药及阿片类药物等可能引起结肠扩张的药物；肠镜监测有利于肠癌的早期检出，进而改善预后。

第六章

泌尿系统疾病

一、慢性肾小球肾炎

慢性肾小球肾炎（慢性肾炎）是指由各种病因所致的慢性肾小球损害，通常以蛋白尿、血尿、高血压、水肿、腰痛为基本临床表现，起病隐匿（有的无症状，通过体检发现）、病程迁延、病情缓慢发展。可有不同程度的肾功能减退，诊断不完全依赖于病史的长短。其持续数年，或数十年，最终将发展为慢性肾衰竭。此病仅有少数是由急性肾炎发展所致，多为各种病因导致的免疫介导性炎症。因发病机制和病理类型不尽相同，临床表现可呈多样化，易导致误诊，定期小便常规检查显得尤为重要。临床常分各种原发性及继发性肾病，必要时需肾穿刺活检以确定其不同病理类型，以进一步指导临床治疗。

本病属中医学"水肿""虚劳""腰痛""血尿"等范畴。治疗可辨证选择健脾补肾、滋补肝肾、清热除湿、益气活血的中药。

西医处方

处方 1 适用于合并高血压及（或）蛋白尿的治疗

依那普利 5～10mg 口服 每日 1～2 次

或　贝那普利　5～10mg　口服　每日1～2次

或　氯沙坦　100mg　口服　每日1次

或　厄贝沙坦　150mg　口服　每日1次

或　奥美沙坦　20mg　口服　每日1次

或　坎地沙坦酯　4～8mg　口服　每日1次

处方2　适用于合并水肿较明显的治疗

氢氯噻嗪　25mg　口服　每日1～2次

或　安体舒通　20mg　口服　每日1～2次

或　呋塞米（速尿）　20mg 口服　每日1～2次

处方3　免疫抑制剂治疗

雷公藤多苷片　10～20mg　口服　每日3次

或　火把花根片　3～5片　口服　每日3次

或　泼尼松　30～60mg　晨起顿服　每日1次

处方4　适用于合并高凝状态的治疗

双嘧达莫（潘生丁）　100mg　口服　每日3次

或　阿魏酸哌嗪　100mg　口服　每日3次

或　阿司匹林肠溶片　100mg　口服　每日1次

或　低分子肝素　5000U　皮下注射　每日1次

中医处方

处方1　中成药

肾炎康复片　5片　口服　每日3次

适用于神疲乏力、腰膝酸软、口干、咽干、手足心热、头晕耳鸣等属于气阴两虚、脾肾不足证的患者。

或　黄葵胶囊　5片　口服　每日3次

适用于舌苔黄腻属于湿热证的患者。

处方2　大补黄芪汤加减

党参20g　　　黄芪30g　　　白术15g　　　茯苓15g

防风 10g　　　当归 15g　　　川芎 15g　　　肉桂 10g

山萸肉 15g　　五味子 12g　　制大黄 10g　　蒲公英 30g

炙甘草 6g　　　大枣 5 枚

2 日 1 剂　每剂水煎 3 次　每次 200ml　每日 3 次

用于肺肾气虚的慢性肾炎患者，能补益肺肾、活血化浊。

处方 3　附子理中汤或金匮肾气丸加减

附子 10g^{先煎}　党参 15g　　　白术 10g　　　干姜 6g

山药 15g　　　山萸肉 15g　　生地黄 12g　　泽泻 20g

茯苓 20g　　　肉桂 5g　　　　炙甘草 6g　　　大枣 5 枚

2 日 1 剂　每剂水煎 3 次　每次 200ml　每日 3 次

用于脾肾阳虚的慢性肾炎患者，能温补脾肾、益气除湿。

处方 4　知柏地黄汤合水陆二仙丸加减

生地黄 15g　　知母 20g　　　黄柏 10g　　　茯苓 20g

牡丹皮 12g　　泽泻 15g　　　山药 15g　　　山萸肉 15g

女贞子 30g　　芡实 20g　　　当归 15g　　　丹参 20g

炙甘草 6g

2 日 1 剂　每剂水煎 3 次　每次 200ml　每日 3 次

用于肝肾阴虚的慢性肾炎患者，能滋补肝肾、清热活血。

处方 5　参芪地黄汤加减

人参 15g　　　黄芪 30g　　　生地黄 20g　　山药 30g

山萸肉 15g　　牡丹皮 15g　　泽泻 20g　　　茯苓 20g

红景天 20g　　丹参 20g　　　炙甘草 6g

2 日 1 剂　每剂水煎 3 次　每次 200ml　每日 3 次

用于气阴两虚的慢性肾炎患者，能益气养阴、健脾补肾。

【注意】慢性肾炎的治疗应以防止或延缓肾功能进行性恶化、改善或缓解临床症状及防治心脑血管并发症为主要目的。其病变进展速度个体差异很大，主要取决于肾脏病理类型和严重程度以及是否采取有效的延缓肾功能进展的措施、治疗是否恰当及是否避免各种危险因素等。饮食上限制蛋白质的摄入，宜选用优质低蛋白饮食，增加碳水化合物的摄入。避免感染、劳累、妊娠及肾毒性药物（如氨基糖苷类抗生素、含马兜铃酸的中药如关木通、广防己）等加重肾脏损害的因素。可在专科医师指导下决定是否使用糖皮质激素和其他免疫抑制剂。

二、肾病综合征

肾病综合征是肾小球病变的一种临床综合征。由多种疾病、不同病因及病理改变引起。本病临床特征为大量蛋白尿（尿蛋白定量＞3.5g/d）、低白蛋白血症（血浆白蛋白＜30g/L）、高脂血症及水肿。根据病因分为原发性肾病综合征和继发性肾病综合征。原发性肾病综合征一般由肾活检穿刺的病理类型决定，常见有微小病变性肾小球病、局灶节段性肾小球硬化、系膜增生性肾小球肾炎、膜性肾病、IgA肾病、膜增生性肾小球肾炎等。继发性肾病综合征常见病因有过敏性紫癜肾炎、狼疮性肾炎、糖尿病肾病、肿瘤相关性肾病等。

中医学将此病归属于"水肿"的范畴。治疗时要辨证选用扶正祛邪、清热解毒、活血除湿、健脾补肾的方药。

西医处方

处方1 基本药物治疗

　　醋酸泼尼松　40～60mg　口服　晨服用1次

或　甲泼尼龙　30～40mg　口服　晨服用1次

处方2 其他免疫抑制剂治疗

适用于上述基本治疗效果不佳者（即激素依赖或激素抵抗），一般不作为首选或单独使用，建议在专科医生指导下使用。

　　环磷酰胺　50mg　口服　每日2次　疗程8～12周或在专科医生指导下静脉使用，每次0.6g，每月1次，6～12次为一疗程

或　环孢素　100～150mg　口服　每日2次（服药期间需监测血药浓度）

或　他克莫司　1mg　口服　每日 2 次（服药期间需监测血药浓度）

或　吗替麦考酚酯　0.5～1g　口服　每日 2 次

处方 3　对症利尿消肿治疗

　　氢氯噻嗪　12.5～25mg　口服　每日 1～3 次

或　呋塞米　20～40mg　口服　每日 1～3 次

或加　螺内酯　20mg　口服　每日 1～3 次（长期服用需防高钾血症）

处方 4　降压降蛋白治疗

　　首选血管紧张素转化酶抑制药（ACEI）或血管紧张素受体阻滞药（ARB）（详见"第三章　循环系统疾病"）

处方 5　抗凝和抗血小板黏附治疗

　　双嘧达莫（潘生丁）　50～100mg　口服　每日 3 次

或　低分子肝素　4000～5000U　皮下注射　每日 1～2 次

处方 6　降脂治疗

　　（1）以总胆固醇、低密度脂蛋白胆固醇升高为主

　　辛伐他汀　20mg　口服　每晚 1 次

或　阿托伐他汀　10mg　口服　每晚 1 次

或　瑞舒伐他汀　10mg　口服　每日 1 次

　　（2）以单纯甘油三酯偏高为主

　　非诺贝特　100mg　口服　每日 1～2 次

或　吉非罗齐　300mg　口服　每日 2 次

中医处方

处方 1　麻黄连翘赤小豆汤或越婢加术汤加减

麻黄 6g	连翘 15g	赤小豆 20g	桑白皮 30g
石膏 30g先煎	黄芪 30g	白术 15g	桔梗 12g
牛蒡子 12g	蒲公英 20g	青风藤 20g	防风 12g
蝉蜕 10g	甘草 5g	生姜 9g	大枣 5 枚

2 日 1 剂　每剂水煎 3 次　每次 200ml　每日 3 次

用于风热犯肺的肾病综合征患者，能疏风清热、宣肺利水。

处方2　五皮饮合胃苓汤加减

茯苓皮 20	桑白皮 30g	陈皮 12g	大腹皮 15g
生姜 10g	苍术 12g	厚朴 12g	猪苓 15g
泽泻 15g	桂枝 10g	黄芪 30g	白术 15g
冬瓜皮 30g	益母草 20g	甘草 5g	大枣 5 枚

2 日 1 剂　每剂水煎 3 次　每次 200ml　每日 3 次
用于水湿浸渍的肾病综合征患者，能化湿健脾、通阳利水。

处方3　五味消毒饮合四妙散加减

蒲公英 30g	金银花 15g	野菊花 12g	紫花地丁 15g
苍术 12g	黄柏 15g	薏苡仁 30g	牛膝 15g
黄芪 30g	地肤子 15g	牡丹皮 15g	大黄 6g
益母草 20g	甘草 5g	生姜 5g	大枣 3 枚

2 日 1 剂　每剂水煎 3 次　每次 200ml　每日 3 次
用于湿热壅盛的肾病综合征患者，能清热利湿、解毒化浊。

处方4　知柏地黄汤合二至丸加减

知母 30g	黄柏 10g	山药 20g	生地黄 20g
山萸肉 15g	牡丹皮 15g	茯苓 20g	泽泻 15g
黄芪 30g	女贞子 30g	墨旱莲 30g	蒲公英 30g
水蛭 6g	甘草 5g	生姜 6g	大枣 3 枚

2 日 1 剂　每剂水煎 3 次　每次 200ml　每日 3 次
用于阴虚湿热的肾病综合征患者，能滋阴益肾、清热利湿。

处方5　真武汤合桂附地黄丸加减

附子 10g^先煎	肉桂 6g	山药 30g	白术 15g
茯苓 20g	白芍 12g	生地黄 12g	山萸肉 15g
黄芪 30g	牛膝 15g	车前草 20g	泽泻 15g
牡丹皮 15g	生姜 6g	甘草 5g	大枣 5 枚

2 日 1 剂　每剂水煎 3 次　每次 200ml　每日 3 次

用于脾肾阳虚的肾病综合征患者，能温补脾肾、通利水湿。

处方 6　桃红四物汤合当归芍药散加减

桃仁 12g	红花 10g	当归 15g	赤芍 10g
川芎 20g	生地黄 15g	茯苓 20g	泽泻 15g
白术 12g	黄芪 30g	益母草 30g	水蛭 6g
生姜 6g	甘草 5g	大枣 3 枚	

2 日 1 剂　每剂水煎 3 次　每次 200ml　每日 3 次

用于水瘀互结的肾病综合征患者，能活血化瘀、利水消肿。

【注意】 肾病综合征为肾科常见疾病，要高度警惕感染、血栓栓塞、急性肾衰竭、蛋白质及脂肪代谢紊乱常见并发症发生，严重者可危及生命。原发性肾病综合征治疗的最基本药物仍为糖皮质激素。单纯中医药治疗肾病综合征疗效出现较缓慢，一般主张与激素及细胞毒药物联合应用。激素使用 8～12 周效差者称难治性肾病综合征。长效糖皮质激素治疗时应注意药物不良反应（如高血糖、股骨头无菌性坏死、消化道溃疡、感染等），故应加用胃黏膜保护药、钙剂。饮食以低盐低脂为主，急性期多卧床休息、防止感染尤为重要。

三、尿路感染（膀胱炎、肾盂肾炎）

尿路感染是指多种病原体（细菌、真菌、支原体、衣原体、病毒、寄生虫等）侵犯尿道、膀胱、输尿管及肾盂等黏膜或组织引起的泌尿系统炎症。可发生在任何年龄段，以女性为多见。尿路感染可根据有感染的部位分为上尿路感染（多为肾盂肾炎）及下尿路感染（多为膀胱炎）。根据临床症状，尿路感染可分为有症状尿路感染和无症状细菌尿。根据有无尿路功能或解剖的异常分为复杂性尿路感染和非复杂性尿路感染。根据尿路感染是初发还是再发，可分为初发尿路感染和反复发作性尿路感染。反复发作性尿路感染指一年发作 3 次以上或 6 个月发作 2 次以上。如仅尿病原体检查阳性，但无临床症状称为无症状细菌尿。尿液常规检验可见白细胞（尿沉渣镜检白细胞＞5个/HP）及红细胞、蛋白尿或脓细胞、尿硝酸盐阳性均要考虑尿路感染的可能。其确诊依据为清洁中段尿细菌定量培养菌落数＞10^5CFU/ml或鉴定出致病菌。患者通常表现尿频、尿急、尿痛等膀胱刺激症状，或伴发热、恶寒、腰痛、头痛、恶心呕吐、周身不适等全身感染症状（肾盂肾炎多见），或偶见血尿、尿涩难出。

本病属中医"淋证""腰痛""尿血""癃闭"等范畴。中医治疗可选择清热通淋、滋阴除湿、温肾补脾方药。

西医处方

处方1　适用于急性膀胱炎的治疗（一般3天）

　　左氧氟沙星　0.3～0.5g　口服　每日1次

或　环丙沙星　0.25～0.5g　口服　每日2次

或　复方磺胺甲噁唑（复方新诺明）　0.96g　口服　每日2次

或　阿莫西林　0.5g　口服　每日3次

或　头孢克肟　100mg　口服　每天2次

或　呋喃妥因　50mg　口服　每日3次

处方2　适用于肾盂肾炎的治疗

　　病情较轻者，药物治疗同处方1，疗程10～14天；严重感染全身中毒症状明显者，需住院静脉用药。

处方3　适用于膀胱刺激征和血尿明显者

　　在处方1的基础上加：

　　碳酸氢钠片　0.5～1g　口服　每日3次

中医处方

处方1　中成药

　　三金片　3～5片　口服　每天3次

用于治疗湿热蕴结下焦、膀胱气化失司引起的淋证。

或　热淋清颗粒　1~2包　每天3次

用于治疗下焦湿热导致的热淋。

或　癃清胶囊　4片　口服　每天2次

用于治疗湿热蕴结，小便黄赤，淋漓涩痛之症。

或　血尿安胶囊　4粒　口服　每天3次

用于治疗湿热蕴结所致的尿血、尿频、尿急、尿痛。

处方2　八正散加减

瞿麦15g	萹蓄15g	川木通9g	车前草15g
滑石粉20g^{包煎}	栀子9g	生大黄6g^{后下}	半枝莲20g
白花蛇舌草20g	赤芍15g	柴胡12g	牛膝15g
桃仁12g	土茯苓30g	甘草6g	

2日1剂　每剂水煎3次　每次200ml　每日3次

用于膀胱湿热的尿路感染患者，能清热利湿通淋。

处方3　龙胆泻肝汤合四妙散加减

龙胆9g	黄芩12g	栀子9g	泽泻15g
川木通9g	车前草15g	当归15g	柴胡9g
生地黄18g	苍术12g	黄柏9g	薏苡仁20g
牛膝15g	半枝莲20g	赤芍15g	甘草6g

2日1剂　每剂水煎3次　每次200ml　每日3次

用于肝胆湿热、湿热下注的尿路感染患者，能清肝利胆、通淋除湿。

处方4　沉香散合柴苓汤加减

沉香3g	陈皮12g	当归15g	王不留行10g
白芍30g	石韦30g	滑石粉20g^{包煎}	冬葵子10g
柴胡15g	黄芩15g	白花蛇舌草20g	小茴香12g
川芎12g	甘草5g		

2日1剂　每剂水煎3次　每次200ml　每日3次

用于湿郁气滞的尿路感染患者，能疏肝行气、清热通淋。

处方 5 知柏地黄汤加减

知母 20g   黄柏 9g   牡丹皮 15g   茯苓 15g

泽泻 12g   生地黄 15g   山药 30g   石韦 20g

半枝莲 20g   蒲公英 20g   赤芍 15g   牛膝 15g

车前草 30g   地骨皮 15g   甘草 5g

2 日 1 剂   每剂水煎 3 次   每次 200ml   每日 3 次

用于肾阴不足、湿热留恋的尿路感染患者，能滋补肾阴、清热利湿。

处方 6 无比山药丸加减

山药 30g   茯苓 12g   泽泻 10g   菟丝子 20g

巴戟天 15g   杜仲 20g   续断 15g   怀牛膝 15g

熟地黄 15g   山萸肉 15g   车前草 15g   金樱子 30g

芡实 30g   肉桂 9g   白芍 15g   甘草 6g

2 日 1 剂   每剂水煎 3 次   每次 200ml   每日 3 次

用于脾肾阳虚、肾摄不固的尿路感染患者，能清肝利胆、温肾补脾、利湿。

【注意】尿路感染患者在急性期应注意休息、多饮水、勤排尿，保持会阴部清洁。对反复发作及复杂性尿路感染者应积极寻找病因，尽量根据尿培养结果选择抗生素，同时应治疗基础疾病、及时去除诱发因素。

四、慢性肾功能衰竭

慢性肾功能衰竭也称慢性肾功能不全，是各种慢性肾脏病持续进展的共同结局。慢性肾功能衰竭是由肾小球滤过率（GFR）下降及与此相关的代谢紊乱和临床症状组成的综合征，常因肾功能检查发现血肌酐升高而诊断。临床分为四个阶段：①肾功能代偿期

（血肌酐 $133\sim177\mu mol/L$）；②肾功能失代偿期（血肌酐 $186\sim$ $442\mu mol/L$）；③肾衰竭期（尿毒症前期）（血肌酐 $451\sim707\mu mol/L$）；④尿毒症期（血肌酐$\geqslant707\mu mol/L$）。各期临床表现不相同，但无特异性。在慢性肾功能衰竭的肾功能代偿期和失代偿期，患者可无任何症状，或仅有乏力、腰酸、夜尿增多等轻度不适；少数患者可有食欲减退、代谢性酸中毒及轻度贫血等不典型表现，容易导致漏诊或误诊。肾衰竭期以后，上述症状更趋明显。在尿毒症期，可出现严重水电解质及酸碱失衡、急性心力衰竭、高血压急症、高钾血症、代谢性酸中毒、消化道出血、肾性贫血、肾性骨病、尿毒症肺炎、尿毒症脑病等各系统并发症，甚至有生命危险。引起慢性肾功能衰竭的病因复杂而多样，常见有糖尿病肾病、高血压肾病、各种原发性与继发性肾小球肾炎、多囊肾、小管间质性肾病、肾血管疾病等。其发病机制复杂，目前尚未完全清楚。

慢性肾功能衰竭在中医属"关格""癃闭""水肿""肾劳""溺毒""肾衰病"等范畴。中医治疗可辨证选择健脾补肾、活血除湿、解毒泄浊的方药。

西医处方

处方 1　适用于酸中毒和水、电解质紊乱的治疗

（1）纠正代谢性酸中毒

碳酸氢钠　$0.5\sim1g$　口服　每日 3 次　必要时静脉输入

（2）治疗水钠潴留（水肿）

　　呋塞米　$20\sim40mg$　口服　每日 $1\sim3$ 次

或　托拉塞米　$10\sim20mg$　口服　每日 $1\sim3$ 次

或　布美他尼　$1\sim2mg$　口服　每日 $1\sim3$ 次

（3）防治高钾血症

同上述纠酸、利尿处方，当出现严重高钾血症（血钾$>6.5mmol/L$）时应及时给予血液透析治疗。

处方 2　治疗肾性高血压

常用血管紧张素转化酶抑制剂（ACEI）、血管紧张素Ⅱ受体阻滞剂（ARB）、钙通道阻滞剂（CCB）、袢利尿剂、β-受体拮抗剂、血管扩张剂等。

处方 3　用于肾性贫血的治疗

重组人促红素注射液（CHO 细胞）　3000IU　皮下注射　每周 2～3 次

加　多糖铁　100mg　口服　每日 1～2 次

或加　富马酸亚铁　100mg　口服　每日 1～2 次

加　叶酸　5～10mg　口服　每日 3 次

加　维生素 B_{12}　25～100μg　口服　每日 1 次

处方 4　用于高尿酸血症的治疗

别嘌醇　50～100mg　口服　每日 1～3 次（出现过敏性皮疹时立即停药）

或　非布司他　20～40mg　口服　每日 1～2 次

处方 5　口服吸附疗法和导泻疗法

包醛氧淀粉　5～10g　口服　每日 2～3 次

或　药用炭　3～10 片　口服　每日 3 次

或　大黄碳酸氢钠片　1～3 片　口服　每日 3 次

处方 6　用于低钙血症、高磷血症和肾性骨病的治疗

碳酸钙　600mg　口服　每日 1～2 次

或　醋酸钙　2～4 片　口服　每日 3 次

或加　骨化三醇　0.25μg　口服　每日 1～2 次

或加　阿法骨化醇　0.25μg　口服　每日 1～2 次

处方 7　补充肾脏氨基酸

复方 α-酮酸　4 片　口服　每日 3 次

中医处方

处方 1　中成药

尿毒清颗粒　5g　口服　每天 4 次

用于身重乏力、食欲缺乏、恶心欲呕、脘腹胀满、肢体麻木、舌暗苔腻等脾虚湿浊血瘀证的患者。

或　肾衰宁胶囊　4～6粒　口服　每日3次

用于大便偏干的慢性肾功能衰竭患者；不建议与其他含大黄的制剂合用。

或　海昆肾喜胶囊　2粒　口服　每日3次

用于苔白、口黏属湿浊证的患者。

或　肾康栓　1枚　塞肛　每日1～2次

用于面色晦暗，舌质紫暗、有瘀点瘀斑，属湿浊血瘀证的患者。也可静脉使用肾康注射液。

或　百令胶囊（或金水宝胶囊）　4粒　口服　每天3次

适用于夜尿多、腰酸痛、易感冒、乏力等属肺气虚或肾虚的患者。对于虚实夹杂的患者，亦可与上述具有排毒作用的药物联合使用。

处方2　香砂六君子汤或参苓白术散加减

党参 15g	黄芪 30g	炒白术 15g	茯苓 15g
陈皮 15g	木香 10g	砂仁 10g^{后下}	山药 20g
当归 15g	建曲 20g	焦山楂 20g	炒麦芽 20g
薏苡仁 20g	蒲公英 20g	甘草 5g	

2日1剂　每剂水煎3次　每次200ml　每日3次

用于脾肾气虚、湿浊内蕴的慢性肾功能衰竭患者，能补气健脾、益肾祛湿。

处方3　肾气丸合实脾饮加减

熟附片 10g^{先煎}	肉桂 6g	熟地黄 15g	山萸肉 15g
山药 30g	泽泻 12g	牡丹皮 15g	茯苓 15g
车前子 20g^{包煎}	怀牛膝 15g	黄芪 30g	炒白术 15g
干姜 10g	丹参 20g	甘草 6g	

2日1剂　每剂水煎3次　每次200ml　每日3次

用于脾肾阳虚的慢性肾功能衰竭患者，能补气健脾益肾。

处方 4　参芪地黄汤加减

太子参 30g　　黄芪 30g　　熟地黄 20g　　山萸肉 15g
山药 20g　　　茯苓 15g　　牡丹皮 15g　　泽泻 15g
枸杞子 15g　　当归 15g　　红景天 20g　　制首乌 15g
甘草 6g

2 日 1 剂　每剂水煎 3 次　每次 200ml　每日 3 次
用于脾肾气阴两虚的慢性肾功能衰竭患者，能健脾补肾、益气养阴。

处方 5　知柏地黄汤合二至丸加减

知母 20g　　　黄柏 10g　　熟地黄 15g　　山萸肉 15g
山药 20g　　　茯苓 15g　　泽泻 15g　　　牡丹皮 15g
女贞子 30g　　墨旱莲 20g　车前子 12g^{包煎}　枸杞子 15g
菊花 10g　　　当归 15g　　甘草 5g

2 日 1 剂　每剂水煎 3 次　每次 200ml　每日 3 次
用于肝肾阴虚的慢性肾功能衰竭患者，能滋养肝肾、平肝化湿。

处方 6　金匮肾气丸合大补元煎加减

熟附片 10g^{先煎}　肉桂 10g　　熟地黄 15g　　山萸肉 15g
山药 20g　　　茯苓 15g　　泽泻 15g　　　牡丹皮 15g
当归 15g　　　枸杞子 15g　党参 15g　　　杜仲 15g
当归 15g　　　甘草 6g

2 日 1 剂　每剂水煎 3 次　每次 200ml　每日 3 次
用于阴阳两虚的慢性肾功能衰竭患者，能温补元阳、滋补真阴。

处方 7　胃苓汤合黄连温胆汤加减

陈皮 12g　　　苍术 12g　　厚朴 12g　　　茯苓 15g
肉桂 6g　　　猪苓 12g　　枳实 12g　　　大黄 5g
山药 20g　　　法半夏 15g　当归 15g　　　竹茹 10g
黄连 6g　　　黄芪 20g　　蒲公英 20g　　藿香 15g
大枣 5 枚　　甘草 6g

2 日 1 剂　每剂水煎 3 次　每次 200ml　每日 3 次

用于湿热浊毒内蕴的慢性肾功能衰竭患者，能健脾利湿、清热化浊。

处方8　五苓五皮散加减

陈皮12g	大腹皮12g	桑白皮30g	生姜10g
冬瓜皮30g	茯苓皮15g	肉桂10g	猪苓15g
益母草20g	山药20g	泽泻15g	当归15g
黄芪30g	车前草20g	甘草6g	

2日1剂　每剂水煎3次　每次200ml　每日3次

用于水气内蕴的慢性肾功能衰竭患者，能健脾除湿、行气利水。

处方9　桃红四物汤加味

桃仁10g	红花12g	川芎15g	白芍15g
熟地黄12g	当归15g	大黄9g	蒲公英20g
土茯苓20g	茵陈20g	法半夏12g	黄芪20g
山药20g	枳实12g	甘草5g	

2日1剂　每剂水煎3次　每次200ml　每日3次

用于浊毒血瘀所致的慢性肾功能衰竭患者，能益气活血、健脾泄浊。

处方10　中药灌肠治疗

生大黄30g	黄连12g	蒲公英30g	熟附片15g^{先煎}
煅龙骨30g^{先煎}	煅牡蛎30g^{先煎}	丹参20g	川芎20g
土茯苓30g	甘草5g		

水煎，每次300ml　适宜温度，保留灌肠半小时　每日1～2次

【注意】肾脏有强大的储备功能，有些患者到了慢性肾衰竭晚期（尿毒症）才被发现，故早期诊断、有效治疗原发疾病和去除导致肾功能恶化的因素，是防治慢性肾衰竭的基础。坚持每年定期检查尿常规、肾功能，防患于未然。肾衰发生后饮食治疗极为重要：应低盐、低脂、低优质蛋白、低磷饮食，少食用饮料、坚果及植物蛋白等。当发展到尿毒症（血肌酐高于707μmol/L）或高钾血症、严重酸中毒、心力衰竭等危重症时，应及时给予维持性血液净化治疗（血液透析、腹膜透析），以挽救患者生命。

第七章

风湿免疫性疾病

一、类风湿关节炎

类风湿关节炎是一种以对称性多关节炎为主要表现的慢性、全身性自身免疫性疾病。确切原因不明，可能与遗传、免疫、环境、感染相关，以女性多发，男女发病比例约 1：3。基本的病理改变为滑膜炎，引起关节软骨、软骨下骨和关节囊及周围软组织破坏，最终导致关节畸形和功能丧失。主要表现为双手近指间关节对称性肿痛，伴关节晨僵、畸形，引起肺间质病变后可出现干咳、气促等。本病患者通常类风湿因子（RF）、抗环瓜氨酸肽抗体（CCP）、抗角蛋白抗体（AKA）阳性，炎症活跃期可表现为红细胞沉降率（ESR）、C 反应蛋白（CRP）升高，病程较长者关节 X 射线可见骨质疏松或骨质破坏表现。西医治疗以非甾体消炎药、糖皮质激素、抗风湿药、生物制剂等治疗为主。

本病属中医学"尪痹"范畴，多因"风、寒、湿、热、瘀、虚"所致，治疗上可辨证选择祛风散寒、除湿通络的中药。

西医处方

处方 1 基础用方，适用于症状较轻微患者的治疗

布洛芬　0.2g　口服　每日 2～3 次

或 双氯芬酸钠缓释片 75mg 口服 每日1~2次

或 美洛昔康 7.5mg 口服 每日1次

有胃肠道风险患者：

塞来昔布胶囊 0.2g 口服 每日1~2次

或 艾瑞昔布 0.1g 口服 每日1~2次

处方2 适用于关节肿痛较明显患者的治疗

醋酸泼尼松 5~10mg 口服 每日1次（早饭后）

或 甲泼尼龙 4~8mg 口服 每日1次（早饭后）

（有胃肠道风险的患者慎用或加服胃黏膜保护药）

处方3 联合二线用药

（1）基础药

甲氨蝶呤 7.5~15mg 口服 每周1次（次日补充叶酸5~10mg）

（2）如无不适反应，联合下列药物中的一种

柳氮磺吡啶肠溶片 0.25g 口服 每日3次（如无不良反应可逐渐递增至每次1g，每日2次）

或 硫酸羟氯喹 0.2g 口服 每日2次

或 来氟米特 20mg 口服 每晚1次

或 硫唑嘌呤 50mg 口服 每日1次

处方4 用于以上药物不能控制症状的患者

排除乙肝、丙肝及结核、肿瘤的情况，在甲氨蝶呤服用的基础上，加用下列药物中的一种：

枸橼酸托法替布 5mg 口服 每日2次

或 阿达木单抗注射液 40mg 皮下注射 每2周1次

或 依那西普注射液 25mg 皮下注射 每周2次

中医处方

处方1 中成药

雷公藤多苷片 20mg 口服 每日3次饭后服用

用于风湿热瘀、毒邪阻滞的类风湿关节炎。

或　　正清风痛宁缓释片　　60～120mg　　口服　　每日2次　　饭后服用
用于风寒湿痹的类风湿关节炎。

处方2　防风汤加减

防风 15g	麻黄 10g	当归 15g	秦艽 15g
肉桂 6g	葛根 15g	茯苓 15g	桂枝 15g
青风藤 15g	生姜 12g	大枣 15g	甘草 10g

2日1剂　　每剂水煎2～3次　　每次200ml　　每日3次
用于风湿痹阻、风邪偏盛的类风湿关节炎，能祛风除湿、通络止痛。

处方3　乌头汤加味

制川乌 15～20g先煎30分钟		黄芪 30g	麻黄 10g
桂枝 15g	赤芍 15g	白术 20g	干姜 10g
细辛 10g	甘草 10g		

2日1剂　　每剂水煎2～3次　　每次200ml　　每日3次
用于寒湿痹阻的类风湿关节炎，能温经散寒、祛湿通络。

处方4　薏苡仁汤加味

薏苡仁 30g	羌活 15g	独活 15g	防风 15g
制川乌 15～20g先煎30分钟		麻黄 10g	桂枝 15g
当归 15g	川芎 15g	青风藤 15g	生姜 12g
甘草 10g			

2日1剂　　每剂水煎2～3次　　每次200ml　　每日3次
用于风寒湿痹、以湿偏盛的类风湿关节炎，能散寒除湿、活血通络。

处方5　八珍汤合蠲痹汤加减

当归 15g	川芎 15g	白芍 15g	熟地黄 20g
生黄芪 30g	白术 20g	茯苓 20g	炙甘草 10g
羌活 15g	独活 15g	桂枝 15g	秦艽 15g
海风藤 15g	桑枝 15g	木香 12g	乳香 10g

2 日 1 剂　每剂水煎 2～3 次　每次 200ml　每日 3 次

用于气血两虚的类风湿关节炎，能益气养血、活络祛邪。

处方 6　独活寄生汤加减

独活 20g	桑寄生 30g	炒杜仲 15g	怀牛膝 20g
细辛 6g	茯苓 20g	当归 15g	川芎 15g
白芍 15g	淫羊藿 30g	巴戟天 20g	熟地黄 15g
补骨脂 15g	鸡血藤 30g	乌梢蛇 15g	蜈蚣 2 条
地龙 15g	甘草 10g		

2 日 1 剂　每剂水煎 2～3 次　每次 200ml　每日 3 次

用于肝肾不足的类风湿关节炎，能补益肝肾、蠲痹通络。

【注意】嘱患者保暖，并尽量选择向阳的居室居住，保持室内干燥、温暖、空气流通，温水洗手、洗脚，避免衣物潮湿，戒烟酒。饮食宜高蛋白、高维生素、营养丰富、清淡易消化的食物。

二、痛风性关节炎

　　痛风是一种单钠尿酸盐沉积所致的晶体相关性关节病，与嘌呤代谢紊乱及（或）尿酸排泄减少所致的高尿酸血症直接相关，属于代谢性风湿病范畴。本病多见于男性，有一定的家族遗传史。患者多肥胖，常伴有高脂血症、高血压病、糖尿病、动脉硬化或冠心病等。痛风的自然病程可分为急性发作期、间歇发作期、慢性痛风石病变期。急性期特征性表现为：起病急骤的非对称性单关节红、肿、热、痛，夜间易发作、剧痛难忍，多累及第一跖趾关节、足背、踝、膝、腕等；后期痛风迁延不愈，痛风石形成，常见部位为耳郭、关节及关节周围、肾脏，逐渐出现关节畸形、骨质破坏、肾脏受损。检查血尿酸对判断高尿酸血症有重要意义。

　　本病属于中医"痛风"范畴，多因湿热、瘀血、气虚所致，治疗时可辨证选择清热除湿、活血通络、益气健脾的中药。

处方 1　适用于急性期的治疗

秋水仙碱　0.5mg　口服　每日 1～3 次

或　布洛芬　0.2g　口服　每日 2～3 次

或　双氯芬酸钠缓释片　75mg　口服　每日 1～2 次

或　美洛昔康　7.5mg　口服　每日 1 次

有胃肠道风险患者：

塞来昔布　0.2g　口服　每日 1～2 次

或　艾瑞昔布　0.1g　口服　每日 1～2 次

加　局部刺络放血，外敷止痛消炎膏

处方 2　适用于一般治疗效果不佳者

复方倍他米松　1ml　局部注射　临时用 1 次

或　醋酸泼尼松龙　1ml　局部注射　临时用 1 次

或　醋酸泼尼松　5～10mg　口服　早饭后服用

处方 3　适用于缓解期和慢性期的治疗

别嘌醇　100mg　口服　每日 1～3 次（出现过敏性皮疹时立即停药）

或　非布司他　40mg　口服　每日 1～2 次

或　苯溴马隆　50mg　口服　每日 1 次

处方 1　四妙散加味

炒苍术 15g　　川黄柏 15g　　川牛膝 15g　　薏苡仁 30g

虎杖 20g　　　防风 15g　　　防己 15g　　　土茯苓 60g

萆薢 30g　　　车前草 30g　　泽泻 30g

2 日 1 剂　每剂水煎 2～3 次　每次 200ml　每日 3 次

用于湿热蕴结的痛风患者，能清热利湿、通络止痛。

处方2　黄芪防己汤加减

黄芪 30g	防己 15g	桂枝 12g	细辛 6g
当归 15g	独活 15g	白术 20g	防风 15g
车前草 30g	薏苡仁 30g	土茯苓 50g	萆薢 30g
甘草 10g			

2日1剂　每剂水煎2～3次　每次200ml　每日3次
用于脾虚湿阻的痛风患者，能健脾利湿、益气通络。

处方3　桃红四物汤合当归拈痛汤加减

当归 15g	川芎 15g	赤芍 15g	桃仁 12g
茵陈 30g	威灵仙 30g	海风藤 20g	泽兰 15g
茯苓 20g	金钱草 30g	土茯苓 50g	萆薢 30g

2日1剂　每剂水煎2～3次　每次200ml　每日3次
用于痰瘀痹阻的痛风患者，能活血化瘀、化痰散结。

处方4　独活寄生汤加减

独活 15g	桑寄生 15g	怀牛膝 15g	杜仲 15g
党参 30g	秦艽 15g	川芎 15g	肉桂 6g
细辛 6g	防风 15g	鸡血藤 15g	淫羊藿 20g
生姜 12g	大枣 15g	甘草 10g	

2日1剂　每剂水煎2～3次　每次200ml　每日3次
用于痛风的慢性阶段，气血不足、肝肾亏虚的患者，能补益气血、调补肝肾。

【注意】痛风患者的饮食禁忌尤其重要，需低嘌呤饮食，少食动物内脏、啤酒、海鲜、高糖饮料及浓肉汤。牛奶鸡蛋、蔬菜水果基本不限。每日饮水＞2000ml，可适当服用碱性药物，有利于尿酸溶解排泄；加强运动，防止肥胖，积极控制血脂、血压、血糖等。

三、强直性脊柱炎

强直性脊柱炎是一种原因不明的、以中轴关节慢性炎症为主的全身性疾病，病变多累及骶髂关节，常发生椎间盘纤维化及其附近韧带钙化和骨性强直，其特征性病理改变是肌腱、韧带、骨附着点炎表现。本病多发于 10～40 岁男性，有家族遗传倾向，与 HLA-B$_{27}$ 有相关性。本病主要为逐渐出现腰背部或骶髂部疼痛和/晨僵，夜间疼痛明显、翻身困难，晨起或久坐后起立时腰部僵硬，活动后减轻，最终出现脊柱运动功能障碍和强直畸形。肌腱附着点病变如足跟痛、足底痛，也可能出现外周关节疼痛、葡萄膜炎等。本病活动期 ESR、CRP 升高，90% 以上患者 HLA-B$_{27}$ 阳性，骶髂关节 X 片、CT 或 MRI 可有助于诊断。

本病属于中医"大偻"范畴，多因寒湿、肾虚、湿热等因素引起，治疗时可辨证选用补肾除湿、散寒通络的中药。

西医处方

处方 1　适用于疼痛较轻微的患者

　　布洛芬　0.2g　口服　每日 2～3 次

或　双氯芬酸钠缓释片　75mg　口服　每日 1～2 次

或　美洛昔康　7.5mg　口服　每日 1 次

　　有胃肠道风险患者：

　　塞来昔布　0.2g　口服　每日 1～2 次

或　艾瑞昔布　0.1g　口服　每日 1～2 次

加　柳氮磺胺嘧啶　0.5g　口服　每日 2 次（如无不良反应可逐渐递增至每次 1g，每日 2 次）

或　沙利度胺　25～50mg　口服　每晚 1 次

处方2 适用于炎症较重的患者，在排除乙肝、丙肝及结核、肿瘤的情况下

　　阿达木单抗注射液　40mg　皮下注射　每2周1次

或　依那西普注射液　25mg　皮下注射　每周2次

或　司库奇尤单抗注射液　150mg　皮下注射　前5周每周1次，随后每4周1次

中医处方

处方1　补肾强督祛寒汤加减

狗脊15g	熟地黄20g	制附片15g^{先煎30分钟}	
鹿角霜15g^{先煎}	骨碎补15g	杜仲15g	桂枝15g
白芍15g	知母15g	独活15g	羌活15g
续断15g	防风15g	威灵仙20g	川牛膝15g
全蝎3g	甘草10g		

2日1剂　每剂水煎2～3次　每次200ml　每日3次

用于肾虚督寒的强直性脊柱炎患者，能补肾强督、祛寒除湿。

处方2　补肾强督清化汤加减

狗脊15g	苍术12g	炒黄柏15g	牛膝15g
薏苡仁30g	忍冬藤20g	桑枝15g	络石藤15g
白豆蔻10g	藿香20g	防风15g	防己15g
萆薢30g	泽泻15g	桑寄生20g	全蝎3g
甘草10g			

2日1剂　每剂煎2～3次　每次200ml　每日3次

用于肾虚湿热的强直性脊柱炎患者，能补肾强督、清热利湿。

处方3　补肾强督利节汤加减

狗脊20g	骨碎补20g	青风藤15g	络石藤15g
海风藤15g	桂枝10g	白芍15g	秦艽15g

制附片 15g先煎30分钟　　　　知母 12g　　独活 15g

威灵仙 20g　　续断 20g　　　桑寄生 20g　　甘草 10g

2 日 1 剂　每剂水煎 2～3 次　每次 200ml　每日 3 次

用于邪痹肢节的患者，能补肾强督、祛湿利节。

【注意】应鼓励患者适当锻炼，包括胸廓、腰部和肢体的运动，睡硬板床、用低枕，防止脊柱畸形。增强背部肌肉和肺活量，游泳是很好的辅助治疗方法之一。重视中医外治，如针刺、督灸、热敷等。

四、干燥综合征

干燥综合征是一种以侵犯外分泌腺，尤其是唾液腺及泪腺为主的慢性炎症性自身免疫性疾病。本病中年女性多见，病因及发病机制尚不确切，一般认为与遗传、免疫、病毒感染有关。本病的主要临床表现为口、眼、皮肤、外阴干燥、猖獗龋、反复发作的腮腺炎或腮腺肿大、干燥性角结膜炎、关节痛，个别也有表现为双下肢紫癜样皮疹、结节红斑样皮疹、口腔溃疡及雷诺病。肾脏受累可出现肾小管酸中毒、肾功能不全、蛋白尿、低蛋白血症，引起肺间质病变出现干咳、气促，血液系统受累时出现血小板和（或）白细胞减少等。实验室检查可出现 ANA、抗 SSA/SSB、抗 Ro-52 阳性。

本病中医属于"燥痹"范畴，多因阴津耗损、气血亏虚、湿热毒邪等因素引起，治疗时可选用养阴润燥、益气滋阴、清热除湿等中药。

西医处方

处方 1　适用于无系统损伤的患者

艾拉莫德　25mg　口服　每日 2 次

或　硫酸羟氯喹　0.2g　口服　每日 2 次

加　白芍总苷胶囊　0.3～0.6g　口服　每日 2～3 次

处方 2　适用于伴随关节疼痛患者

布洛芬　0.2g　口服　每日 2～3 次

或　双氯芬酸钠缓释片　75mg　口服　每日 1～2 次

或　美洛昔康　7.5mg　口服　每日 1 次

有胃肠道风险患者：

塞来昔布胶囊　0.2g　口服　每日 1～2 次

或　艾瑞昔布　0.1g　口服　每日 1～2 次

处方 3　适用于有系统损伤的患者

泼尼松　0.5～1mg/kg　口服　每日 1 次

或　甲泼尼龙　500～1000mg

0.9%氯化钠注射液　250ml ｜ 静脉滴注，共 3 天，并逐渐减量

加　硫酸羟氯喹　0.2g　口服　每日 2 次

或　艾拉莫德　25mg　口服　每日 2 次

或　硫唑嘌呤　50～100mg　口服　每日 1 次

加　白芍总苷胶囊　0.3～0.6g　口服　每日 2～3 次

对于出现神经系统受累或血小板减少的患者，可大剂量静脉注射免疫球蛋白 0.4g/(kg·d)，共 3～5 天，必要时重复。

中医处方

处方 1　清燥救肺汤加减

桑叶 10g	石膏 30g	南沙参 15g	北沙参 15g
人参 10g	麦冬 20g	苦杏仁 10g	枇杷叶 10g
茯苓 20g	石斛 15g	甘草 10g	

2 日 1 剂　每剂水煎 2～3 次　每次 200ml　每日 3 次

用于燥邪犯肺的患者，能够清热润燥、宣肺布津。

处方 2　补中益气汤合生脉散加减

生黄芪 30g	党参 30g	麦冬 30g	白芍 15g
茯苓 20g	炒白术 20g	石斛 30g	陈皮 10g
升麻 6g	当归 15g	五味子 15g	甘草 10g

2 日 1 剂　每剂水煎 2～3 次　每次 200ml　每日 3 次

用于气阴两虚的患者，能够益气养阴、生津润燥。

处方 3　养阴清肺汤加减

生地黄 15g	沙参 30g	麦冬 30g	玄参 15g
贝母 15g	桔梗 15g	赤芍 15g	白花蛇舌草 30g
黄芩 20g	金银花 15g	甘草 10g	

2 日 1 剂　每剂水煎 2～3 次　每次 200ml　每日 3 次

用于阴虚热毒的患者，能够清热解毒、润燥护阴。

处方 4　沙参麦冬汤合四物汤加减

丹参 30g	川芎 15g	生地黄 15g	三七 12g
益母草 30g	赤芍 15g	鸡血藤 30g	牛膝 15g
沙参 30g	麦冬 30g	甘草 10g	

2 日 1 剂　每剂水煎 2～3 次　每次 200ml　每日 3 次

用于阴虚血瘀的患者，能够活血通络、滋阴润燥。

处方 5　中药眼部熏洗

谷精草 15g	菊花 15g	石斛 15g	玄参 15g
金银花 15g			

将中药放入容器中，放入 100ml 水，浸泡半小时后煮沸，文火再煎 20 分钟，澄出药汁，放入小容器内，用药汁的蒸汽直接熏蒸患处。同时，可以用取 1 块约 5cm^2 的方形消毒纱布，浸蘸药汁，放在患处热敷。

处方 6　漱口方

麦冬 30g	蒲公英 30g	薄荷 10g^{后下}	生甘草 10g

水煎、去渣　每日漱口3次

【注意】口干者多饮水或用人工唾液，注意口腔卫生，三餐饭后刷牙；眼干者可使用人工泪液或玻璃酸钠滴眼液，减少看手机、电视的时间，可以做眼保健操。忌烟酒、辛辣刺激等食物。

五、系统性红斑狼疮

系统性红斑狼疮是一种累及多系统、多脏器，反复发作与缓解，并有大量自身抗体出现的自身免疫性疾病。遗传、感染、环境、性激素、药物等综合因素所致的免疫紊乱导致了本病的发生。女性多见，儿童及老人也可发病。其基本病理改变是免疫复合物介导的血管炎，主要表现为颜面部皮疹、光过敏、脱发、口腔溃疡、关节疼痛、浆膜炎（胸膜、心包、腹腔）、肾损害、神经系统症状、血细胞减少等。本病患者99％抗核抗体（ANA）阳性，以抗dsDNA和/或抗Sm抗体阳性最具有特异性，并可出现补体降低、蛋白尿等。

本病属于中医学"阴阳毒""红蝴蝶疮"范畴，多与体虚、外邪、湿热、瘀血、热毒等有关，治疗时可选用清热解毒、活血通络、利湿祛浊等中药。

西医处方

处方1　适用于轻型系统性红斑狼疮的治疗
　　泼尼松　10～30mg　口服　每日1次（早饭后服用）
加　硫酸羟氯喹　0.2g　口服　每日2次

处方2　适用于中重型系统性红斑狼疮的治疗
　　甲泼尼龙　500mg
　　0.9％氯化钠注射液　250ml ┤静脉滴注　3～5天
或　泼尼松　30～40mg　口服　每日1次　3～5天后逐渐减量

（一般情况下，泼尼松按大剂量每周减 5mg，中等量每月减 5mg，小剂量每月减 2.5mg，找出最小维持量）

加　硫酸羟氯喹　0.2g　口服　每日 2 次

加　环磷酰胺　0.8～1.2g　｜　静脉滴注　每月 1 次　半年后
0.9％氯化钠注射液　500ml　｜　根据情况可改为 3 个月 1 次，维持 1～2 年

或　硫唑嘌呤　50～100mg　口服　每天 1 次

或　环孢素　50～100mg　口服　每天 2 次

或　吗替麦考酚酯　0.5～1g　口服　每天 2 次

对于出现严重血小板减少的患者，可大剂量静脉注射免疫球蛋白 0.4g/(kg·d)，共 3～5 天，必要时可重复。

中医处方

处方 1　中成药

雷公藤多苷片　20mg　口服　每日 3 次　饭后服用

用于风湿热瘀、毒邪阻滞的系统性红斑狼疮，能祛风解毒，除湿消肿，舒筋通络。

处方 2　犀角地黄汤合四妙勇安汤加减

水牛角 20g先煎	生地黄 15g	赤芍 15g	牡丹皮 15g
玄参 20g	大青叶 30g	蒲公英 30g	金银花 15g
石膏 30g先煎	升麻 10g	鳖甲 30g先煎	

2 日 1 剂　每剂水煎 2～3 次　每次 200ml　每日 3 次

用于热毒血瘀的系统性红斑狼疮，能够凉血解毒、祛瘀消斑。

处方 3　大秦艽汤加减

秦艽 20g	白芍 15g	川芎 15g	生地黄 15g
当归 15g	白芷 12g	羌活 15g	独活 15g
防风 15g	白术 20g	石膏 30g先煎	甘草 10g

2 日 1 剂　每剂水煎 2～3 次　每次 200ml　每日 3 次

用于风湿痹阻的系统性红斑狼疮，能够祛风除湿、通络止痛。

处方 4　归脾汤加减

生黄芪 30g　　太子参 30g　　当归 15g　　白芍 15g

丹参 30g　　　白术 20g　　　茯苓 20g　　生地黄 15g

女贞子 15g　　鸡血藤 30g　　青蒿 20g^{后下}　僵蚕 15g

炙甘草 10g

2 日 1 剂　每剂水煎 2～3 次　每次 200ml　每日 3 次

用于气血亏虚的系统性红斑狼疮，能够益气补脾、养血活血。

处方 5　青蒿鳖甲汤加减

青蒿 30g^{后下}　　炙鳖甲 30g^{先煎}　生地黄 15g　　知母 30g

地骨皮 30g　　　牡丹皮 20g　　　山萸肉 15g　　山药 30g

白花蛇舌草 30g　赤芍 15g　　　　甘草 10g

2 日 1 剂　每剂水煎 2～3 次　每次 200ml　每日 3 次

用于肝肾阴虚的系统性红斑狼疮，能够滋补肝肾、养阴清热。

【注意】避免阳光照射；病情缓解期可适当活动，注意劳逸结合；忌食西芹、无花果等光敏食物，忌食肥甘厚味及辛辣之品；禁饮酒；避风寒、慎劳累。

第八章

神经系统疾病

一、短暂性脑缺血发作

短暂性脑缺血发作（TIA）是指在脑血管病损的基础上由多因素导致脑局部短暂性血流受阻或中断，产生的一过性局限性神经系统症状和体征。一般持续数分钟至数小时，在 24 小时内完全恢复，不留后遗症状，但可反复发作。多见于 50 岁以上的中老年人，患者多伴有高血压、糖尿病、房颤、高脂血症等脑血管危险因素，临床上表现为发作性的肢体单瘫、偏瘫、偏身麻木，或单眼一过性黑矇、失明，或短暂性眩晕、恶心、呕吐及意识障碍，以症状发生急速、持续时间短为特征。

该病属于中医学的"眩晕""中风先兆"范畴，多因风、痰、瘀血闭阻脑窍，致神不导气而发病。治疗时可辨证选用益气活血、化痰通络、平肝熄风的中药。

西医处方

处方 1　适用于 ABCD^2 评分 ≥ 4 分或伴症状性颅内动脉严重狭窄者

　　阿司匹林　　100mg　口服　每日 1 次

加　氯吡格雷　　75mg　口服　每日 1 次

加　阿托伐他汀钙　10～40mg　口服　每晚1次

加　尼莫地平　20mg　口服　每日3次

有胃肠道出血或溃疡的患者：

吲哚布芬　0.1g　口服　早晚1次

加　阿托伐他汀钙　10～40mg　口服　每晚1次

处方2　适用于伴发房颤和冠心病

利伐沙班　10mg　口服　每日1次

或　华法林　1.25～2.5mg　口服　每日1次

加　阿托伐他汀钙　10～40mg　口服　每晚1次

加　尼莫地平　20mg　口服　每日3次

中医处方

处方1　补阳还五汤加减

黄芪40g	当归15g	赤芍10g	地龙10g
川芎20g	桃仁12g	红花5g	全蝎3g
甘草6g			

2日1剂　水煎服　每次200ml　1日3次

用于气虚血瘀型TIA患者，能益气、活血、通络。

处方2　半夏白术天麻汤加减

半夏15g	白术12g	陈皮15g	茯苓20g
天麻15g	郁金10g	葛根20g	竹茹15g
石菖蒲10g	甘草6g	生姜10g	大枣10g

2日1剂　水煎服　每次200ml　1日3次

用于风痰阻络型TIA患者，能祛风行气、化痰通络。

处方3　天麻钩藤饮加减

天麻20g	黄芩15g	首乌藤30g	桑寄生30g
石决明30g先煎	牛膝30g	生牡蛎30g先煎	生龙骨15g先煎
益母草20g	天冬15g	白芍15g	茯神20g

2 日 1 剂　水煎服　每次 200ml　1 日 3 次

用于肝阳上亢型 TIA 患者，能平肝潜阳。

处方 4　杞菊地黄汤加减

白芍 30g	龟甲 30g	熟地黄 20g	山萸肉 20g

白芍 30g　　龟甲 30g^{先煎}　　熟地黄 20g　　山萸肉 20g

桑寄生 20g　怀牛膝 20g　　天冬 20g　　　菊花 20g

枸杞子 20g　甘草 6g　　　　山药 30g　　　泽泻 10g

茯苓 15g

2 日 1 剂　水煎服　每次 200ml　1 日 3 次

用于肝肾阴亏型 TIA 患者，能滋养肝肾阴液。

处方 5　化痰通络汤加减

法半夏 12g　陈皮 12g　　　枳壳 10g　　　川芎 20g

红花 5g　　　石菖蒲 10g　　远志 8g　　　　全蝎 3g

茯苓 20g　　桃仁 12g　　　丹参 20g　　　甘草 6g

2 日 1 剂　水煎服　每次 200ml　1 日 3 次

用于痰瘀互结型 TIA 患者，能涤痰、逐瘀、开窍。

【注意】TIA 患者需完善头颅 CT 或 MRI 检查，排除出血、新发梗死、占位等相关疾病；还需完善颈动脉彩超和经颅多普勒超声检查，了解是否有颈动脉狭窄形成，对重度狭窄者需进一步寻求血管开通治疗（包括经皮动脉内支架植入或者内膜剥离术等）。

二、脑梗死

脑梗死又称缺血性脑卒中，是指由于脑组织局部动脉血流灌注减少或突然血流完全中断，停止供血、供氧，引起该供血区的脑组织坏死、软化。脑梗死是脑血管病中最常见的一类疾病，约占 75%。临床上常见的有脑血栓、脑分水岭梗死、腔隙性脑梗死及脑栓塞等。各种原因引起的脑梗死都有相应部位的脑局灶定位体征，如偏瘫、偏身感觉障碍和偏盲、言语不清等。大面积脑梗死还有颅内高压症状，严重时可发生昏迷和脑疝。

　　该病属于中医学"偏枯""偏风""风痱""半身不遂""但臂不遂"等范畴。多因瘀血、肝风、痰浊等病理因素蒙闭神窍，致窍闭神匿、神不导气而发病。治疗时可辨证选用益气活血、化痰通络、平肝熄风的中药。

西医处方

处方 1　适用于发病 4.5 小时内，有溶栓适应证且排除禁忌证的患者

注射用阿替普酶　0.6～0.9mg/kg | 静脉缓滴　先用总量 10％
0.9％氯化钠注射液　50ml | 1 分钟内静脉推注　余量
| 1 小时内缓慢滴完

处方 2　适用于发病 4.5～6 小时内，有溶栓适应证且排除禁忌证的患者

尿激酶　100 万～150 万 U | 静脉滴注　30 分钟内滴完
0.9％氯化钠注射液　250ml |

处方 3　适用于错过溶栓时间窗的轻型脑梗死患者

　　阿司匹林　100mg　口服　每日 1 次
加　氯吡格雷　75mg　口服　每日 1 次
加　阿托伐他汀钙　10～40mg　口服　每晚 1 次
加　丁苯酞软胶囊　0.2g　口服　每日 3 次

中医处方

处方 1　补阳还五汤加减

黄芪 40g　　当归 15g　　赤芍 10g　　地龙 10g
川芎 20g　　桃仁 12g　　红花 5g　　全蝎 3g

甘草 6g

2 日 1 剂　水煎服　每次 200ml　1 日 3 次

用于气虚血瘀型脑梗死，能益气、活血、通络。

处方 2　天麻钩藤饮加减

天麻 20g	黄芩 15g	首乌藤 30g	桑寄生 30g
石决明 30g^{先煎}	牛膝 30g	生牡蛎 30g^{先煎}	生龙骨 15g^{先煎}
益母草 20g	天冬 15g	白芍 15g	茯神 20g

2 日 1 剂　水煎服　每次 200ml　1 日 3 次

用于肝阳上亢型脑梗死，能平肝泻火、息风通络。

处方 3　化痰通络汤加减

法半夏 12g	陈皮 12g	枳壳 10g	川芎 20g
红花 5g	石菖蒲 10g	远志 8g	全蝎 3g
茯苓 20g	桃仁 12g	丹参 20g	甘草 6g

2 日 1 剂　水煎服　每次 200ml　1 日 3 次

用于痰瘀闭阻型脑梗死，能涤痰、逐瘀、开窍。

处方 4　地黄饮子加减

熟地黄 20g	山药 20g	山萸肉 20g	麦冬 15g
五味子 8g	远志 10g	石菖蒲 10g	桂枝 6g
桑寄生 15g	怀牛膝 20g	肉苁蓉 12g	巴戟天 12g

2 日 1 剂　水煎服　每次 200ml　1 日 3 次

用于肝肾阴虚型脑梗死，能滋养肝肾、养血活络。

【注意】脑梗死救治争分夺秒，急性卒中患者需至有卒中中心的医院救治。发病 6 小时内的卒中，有溶栓禁忌证或者溶栓后经 CTA 证实大血管未通，可紧急行动脉内取栓治疗；发病 6～24 小时内的中重度卒中，经 CTA 或 CTP 或 PWI 等多模影像证实为大血管闭塞，且存在缺血半暗带，可动脉内取栓治疗。

三、脑出血

脑出血指原发性或自发性脑实质内出血，而非外伤性颅内出血。脑出血绝大多数是由于高血压伴脑内小动脉壁病变，形成微动脉瘤，在血压骤然升高时，使微动脉瘤破裂而出血，出血后在脑实质内形成一种急性占位性损害。临床上表现为头痛、呕吐等颅内压增高的症状和偏瘫、失语或意识障碍等神经系统病理体征。西医治疗原则是降低颅内压、控制脑水肿、维持生命机能和防治并发症。

脑出血属中医学中的"中风""偏枯""薄厥""大厥""暗痱"范畴，发病与风、火、痰、气、血有密切关系，尤以肝风为主。中医治疗应按"急则治其标，缓则治其本"的原则辨证施治，可选择平肝潜阳、涤痰化浊、活血通窍的中药。

西医处方

处方 1 适用于合并颅内高压患者

20％甘露醇　125～250ml　静脉滴注　每 6～8 小时 1 次或每 12 小时 1 次

或　甘油果糖注射液　250ml　静脉滴注　每日 1～2 次

或　呋塞米注射液　20～40mg　静脉推注　每 6～8 小时 1 次

合并收缩压＞200mmHg 或舒张压＞110mmHg 患者，应适度降压，选择以下一种药物治疗：

硝苯地平控释片　30mg　每日 1～2 次

或　依那普利　10～20mg　每日 1～2 次

或　乌拉地尔注射液　100mg
0.9％氯化钠注射液　30ml ｜ 静脉微泵（据血压调速）

处方 2 适用于少量出血，无颅内高压患者

胞磷胆碱钠　0.5g
0.9％氯化钠注射液　250ml ｜ 静脉滴注　每日 1 次

或　吡拉西坦注射液　8g　　　｜　静脉滴注　每日1次
　　0.9%氯化钠注射液　250ml｜

中医处方

处方1　镇肝熄风汤加减

牛膝 30g	赭石 30g^{先煎}	生龙骨 15g^{先煎}	生牡蛎 15g^{先煎}
龟甲 15g^{先煎}	赤芍 15g	天冬 30g	人参 10g
三七 10g	川楝子 6g	茵陈 6g	生麦芽 6g
大黄 5g	甘草 6g		

2日1剂　水煎服　每次200ml　1日3次
用于肝阳化风型脑出血，能平肝潜阳、活血醒脑。

处方2　化痰通络醒脑汤加减

制半夏 12g	胆南星 10g	泽泻 12g	竹茹 15g
橘红 10g	当归 10g	茯苓 15g	白术 10g
丹参 15g	三七 10g	黄芪 15g	栀子 12g
大黄 5g	鸡血藤 15g	石菖蒲 10g	郁金 15g

2日1剂　水煎服　每次200ml　1日3次
用于痰瘀阻脑型脑出血，能涤痰化浊、活血通脉。

处方3　补阳还五汤加减

黄芪 40g	当归 15g	赤芍 10g	三七 10g
川芎 20g	桃仁 12g	红花 5g	全蝎 3g
甘草 6g			

2日1剂　水煎服　每次200ml　1日3次
用于气虚血瘀型脑出血，能益气活血、化瘀通络。

处方4　八珍汤加减

太子参 20g	黄芪 40g	白术 10g	茯苓 15g
当归 10g	川芎 10g	白芍 10g	鸡血藤 15g
三七 10g	枸杞子 10g	山药 15g	

2 日 1 剂　水煎服　每次 200ml　1 日 3 次

用于气血两虚型脑出血，能补气养血、养脑通络。

【注意】患者应保持安静休息，发病 24 小时内血肿容易扩大，对壳核出血≥30ml 或小脑出血≥10ml 或重症全脑室出血者可外科手术治疗。

四、血管性痴呆

血管性痴呆主要是脑血管病变引起脑损伤所致的痴呆，包括脑缺血、脑出血导致的认知功能下降。临床表现以不同程度的智能障碍为主，还有性格障碍、情感障碍、记忆障碍和行为障碍，以及局灶性神经系统症状和体征。本病呈阶梯性恶化，病程波动。

该病属于中医学"呆痴""呆病""愚痴""文痴""武痴"等范畴，由精、气、血亏损不足，髓海失充，气、火、痰、瘀内阻于脑所致。可选补肝益肾、豁痰化瘀、醒脑开窍等中药。

西医处方

处方 1　一般治疗

　　多奈哌齐　10mg　口服　每晚 1 次

或　美金刚　10mg　口服　每日 2 次

加　吡拉西坦　0.8g　口服　每日 3 次

处方 2　适用于合并精神行为异常患者

　　在处方 1 基础上加用以下药物：

　　利培酮　4～6mg　口服　每日 1～2 次

或　阿立哌唑　10～15mg　口服　每日 1 次

处方 3　已发生卒中或血管性痴呆者三级预防

　　在处方 1 基础上加用以下药物：

　　阿司匹林　100mg　口服　每日 1 次

或　阿托伐他汀钙　10mg　口服　每晚睡前 1 次

处方 1　七福饮加减

人参 10g　　　熟地黄 20g　　　当归 10g　　　麸炒白术 10g

炙甘草 3g　　　酸枣仁 15g　　　远志 10g　　　石菖蒲 10g

阿胶 10g^{烊化}　　鹿角胶 10g^{烊化}

2 日 1 剂　水煎服　每次 200ml　1 日 3 次

用于髓海不足型血管性痴呆，能滋补肝肾、生精养髓。

处方 2　还少丹加减

熟地黄 20g　　山药 20g　　　山萸肉 20g　　杜仲（姜汁制）15g

枸杞子 15　　　怀牛膝 15g　　远志 8g　　　　肉苁蓉 12g

五味子 5g　　　菟丝子 12g　　巴戟天 10g　　石菖蒲 10g

2 日 1 剂　水煎服　每次 200ml　1 日 3 次

用于脾肾亏虚型血管性痴呆，能温补脾肾、养元安神。

处方 3　归脾汤加减

白术 12g　　　当归 15g　　　白茯苓 12g　　炙黄芪 40g

龙眼肉 12g　　远志 8g　　　炒酸枣仁 20g　人参 10g

木香 10g　　　炙甘草 6g

2 日 1 剂　水煎服　每次 200ml　1 日 3 次

用于心脾两亏型血管性痴呆，能益气健脾、养血安神。

处方 4　洗心汤加减

人参 20g　　　茯神 30g　　　法半夏 15g　　陈皮 12g

竹茹 20g　　　附子 3g^{先煎半小时}　石菖蒲 10g　　酸枣仁 20g

远志 8g　　　甘草 6g　　　神曲 10g　　　郁金 10g

2 日 1 剂　水煎服　每次 200ml　1 日 3 次

用于痰浊蒙窍型血管性痴呆，能健脾化痰、开窍醒神。

处方5　通窍活血汤加减

赤芍 15g　　　　川芎 15g　　　　桃仁 12g　　　　红花 5g

生姜 10g　　　　全蝎 3g　　　　地龙 10g　　　　大枣 10g

珍珠母 20g^{先煎}　　柏子仁 12g　　　石菖蒲 10g　　　甘草 6g

2 日 1 剂　水煎服　每次 200ml　1 日 3 次

用于瘀阻脑络型血管性痴呆，能活血化瘀、通窍醒神。

五、偏头痛

　　偏头痛是一种神经-血管功能障碍所致的疾病，临床表现为反复发作的偏侧或双侧搏动性中重度头痛，日常活动（如行走）加重头痛或因头痛不能活动，伴有恶心、呕吐、畏光、畏声和烦躁不安，发作前可有视先兆，多为暗点、闪光和黑矇，女性多于男性，部分患者有家族史。目前发病机制不明了。

　　中医文献中，偏头痛常归入"头痛""头风""脑风""偏头痛"等范畴。主要由风、痰、瘀、虚致脑窍不利所致，可辨证选用祛风、除湿、化痰、通络、补益气血的中药。

西医处方

处方1　适用于轻、中度发作期的治疗

布洛芬缓释胶囊　0.3g　口服　每日 2 次

或　洛索洛芬钠　200mg　口服　每日 3 次

或　双氯芬酸钠　50mg　口服　每日 3～4 次

处方2　适用于中、重度发作期的治疗

苯甲酸利扎曲普坦胶囊（欣渠）　5～10mg　口服

如无效可间隔 2 小时重复给药，最大剂量不超过 30mg

或　琥珀酸舒马普坦　50mg　口服　每日 1 次

或　麦角胺咖啡因　1～2 片　口服　每日 1 次

伴有恶心呕吐者：

加　盐酸甲氧氯普胺注射液　10mg　肌内注射　立即
　　伴有烦躁不安者：
加　地西泮注射液　5mg　肌内注射　立即

处方3　适用于缓解期预防治疗
　　普萘洛尔　10mg　口服　每日2次
或　氟桂利嗪　10mg　口服　每晚1次
或　阿米替林　25mg　口服　每日2～3次
或　丙戊酸钠　0.2g　口服　每日2次

中医处方

处方1　川芎茶调散加减
　　川芎30g　　　白芷10g　　　藁本20g　　　羌活12g
　　细辛3g　　　荆芥15g　　　防风12g　　　延胡索20g
　　甘草3g
　　2日1剂　水煎服　每次200ml　1日3次
　　用于风寒型偏头痛，能疏风散寒止痛。

处方2　芎芷石膏汤加减
　　菊花20g　　　桑叶15g　　　薄荷10g^{后下}　　　蔓荆子10g
　　川芎20g　　　白芷10g　　　羌活10g　　　石膏20g^{先煎}
　　黄芩15g
　　2日1剂　水煎服　每次200ml　1日3次
　　用于风热型偏头痛，能疏风清热和络。

处方3　羌活胜湿汤加减
　　羌活12g　　　独活12g　　　藁本20g　　　防风12g
　　甘草3g　　　蔓荆子12g　　　川芎20g　　　白芷10g
　　细辛3g　　　石菖蒲10g
　　2日1剂　水煎服　每次200ml　1日3次
　　用于风湿型偏头痛，能祛风胜湿通窍。

处方4 天麻钩藤饮加减

天麻20g	钩藤20g^{后下}	生石决明20g^{先煎}	栀子12g
黄芩15g	川牛膝20g	杜仲9g	益母草15g
桑寄生12g	首乌藤20g	茯神20g	

2日1剂　水煎服　每次200ml　1日3次

用于肝阳型偏头痛，能平肝潜阳。

处方5 补阳还五汤加减

黄芪40g	当归15g	赤芍10g	川芎20g
桃仁12g	红花5g	全蝎3g	藁本20g
葛根20g	蔓荆子12g	甘草6g	

2日1剂　水煎服　每次200ml　1日3次

用于气虚、血虚型偏头痛，能益气、活血、养血、通窍止痛。

处方6 半夏白术天麻汤加减

半夏12g	天麻15g	茯苓20g	橘红10g
白术12g	蔓荆子15g	石菖蒲10g	川芎20g
白芷10g	甘草3g		

2日1剂　水煎服　每次200ml　1日3次

用于痰浊型偏头痛，能健脾燥湿、化痰降逆。

处方7 大补元煎加减

人参20g	麸炒山药30g	熟地黄20g	杜仲15g
当归15g	山萸肉20g	枸杞子15g	炙甘草6g
白芍15g			

2日1剂　水煎服　每次200ml　1日3次

用于肾虚型偏头痛，能补肾填精。

六、面神经炎

面神经炎是因茎乳孔内面神经非特异性炎症所致的周围性面神经麻痹。病因不明，可能与病毒感染或炎性反应有关。主要表现为病灶侧面部表情肌瘫痪、前额皱纹消失、眼裂扩大、鼻唇沟平坦、口角下垂、面部被拉向健侧。可伴随患侧耳后疼痛、眼睛流泪、听觉过敏、2/3舌前味觉丧失、鼓腮漏气、食物残留患侧口腔等。与肿瘤、炎症、血管病变、外伤等累及面神经产生的继发性面神经麻痹有别。

本病属中医学"口僻""呐僻""口眼㖞斜"范畴，多因外感风寒、风热、风痰之邪所致。早期疏风解表、驱邪通络；晚期补益正气、活血通络。可辨证选用祛风散寒，温经通络、化痰止痉的中药。

西医处方

泼尼松　30～50mg　口服　每日1次

或　地塞米松　5～10mg
　　5%葡萄糖注射液　100ml｜静脉滴注　每日1次

加　阿昔洛韦　0.5g
　　0.9%氯化钠注射液　250ml｜静脉滴注　每日2次

或　阿昔洛韦　0.2g　口服　每日3次

加　维生素 B_1　10mg　口服　每日3次

加　甲钴胺　0.5mg　口服　每日3次

中医处方

处方1　麻黄附子细辛汤加减

麻黄6g	附子9g^{先煎}	细辛3g	羌活10g
防风12g	甘草3g	全蝎3g	荆芥15g
当归15g			

2日1剂　水煎服　每次200ml　1日3次
用于风寒袭络型面神经炎，能祛风散寒、温经通络。

处方2　大秦艽汤加减

| 秦艽15g | 川芎15g | 独活12g | 当归15g |
| 白芍10g | 石膏10g^{先煎} | 甘草6g | 羌活12g |

防风 15g　　白芷 10g　　黄芩 12g　　白术 12g

茯苓 15g　　生地黄 15g　　熟地黄 20g　　细辛 3g

2 日 1 剂　水煎服　每次 200ml　1 日 3 次

用于风热袭络型面神经炎，能疏风清热、活血通络。

处方 3　牵正散加减

白附子 10g　　僵蚕 10g　　全蝎 3g　　秦艽 15g

荆芥 15g　　防风 12g　　红花 5g　　川芎 15g

甘草 6g

2 日 1 剂　水煎服　每次 200ml　1 日 3 次

用于风痰阻络型面神经炎，能祛风化痰、通络止痉。

处方 4　补阳还五汤加加减

黄芪 40g　　当归 15g　　赤芍 15g　　地龙 10g

川芎 15g　　桃仁 12g　　红花 5g　　全蝎 3g

甘草 6g

2 日 1 剂　水煎服　每次 200ml　1 日 3 次

用于气虚血瘀型面神经炎，能益气活血、通络止痉。

七、三叉神经痛

　　三叉神经痛是指面部三叉神经分布区的神经反复发作的、短暂的、阵发性剧痛。疼痛常有"触发点"，发作期面部的机械刺激，如说话、进食、洗脸、剃须、刷牙、打呵欠等可诱发疼痛。本病可分为原发性和继发性两大类。原发性三叉神经痛的病因多认为是三叉神经在脑桥被异行扭曲的血管压迫三叉神经后根，局部产生脱髓鞘变化而产生疼痛；继发性三叉神经痛可见于颅内肿瘤等病变。

　　本病属中医学"颊痛""面痛""面游风""齿槽风"等范畴。多因风寒、风热、痰瘀之邪所致，可辨证选择祛风散寒、温经通络、活血化瘀、行气止痛的中药治疗。

处方 适用于普通病例的治疗

　　卡马西平　100mg　口服　每日 2 次（可逐渐加量至 300mg，每日 2 次）

或　加巴喷丁　100mg　口服　每日 3 次（可逐渐加量至 300mg，每日 3 次）

或　苯妥英钠　0.1g　口服　每日 3 次

加　维生素 B$_1$　10mg　口服　每日 3 次

加　甲钴胺　0.5mg　口服　每日 3 次

　　内科治疗无效时，可选择神经阻滞或手术治疗。

中医处方

处方 1 九味羌活汤加减

羌活 15g	防风 12g	苍术 12g	川芎 20g
白芷 10g	全蝎 3g	黄芩 15g	细辛 3g
甘草 6g			

2 日 1 剂　水煎服　每次 200ml　1 日 3 次

用于风寒型三叉神经痛，能祛风散寒，温经通络。

处方 2 柴葛解肌汤加减

柴胡 15g	葛根 15g	甘草 3g	黄芩 15g
羌活 12g	白芷 10g	白芍 15g	桔梗 12g
石膏 15g^{先煎}	全蝎 3g		

2 日 1 剂　水煎服　每次 200ml　1 日 3 次

用于风热型三叉神经痛，能疏风清热，解肌透表。

处方 3 血府逐瘀汤加减

桃仁 12g	红花 8g	当归 15g	生地黄 15g
川芎 30g	赤芍 15g	牛膝 15g	桔梗 12g

| 柴胡 15g | 枳壳 10g | 全蝎 3g | 甘草 6g |

2 日 1 剂　水煎服　每次 200ml　1 日 3 次

用于气滞血瘀型三叉神经痛，能活血化瘀，行气止痛。

八、坐骨神经痛

坐骨神经由腰 4～骶 2 神经根组成。坐骨神经痛是指坐骨神经通路及其分布区的疼痛综合征，这种疼痛往往从腰、臀部经大腿后、小腿外侧向足部放射。临床上按病损部位分为根性和干性坐骨神经痛；按病因分为原发性和继发性两类，临床以继发性多见。查体常在病变水平的腰椎棘突或者横突有压痛（根性），或者臀点、腘点、腓肠肌点、踝点有压痛（干性），以及直腿抬高试验阳性。

本病属于中医"腰股痛""腰胯痛""腰腿痛""腰痛""痹证"等范畴，因寒湿、血瘀、血虚等因素所致，可辨证选择祛寒除湿、活血行气、益气温经、和血通痹的中药。

西医处方

处方　适用于普通病例的治疗

| 地塞米松　5～10mg | |
| 5％葡萄糖注射液　250ml | 静脉滴注　每日 1 次　疗程 3～5 天 |

加　20％甘露醇　125ml　静脉快滴　每日 1 次　疗程 3～5 天

加　布洛芬缓释胶囊　300mg　口服　每日 2 次

加　维生素 B_1　10mg　口服　每日 3 次

加　甲钴胺　0.5mg　口服　每日 3 次

中医处方

处方 1　甘草干姜茯苓白术汤加减

| 干姜 12g | 甘草 6g | 白术 12g | 羌活 12g |
| 茯苓 20g | 细辛 3g | 全蝎 3g | 独活 12g |

2 日 1 剂　水煎服　每次 200ml　1 日 3 次

用于寒湿型坐骨神经痛，能祛寒除湿、通络止痛。

处方 2　身痛逐瘀汤加减

秦艽 15g	川芎 15g	桃仁 12g	红花 9g
甘草 6g	羌活 12g	没药 8g	当归 15g
香附 12g	牛膝 15g	地龙 10g	全蝎 3g

2 日 1 剂　水煎服　每次 200ml　1 日 3 次

用于瘀血型坐骨神经痛，能活血行气、祛瘀通络。

处方 3　黄芪桂枝五物汤加减

黄芪 40g	白芍 15g	生姜 20g	大枣 10g
桂枝 15g	桃仁 12g	红花 5g	当归 15g
甘草 3g	川芎 15g		

2 日 1 剂　水煎服　每次 200ml　1 日 3 次

用于气血不足型坐骨神经痛，能益气温经、和血通痹。

处方 4　独活寄生汤加减

独活 12g	桑寄生 30g	杜仲 15g	牛膝 30g
细辛 3g	秦艽 15g	茯苓 12g	肉桂 12g
防风 15g	川芎 15g	人参 10g	甘草 6g
当归 15g	白芍 15g	干地黄 20g	

2 日 1 剂　水煎服　每次 200ml　1 日 3 次

用于肝肾亏虚型坐骨神经痛，能补益肝肾、舒筋活络。

九、颈椎病

颈椎病是由于颈椎骨、关节及椎间盘组织退行性改变及其继发病理改变累及神经根、脊髓、椎动脉、交感神经等，并出现相应临床表现者。临床上常表现为颈项僵硬、肩痛、上肢麻木及放射痛、眩晕、猝倒、肌肉无力、汗出异常、步履蹒跚甚至四肢瘫痪等症。

根据症状及体征不同，分为颈型、神经根型、椎动脉型、交感神经型及脊髓型。西医药物治疗以止痛、解痉、扩血管及营养神经为主。

本病属于中医"痹证""眩晕"等范畴，因风寒、痰湿、血瘀、肝肾亏虚所致，可辨证选择祛风散寒、活血行气、除湿通络、补肝益肾的中药。

西医处方

处方 1 适用于以疼痛及肢体麻木为主症（颈型及神经根型）

地塞米松　5～10mg
5％葡萄糖注射液　250ml｜静脉滴注　每日 1 次　维持 3～5 天

加　20％甘露醇　125ml　静脉快滴　每日 1 次　维持 3～5 天

加　布洛芬缓释胶囊　300mg　口服　每日 2 次

或　复方氯唑沙宗片　2 片　口服　每日 3 次

加　甲钴胺　0.5mg　口服　每日 3 次

处方 2 适用于以眩晕、呕吐为主症（椎动脉型颈椎病）

盐酸异丙嗪　25～50mg　肌内注射　立即

或　甲磺酸倍他司汀　6～12mg　口服　每日 3 次

加　氟桂利嗪　10mg　口服　每晚 1 次

脊髓型、交感神经型颈椎病有手术指征的，可考虑手术治疗。

中医处方

处方 1 羌活胜湿汤加减

羌活 15g　　独活 12g　　藁本 20g　　防风 15g

炙甘草 3g　　蔓荆子 20g　　川芎 20g　　延胡索 20g

白芷 10g

2 日 1 剂　水煎服　每次 200ml　1 日 3 次

用于风寒痹阻型颈椎病，能祛风胜湿、宣痹止痛。

处方2　身痛逐瘀汤加减

秦艽 15g	川芎 15g	桃仁 12g	红花 9g
甘草 6g	羌活 12g	没药 8g	当归 15g
香附 12g	牛膝 15g	地龙 10g	全蝎 3g

2日1剂　水煎服　每次200ml　1日3次

用于劳伤血瘀型颈椎病，能活血行气、化瘀止痛。

处方3　独活寄生汤加减

独活 12g	桑寄生 30g	杜仲 15g	牛膝 30g
细辛 3g	秦艽 15g	茯苓 12g	肉桂心 12g
防风 15g	川芎 15g	人参 10g	甘草 6g
当归 15g	白芍 15g	生地黄 20g	

2日1剂　水煎服　每次200ml　1日3次

用于肝肾亏虚型颈椎病，能补益肝肾、舒筋活络。

处方4　半夏白术天麻汤

法半夏 12g	陈皮 15g	天麻 20g	茯苓 20g
生姜 10g	大枣 10g	葛根 20g	川芎 15g
甘草 6g			

2日1剂　水煎服　每次200ml　1日3次

用于风痰闭阻型颈椎病，能祛风化痰、活血开窍。

十、病毒性脑炎、脑膜炎

病毒性脑炎、脑膜炎是指病毒侵犯脑实质、脑膜及相关组织而引起的炎性病变。单纯疱疹病毒性脑炎又称急性坏死性脑炎，是病毒性脑炎中较常见的一类，病变主要侵犯颞叶、额叶和边缘叶脑组织，临床以发热、口唇疱疹、头痛呕吐、意识障碍、偏瘫、抽搐、精神异常为主要表现，脑脊液为无菌性炎性改变，脑电图提示有局灶性慢波及癫痫样放电。病毒性脑膜炎是由病毒侵犯脑膜所致的无菌性脑膜炎，急性或亚急性起病，主要临床表现为发热、头痛、肌痛、脑膜刺激征阳性，脑脊液为无菌性炎性改变，病程较短，一般预后良好。

本病属于中医学中的"头痛""温病""痉证"等范畴。多由外感风寒、风热、风湿及疫毒之邪所致，可辨证选择疏风、散寒、胜湿、清热、解毒的中药治疗。

西医处方

阿昔洛韦　0.5g
0.9%氯化钠注射液　250ml | 静脉滴注　每8小时1次　疗程2周

加　地塞米松　10～20mg
0.9%氯化钠注射液　100ml | 静脉滴注　每日1次　疗程1周

或　氢化可的松　200～400mg　静脉滴注　每日1次　疗程1周

颅内压增高者：

加　20%甘露醇　125ml　静脉滴注　每8小时或每12小时1次

中医处方

处方1　川芎茶调散加减

川芎30g　　　白芷10g　　　藁本20g　　　羌活12g
细辛3g　　　荆芥15g　　　防风15g　　　麻黄6g
2日1剂　水煎服　每次200ml　1日3次
用于风寒型脑炎、脑膜炎，能疏风散寒止痛。

处方2　芎芷石膏汤加减

野菊花30g　　桑叶15g　　　薄荷10g^{后下}　　蔓荆子15g
川芎20g　　　白芷10g　　　羌活12g　　　石膏20g^{先煎}
黄芩15g
2日1剂　水煎服　每次200ml　1日3次
用于风热型脑炎、脑膜炎，能疏风清热、解毒和络。

处方3　羌活胜湿汤加减

羌活 15g　　　独活 12g　　　藁本 15g　　　防风 15g

甘草 3g　　　蔓荆子 15g　　　川芎 15g

2 日 1 剂　水煎服　每次 200ml　1 日 3 次

用于风湿型脑炎、脑膜炎，能祛风胜湿通窍。

十一、多发性硬化

多发性硬化（MS）是一种较为常见的中枢神经系统炎性脱髓鞘病。该病的病因迄今不明，其病理特征是中枢神经系统白质脱髓鞘和继发性胶质增生的炎性病灶，并在脑和脊髓的白质中形成散在多发性不规则脱髓鞘性硬化斑块，故而得名。具有时间、空间多发性，时间多发性指病程经过呈反复缓解与复发的特点，空间多发性指病变部位多发。临床表现复杂多样，可有肢体无力（偏瘫、截瘫、四肢瘫）、感觉异常（肢体发凉、蚁走感、烧灼感）、视觉异常（单眼或者双眼视觉下降、复视）、共济失调、大小便障碍等。

本病属于中医学中"痿证""中风病""视物昏""青盲"等范畴。多因瘀血、肝风、痰浊、气虚等病理因素蒙闭神窍，致窍闭神匮、神不导气而发病。治疗时可辨证选用益气活血、化痰通络、平肝息风的中药。

西医处方

处方1　　用于多发性硬化的一般治疗

甲泼尼龙　　500～1000mg

5%葡萄糖注射液　250ml　　　静脉滴注　每日 1 次

连用 3～5 天后改为

泼尼松　60mg　口服　每日 1 次　逐渐减量停药

加　维生素 B$_1$　10mg　口服　每日 3 次

加 维生素 B$_{12}$ 500μg 口服 每日 3 次

处方 2 针对皮质类固醇不敏感者的治疗

血浆置换 每周 2～3 次 连用 2 周

或 硫唑嘌呤 50mg 口服 每日 2 次

或 环磷酰胺 50mg 口服 每日 2 次

处方 3 针对皮质类固醇不敏感者或对激素无效儿童的治疗

静注人免疫球蛋白（pH4） 0.4g/kg 静脉滴注 每日 1 次
3～5 天 1 疗程

中医处方

处方 1 补阳还五汤加减

黄芪 40g	当归 15g	赤芍 10g	地龙 10g
川芎 20g	桃仁 12g	红花 5g	全蝎 3g
甘草 6g			

2 日 1 剂 水煎服 每次 200ml 1 日 3 次
用于气虚血瘀型多发性硬化，能益气、活血、通络。

处方 2 天麻钩藤饮加减

天麻 20g	黄芩 15g	首乌藤 30g	桑寄生 30g
石决明 30g^{先煎}	牛膝 30g	生牡蛎 30g^{先煎}	生龙骨 15g^{先煎}
益母草 20g	天冬 15g	白芍 15g	茯神 20g

2 日 1 剂 水煎服 每次 200ml 1 日 3 次
用于肝阳上亢型多发性硬化，能平肝泻火、息风通络。

处方 3 化痰通络汤加减

法半夏 12g	陈皮 12g	枳壳 10g	川芎 20g
红花 5g	石菖蒲 10g	远志 8g	全蝎 3g
茯苓 20g	桃仁 12g	丹参 20g	甘草 6g

2 日 1 剂 水煎服 每次 200ml 1 日 3 次
用于痰瘀闭阻型多发性硬化，能涤痰、逐瘀、开窍。

处方4 地黄饮子加减

熟地黄 20g	山药 20g	山萸肉 20g	麦冬 15g
五味子 8g	远志 10g	石菖蒲 10g	桂枝 6g
桑寄生 12g	怀牛膝 20g	肉苁蓉 12g	巴戟天 12g

2日1剂 水煎服 每次200ml 1日3次

用于肝肾阴虚型多发性硬化，能滋养肝肾、养血活络。

处方5 加味二妙丸加减

苍术 15g	黄柏 12g	萆薢 15g	防己 9g
薏苡仁 30g	蚕沙 3g	木瓜 15g	牛膝 15g
龟甲 30g^{先煎}			

2日1剂 水煎服 每次200ml 1日3次

用于湿热浸淫型多发性硬化，能清利湿热、通利经脉。

十二、癫　痫

　　癫痫是由脑神经元异常放电引起的脑功能短暂紊乱，以发作性、短暂性、重复性、刻板性的中枢神经系统功能失常为特征。由于异常放电神经元的部位不同和扩散的范围不同，临床上可表现为短暂的感觉障碍、肢体抽搐、意识丧失、失神发作、行为障碍或自主神经功能异常等不同症状，或兼而有之。

　　中医的痫证即指本病。但在《内经》称为"癫疾"，亦称"巅疾"，内容包括了精神异常的"癫狂"。至隋、唐以后，癫、狂、痫逐渐明确为三个不同的病证。急性期多因"痰"作祟，缓解期多为"肝肾不足"，故可选择泻热涤痰息风、健脾化痰、填精益髓的中药治疗。

西医处方

处方1 适用于全面强直阵挛发作

　　丙戊酸钠 0.2g 口服 每日3次

或　拉莫三嗪　0.2g　口服　每日 3 次

或　卡马西平　0.2g　口服　每日 3 次

或　奥卡西平　0.3g　口服　每日 2 次

或　左乙拉西坦　0.5g　口服　每日 2 次

或　苯巴比妥　15～30mg　口服　每日 2～3 次

处方 2　适用于强直或失张力发作

丙戊酸钠　0.2g　口服　每日 3 次

处方 3　适用于失神发作

丙戊酸钠　0.2g　口服　每日 3 次

或　拉莫三嗪　0.2g　口服　每日 3 次

处方 4　适用于肌阵挛发作

丙戊酸钠　0.2g　口服　每日 3 次

或　左乙拉西坦　500mg　口服　每日 2 次

或　托吡酯　25mg　每晚 1 次　1～2 周后每周递增 25mg

处方 5　适用于局灶性发作

卡马西平　0.2g　口服　每日 3 次

或　拉莫三嗪　0.2g　口服　每日 3 次

或　奥卡西平　0.3g　口服　每日 2 次

或　左乙拉西坦　0.5g　口服　每日 2 次

或　丙戊酸钠　0.2g　口服　每日 3 次

处方 6　适用于癫痫持续状态

地西泮注射液　10mg　缓慢静注　立即

或　氯硝西泮注射液　1mg　肌内注射　立即

加　丙戊酸钠注射液　1mg/（kg·h）　24 小时维持静滴或者泵入

中医处方

处方 1　定痫丸加减

贝母 30g　　　胆南星 15g　　　法半夏 30g　　　茯苓 30g

陈皮 20g	天麻 15g	全蝎 6g	僵蚕 15g
石菖蒲 15g	远志 12g	琥珀 15g	石决明 20g^{先煎}
牡蛎 30g^{先煎}			

2 日 1 剂　水煎服　每次 200ml　1 日 3 次

用于发作期阳痫（发作时兴奋、躁狂、发热）患者，能泻热涤痰息风。

处方 2　五生饮合二陈汤加减

| 白附子 10g | 全蝎 6g | 僵蚕 15g | 黑豆 15g |
| 半夏 15g | 橘红 15g | 茯苓 9g | 甘草 6g |

2 日 1 剂　水煎服　每次 200ml　1 日 3 次

用于发作期阴痫（发作时相对安静、不发热）患者，能温化痰痫、顺气定痫。

处方 3　龙胆泻肝汤合涤痰汤加减

龙胆 8g	黄芩 15g	栀子 12g	泽泻 15g
木通 6g	当归 15g	生地黄 15g	柴胡 12g
生甘草 6g	车前子 15g^{包煎}	天南星 10g	半夏 12g
枳实 10g	茯苓 30g	橘红 12g	石菖蒲 10g
人参 6g	竹茹 20g	甘草 3g	

2 日 1 剂　水煎服　每次 200ml　1 日 3 次

用于癫痫休止期肝火痰热患者，能清肝泻火、化痰宁心。

处方 4　参苓白术散加减

茯苓 20g	甘草 6g	人参 20g	白术 12g
陈皮 15g	半夏 12g	山药 30g	薏苡仁 30g
砂仁 10g^{后下}	莲子 15g	大枣 10g	

2 日 1 剂　水煎服　每次 200ml　1 日 3 次

用于癫痫休止期脾虚痰盛患者，能健脾化痰。

处方 5　大补元煎加减

| 人参 10g | 山药 30g | 熟地黄 20g | 杜仲 15g |
| 当归 15g | 山萸肉 20g | 枸杞子 15g | 鹿角胶 10g^{烊化} |

龟甲 30g^{先煎}　　牡蛎 20g^{先煎}　　鳖甲 10g^{先煎}　　石菖蒲 15g

远志 10g　　　炙甘草 3g

2日1剂　水煎服　每次 200ml　1日3次

适用于癫痫休止期肝肾阴虚患者，能滋养肝肾、填精益髓。

处方6　通窍活血汤加减

石菖蒲 15g　　远志 15g　　　老葱白 9g　　　赤芍 12g

川芎 15g　　　桃仁 12g　　　红花 8g　　　　地龙 10g

天麻 15g　　　僵蚕 10g　　　全蝎 3g　　　　龙骨 30g^{先煎}

牡蛎 30g^{先煎}

2日1剂　水煎服　每次 200ml　1日3次

用于癫痫休止期瘀阻脑络患者，能活血化瘀、息风通窍。

十三、帕金森病

　　帕金森病是一种慢性退行性疾病，临床表现为静止性震颤、肌强直、运动迟缓、姿势和步态障碍为特征的运动症状和睡眠障碍、嗅觉异常、自主神经功能障碍、认知和精神障碍等为特征的非运动症状。主要病变在黑质和纹状体，其病理变化可见黑色素减少，神经细胞减少，并可见路易体（Lewy 小体）等。临床上将帕金森病分为原因不明的原发性帕金森病和由于感染、中毒、脑血管病和颅脑外伤等引起的继发性帕金森综合征。

　　本病属中医学中"振""颤""掉"范畴，或"老年颤证"等。多因肝风内动、痰火动风、阴虚生风所致，可辨证选择清热化痰、镇肝熄风、填精补髓、育阴熄风的中药治疗。

西医处方

处方1　适用于帕金森病早期或轻症

　　普拉克索　0.125mg　口服　每日3次　逐渐加量至 1mg　每日3次

或　金刚烷胺　100mg　口服　每日2次

或　多巴丝肼（美多芭）　0.125g　口服　每日3次　三餐前1小时服用

处方2　适用于帕金森病中晚期

多巴丝肼（美多芭）　0.125g　口服　每日4次　三餐前1小时服用

加　普拉克索　0.125mg　口服　每日3次　逐渐加量至1mg　每日3次

中医处方

处方1　天麻钩藤饮合镇肝熄风汤加减

天麻15g	钩藤15g^{后下}	石决明30g^{先煎}	栀子12g

天麻15g　　钩藤15g^后下　　石决明30g^先煎　栀子12g

黄芩12g　　川牛膝12g　　杜仲15g　　　益母草20g

桑寄生12g　首乌藤20g　　茯神15g　　　牛膝20g

赭石30g^先煎　生龙骨30g^先煎　生牡蛎30g^先煎　龟甲15g^先煎

白芍15g　　玄参15g　　　天冬15g　　　川楝子9g

生麦芽6g　　茵陈6g　　　甘草3g

2日1剂　水煎服　每次200ml　1日3次

用于风阳内动型帕金森病，能镇肝息风、舒筋止颤。

处方2　导痰汤合羚角钩藤汤加减

羚角片4.5g　桑叶15g　　川贝母12g　　生地黄15g

钩藤20g^后下　菊花30g　　茯神20g　　　生白芍15g

生甘草3g　　竹茹20g　　半夏12g　　　胆南星10g

橘红12g　　枳实10g　　茯苓30g　　　甘草6g

2日1剂　水煎服　每次200ml　1日3次

用于痰热风动型帕金森病，能清热化痰、息风活络。

处方3　人参养荣汤加减

人参12g　　白术15g　　茯苓12g　　　炙甘草6g

当归 15g　　　熟地黄 12g　　　白芍 15g　　　　黄芪 15g

五味子 12g　　肉桂 15g　　　陈皮 12g

每日 1 剂　水煎服　每次 200ml　1 日 3 次

用于气血亏虚型帕金森病，能益气养血、濡养经脉。

处方 4　龟鹿二仙膏合大定风珠加减

白芍 18g　　　阿胶 9g^{烊化}　　龟甲 12g^{先煎}　　干地黄 20g

火麻仁 12g　　五味子 6g　　　生牡蛎 20g^{先煎}　麦冬 20g

炙甘草 12g　　鳖甲 12g^{先煎}　　人参 9g　　　　枸杞子 15g

鹿角片 10g

2 日 1 剂　水煎服　每次 200ml　1 日 3 次

用于髓海不足型帕金森病，能填精补髓、育阴息风。

处方 5　地黄饮子加减

熟地黄 30g　　巴戟天 30g　　山萸肉 30g　　肉苁蓉 20g

附子 10g^{先煎30分钟}　石斛 30g　　　五味子 30g　　肉桂 12g

茯苓 30g　　　麦冬 15g　　　远志 15g　　　石菖蒲 15g

2 日 1 剂　水煎服　每次 200ml　1 日 3 次

用于阳气虚衰型帕金森病，能补肾助阳、温煦筋脉。

十四、重症肌无力

　　重症肌无力是自身抗体所致的免疫性疾病，病变主要累及神经肌肉接头处突触后膜乙酰胆碱受体，致神经肌肉接头处传递功能障碍。临床表现为异常疲乏无力，受累的骨骼肌如眼肌、咀嚼肌、咽喉肌、肋间肌、四肢肌等活动后极易疲劳，出现眼睑下垂、复视、吞咽无力、抬头困难、呼吸困难等症状；其临床特点是朝轻暮重，经休息或服用抗胆碱酯酶药物治疗后症状暂时减轻或消失。一般分为眼肌型、全身型、重度激进型、迟发重度型和肌萎缩型。

　　本病属于中医的不同病证，如眼睑无力或下垂属"睑废"或"睑垂"；复视则属"视歧"；抬头无力则属"头倾"；四肢痿软无力则属"痿证"；呼吸肌无力出现呼吸困难，如肌无力危象则属"大气下陷"等病证。多因肺热伤津、湿热浸淫、脾虚气陷、肝肾亏损、脉络瘀阻所致，可选择清热润燥、利湿通经、补中益气、活血通络等中药。

西医处方

处方 1　适用于一般症状的治疗
溴吡斯的明　60～120mg　口服　每日 3～4 次
或　溴新斯的明　15～30mg　口服　每日 3 次
或　美斯的明　5～15mg　口服　每日 3～4 次
加　泼尼松　0.5～1mg/（kg・d）　晨起顿服　4～16 周后逐渐减量

处方 2　适用于病情急性进展或肌无力危象者
甲泼尼龙　1000mg　｜　静脉滴注　每日 1 次（该剂量连
5％葡萄糖注射液　500ml　｜　用 3 日后改为 500mg，静滴 2 日）
或　地塞米松　10～20mg　静脉滴注　每日 1 次　连用 5 日
或　静注人免疫球蛋白（pH4）　400mg/kg　静脉滴注　每日 1 次
连用 5 日
或　血浆置换

处方 3　适用于激素不耐受、激素无效或激素减量又复发者
硫唑嘌呤　2～3mg/（kg・d）　分 2～3 次口服（1 周后复查血常规及肝功能）
或　环磷酰胺　50mg　口服　每日 2 次　总量 10～20g

处方 4　适用于难治型重症肌无力者
血浆置换

中医处方

处方 1　清燥救肺汤加减
人参 20g　　西洋参 15g　　麦冬 20g　　生甘草 6g

阿胶 9g^{烊化}　　　火麻仁 12g　　　石膏 25g^{先煎}　　　桑叶 15g

苦杏仁 12g　　　枇杷叶 15g

2 日 1 剂　水煎服　每次 200ml　1 日 3 次

用于肺热津伤型重症肌无力患者，能清热润燥、养阴生津。

处方 2　加味二妙丸加减

苍术 15g　　　黄柏 12g　　　草薢 15g　　　防己 9g

薏苡仁 30g　　　蚕沙 3g　　　木瓜 15g　　　牛膝 15g

龟甲 30g^{先煎}

2 日 1 剂　水煎服　每次 200ml　1 日 3 次

用于湿热浸淫型重症肌无力患者，能清利湿热、通利经脉。

处方 3　参苓白术散合补中益气汤加减

人参 12g　　　茯苓 12g　　　白术 12g　　　白扁豆 12g

山药 30g　　　莲子肉 12g　　　砂仁 8g^{后下}　　　甘草 12g

桔梗 6g　　　薏苡仁 20g　　　黄芪 40g　　　升麻 6g

柴胡 10g　　　陈皮 12g　　　当归 15g

2 日 1 剂　水煎服　每次 200ml　1 日 3 次

用于脾胃虚弱型重症肌无力患者，能补中益气、健脾升清。

处方 4　地黄饮子加减

熟地黄 30g　　　巴戟天 30g　　　山萸肉 30g　　　肉苁蓉 20g

附子 10g^{先煎30分钟}　石斛 30g　　　五味子 30g　　　肉桂 12g

茯苓 30g　　　麦冬 15g

2 日 1 剂　水煎服　每次 200ml　1 日 3 次

用于阳气虚衰型重症肌无力患者，能补肾助阳、温煦筋脉。

处方 5　圣愈汤合补阳还五汤加减

黄芪 40g　　　归尾 15g　　　赤芍 12g　　　地龙 10g

川芎 15g　　　红花 8g　　　桃仁 12g　　　熟地黄 20g

人参 10g

2 日 1 剂　水煎服　每次 200ml　1 日 3 次

用于脉络瘀阻型重症肌无力患者，能益气养营、活血化瘀。

十五、失眠症

　　失眠通常指患者对睡眠时间和（或）质量不满足并影响日间社会功能的一种主观体验。失眠表现为入睡困难（入睡时间超过 30 分钟）、睡眠维持障碍（整夜觉醒次数≥2 次）、早醒、睡眠质量下降和总睡眠时间少于 6 小时，同时伴有日间功能障碍（疲劳、注意力/记忆力减退、日间思睡、兴趣爱好下降等）。根据病程可分为急性、亚急性和慢性失眠；根据病因可分为原发性和继发性失眠两类。

　　本病归属于中医学"不寐""目不瞑"等病证范畴。多因心火、痰火、肝火及心虚、脾虚、阴虚所致，可辨证选择清肝、泻火、安神、定志、健脾、养心、育阴的中药治疗。

西医处方

处方 1　适用于年轻、原发性、不伴有特殊疾病的失眠患者

　　　　唑吡坦　5～10mg　口服　睡前

或　　右佐匹克隆　1.5～3mg　口服　睡前

或　　艾司唑仑　1～2mg　口服　睡前

或　　劳拉西泮　1～4mg　口服　睡前

处方 2　适用于老年、慢性失眠患者

　　　　多塞平　3～6mg　口服　睡前

或　　唑吡坦　5～10mg　口服　睡前

或　　右佐匹克隆　1.5～3mg　口服　睡前

处方 3　适用于伴有抑郁、焦虑的失眠患者

　　　　唑吡坦　5～10mg　口服　睡前

或　　右佐匹克隆　1.5～3mg　口服　睡前

加　　帕罗西汀　10mg　口服　每日 1 次

或加　　多塞平　3～6mg　口服　每日 1 次

处方 4　适用于妊娠期妇女患者

唑吡坦　5～10mg　口服　睡前

处方 5　适用于伴有呼吸系统疾病（如 COPD、OSAHS）的患者

唑吡坦　5～10mg　口服　睡前

或　右佐匹克隆　1.5～3mg　口服　睡前

处方 6　适用于失眠药物停药后反弹

米氮平　7.5～30mg　口服　睡前

或　曲唑酮　25～100mg　口服　睡前

处方 7　适用于不能耐受上述药物和产生药物依赖性的替代治疗

阿戈美拉汀　25～50mg　口服　睡前

中医处方

处方 1　龙胆泻肝汤加减

龙胆 8g　　　黄芩 15g　　　栀子 12g　　　泽泻 15g

木通 10g　　车前草 15g　　当归 15g　　　生地黄 20g

柴胡 12g　　生甘草 6g

每日 1 剂　水煎服　每次 200ml　1 日 3 次

用于肝火扰心型失眠患者，能疏肝泻热、镇心安神。

处方 2　黄连温胆汤加减

黄连 8g　　　竹茹 20g　　　枳实 10g　　　半夏 12g

陈皮 12g　　甘草 3g　　　生姜 6g　　　茯苓 12g

2 日 1 剂　水煎服　每次 200ml　1 日 3 次

用于痰热扰心型失眠患者，能清化痰热、和中安神。

处方 3　归脾汤加减

白术 12g　　当归 15g　　　茯苓 20g　　　黄芪 40g

龙眼肉 12g　远志 10g　　　酸枣仁 25g　　木香 10g

甘草 3g　　　人参 10g

2日1剂　水煎服　每次200ml　1日3次

用于心脾两虚型失眠患者，能补益心脾、养血安神。

处方4　六味地黄丸合交泰丸加减

熟地黄30g　　　山萸肉20g　　　牡丹皮15g　　　山药30g

茯苓12g　　　　泽泻12g　　　　黄连10g　　　　肉桂8g

2日1剂　水煎服　每次200ml　1日3次

用于心肾不交型失眠患者，能滋阴降火、交通心肾。

处方5　安神定志丸合酸枣仁汤加减

茯苓30g　　　　茯神30g　　　　人参20g　　　　远志30g

石菖蒲15g　　　龙齿15g　　　　酸枣仁30g　　　知母10g

川芎10g　　　　炙甘草3g

2日1剂　水煎服　每次200ml　1日3次

用于心胆气虚型失眠患者，能益气镇惊、安神定志。

处方6　丹栀逍遥散

牡丹皮15g　　　栀子12g　　　　柴胡15g　　　　当归15g

枳壳10g　　　　香附12g　　　　白芍15g　　　　薄荷10g^{后下}

琥珀20g^{后下}　酸枣仁20g　　　甘草6g　　　　远志8g

首乌藤20g

2日1剂　水煎服　每次200ml　1日3次

用于肝郁化火型失眠患者，能疏肝解郁、清热调神。

十六、急性脊髓炎

急性脊髓炎（acute myelitis）是指急性发展的脊髓非特异性、横贯性炎症性损害，是一组病因不明的局灶性脊髓炎性疾病，症状在数小时或数日内进展到高峰。临床表现包括三个方面：在受损平面以下运动功能受累，即肢体瘫痪；感觉功能受累，即深、浅感觉缺失；自主神经功能受累，即膀胱、直肠功能障碍。该病多在秋末冬初发生。

本病属于中医的不同病症，如下肢迟缓性瘫痪属中医学中的
"痿躄"；痉挛性瘫痪属"拘挛"；排尿障碍属"癃闭"；排便障碍
属"便秘"等。多因湿热浸淫、痰瘀痹阻、肝肾亏虚、气虚血瘀所
致，可辨证选择清热、利湿、解毒、化痰、通络、补肾、益气的中
药治疗。

西医处方

| | 氢化可的松 200～300mg
5％葡萄糖注射液 500ml | 静脉滴注 每日1次 疗程3～5天 |
| 或 | 甲泼尼龙 1g
5％葡萄糖注射液 1000ml | 静脉滴注 每日1次 疗程3～5天 |

加　维生素B$_1$　10mg　口服　每日3次

加　甲钴胺　0.5mg　口服　每日3次

中医处方

处方1　加味二妙丸加减

苍术15g　　　黄柏12g　　　草薢15g　　　防己9g

薏苡仁30g　　蚕沙3g　　　木瓜15g　　　牛膝15g

龟甲30g^{先煎}

2日1剂　水煎服　每次200ml　1日3次

用于湿热浸淫型急性脊髓炎患者，能清利湿热、通利经脉。

处方2　补阳还五汤加减

黄芪40g　　　当归15g　　　赤芍10g　　　地龙10g

川芎20g　　　桃仁12g　　　红花5g　　　全蝎3g

甘草6g

2日1剂　水煎服　每次200ml　1日3次

用于脉络瘀阻型急性脊髓炎患者，能益气养营、活血化瘀。

处方3　化痰通络汤加减

法半夏 12g	陈皮 12g	枳壳 10g	川芎 20g
红花 5g	石菖蒲 10g	远志 8g	全蝎 3g
茯苓 20g	桃仁 12g	丹参 20g	甘草 6g

2日1剂　水煎服　每次200ml　1日3次

用于痰瘀闭阻型脊髓炎患者，能涤痰、逐瘀、通络、开窍。

处方4　地黄饮子加减

熟地黄 20g	山药 20g	山萸肉 20g	麦冬 15g
五味子 8g	远志 10g	石菖蒲 10g	桂枝 6g
桑寄生 12g	怀牛膝 20g	肉苁蓉 12g	巴戟天 12g

2日1剂　水煎服　每次200ml　1日3次

用于肝肾阴虚型脊髓炎患者，能滋养肝肾、养血活络。

十七、阿尔茨海默病

　　阿尔茨海默病（Alzheimer's disease，AD）是发生于老年和老年前期，以进行性认知功能障碍和行为损害为特征的中枢神经系统退行性病变。临床上表现早期以记忆障碍为主；中期出现时间、空间定向力障碍，出现迷路、失用、不识亲属、语言不流畅、精神症状及视听幻觉；晚期出现判断力、认知力完全丧失，幻觉、幻想更常见，需他人照顾。AD是老年期最常见的痴呆类型，约占老年期痴呆的50%～70%。

　　本病属于中医学"痴呆""呆病""善忘"范畴。多因肝肾不足、髓海失充兼痰瘀火郁所致，可辨证选择补肝益肾、生精养髓、化痰通络、活血开窍的中药治疗。

西医处方

处方1　适用于轻中度阿尔茨海默病

多奈哌齐　10mg　口服　每晚1次

或　加　兰他敏　4mg　口服　每日 2 次　逐渐加量至每日 24mg

加　吡拉西坦　0.8g　口服　每日 3 次

加　银杏蜜环口服液　10ml　口服　每日 3 次

处方 2　适用于中重度阿尔茨海默病

美金刚　20mg　口服　每日 1 次

加　多奈哌齐　10mg　口服　每晚 1 次

加　吡拉西坦　0.8g　口服　每日 3 次

加　银杏蜜环口服液　10ml　口服　每日 3 次

中医处方

处方 1　七福饮加减

人参 10g　　　熟地黄 20g　　　当归 10g　　　白术 10g^{炒}

炙甘草 3g　　　酸枣仁 15g　　　远志 10g　　　石菖蒲 10g

阿胶 10g^{烊化}　鹿角胶 10g^{烊化}

2 日 1 剂　水煎服　每次 200ml　1 日 3 次

用于髓海不足型阿尔茨海默病，能滋补肝肾、生精养髓。

处方 2　还少丹加减

熟地黄 20g　　山药 20g　　　山萸肉 20g　　杜仲（姜汁制）15g

枸杞子 15g　　怀牛膝 15g　　远志 8g　　　　肉苁蓉 12g

北五味子 5g　菟丝子 12g　　巴戟天 10g　　石菖蒲 10g

2 日 1 剂　水煎服　每次 200ml　1 日 3 次

用于脾肾亏虚型阿尔茨海默病，能温补脾肾、养元安神。

处方 3　归脾汤加减

白术 12g　　　当归 15g　　　茯苓 12g　　　炙黄芪 40g

龙眼肉 12g　　远志 8g　　　炒酸枣仁 20g　人参 10g

木香 10g　　　炙甘草 6g

2 日 1 剂　水煎服　每次 200ml　1 日 3 次

用于心脾两亏型阿尔茨海默病，能益气健脾、养血安神。

处方 4　洗心汤加减

人参 20g　　　茯神 30g　　　　法半夏 15g　　　陈皮 12g

竹茹 20g　　　附子 3g^{先煎30分钟}　石菖蒲 10g　　　酸枣仁 20g

远志 8g　　　　甘草 6g　　　　神曲 10g　　　　郁金 10g

2 日 1 剂　水煎服　每次 200ml　1 日 3 次

用于痰浊蒙窍型阿尔茨海默病，能健脾化痰、开窍醒神。

处方 5　通窍活血汤加减

赤芍 15g　　　川芎 15g　　　　桃仁 12g　　　　红花 5g

生姜 10g　　　全蝎 3g　　　　地龙 10g　　　　大枣 10g

珍珠母 20g^{先煎}　柏子仁 12g　　石菖蒲 10g　　　甘草 6g

2 日 1 剂　水煎服　每次 200ml　1 日 3 次

用于瘀阻脑络型阿尔茨海默病，能活血化瘀、通窍醒神。

处方 6　天麻钩藤饮加减

天麻 15g　　　钩藤 30g^{后下}　生石决明 20g^{先煎}　栀子 15g

黄芩 15g　　　川牛膝 30g　　　杜仲 15g　　　　益母草 15g

桑寄生 15g　　首乌藤 20g　　　茯神 20g

2 日 1 剂　水煎服　每次 200ml　1 日 3 次

用于心肝火旺型阿尔茨海默病，能清心平肝、安神定志。

第九章

内分泌与代谢性疾病

一、甲状腺功能亢进症

甲状腺功能亢进症（简称甲亢）是指甲状腺腺体本身产生甲状腺激素过多而引起的甲状腺毒症。其病因包括格雷夫斯病（毒性弥漫性甲状腺肿）、毒性结节性甲状腺肿和自主性高功能甲状腺腺瘤等。格雷夫斯病是其中最常见的病因，约占全部甲亢的 $80\%\sim85\%$，多见于 $20\sim50$ 岁的女性，是一种器官特异性自身免疫性疾病。临床表现并不限于甲状腺，而是一种多系统的综合征，包括高代谢症候群如怕热多汗、多食易饥、急躁易怒、心悸气短、双手震颤等，以及弥漫性甲状腺肿、眼征、胫前黏液性水肿等。目前西医主要有三种治疗方法：抗甲状腺药物、放射碘和手术治疗。其中抗甲状腺药物治疗是甲亢的基础治疗。常用的抗甲状腺药物分为硫脲类和咪唑类两类，硫脲类常用的药物为丙硫氧嘧啶（PTU），咪唑类常用的药物为甲巯咪唑（MMI）。

中医学中多将本病归于"瘿病""心悸""郁病"等范畴，认为患者禀赋不足，潜在肝肾阴虚，可能是本病发生的内在或先天因素，而精神因素则是促进发病的诱因。本病的基本病机是以阴虚为本，气、火、痰、瘀为标。初起多以标实为主，表现为气郁、肝火、痰结等标证。治疗上多采用理气活血、化痰消瘿、清泄肝火、滋养阴精、宁心柔肝等治法。

西医处方

处方 1　适用于甲亢治疗的初治期

　　甲巯咪唑　10～30mg　口服　每日 1 次　每 2～4 周减量 5～10mg

或　丙硫氧嘧啶　50～150mg　口服　每日 2～3 次　每 2～4 周减量 50～100mg

加　普萘洛尔　10mg　口服　每日 3 次

处方 2　适用于甲亢维持期的治疗

　　甲巯咪唑　5～10mg　口服　每日 1 次

或　丙硫氧嘧啶　50～100mg　口服　每日 2～3 次

处方 3　适用于甲亢危象的治疗

　　丙硫氧嘧啶　每次 0.5～1g　口服或经胃管注入　立即

接　丙硫氧嘧啶　每次 250mg　口服　每 4 小时一次

加　复方碘溶液　每次 5 滴　口服　每 6 小时一次　连用 3～7 天

加　普萘洛尔　10mg　口服　每 4 小时一次

加　氢化可的松　100mg

　　5%葡萄糖注射液　500ml　｜　静脉缓滴　每 8 小时一次

中医处方

处方 1　抑亢丸（任继学效验方）

　　生地黄 15g　　白芍 15g　　天竺黄 20g　　黄药子 15g

　　蒺藜 25g　　羚羊角 2g^{先煎}　沉香 15g　　香附 10g

　　紫贝齿 25g　　莲子心 15g　　珍珠母 50g^{先煎}

　　每日 2 次　水煎服　早饭前、晚饭后 30 分钟温服（或制成蜜丸，每丸重 9 克，口服 3 次，每次 1 丸，服药期间停服一切中西药物）

　　适用于甲状腺功能亢进者，症见心悸、汗出、心烦、消瘦、易怒、颈前肿块大、两眼突出、舌质红、苔黄干、脉弦数者。有平肝清热、消瘿散结的功效。

处方 2 生脉散合消瘿丸加减（邓铁涛效验方）

太子参 30g　麦冬 10g　　　五味子 6g　浙贝母 10g

山慈菇 10g　生牡蛎 30g^{先煎30分钟}　　玄参 15g　白芍 15g

甘草 5g

每日 1 剂　水煎服

肝气郁结者，宜疏肝解郁，加柴胡 10g、白芍 10g、枳壳 10g；烦躁易怒、惊惕健忘者，加麦芽 10g、大枣 15g；心悸、心烦、失眠梦多者，宜养心安神，加酸枣仁 30g、首乌藤 15g、柏子仁 10g、远志 10g；汗多者，加浮小麦 30g、糯稻根 15g；突眼者，加蒺藜 10g、菊花 10g、枸杞子 10g；手颤者，重用白芍 30g，或配合养血息风，加鸡血藤 30g、钩藤 10g、何首乌 10g；胃阴虚者，加石斛 15g、山药 30g、麦冬 10g；气虚较甚者，加黄芪 30g、白术 10g、茯苓 10g；肾虚者，合用二至丸或加菟丝子 10g、楮实子 10g、山萸肉 30g、补骨脂 10g 等。

处方 3 米氏消瘿汤（米烈汉效验方）

柴胡 15g　　　白芍 14g　　　川芎 10g　　　陈皮 15～30g

枳壳 15～30g　三棱 10g　　　莪术 10g　　　醋香附 14g

夏枯草 14g　　青皮 9g　　　郁金 14g　　　生牡蛎 30g^{先煎30分钟}

浙贝母 10g　　玫瑰花 6g　　合欢花 6g　　甘草 9g

上药除生牡蛎外加水浸泡半小时，生牡蛎加水先煎 30 分钟后，再加入浸泡药物共煎 25 分钟，两次煎取共留汁 400ml，每次取 200ml，早晚温服。

适用于甲亢证属肝气郁滞、痰瘀互结，症见颈前部肿大，胸闷不舒，烦躁易怒，不寐多汗，消瘦乏力，胁肋胀痛，或兼脘腹胀痛、善太息，或月经不调、乳房胀痛，舌暗红，苔薄白，脉弦或细滑。有疏肝理气、软坚消瘿的功效。孕妇忌用，女性月经期慎用。

处方4　国医大师南征效验方"双黄消瘿汤"

黄药子 5g　　天竺黄 15g　　生地黄 20g　　　麦冬 20g

五味子 20g　黄芪 50g　　龙骨 50g^{先煎30分钟}　牡蛎 50g^{先煎30分钟}

枸骨叶 15g　夏枯草 10g　　三棱 5g　　　　莪术 5g

每日 1 剂　水煎服　早、中、晚、睡前分 4 次分服

颈部及胁肋不适加柴胡 10g、木香 5g、香附 30g；手足心热，加青蒿 15g、地骨皮 15g；心胃火旺，加黄连 10g、黄芩 10g；肝火上炎，双目干涩，加青葙子 10g、决明子 10g；汗出明显，加浮小麦 10g、麻黄根 5g。

【注意】①甲亢的治疗疗程较长，往往在 1.5～2 年以上，且甲亢的复发率较高，因此定期的专科复诊、规范的药物剂量调整、持之以恒地服药是减少复发的关键。②甲亢的药物治疗一定要注意不良反应的发生。抗甲亢药物最常见的不良反应为粒细胞减少、肝功能异常和皮疹。而且甲亢本身也可引起粒细胞减少和轻度肝功能异常。因此在起始抗甲亢治疗前应监测血常规、肝功能等指标。起始药物治疗后的 2～3 个月应每周监测血常规、肝功能。若有不良反应发生，可根据情况辅以升白细胞药物、保肝降酶药物或抗过敏药物。甲状腺功能应每 4 周检测一次，根据甲功情况调整药物剂量。

二、甲状腺功能减退症

甲状腺功能减退症简称甲减，是由各种原因引起甲状腺素的合成、分泌减少或组织利用障碍而导致的一组全身性低代谢综合征。各种年龄均可发生，女性居多，男女之比为 1∶5～10。原发性甲减是甲状腺本身病变引起的甲减，占全部甲减 95% 以上，其中90% 以上原发性甲减是由自身免疫、甲状腺手术所致。继发性甲减主要指下丘脑或垂体的病变引起的甲减。另外还有甲状腺激素抵抗综合征也可以导致甲减，其主要是由于甲状腺激素在外周组织实现

生物效应障碍而引起。早期表现可为乏力、困倦、畏寒、便秘、女性月经增多等。随着病情进展逐渐出现反应迟钝、表情淡漠、毛发脱落、声音嘶哑、食欲缺乏或厌食、体重增加及皮肤粗糙等。较重者则出现黏液性水肿征象，其面容为表情淡漠、眼睑及面颊浮肿、面色苍白或蜡黄、舌增大及唇增厚等。治疗主要为左甲状腺素（L-T4）的替代治疗，需要终身服药。

本病中医学多归于"虚劳""水肿"范畴，多为素体阳虚兼情志内伤所致，病机是肾阳虚衰、命火不足，或兼脾阳不足，或兼心阳不足；病位涉及肾、脾、心、肝四脏。治疗应在健脾温肾、助阳益气的基础上，佐以疏肝解郁、软坚化痰。

西医处方

处方1　适用于甲减程度较轻时的治疗

左甲状腺素钠（L-T4）　25～200μg　口服　每日1次（空腹）

处方2　适用于甲减程度较重时的治疗

左甲状腺素钠　50～200μg　口服　每日1次（空腹）

处方3　适用于黏液性水肿昏迷的治疗

左甲状腺素钠　100～200μg　鼻饲　首次

接加
左甲状腺素钠　50～100μg　鼻饲（清醒后改口服）每日1次
氢化可的松　200～300mg　静脉缓滴　每日1次（清醒后
5%葡萄糖注射液　250ml　逐渐减量）

中医处方

处方1　姜桂益瘿方合右归丸

制附子9g先煎	青皮10g	熟地黄10g	陈皮18g
茯苓18g	泽泻18g	夏枯草18g	山萸肉18g
鹿角胶18g烊化	玄参18g	川芎18g	黄芪18g
当归15g	枸杞子18g	杜仲18g	干姜20g

肉桂 20g　　　　白术 20g　　　　山药 30g　　　　菟丝子 30g

每日 1 剂　水煎取汁 150ml　于早晚餐后 30 分钟服用　连续服用 3 个月

适用于脾肾阳虚、痰瘀互结之证，可健脾温肾、化痰活血。

处方 2　脾肾益甲方

黄芪 30g　　　　白术 15g　　　　茯苓 15g　　　　熟地黄 15g

当归 10g　　　　川芎 10g　　　　丹参 15g　　　　枸杞子 15g

杜仲 15g　　　　鹿角霜 10g^{先煎}　炒麦芽 15g　　　　夏枯草 15g

砂仁 6g^{后下}

每日 1 剂　水煎取汁 450ml　分早、中、晚饭后温服

用于脾肾阳虚兼血瘀之证，可益气健脾，温肾活血。食欲差者加鸡内金 10g，便干者加火麻仁 6g，寐差者加酸枣仁 6g。

处方 3　温阳益气汤

制附片 12g^{先煎}　党参 20g　　　　桂枝 12g　　　　黄芪 30g

炒白术 15g　　　茯苓 15g　　　　白芍 10g　　　　炙甘草 10g

每日 1 剂　水煎服　分早晚 2 次服用　连续服用 12 周

用于脾肾阳气亏虚之证，可健脾温阳益气。

处方 4　温肾扶脾方

附子 9g^{先煎}　　干姜 10g　　　　白术 15g　　　　补骨脂 12g

菟丝子 10g　　　陈皮 12g　　　　丹参 10g　　　　茯苓 10g

生甘草 10g

每日 1 剂　水煎服　分早晚两次温服

用于脾肾阳虚之证，可健脾温肾。

处方 5　肉桂鹿角胶汤（张文峰效验方）

鹿角胶 15g^{烊化}　肉桂 10g　　　　肉苁蓉 10g　　　熟地黄 15g

青皮 10g　　　　浙贝母 20g　　　海浮石 20g　　　海藻 20g

夏枯草 15g　　　茯苓 15g　　　　白术 15g　　　　莪术 10g

红花 10g

每日 1 剂　除鹿角胶烊化外，余药浸泡半小时后水煎 2 次　共

取汁 400ml　早晚餐后各服 200ml

适用于甲减伴甲状腺肿大，症见畏寒肢冷、小便不利、身肿、舌淡暗、脉迟缓。能温补脾肾，行气化瘀，化痰软坚，散结消瘿。

【注意】甲减的治疗往往是长期甚至是终身的。起始 L-T4 替代治疗时应遵循循序渐进、逐渐加量的原则，尤其对于缺血性心脏病的患者更应注意。应每 4～6 周检测甲状腺功能，然后根据检查结果调整 L-T4 的剂量，直至甲功达标。治疗达标后，可每 6～12 个月复查甲状腺功能。另外，口服 L-T4 应尽量避开进餐和其他药物，早餐前 1 小时口服为最佳服药时间，次佳服药时间为睡前。

三、桥本甲状腺炎

桥本甲状腺炎又称慢性淋巴细胞性甲状腺炎，属于自身免疫性甲状腺炎的经典类型。本病是一种器官特异性自身免疫性疾病，具有一定的遗传倾向。女性发病率是男性的 3～4 倍，高发年龄在 30～50 岁。血中高滴度的甲状腺过氧化物酶抗体（TPO-Ab）和甲状腺球蛋白抗体（TGAb）为最有意义的诊断指标。本病早期仅 TPO-Ab 升高，甲功正常，无明显临床症状。晚期可出现甲状腺功能减退的表现。凡育龄期女性出现轻中度肿大、质地坚硬的甲状腺，特别是甲状腺峡部椎体叶肿大，伴 TPO-Ab 或 TGAb 滴度明显升高，无论甲功正常与否，即可明确诊断本病。西医无针对病因的治疗措施。仅有甲状腺肿、甲功正常者无须治疗，出现亚临床甲减或甲减者给予左甲状腺素替代治疗。甲状腺迅速肿大，伴有局部疼痛或压迫症状时，可给予糖皮质激素治疗。

本病中医多归于"瘿病""瘿劳"范畴，为禀赋不足、情志失调、劳倦内伤，导致肝脾肾脏腑功能失调、正气亏虚、气滞痰凝、血行瘀滞、痰凝血瘀，壅聚于颈前而成。久病耗气伤阴，以致气阴两虚。久病及肾，肾阳亏虚，命门火衰，阳损及阴，可致阴阳两虚。部分阴不制阳，可致肝火上炎。

处方 1　适用于出现亚临床甲减或甲减的治疗

　　左甲状腺素钠　12.5～200μg　口服　每日 1 次（根据甲功调整剂量）

处方 2　适用于甲状腺迅速肿大伴局部疼痛、压迫症状时的治疗

　　泼尼松　10mg　口服　每日 3 次（症状缓解后逐周减量直至停药）

中医处方

处方 1　益气清瘿汤（唐汉钧效验方）

　　生黄芪 30g　　党参 15g　　南沙参 30g　　　白芍 12g

　　柴胡 9g　　　夏枯草 9g　　白花蛇舌草 30g　象贝母 9g

　　郁金 9g

　　每日 1 剂　水煎服　每次 100ml　每日 3 次

　　用于结节性甲状腺肿大、慢性淋巴细胞性甲状腺炎（桥本氏甲状腺炎）属瘿痈、瘿肿正虚痰热型，症见甲状腺弥漫性或局限性结节性肿大、质地硬韧，或有多枚结节团块，伴有咽炎、咽红、咽肿、咽部痰黏感，甲状腺球蛋白抗体、甲状腺过氧化物酶抗体可增高，甲状腺功能可升高或降低，亦可在正常范围，舌苔薄腻或黄腻、舌质红、舌边齿痕，脉弦滑数（伴甲亢）或濡缓（伴甲减）。能益气养阴，清瘿化痰。咽痛明显加黄芩、西青果各 9g，咽部有痰加莱菔子、桔梗各 9g；疲劳乏力加灵芝、淫羊藿各 12g、白术 15g；手抖、心悸、心烦加五味子 12g、丹参 15g、莲子心 3g、龙骨 30g、生石决明 30g、珍珠母 30g；腰膝酸软加杜仲 15g、山萸肉 15g。

处方 2　柴胡旋覆花汤

　　柴胡 10g　　　赤芍 15g　　　半夏 10g　　　浙贝母 15g

　　夏枯草 15g　　香附 10g　　　旋覆花 30g^{包煎}

每日 1 剂　水煎服　每次 200ml　早晚分服

用于气滞痰阻型桥本甲状腺炎，能疏肝理气，化痰散结。

处方 3　莲蓣消瘿汤

柴胡 6g　　　　香附 10g　　　　郁金 15g　　　白芍 15g

麸炒白术 12g　茯苓 15g　　　　法半夏 10g　浙贝母 10g

穿山龙 30g　　白花蛇舌草 30g　重楼 10g　　半枝莲 15g

生甘草 6g

每日 1 剂　水煎服　每次 150ml　早晚各 1 次　疗程 12 周

用于肝郁脾虚型桥本甲状腺炎甲状腺功能正常者。

处方 4　疏肝清热方

香附 10g　　　夏枯草 15g　　郁金 15g　　　柴胡 15g

连翘 10g　　　枳壳 10g　　　黄芪 30g　　　白术 10g

生地黄 15g

每日 1 剂　水煎 2 次　早晚各服用 150ml　连续服用 3 个月

用于肝郁脾虚兼热毒型桥本甲状腺炎。

处方 5　扶正清瘿汤

太子参 15g　　白术 12g　　　熟地黄 12g　　山萸肉 9g

菟丝子 15g　　怀山药 15g　　穿山龙 12g　　肿节风 15g

鬼箭羽 12g　　蜂房 9g　　　　制附子 6g^{先煎}　僵蚕 9g

每日 1 剂　水煎服　每次 200ml　每日 2 次　连续治疗 12 周

用于脾肾阳虚型桥本甲状腺炎合并甲状腺功能减退。

处方 6　补肾健脾疏肝方

茯苓 15g　　　生地黄 15g　　浙贝母 15g　　夏枯草 15g

山萸肉 15g　　太子参 15g　　熟地黄 15g　　郁金 20g

牡丹皮 20g　　泽泻 20g　　　白芍 20g　　　柴胡 20g

麦冬 20g　　　山药 20g　　　白术 20g　　　生黄芪 20g

五味子 20g

每日 1 剂　水煎　分 3 次服

用于脾肾两虚、肝气郁结型桥本甲状腺炎。

四、亚急性甲状腺炎

亚急性甲状腺炎是一种与病毒感染有关的自限性甲状腺炎，以40～50岁中年女性多见，起病时患者常有上呼吸道感染。典型者整个病期可分为早期（伴甲状腺功能亢进症）、中期（伴甲状腺功能减退症）以及恢复期三期。起病多急骤，症见发热、怕冷、寒战、疲乏无力和食欲缺乏。最为特征性的表现为甲状腺部位的疼痛和压痛，常向颌下、耳后或颈部等处放射，咀嚼和吞咽时疼痛加重，甲状腺病变范围不一，可先从一叶开始，以后扩大或转移到另一叶，或始终限于一叶。病变腺体肿大、坚硬，压痛明显。实验室检查可见白细胞计数及中性粒细胞正常或偏高，C反应蛋白升高，红细胞沉降率加快，可大于 100mm/h。血清 T3、T4、FT3 与 FT4 浓度升高，甲状腺摄碘率降低。本病具有自限性，轻型可仅给予非甾体抗炎药，中、重型病人可给予糖皮质激素泼尼松。

本病属于中医学"瘿痈"范畴，多因感受火热之邪，热毒循经上攻，结于颈前；或情志不遂，肝气郁滞，气郁化火，灼津为痰，痰热互结于颈，瘿络瘀滞。病久则由实致虚，出现脾肾阳虚之证。

西医处方

处方1 适用于轻型患者的治疗

布洛芬　1～2粒　口服　每日3次

或　阿司匹林　300～500mg　口服　每次3次

或　吲哚美辛　25～50mg　口服　每日3次

处方2 适用于中、重型患者的治疗

泼尼松　10～20mg　口服　每日3次　8～10天后逐渐减量

处方3 适用于早期伴甲状腺毒症的治疗

普萘洛尔　10～20mg　口服　每日3次

处方 4　适用于一过性甲状腺功能减退的治疗

左甲状腺素钠　每次 25～100μg　口服　每日 1 次（空腹）

中医处方

处方 1　解毒消瘿汤

金银花 12g　　连翘 12g　　牛蒡子 10g　　薄荷 10g^{后下}

板蓝根 10g　　玄参 10g　　荆芥 10g　　淡豆豉 10g

蒲公英 10g　　夏枯草 10g　　浙贝母 10g　　桔梗 10g

赤芍 10g　　甘草 6g

每日 1 剂　水煎服　分早晚 2 次服用　疗程 4 周

用于亚急性甲状腺炎属热毒壅盛证，能清热解毒、化痰消瘿。

处方 2　亚甲方

白花蛇舌草 30g　金银花 9g　蒲公英 30g　紫花地丁 15g

赤芍 15g　　玄参 15g　　桃仁 15g　　炙鳖甲 15g^{先煎}

青蒿 30g^{后下}

每日 1 剂　水煎服　每次 200ml　餐后 30 分钟口服　早晚各 1 次

用于亚急性甲状腺炎热毒血瘀证，能清热解毒、活血消瘿。

处方 3　清热化瘿止痛方（郭俊杰效验方）

蒲公英 30g　　夏枯草 20g　　菊花 12g　　浙贝母 20g

牡丹皮 12g　　玄参 20g　　郁金 12g　　苍术 20g

白芍 20g

每日 1 剂　水煎服　每次 200ml　早晚分服

用于亚急性甲状腺炎热毒内蕴、痰瘀互结证，能清热解毒、化痰消瘿。

【注意】及时应用足量糖皮质激素治疗，能够明显缓解局部甲状腺的疼痛，醋酸泼尼松片初始剂量治疗 8～10 天后应每周逐渐减量 5mg，直至减停，疗程约 6 周。激素治疗期间可适当辅以抑酸护胃药物。若减量期间疼痛复发，可返回减量前剂量继续维持 1 周，待疼痛缓解后，继续逐渐减量至停药。

五、糖尿病

糖尿病是一种由于胰岛素分泌和（或）利用缺陷引起的以慢性高血糖为特征的代谢性疾病。日久导致碳水化合物、蛋白质、脂肪代谢紊乱引起多系统损害，包括：眼、肾、神经等微血管病变；心、脑、外周血管等大血管病变；病情严重或应激时可发急性代谢紊乱，如糖尿病酮症酸中毒、高血糖高渗状态。也容易发生各种感染，如尿路感染、皮肤感染、真菌感染、肺结核等。国际上通用WHO 的分型，主要将糖尿病分为 1 型糖尿病、2 型糖尿病、其他特殊类型、妊娠糖尿病。1 型糖尿病多见于青少年，胰岛 β 细胞被破坏，导致胰岛素绝对缺乏，需终身依赖胰岛素治疗。2 型糖尿病多为胰岛素抵抗伴胰岛素分泌不足，多见于成人，尤其 40 岁以后起病，多数发病缓慢，症状相对较轻，常有家族史。口服降糖药物治疗常常有效，多数患者不需要依赖胰岛素治疗维持生命，但在疾病的某些阶段，可能需要胰岛素来控制代谢紊乱。

本病中医多属于"消渴"范畴，病机主要为阴津亏损、燥热偏盛，以阴虚为本、燥热为标，治疗多从清热润燥、养阴生津入手，多以上、中、下三消为纲进行辨证论治。

西医处方

处方 1　适用于尚有一定数量有功能胰岛 β 细胞的 2 型糖尿病的治疗

　　　格列美脲　1～8mg　口服　每日 1 次
或　格列齐特　80mg　口服　每日 1～2 次
或　格列喹酮　30mg　口服　每日 1～3 次
或　格列吡嗪　5mg　口服　每日 1～3 次

处方2　适用于尚有一定数量有功能胰岛 β 细胞且以餐后血糖升高为主的 2 型糖尿病的治疗

　　瑞格列奈　0.5～4mg　口服　每日 3 次　餐前口服

处方3　适用于 2 型糖尿病的一线治疗和联合用药的基础治疗

　　二甲双胍片　0.25～0.5g　口服　每日 3 次

或　二甲双胍缓释片　每次 0.5～1.0g　口服　每日 2 次

处方4　适用于以碳水化合物为主要食物成分、餐后血糖明显升高的 2 型糖尿病的治疗

　　阿卡波糖　50～100mg　口服　每日 3 次　餐时嚼服

或　米格列醇　50～100mg　口服　每日 3 次　餐时嚼服

或　伏格列波糖　0.2mg　口服　每日 3 次　餐前口服

处方5　适用于存在胰岛素抵抗的 2 型糖尿病的治疗

　　吡格列酮　15～30mg　口服　每日 1 次

处方6　适用于合并高血压、蛋白尿、肥胖或心力衰竭的 2 型糖尿病的治疗

　　达格列净片　10mg　口服　每日 1 次

或　恩格列净　10mg　口服　每日 1 次

或　卡格列净　0.1g　口服　每日 1 次

或　艾托格列净片　5mg　口服　每日 1 次

处方7　适用于 2 型糖尿病的二线治疗，以餐后血糖升高为主者

　　磷酸西格列汀　100mg　口服　每日 1 次

或　沙格列汀　5mg　口服　每日 1 次

或　利格列汀　5mg　口服　每日 1 次

或　阿格列汀　25mg　口服　每日 1 次

或　维格列汀　50mg　口服　每日 1～2 次

处方8　适用于 1 型糖尿病和 2 型糖尿病胰岛 β 细胞功能差或口服降糖药物疗效欠佳者的治疗（以餐后血糖升高为主）

　　普通胰岛素　4～12u　餐前 30min 皮下注射　每日 1～3 次

或　重组人胰岛素注射液（甘舒霖 R）　4～12u　餐前 30min 皮下
　　注射　每日 1～3 次

或　生物合成人胰岛素（诺和灵 R）　4～12u　餐前 30min 皮下注
　　射　每日 1～3 次

或　重组人胰岛素（优泌林 R）　4～12u　餐前 30min 皮下注射
　　每日 1～3 次

或　门冬胰岛素注射液（诺和锐）　4～12u　餐前 5～10min 皮下
　　注射　每日 1～3 次

或　赖脯胰岛素（优泌乐）　4～12u　餐前 5～10min 皮下注射
　　每日 1～3 次

处方 9　适用于 1 型糖尿病和 2 型糖尿病胰岛 β 细胞功能差或口服
　　　　降糖药物疗效欠佳者的治疗（以非餐后血糖升高为主者）

精蛋白人胰岛素注射液（甘舒霖 N）　6～12u　睡前皮下注射
每日 1 次

或　精蛋白生物合成人胰岛素注射液（诺和灵 N）　6～12u　睡前
　　皮下注射　每日 1 次

或　精蛋白锌重组人胰岛素（优泌林 N）　6～12u　睡前皮下注射
　　每日 1 次

或　甘精胰岛素　6～12u　睡前皮下注射　每日 1 次

或　地特胰岛素　6～12u　睡前皮下注射　每日 1 次

或　德谷胰岛素　6～12u　睡前皮下注射　每日 1 次

处方 10　适用于 1 型糖尿病和 2 型糖尿病胰岛 β 细胞功能差或口服
　　　　降糖药物疗效欠佳者的治疗（餐前和餐后血糖均升高者）

精蛋白人胰岛素混合注射液（30R）（甘舒霖 30R）　4～12u
餐前皮下注射　每日 2 次

或　精蛋白锌重组人胰岛素混合注射液 70/30（优泌林 70/30）　4～
　　12u　餐前皮下注射　每日 2 次

或　精蛋白生物合成人胰岛素预混 30R（诺和灵 30R）　4～12u
　　餐前皮下注射　每日 2 次

或　门冬胰岛素 30 注射液（诺和锐 30）　4～12u　餐前皮下注射

每日 2～3 次

或　精蛋白锌重组赖脯胰岛素混合注射液（25R）（优泌乐 25）　4～12u　餐前皮下注射　每日 2～3 次

或　精蛋白锌重组赖脯胰岛素混合注射液（50R）（优泌乐 50）　4～12u　餐前皮下注射　每日 2～3 次

以上胰岛素剂量均为大致参考剂量，建议从小剂量开始根据血糖情况进行调整，避免低血糖发生。

中医处方

处方 1　祝谌予降糖对药方

生黄芪 30g　　玄参 30g　　　生地黄 30g　　　苍术 15g

葛根 15g　　　丹参 30g

每日 1 剂　水煎服　分 3 次服用

用于气阴两虚型 2 型糖尿病，能益气、养阴、活血。尿糖不降，重用天花粉 30g，或加乌梅 10g；血糖不降加人参白虎汤，方中人参（可用党参代替）10g、知母 10g、生石膏 30～60g；血糖较高而又饥饿感明显者，加玉竹 10～15g、熟地黄 30g。尿中出现酮体，加黄芩 10g、黄连 5g、茯苓 15g、白术 10g；下身瘙痒，加黄柏 10g、苦参 15～20g、知母 10g；皮肤痒，加地肤子 15 克、蒺藜 10g、白鲜皮 15 克；失眠，加何首乌 10g、蒺藜 10g、女贞子 10g；心悸，加石菖蒲 10g、远志 10g、生龙骨 30g、生牡蛎 30g；大便溏薄，加薏苡仁 20g、芡实 10g；自觉燥热殊甚、且有腰痛者，加肉桂 3g 引火归原；腰痛、下肢痿软无力者，加桑寄生 20～30g、狗脊 15～30g。

处方 2　益寿丸（张志远效验方）

黄芪 100g　　苍术 50g　　　玄参 50g　　　山药 100g

玉竹 100g　　桑叶 100g　　　枸杞子 100g　　茯苓 30g

黄精 100g　　阿胶 30g　　　佛手 20g　　　山楂 50g

金银花 30g　　黄连 20g

水泛成丸　每次 10g　每日 3 次　连用 2～5 个月。可使血糖指标改善，症状明显减轻，效果良好。

用于气阴两虚、燥热津伤型 2 型糖尿病。能益气活血，清热养阴。

处方 3　血热消渴方（李今庸效验方）

山药 30g　　生地黄 15g　　天花粉 30g　　金银花 30g

赤芍 10g　　槐花 10g

上 6 味，加水适量，煎汤，取汁，去渣，温服，每日 1 剂　水煎温服　每日 2 次

用于治疗血热消渴，症见口渴引饮、消谷善饥、小便频多、身体消瘦、疲乏无力，或兼有皮肤瘙痒、疮痈等症。可益气养阴，清热生津，凉血解毒。

处方 4　生津止渴汤（任继学效验方）

山药 50g　　生地黄 50g　　玉竹 15g　　　石斛 25g

沙苑子 25g　知母 20g　　附子 5g^{先煎}　　肉桂 5g

红花 10g　　猪胰 1 具^{生吞}

每日 1 剂　水煎服　日服 2 次　早饭前、晚饭后 30 分钟温服猪胰切成小块生吞

用于糖尿病多饮、多尿、多食，形体消瘦，咽干舌燥，手足心热，舌质红绛，苔微黄，脉沉细而数等消渴者。有滋阴清热，生津止渴的功效。心悸加黄精 50g、龙齿 50g、麦冬 40g；心烦加黄连 10g、阿胶 10g（冲服）、芦荟 3g；脉痹加威灵仙 15g、羌活 15g、豨莶草 50g。

处方 5　气阴固本汤（章真如效验方）

黄芪 20g　　山药 20g　　生地黄 15g　　熟地黄 15g

苍术 15g　　地骨皮 15g　麦冬 10g　　　茯苓 10g

天花粉 10g　葛根 10g　　山萸肉 10g　　五味子 10g

五倍子 10g　牡蛎 30g^{先煎}

每日 1 剂　水煎服　每次 150ml　早、中、晚饭后 30 分钟分服

用于治疗糖尿病口渴引饮、多食善饥、小便频多、消瘦、乏力等有关症状及其并发症。有益气养阴、生津止渴、敛精固本的功

效。口渴甚者，加生石膏（先煎 30 分钟）30～50g；头昏神疲者，加党参 15g、南北沙参各 15g；口渴多饮者，加石斛 10g、乌梅 10g；食纳不佳者，加鸡内金 10g、砂仁（后下）8g；心烦、胃中灼热失眠者，加黄连 5g；尿频量多、大便干结者，加沙参 15g、玉竹 10g、玄参 10g、龟甲（先煎 30 分钟）30g；睡不安者，加酸枣仁 30g、首乌藤 15g；夜尿频数、尿少者，加龟甲（先煎 30 分钟）30g、桑螵蛸 10g；形寒畏冷、阳痿不举者，加制附片（先煎 1 小时）10g、仙茅 10g、淫羊藿 10g；大便稀溏者，去熟地黄，加补骨脂 10g、吴茱萸 5g、肉豆蔻 10g；面目浮肿、下肢肿甚者，加白茅根 15g、怀牛膝 20g、车前子 15g；四肢发麻、有如针刺痛者，加忍冬藤 15g、当归 10g、鸡血藤 20g；年老久病体弱者，加服金匮肾气丸，每次 10g，每日 2 次。

处方 6　益气滋阴汤（张琪效验方）

生地黄 20g　　天花粉 20g　　知母 15g　　　麦冬 15g
玄参 20g　　　西洋参 15g（或太子参 30g）黄芪 20g
黄连 10g

每日 1 剂　水煎服　分 3 次服

用于治疗消渴病气阴两虚，燥热伤肺者，症见口渴引饮或无口渴、短气乏力、倦怠、口干、舌干红剥少苔、五心烦热、头晕、小便短黄、脉虚数等。可润肺清热，益气养阴。若口渴甚者加生石膏 50～100g；便秘者加生大黄（后下）5～15g。

处方 7　降糖基本方（亓鲁光效验方）

黄芪 30g　　　桑椹 10g　　　枸杞子 10g　　丹参 10g
川芎 10g　　　山药 30g　　　葛根 30g　　　五味子 20g
荔枝核 12g　　鸡内金 10g　　甘草 3g

每日 1 剂　水煎服　每次 150ml　早、中、晚饭后分服

用于气阴两虚兼血瘀型 2 型糖尿病，症见口渴多饮，神疲乏力，头昏，舌红苔少或苔薄，舌下络脉迂曲，脉细数。能益气养阴，活血化瘀。

【注意】 糖尿病的管理需要遵循早期和长期、积极而理性、综合治疗和全面达标、治疗措施个体化等原则。糖尿病的治疗单纯靠药物治疗是不行的，需要"五驾马车"（饮食、运动、健康教育、血糖监测、药物治疗）并驾齐驱，相辅相成。糖尿病的治疗无论口服药物还是胰岛素均需从小剂量开始，根据血糖监测情况进行调整剂量，避免低血糖的发生。同时药物的联用要遵循机制互补的原则。

六、血脂异常

血脂异常通常是指血清中胆固醇、甘油三酯、低密度脂蛋白胆固醇水平升高，高密度脂蛋白胆固醇水平降低；由于脂质不溶或微溶于水，必须与蛋白质结合以脂蛋白形式存在，才能在血液循环中运转，因此血脂异常表现为异常脂蛋白血症。目前中国成人血脂异常患病率高达 40.4%。血脂异常可导致动脉粥样硬化性心血管疾病，增加肿瘤风险，导致急性胰腺炎等。按病因通常分为原发性和继发性血脂异常。原发性血脂异常占绝大多数，由遗传基因缺陷和环境因素相互作用引起。继发性血脂异常通常由其他疾病如甲状腺功能减退、糖尿病、肾病综合征、库欣病、骨髓瘤等或使用利尿剂、糖皮质激素等药物或过量饮酒等引起。血脂水平明显受饮食和生活方式影响，控制饮食和改善生活方式是治疗血脂异常的基础措施，药物治疗常用他汀类、贝特类、烟酸类等。

中医无"血脂异常"病名，多属于"痰浊""血瘀"范畴，痰、瘀贯穿于疾病的始终。病机多为痰湿内蕴、痰瘀交阻、脾肾阳虚、肝肾阴虚等。治疗多根据健脾化湿、祛痰消食、活血化瘀、健脾温肾、补益肝肾等治则，合理选择有效的中草药。

西医处方

处方 1　适用于高胆固醇血症的治疗

辛伐他汀　20～40mg　口服　每晚 1 次

或 阿托伐他汀钙 10~80mg 口服 每晚1次

或 瑞舒伐他汀钙 10~20mg 口服 每晚1次

或 洛伐他汀 10~20mg 口服 每晚1次

或 匹伐他汀钙 1~2mg 口服 每晚1次

处方2 适用于高甘油三酯血症或甘油三酯升高为主的混合型高脂
血症的治疗

非诺贝特胶囊 0.2g 口服 每日1次

或 苯扎贝特 0.2g 口服 每日3次

或 阿昔莫司 0.25g 口服 每日2~3次（进餐时或餐后）

处方3 适用于伴肝功能不全的血脂异常的治疗

血脂康胶囊 2粒 口服 每日2次

或 脂必泰胶囊 1粒 口服 每日2次

或 脂必妥片 3片 口服 每日2次

或 脂必妥胶囊 1粒 口服 每日2次

或 蒲参胶囊 4粒 口服 每日3次

中医处方

处方1 宁脂方（张镜人效验方）

太子参9g   白术9g   制半夏6g   陈皮6g

泽泻9g   丹参9g   山楂9g   玄明粉3g*

荷叶15g

每日1剂 水煎服 日2~3服

健脾化痰，消积导滞，活血化瘀，降脂减肥。适用于痰湿夹瘀者。

处方2 双降汤（朱良春效验方）

水蛭3g   广地龙10g   黄芪30g   丹参15g

当归10g   赤芍10g   川芎10g   泽泻10g

山楂10g   豨莶草10g   甘草3g

每日1剂 水煎服 日2服 水蛭研极细末 分2次冲服

用于高血黏度、高血脂或伴高血压者。能益气通络，活血降脂。

处方 3　通冠降脂汤（李辅仁效验方）

黄芪 20g　　黄精 10g　　丹参 20g　　炒白术 15g

何首乌 15g　山楂 15g　　荷叶 5g　　泽泻 15g

枸杞子 10g　川芎 10g　　红花 5g　　决明子 30g

每日 1 剂　水煎服　日 3 服

益气通脉，降脂化瘀。适用于气阴两虚兼痰湿者。

处方 4　调脂通脉饮（邵念方效验方）

制何首乌 30g　金樱子 30g　决明子 30g　薏苡仁 30g

茵陈 24g　　　泽泻 24g　　酒大黄 6g　　柴胡 12g

枳实 12g　　　郁金 12g

每日 1 剂　水煎取汁 300ml　每日早晚分服

用于气虚血瘀型高脂血症。能调理肝脾，平肝潜阳。

【注意】 调脂治疗一般是长期的，甚至是终身的，不同的患者对调脂药物的反应和副作用是有差异的。首次使用调脂药物或联合使用不同作用机制调脂药物的患者，应于服药 6 周后复查血脂、肝功能和肌酸激酶。另外，健康的生活方式是必不可少的，应积极加强健康宣教，提倡均衡饮食，增加体力活动，预防肥胖，避免不良的生活习惯。

七、肥胖症

肥胖症是一种以体内脂肪过度蓄积和体重超常为特征的慢性代谢性疾病，由遗传和环境等多种因素相互作用所引起。肥胖是引起高血压、糖尿病、心脑血管病、肿瘤等慢性非传染性疾病的危险因素和病理基础。近 30 年来，我国居民超重和肥胖均呈明显上升趋势。肥胖的评估最常采用体重指数（BMI）和腰围、腰臀比（WHR）等，BMI＝体重（kg）/[身高（m）]^2，BMI18.5～23.9 为正常，24～27.9 为超重，≥28 为肥胖；腰围是评价中心性肥胖的首选指标，男性腰围≥85cm、女性腰围≥80cm 作为向心性肥胖的切点。WHO 建议男性腰臀比＞0.9、女性腰臀比＞0.85 诊断向心性肥胖。治疗目的主要是减少热量摄取和增加热量消耗，强调以饮食、运动等行为治疗为主的综合治疗。必要时辅以药物和手术治疗。继发性肥胖症针对病因进行治疗。

中医认为肥胖多以脾气亏虚、痰湿内蕴为主要病机，治疗多从健脾益气、化痰利水、化瘀消导、温补脾肾、利水化饮、通腑泄热等治则入手。

西医处方

处方 1　适用于单纯性肥胖的患者

奥利司他　120mg　口服　每日 3 次

处方 2　适用于伴有糖尿病或多囊卵巢的肥胖患者

二甲双胍　0.25～0.5g　口服　每日 3 次

处方 3　适用于伴有 2 型糖尿病的肥胖患者

利拉鲁肽注射液　0.6～3.0mg　皮下注射　每日 1 次

或　艾塞那肽注射液　5～10μg　皮下注射　每日 1 次

或　司美格鲁肽注射液　0.25～0.5mg　皮下注射　每周 1 次

或　度拉糖肽注射液　1.5mg　皮下注射　每周 1 次

中医处方

处方 1　清消饮（李振华效验方）

荷叶 12g　　泽泻 15g　　　茯苓 15g　　　决明子 15g

薏苡仁 15g　防己 15g　　　生白术 12g　陈皮 10g

黄芪 15g

每日 1 剂　水煎服　每次 150ml　分 3 次饭前服

用于脾虚痰湿型肥胖，能健脾益气、化湿祛浊。痰湿重者加苦杏仁 10g、枇杷叶 10g；小便不利者加车前草 15g、猪苓 12g。

处方 2 轻身 2 号（浙江中医药大学附属医院方）

黄芪 15g	防己 15g	白术 15g	白芍 15g
何首乌 15g	泽泻 30g	生山楂 30g	丹参 30g
茵陈 30g	水牛角 30g先煎	淫羊藿 10g	生大黄 9g

每日 1 剂 水煎服 每次 150ml 分 2～3 次饭前服

治疗单纯性肥胖症。证属脾肾阳虚、水湿内蕴、血瘀痰阻，能健脾温肾、活血利湿泄浊。

处方 3 王琦效验方

苦杏仁 12g	防己 15g	泽泻 20g	白芥子 10g
冬瓜皮 20g	荷叶 20g	人参 6g	苍术 10g
黄芪 20g	陈皮 10g	生蒲黄 15g包煎	川楝子 12g
白豆蔻 6g			

每日 1 剂 水煎服 每服 150ml 分 3 次饭前服

或 作散剂 每日 3 次 每服 5g 连服 3 个月

用于脾气亏虚、痰浊内盛、气滞湿阻血瘀型单纯性肥胖症，能健脾益气、理气活血、化湿祛浊。

处方 4 降脂减肥汤（朱良春效验方）

制苍术 10g	黄芪 15g	决明子 15g	丹参 15g
冬瓜子 15g	泽泻 20g	冬瓜皮 20g	生山楂 20g
淫羊藿 18g	薏苡仁 30g	干荷叶 6g	枳壳 6g
制半夏 5g			

每日 1 剂 水煎服 每服 300ml 分 2～3 次饭前服

或 改丸剂服 每日 3 次 每服 10g

用于脾肾阳虚、痰湿内蕴兼血瘀型高脂血症和单纯性肥胖症，能健脾温肾、化湿活血。

处方 5 消肥汤（张侃如效验方）

桃仁 10g	红花 10g	川芎 10g	当归 10g
泽兰 10g	炒白术 10g	苍术 10g	泽泻 10g

制半夏 10g　　皂角 10g　　　益母草 15g　　茯苓 30g

白矾 2g

每日 1 剂　水煎服　日服 2 次

用于单纯性肥胖，能利湿化浊、活血化瘀。

处方 6　中成药

湿消丸（七消丸）　1 丸　口服　每日早晚各 1 次

用于脾肾阴虚、湿盛所致单纯性肥胖症，能滋阴补肾、健脾益胃、利湿消肿。

【注意】肥胖的发生与遗传和环境相关，先天遗传的因素不可更改，但后天环境的改变是可干预的因素。针对肥胖的治疗是一个综合管理的过程，并不能依靠单一的药物治疗。加强宣传教育工作，倡导健康的生活方式，并树立持之以恒的信心是必不可少的。

八、非酒精性脂肪性肝病

非酒精性脂肪性肝病（non-alcoholic fatty liver disease，NAFLD）是指除外酒精和其他明确的肝损害因素所致的，以弥漫性肝细胞大泡性脂肪变性为主要特征的临床病理综合征，包括单纯性脂肪肝以及由其演变的非酒精性脂肪性肝炎（NASH）和非酒精性肝硬化，现已成为我国最常见的肝脏疾病。高能量饮食、含糖饮料、久坐少动等生活方式，以及肥胖、2 型糖尿病、高脂血症、代谢综合征为其易患因素。本病起病隐匿，发病缓慢，常无症状；经常在超声体检中发现，肝功能多为正常或血清转氨酶和 γ-谷氨酰转肽酶（γ-GT）轻度升高。

中医学本病多归于"胁痛""积聚""肝癖"等范畴。外因多为饮食不节、劳逸失度、情志失调、久病体虚，生湿酿痰；内因则由肝失疏泄、脾失健运、肾失气化，水湿不能化为精微，聚而为湿为痰，瘀阻肝络，滞留于肝而形成本病。中医治疗多从清痰利湿、疏肝理气、补气健脾、养阴柔肝、养血活血等治则入手选方用药。

西医处方

处方 1　适用于肝功能异常的治疗

　　多烯磷脂酰胆碱胶囊　1～2 粒　口服　每日 3 次

或　复方甘草甜素（复方甘草酸苷）　2～3 片　口服　每日 3 次

或　水飞蓟宾胶囊　2～4 粒　口服　每日 3 次

处方 2　适用于合并 2 型糖尿病的治疗

　　二甲双胍缓释片　0.5～1.0g　口服　每日 2 次

或　二甲双胍肠溶片　0.5g　口服　每日 3 次

或　吡格列酮　15～30mg　口服　每日 1 次

处方 3　适用于伴有血脂高的治疗

　　脂必妥片　3 片　口服　每日 2 次

或　脂必泰胶囊　1 粒　口服　每日 2 次

中医处方

处方 1　祛脂舒肝汤（李辅仁效验方）

青皮 10g	陈皮 10g	郁金 10g	丹参 20g
佛手 10g	泽泻 20g	茯苓皮 15g	何首乌 15g
清半夏 10g	猪苓 20g	枸杞子 10g	决明子 15g
生山楂 15g			

　　每日 1 剂　水煎分 3 次饭后服　每次 150ml

用于肝郁脾虚、痰瘀内阻型脂肪肝，能健脾理气、化痰通络。

处方 2　周仲瑛效验方

泽泻 12g	炒莱菔子 12g	山楂 10g	鬼箭羽 10g
天仙藤 10g（可用青风藤代）		马鞭草 10g	炒苍术 6g
法半夏 6g	制南星 6g	海藻 6g	泽兰 6g
炙僵蚕 6g	荷叶 6g		

每日 1 剂　水煎分 3 次服　每次 150ml

用于脾虚湿盛、痰瘀互结型脂肪肝，能燥湿化痰、活血利水。

处方3　健脾豁痰汤（李振华效验方）

白术 10g	泽泻 10g	法半夏 10g	厚朴 10g
鸡内金 10g	橘红 10g	郁金 10g	石菖蒲 10g
桃仁 10g	茯苓 20g	玉米须 30g	桂枝 6g
木香 6g	砂仁 8g后下	山楂 12g	丹参 12g
莪术 12g	甘草 3g		

每日 1 剂　水煎分 3 次饭后服　每次 150ml

用于脾虚痰湿内盛、气滞血瘀型脂肪肝，能健脾化痰、理气活血。

处方4　关幼波效验方

青黛 10g包煎	白矾 3g	决明子 15g	生山楂 15g
醋柴胡 10g	郁金 10g	丹参 10g	泽兰 15g
六一散 15g包			

每日 1 剂　水煎分 3 次饭后服　每次 150ml

用于肝炎后肝脂肪性变，以肝炎恢复期由于过度强调营养所致短期内体重迅速增加、食欲亢进、仍极度疲乏、不耐劳作、大便不调、舌质暗、苔白、脉沉滑为特征。能祛湿化痰，疏肝利胆，活血化瘀。若见肝热、头晕目眩者，加苦丁茶 10g、生槐米 10g；血压升高伴有头痛者，加生石膏（先煎半小时）30g；大便黏滞不畅者，加生大黄（后下）5～10g、全瓜蒌 20g、白头翁 10g、秦皮 10g、焦四仙（焦麦芽、焦山楂、焦神曲、焦槟榔）各 10g；乏力气短者，加葛根 15g、党参 15g；面肢浮肿者，加苍术 10g、泽泻 10g、玉米须 15g；腰酸失眠者，加何首乌 10g、黄精 15g、枸杞子 10g。

处方5　清肝化滞汤（陈伯咸效验方）

柴胡 10g	白芍 15g	金钱草 10g	浙贝母 10g
鸡内金 10g	茯苓 10g	枳实 10g	郁金 10g

莱菔子 10g　　香附 10g　　　丹参 15g　　　　黄芪 30g

山楂 10g　　　陈皮 10g

每日 1 剂　清水浸泡 1 小时　中火煎两遍　共熬汁 500ml　早晚分服

疏利肝胆、悦脾化滞，主治肝郁胆热、脾虚失运、痰浊滞留而致的脂肪肝，症见胁肋胀痛、口苦纳少、脘胀体倦、便秘或便溏、苔腻、脉弦细滑等。加减：气虚疲乏益甚加党参 15g；肾虚腰酸胫软加菟丝子 15g、杜仲 10g；阴虚心烦不寐加炒酸枣仁 25g；转氨酶升高加茵陈 10g；便秘加槟榔 10g；血脂高加荷叶 10g。

处方 6　楂曲平胃散（何炎燊效验方）

苍术 15g　　　厚朴 10g　　　陈皮 7g　　　甘草 5g

山楂 30g　　　神曲 15g　　　鸡内金 15g　　麦芽 30g

枳实 15g　　　莱菔子 15g　　决明子 30g　　泽泻 15g

郁金 10g

每日 1 剂　水煎服　早晚分服

用于脂肪肝，能健脾燥湿、消积化滞。

【注意】生活方式的改变如健康的饮食和体育运动在非酒精性脂肪肝病的治疗中至关重要。一般无须药物治疗。及早发现，积极治疗，多数能逆转。

九、高尿酸血症与痛风

高尿酸血症与痛风是嘌呤代谢紊乱和（或）尿酸排泄障碍所致的一组异质性疾病。高尿酸血症是一种常见的生化异常，目前将血尿酸 $>420\mu mol/L$ 定义为高尿酸血症。痛风的临床特征为高尿酸血症、反复发作的急性关节炎、痛风石及关节畸形、尿酸性肾结石、肾小球、肾小管及肾间质性疾病等。多见于 40 岁以上男性，女性在绝经后增多，目前发病有年轻化趋势。本病常有家族遗传史，常伴有肥胖、高脂血症、高血压、糖耐量异常或 2 型糖尿病、冠心病等。原发性多为先天性嘌呤代谢异常所致，绝大多数为尿酸排泄异常，具有遗传易感性；继发性主要由肾脏疾病、药物、肿瘤放化疗或毒素等引起。限制饮酒、低嘌呤饮食、多饮水等生活方式的调摄为治疗的基础。药物治疗的目的是控制高尿酸血症，迅速控制急性关节炎发作，防治尿酸结石形成和肾功能损害。

中医认为本病多属于"痹病""痛风"范畴，治疗上急性期以祛邪为主，治法有除湿泄浊、祛风散寒、清热解毒、活血通络等；缓解期以扶正祛邪，用健脾益气、补益肝肾等治法，合理选择有效的方剂和中药。

西医处方

处方 1　适用于尿酸排泄障碍为主的高尿酸血症的治疗

　　苯溴马隆　50～100mg　口服　每日 1 次（早餐后服）

或　碳酸氢钠片　1.0～2.0g　口服　每日 3 次

处方 2　适用于尿酸生产过多为主的高尿酸血症的治疗

　　别嘌醇　50～100mg　口服　每日 1～3 次（根据尿酸水平每周递增 50～100mg）

或　非布司他　40～80mg　口服　每日 1 次

处方 3　适用于急性痛风性关节炎的治疗

　　吲哚美辛　25～50mg　口服　每日 3 次

或　双氯芬酸钠缓释片　75mg　口服　每日 1 次

或　布洛芬　0.1g　口服　每日 3 次

或　秋水仙碱　0.5mg　口服　每日 3 次

或　泼尼松　10mg　口服　每日 1 次

中医处方

处方 1　泄化浊瘀汤（朱良春效验方）

　　土茯苓 60g　　萆薢 30g　　　威灵仙 30g　　　生薏苡仁 30g

秦艽 15g   泽泻 15g   赤芍 15g   泽兰 15g

地鳖虫 12g

每日 1 剂   水煎服   每次 150ml   早、中、晚饭后分服

用于急性痛风性关节炎、痛风石形成、痛风石性慢性关节炎、尿酸盐肾病和尿酸性尿路结石属于浊瘀痹阻型者。能泄浊化瘀、利湿祛毒、活血消肿。局部红肿已经化热，加萆草 10g、虎杖 10g、黄柏 10g；痛甚加全蝎 5g、蜈蚣 2 条、延胡索 10g、五灵脂 10g；漫肿加僵蚕 10g、白芥子 15g、胆南星 10g；关节僵硬加蜂房 10g、蛴螂 10g；偏热一般处于发作期，加生地黄 10g、知母 10g、寒水石 10g、水牛角 10g；偏寒一般处于缓解期，加制川乌（先煎 1 小时）3g、制草乌（先煎 1 小时）3g、桂枝 10g、细辛 3g、鹿角霜 10g；偏虚加熟地黄 15g、补骨脂 10g、骨碎补 10g、黄芪 30g；腰痛、尿血，加海金沙 30g、金钱草 30g、小蓟 10g、白茅根 15g 等，以防止痛风性肾炎。

处方 2   痛风汤（李耀谦效验方）

忍冬藤 30g   薏苡仁 30g   海藻 15g   山慈菇 15g

生石膏 30g先煎   炒黄柏 5g   苍术 10g   白术 10g

知母 10g   白芥子 10g   豨莶草 10g   干地龙 10g

防己 10g

每日 1 剂   水煎服   每次 150ml   早、中、晚饭后分服

用于湿浊痹阻、热毒内蕴型痛风性关节炎。能清热祛湿，消肿止痛。局部焮热痛剧，加寒水石（先煎半小时）30g、飞滑石（布包）10g；红肿退而痛不除者，去石膏、海藻，加片姜黄 10g、蜈蚣 2 条；肾功能不全者，去防己。

处方 3   清热宣痹汤（郭中元方）

蒲公英 30g   紫花地丁 30g   槟榔 15g   忍冬藤 30g

牛膝 12g   泽兰 15g   防己 12g   海桐皮 15g

黄柏 10g   苍术 10g   细辛 4g   威灵仙 10g

当归 10g   甘草 10g

每日 1 剂   水煎服   每次 150ml   早、中、晚饭后分服

用于湿热瘀阻、络脉痹阻型痛风性关节炎。能清热除湿，和血化瘀。

处方4 驱痛汤（金明秀方）

羌活 15g	当归 15g	独活 15g	川芎 15g
赤芍 15g	桃仁 15g	红花 15g	威灵仙 15g
牛膝 15g	防风 15g	鸡血藤 25g	青风藤 25g
忍冬藤 25g	山萸肉 15g		

每日1剂 水煎服 每次150ml 早、中、晚饭后分服

用于湿热内蕴、瘀血阻滞型痛风性急性关节炎。能清热利湿，祛瘀通络，扶正祛邪。

处方5 化浊祛瘀痛风方（张恩树方）

土茯苓 30～60g	虎杖 30g	薏苡仁 30～50g	粉萆薢 20g
忍冬藤 30g	黄柏 10g	川牛膝 10g	威灵仙 15g
路路通 10g	木瓜 10g	泽泻 10g	乳香 10g
没药 10g			

每日1剂 水煎服 每次150ml 早晚分服

化浊祛瘀，通络蠲痹，主治痛风。

【注意】①高尿酸血症与痛风常常与代谢综合征伴发，因此，加强健康宣教，倡导健康生活方式非常重要。除了低盐低脂饮食外，应避免摄入高嘌呤的食物，如海鲜、肉汤、动物内脏、啤酒等；多饮水；积极降压、调脂、减重。痛风发作时应绝对卧床休息，抬高患肢，避免受累关节负重，尽早地介入药物治疗。②在使用别嘌醇治疗高尿酸血症时应警惕皮肤过敏反应和肝肾功能损害，严重者可导致致死性剥脱性皮炎的发生。有条件的可在服用别嘌醇前进行 HLA-B* 5801 基因的筛查，阳性者禁用。

十、骨质疏松症

骨质疏松症是一种以骨量减少和骨组织微细结构破坏为特征，

导致骨脆性增加和易于骨折的代谢性骨病。分原发性和继发性两类，原发性Ⅰ型即绝经后骨质疏松症，原发Ⅱ型即老年性骨质疏松症。临床表现主要为骨痛和肌无力、身材缩短、骨折等。继发性多由内分泌疾病如甲状旁腺功能亢进症、甲状腺功能亢进、库欣病、性腺功能减退症等引起。诊断主要靠 X 线检查和骨密度测定。骨密度低于峰值骨量的 2.5 个 SD 以上为骨质疏松。骨质疏松伴一处或多处自发性骨折诊断严重骨质疏松。补充钙剂和维生素 D，加强锻炼和户外活动为基础治疗。药物治疗主要为二膦酸盐类、降钙素、选择性雌激素受体调节剂等。

中医学将骨质疏松症归属为"骨痿"范畴，根据"肾主骨""脾主肌肉"及"气血不通则痛"的理论，病因病机主要为肾精亏虚、肝筋失养、脾虚湿困和气滞血瘀。治疗上主要以补肾益精、健脾益气、活血祛瘀为基本治法。中药复方则根据不同证型配以不同方药，单味中药常用的有淫羊藿、骨碎补、杜仲、白术、巴戟天、鹿茸等。

西医处方

处方 1　适用于骨质疏松症的基础治疗

　　碳酸钙片　600～1200mg　口服　每日 1 次

或　葡萄糖酸钙口服液　20ml　口服　每日 2 次

或　阿法骨化醇软胶囊　0.25～0.5μg　口服　每日 1 次

或　骨化三醇软胶囊　0.25μg　口服　每日 1 次

或　维生素 D_2 注射液　10mg　肌内注射　每月 1 次

处方 2　适用于骨质疏松伴有骨痛的治疗

　　布洛芬　0.1g　口服　每日 3 次

或　吲哚美辛　25mg　口服　每日 3 次

或　塞来昔布　100～200mg　口服　每日 1 次

或　鲑鱼降钙素　50～100IU　皮下注射或肌注　每日 1 次

或　依降钙素　10IU　皮下注射　每周 2 次

处方3　适用于绝经后骨质疏松症的治疗

　　　戊酸雌二醇　1mg　口服　每日1次

或　盐酸雷洛昔芬　60mg　口服　每日1次

处方4　适用于骨吸收明显增强的骨质疏松症的治疗

　　　阿仑膦酸钠片　10mg　口服　每日1次

或　阿仑膦酸钠片　70mg　口服　每周1次

或　利塞膦酸钠片　5mg　口服　每日1次

或　唑来膦酸注射液　5mg　静脉滴注　每年1次（连续用3年）

中医处方

处方1　实骨方（张文泰方）

　　熟地黄200g　　鹿茸50g　　　龟甲200g　　　杜仲100g

　　何首乌200g　　茯苓200g　　炙黄芪200g　　三七100g

　　鲜水蛭50g　　砂仁150g

　　上药提取制成胶囊　口服　每粒0.5g　每次4粒　每日3次

　1个月为1个疗程，休2周再服

　　补益肝肾、强筋骨、健脾胃、行气活血，主治各种骨质疏松症、骨折筋伤，属肝肾不足者。

处方2　身痛逐瘀汤（王清任《医林改错》）

　　秦艽3g　　　川芎6g　　　桃仁9g　　　红花6g

　　甘草6g　　　羌活9g　　　没药9g　　　当归9g

　　牛膝9g　　　五灵脂9g　　香附6g　　　地龙9g

　　每日1剂　水煎分3服

　　适用于骨质疏松症，症见肩痛，臂痛，腰腿痛，脚痛，或周身疼痛、经久不愈。

处方3　补肾壮骨羊藿汤（刘柏龄方）

　　淫羊藿25g　　肉苁蓉20g　　鹿角霜15g^先煎　熟地黄15g

　　鹿衔草15g　　全当归15g　　生黄芪20g　　骨碎补15g

生牡蛎 50g^{先煎} 川杜仲 15g　　鸡血藤 15g　　　广陈皮 15g
制黄精 15g　　炒白术 15g
每日 1 剂　水煎取汁 300ml　早、晚分服
补肾，益脾，壮骨，用于骨质疏松症。

处方 4　骨痿汤（徐三文方）

熟地黄 25g　　山药 20g　　　鹿衔草 20g　　　淫羊藿 15g
山萸肉 15g　　当归 12g　　　自然铜 12g^{先煎}　菟丝子 12g
炒白术 12g　　党参 12g　　　川芎 10g　　　　茯苓 10g
地龙 8g　　　甘草 6g
每日 1 剂　水煎 2 次（头煎 60 分钟，二煎 40 分钟）混匀后分早晚 2～3 次饭后服

主治老年性骨质疏松症患者。肾阴虚加龟甲 18g（先煎）、枸杞子 18g；肾阳虚加肉桂 15g、杜仲 15g；气血两虚加何首乌 25g、黄芪 25g；有外伤史，痛剧者加赤芍 25g、鸡血藤 25g。

处方 5　骨痿汤（孙文山方）

熟地黄 25g　　山药 20g　　　淫羊藿 15g　　　枸杞子 15g
骨碎补 12g　　自然铜 12g^{先煎}　党参 12g　　　白术 12g
菟丝子 12g　　当归 10g　　　川芎 10g　　　　茯苓 10g
地龙 6g　　　甘草 6g
每日 1 剂　水煎分 3 次服

适用于骨质疏松属脾肾两虚证，症见腿膝酸软、关节疼痛、食少乏力、气短倦怠、不耐久劳、劳则加重、脊柱侧弯、舌质淡胖有齿痕、脉虚细。肾阳虚畏寒者，加肉桂 8g、杜仲 12g；肾阳虚盗汗者，加龟甲 12g（先煎）、黄柏 8g；气血两虚者，加黄芪 20g、何首乌 20g；有外伤史，疼痛剧烈者，加鸡血藤 12g、赤芍 10g。

处方 6　六皮汤（董超方）

五加皮 10g　合欢皮 10g　地骨皮 10g　海桐皮 10g
青皮 10g　　牡丹皮 10g　威灵仙 10g　浙贝母 10g
生黄芪 20g　续断 20g　　红花 10g　　三七 10g

薏苡仁 30g　　生甘草 5g　　　山萸肉 20g　　　生牡蛎 20g^{先煎半小时}
生麻黄 2g

每日 1 剂　水煎 2 次　混匀后分早晚 2 次饭后服用　药渣再煎外洗患部　10 剂为 1 个疗程

用于瘀血阻滞、脉络不通、筋骨失养所致的以疼痛为主要症状的骨质疏松症。能行气活血，化瘀通络，散结舒筋。上肢疼痛剧烈加桑枝 10g；下肢疼痛剧烈加川牛膝 10g。

【注意】骨质疏松的治疗应强调综合治疗、早期治疗和个体化治疗。除了药物治疗之外，多从事户外活动，加强负重锻炼，增强应变能力，戒烟酒，少饮咖啡，避免服用致骨质疏松药物，进食富含钙、镁和异黄酮类（豆制品）食物也很重要。

第十章

妇产科常见疾病

一、外阴瘙痒症

外阴瘙痒症是一种局限于外阴皮肤而无明显原发性损害的自觉瘙痒性疾病。该病发病原因尚不明确，与滴虫性阴道炎、外阴阴道假丝酵母菌病以及细菌性阴道病、老年性阴道炎等有关，也与化学品刺激、药物过敏，或全身性疾病如糖尿病、贫血、肝内胆汁淤积症、脂溶性维生素缺乏症等相关。分泌物和尿液对于外阴的刺激是外阴瘙痒最主要的原因。白带常规和电子阴道镜对诊断有一定帮助，外阴炎治疗时，须确保局部清洁，及时详细检查出相关的病因，针对性地选择治疗药物。

西医处方

处方 1 适用于非感染性外阴炎的止痒处理

1∶5000 高锰酸钾或 1%聚维酮碘液　坐浴　每次 15～30 分钟
每日 2 次

或　氢化可的松软膏　涂外阴　每日 2 次

处方 2 适用于外阴假丝酵母菌感染的治疗

（1）局部用药

制霉菌素阴道栓　塞阴道　每晚 1 粒　共 7 天

或　硝酸咪康唑栓（达克宁）　塞阴道　每晚 1 粒　共 7 天

或　克霉唑栓　塞阴道　每晚 1 粒　共 7 天

或　盐酸特比萘芬　塞阴道　每晚 1 粒　共 7 天

或　硝呋太尔制霉素阴道软胶囊　塞阴道　每晚 1 粒　共 7 天

或　克霉唑阴道片（凯妮汀）　1 粒（0.5g）　塞阴道（妊娠期及哺乳期可用，禁口服用药）

（2）全身用药

伊曲康唑　200mg　口服　每日 1 次　共 3～5 天

或　氟康唑　150mg　口服　顿服

处方 3　适用于外阴尖锐湿疣的治疗

1∶5000 高锰酸钾或 2%～4% 硼酸液　坐浴　每日 2 次

或　干扰素　100 万 U　病灶基底部注射　隔日 1 次　连续 3～4 周

病灶大者，需激光或手术治疗。

中医处方

处方 1　蛇床子散

蛇床子 15g　　花椒 15g　　　白矾 15g　　　苦参 15g

百部 15g　　白鲜皮 15g

煎汤　先熏后坐浴　每日 1 次

适用于带下过多伴阴痒。若阴痒破溃去花椒。

处方 2　塌痒汤

鹤虱 30g　　苦参 15g　　威灵仙 15g　　当归尾 15g

蛇床子 15g　　白花蛇舌草 15g

煎汤　先熏后洗　每日 1 次　10 日为 1 个疗程

用于各种阴痒，外阴破溃不宜。

处方 3　珍珠散

珍珠粉 3g　　青黛 3g　　　雄黄 3g　　　黄柏 9g

儿茶 6g   白及 3g   忍冬藤 15g   冰片 0.03g

共研细末 外擦 每日 1 次 7 日为 1 个疗程

适用于阴痒皮肤破损者。

【注意】外阴阴道假丝酵母菌病患者，主要选用氟康唑、伊曲康唑进行治疗，但妊娠、哺乳期妇女以及急慢性肝炎患者禁用。厌氧菌感染时，宜使用替硝唑与甲硝唑治疗，其效果更好。前庭大腺炎感染明显或脓肿已形成者，须尽早实施外科切开引流术治疗。保持妇女经期卫生，宜穿宽松透气的内衣，禁用烟酒和刺激性食品，及时发现和治愈滴虫性阴道炎、外阴阴道假丝酵母菌病、糖尿病、贫血、过敏性疾病等。

二、阴道炎

阴道炎为阴道黏膜炎症，常伴有外阴瘙痒、阴道分泌物异常等症状，最常见的阴道炎包括滴虫性阴道炎、外阴阴道假丝酵母菌病、细菌性阴道病及老年性阴道炎，临床上约 50% 以上的阴道炎为混合性感染。阴道炎治疗目的是有效治疗临床症状，降低复发率。本病可见于女性任一年龄组，行白带常规检查可确诊。外阴阴道假丝酵母菌病可查见真菌菌丝，白带呈乳白色豆渣样改变；滴虫性阴道炎白带中可查见滴虫，白带多为绿色泡沫状；细菌性阴道炎为白带中查见线索细胞，白带色黄且略有鱼腥味；萎缩性阴道炎为围绝经期及绝经后非特异性阴道炎，表现为阴道外阴瘙痒、阴道疼痛及外阴灼热感、性交疼痛等至少一个症状，妇科检查外阴、阴道呈萎缩样改变体征。

阴道炎属于中医"带下""阴痒"范畴，目前本病尚无统一的辨证分型，多数医家认为本病为本虚标实之证，以肝肾阴虚为本、湿热侵袭为标。萎缩性阴道炎虽有肝肾阴虚、血枯瘀阻之不同，但其根本是阴血不足，治疗重在滋补肝肾之阴精，佐以养血、化瘀、利湿止带之法。

处方1 适用于细菌性阴道炎的治疗

（1）全身用药

甲硝唑 400mg 口服 每日2次 共7天（不推荐甲硝唑2g顿服）

或 替硝唑 2g 口服 每日1次 共3天

或 替硝唑 1g 口服 每日1次 共5天

或 克林霉素 300mg 口服 每日1次 共7天

（2）局部用药（哺乳期以选择局部用药为宜）

甲硝唑栓或甲硝唑阴道泡腾片 0.2g 阴道上药 每晚1次 共7天

或 克林霉素阴道凝胶 每次1支 每晚1次 共7天

处方2 适用于念珠菌性阴道炎时的治疗

（1）局部用药

克霉唑栓 1粒 塞阴道 每晚1次 共7天

或 盐酸特比萘芬 1粒 塞阴道 每晚1次 共7天

或 硝呋太尔制霉素阴道软胶囊 1粒 塞阴道 每晚1次 共7天

或 克霉唑阴道片（凯妮汀） 1粒（0.5g）塞阴道 1粒即可（妊娠期及哺乳期可用，禁口服用药）

（2）全身用药

如局部用药效果差或病情顽固者可选用下列药物之一：

伊曲康唑 200mg 口服 每日1次 共3~5天

或 氟康唑 150mg 顿服

处方3 适用于滴虫性阴道炎的治疗

（1）全身用药

甲硝唑 2g 口服 顿服

或 甲硝唑 0.4g 口服 每日2次 共7天

或 替硝唑 2g 口服 顿服

或 替硝唑 0.5g 口服 每日 2 次 共 7 天

（2）局部用药

甲硝唑栓 200mg 阴道上药 每晚 1 次 连用 10 天

建议以全身用药为主，配偶同时治疗。

处方 4 适用于老年性阴道炎的治疗

（1）局部用药

甲硝唑阴道泡腾片或甲硝唑栓 200mg 阴道上药 每晚 1 次
连用 7～10 天

或 保妇康栓 1 粒 阴道上药 每晚 1 次 连用 7 天

或 氯喹那多/普罗雌烯阴道片 1 片 阴道上药 每晚 1 次 连
用 7 天

或 普罗雌烯软膏或雌二醇凝胶 局部涂抹 每日 1～2 次 连用
14 天

（2）全身用药

替勃龙 2.5mg 口服 每日 1 次

中医处方

处方 1 加味止带方

猪苓 18	茯苓 18g	车前子 15g^包	泽泻 15g
茵陈 18g	赤芍 15g	牡丹皮 15g	黄柏 15g
栀子 15g	苦参 3g	白鲜皮 10g	地肤子 15g
百部 10g	北柴胡 10g	桔梗 10g	川牛膝 10g

2 日 1 剂 水煎服 每次 200ml 每日 3 次

适用于湿热下注或湿毒虫侵入阴部的带下阴痒症。

处方 2 滴虫外洗方

蛇床子 9g	黄柏 6g	白薇 15g	苦参 20g
石榴皮 15g	忍冬藤 30g	百部 10g	

每日 1 剂 煎汤 先熏后洗 每日 1 次 10 日为 1 疗程

适用于湿热带下或阴痒。

处方3　熏洗方

　　白花蛇舌草60g　　紫花地丁30g　　苦参15g　　黄柏15g

　　蛇床子15g　　　　白鲜皮15g　　　乌梅15g　　白矾15g

　　花椒9g　　　　　　千里光9g　　　　冰片3g^{烊化}

　　每日1剂　煎汤　先熏后洗　每日2次

　　适用于湿热下注的各类阴道炎。阴部破损时，应去花椒。

　　【注意】 滴虫性或真菌性阴道炎的治疗尚有一定困难，方法不当则易于复发。例如，念珠菌是一种条件性致病菌，为达到彻底治疗并防止复发，须保持局部干燥、透气，以及加强夫妻同治。在用碳酸氢钠溶液（苏打水）冲洗阴道时，须注意防止曾有可能诱发细菌性阴道病的环境和条件。对妊娠或哺乳期妇女以及急慢性肝炎者，应禁用氟康唑、酮康唑之类抗真菌药物。

三、盆腔炎

　　盆腔炎性疾病简称盆腔炎，是指女性内生殖器及其周围的结缔组织和盆腔腹膜的感染性疾病，主要包括子宫内膜炎、输卵管炎、输卵管卵巢脓肿、盆腔腹膜炎。炎症可局限于一个部位，也可以同时累及几个部位。常见于性活跃期的年轻女性，急性盆腔炎性疾病症状包括严重的盆腔或下腹部疼痛、白带异常、性交后出血、性交痛，还可出现发热以及排尿困难等症状。患者一旦发生急性盆腔炎扩散，也可导致弥漫性腹膜炎、败血症、感染性休克，严重时危及生命。女性盆腔炎常症状轻微，不易察觉，反复发作，故易导致输卵管堵塞、不孕等。沙眼衣原体、淋球菌、支原体检查或可见阳性结果；红细胞沉降率、C反应蛋白（CRP）可增高。患者需常规进行妊娠试验以排除异位妊娠。

　　本病属于中医学"带下""腹痛""癥瘕"等范畴，急性盆腔炎可以根据患者的临床症状分为热毒壅盛型、湿热蕴结型以及癥瘕包块型；盆腔炎性疾病后遗症辨证分型主要有寒湿凝滞证、气滞血瘀证、肝郁脾虚证。急性期治法主要为清热解毒、活血止痛；盆腔炎性疾病后遗症主要治法为健脾疏肝、活血止痛、温经散寒等。

西医处方

适用于本病症状较轻时的门诊治疗。

处方 1

头孢曲松　250mg　单次肌内注射

或　头孢西丁　2g　单次肌内注射

也可选用其他三代头孢类抗生素，如头孢噻肟、头孢唑肟等。

为覆盖厌氧菌：

加　甲硝唑　0.4g　口服　每 12 小时 1 次　连用 14 天

为覆盖沙眼衣原体或支原体：

加　多西环素　0.1g　口服　每 12 小时 1 次　连用 10～14 天

或加　米诺环素　0.1g　口服　每 12 小时 1 次　连用 10～14 天

或加　阿奇霉素　0.5g　口服　每日 1 次　连服 1～2 天后改为

0.25g　每日 1 次　连服 5～7 天

处方 2

氧氟沙星　400mg　口服　每日 2 次　连用 14 天

或　左氧氟沙星　500mg　口服　每日 1 次　连用 14 天

加　甲硝唑　0.4g　口服　每日 2～3 次　连用 14 天

若患者一般情况差，病情严重，必要时需住院治疗。

中医处方

处方 1　银甲丸（《王渭川妇科经验选》）

金银花 10g	连翘 12g	升麻 10g	大血藤 20g
蒲公英 30g	鳖甲 20g^{先煎}	紫花地丁 30g	生蒲黄 12g^{包煎}
大青叶 12g	茵陈 12g	桔梗 12g	琥珀末 6g^{冲服}

牡丹皮 15g

2 日 1 剂　水煎服　每次 200ml　每日 3 次

适用于湿热蕴结下焦之腹痛。

处方 2　银翘红酱解毒汤

没药 10g　　　川楝子 10g　　　连翘 15g　　　大血藤 20g

败酱草 30g　　牡丹皮 12g　　　栀子 15g　　　赤芍 12g

桃仁 10g　　　薏苡仁 25g　　　延胡索 20g　　乳香 5g

忍冬藤 30g　　大青叶 15g

2 日 1 剂　水煎服　每次 200ml　每日 3 次

适用于急性盆腔炎发热期。

处方 3　膈下逐瘀汤

当归 10g　　　川芎 10g　　　赤芍 10g　　　桃仁 10g

枳壳 10g　　　延胡索 10g　　牡丹皮 10g　　乌药 10g

香附 10g　　　甘草 3g　　　　川楝子 10g　　柴胡 10g

蒲公英 15g　　鸡内金 30g　　山楂 15g

2 日 1 剂　水煎服　每次 200ml　每日 3 次

适用于气滞血瘀型盆腔炎性疾病后遗症。

处方 4　理冲汤

黄芪 15g　　　党参 15g　　　白术 15g　　　山药 10g

天花粉 10g　　知母 10g　　　三棱 10g　　　莪术 10g

鸡内金 10g　　延胡索 15g　　白芍 15g

2 日 1 剂　水煎服　每次 200ml　每日 3 次

适用于气虚血瘀型盆腔炎性疾病后遗症。

【注意】急性盆腔炎多为混合细菌感染,选择抗生素治疗时,最好依照细菌培养和药敏试验结果进行。在细菌培养和药敏试验结果报出之前,可凭经验联合用药。慢性盆腔炎的病程较长,彻底治愈也有一定困难。

四、原发性痛经

原发性痛经又称为功能性痛经，指在无生殖器官明显器质性病变的前提下，经期或经行前后出现周期性小腹疼痛，或痛引腰骶，甚至剧痛晕厥，非甾体抗炎药被视为一线治疗。

中医学认为"不通则痛""不荣则痛"。本病常见的分型有肾气亏损、气血虚弱、气滞血瘀、寒凝血瘀和湿热蕴结。治则治法选择益气养血、补益肝肾、温经散寒、疏肝理气、活血化瘀等。除此之外，中医尚有许多特色疗法对原发性痛经具有较好的疗效，如艾灸、针灸、耳穴压丸、穴位埋线、中药热罨包等。

西医处方

处方 1 解热镇痛药治疗

　　布洛芬　200～400mg　口服　每日 3 次

处方 2 解痉剂治疗

　　阿托品注射液　0.5mg　肌内注射　每日 1 次

或　间苯三酚注射液　80mg　肌内注射　每日 1 次

处方 3 性激素抑制排卵（适用于要求避孕的痛经妇女）

　　短效口服避孕药（优思明或优思悦）　1 粒　每次月经第 1 日口服　连服 21 天

中医处方

处方 1 中成药

　　元胡止痛滴丸　20～30 粒　口服　每日 3 次

或　田七痛经胶囊　2 粒　口服　每日 3 次

处方 2 少腹逐瘀汤

　　当归 10g　　　川芎 10g　　　赤芍 10g　　　生蒲黄 10g^{包煎}

五灵脂 10g　　延胡索 10g　　肉桂 10g　　　没药 10g

小茴香 12g　　干姜 6g

2 日 1 剂　水煎服　每次 200ml　每日 3 次

适用于寒凝血瘀之痛经。

处方 3　琥珀散

琥珀 20g　　　三棱 15g　　　莪术 15g　　　牡丹皮 15g

桂枝 10g　　　延胡索 20g　　乌药 10g　　　刘寄奴 12g

当归 10g　　　白芍 15g　　　熟地黄 20g　　川芎 6g

2 日 1 剂　水煎服　每次 200ml　每日 3 次

适用于寒凝血瘀胞宫型痛经。

处方 4　温经汤加减

炙黄芪 30g　　熟地黄 15g　　当归 15g　　　川芎 15g

香附 15g　　　白芍 15g　　　醋延胡索 15g　乌药 15g

吴茱萸 6g　　　生蒲黄 15g^{包煎}　五灵脂 15g　　小茴香 10g

炙甘草 6g　　　焦山楂 30g　　莪术 15g　　　白术 15g

2 日 1 剂　水煎服　每次 200ml　每日 3 次

适用于原发性痛经的年轻女性人群。

【注意】要重视结合精神心理治疗。在疼痛非常严重并不能忍受时，也可采取非麻醉性镇痛药治疗。

五、经前紧张征

经前紧张征是指在月经前出现、涉及躯体和精神及行为的综合征群，月经来潮后可自然消失。临床症状如乳房胀痛、紧张性头痛、全身疲乏无力、易怒失眠、腹痛、水肿等。其病因不明。

中医学将经行腹痛、经行呕吐、经行口疮、经行眩晕、经行不寐、经行泄泻等统称为"月经前后诸证"，常与肝、脾、肾失调相关，经前标实宜疏，以疏肝解郁，清热调经为主；经后本虚宜补，以滋养肝肾，调理冲任为主。

西医处方

处方 1　适用于经前紧张征的治疗
地西泮（安定）　2.5～5mg　口服　每日 3 次
加　谷维素　10～20mg　口服　每日 3 次
或　阿普唑仑　0.25mg　口服　每日 2～3 次（有明显焦虑症状者）

处方 2　性激素类制剂治疗
黄体酮胶囊　100mg　口服　每日 2 次　连用 10 天

处方 3　适用于乳房胀痛伴高泌乳素血症者
溴隐亭　1.25～2.5mg　口服　每日 2 次

中医处方

处方 1　柴胡疏肝散加减

柴胡 6g	陈皮 6g	枳壳 5g	白芍 5g
川芎 5g	香附 5g	炙甘草 3g	王不留行 20g
川楝子 10g	延胡索 15g	郁金 15g	

2 日 1 剂　水煎服　每次 200ml　每日 3 次
适用于肝郁气滞之经前期紧张征。

处方 2　疏肝调冲汤

木香 10g	青皮 15g	生麦芽 15g	合欢花 15g
路路通 10g	郁金 10g	川芎 6g	当归 6g
香附 6g			

2 日 1 剂　水煎服　每次 200ml　每日 3 次
适用于经前期紧张征，症见胸胁胀满、乳房或乳头疼痛等。

处方 3　羚角钩藤汤

羚羊角 20g^{先煎}	钩藤 15g^{后下}	桑叶 15g	菊花 15g

貝母 10g　　　　竹茹 12g　　　　地黄 10g　　　　白芍 15g

茯神 15g　　　　甘草 5g　　　　　藁本 15g　　　　蒺藜 15g

木贼 15g

2日1剂　水煎服　每次 200ml　每日 3 次

适用于肝火旺盛之经前头痛。

处方 4　知柏地黄汤加味

熟地黄 24g　　　山药 12g　　　　山萸肉 12g　　　茯苓 9g

牡丹皮 9g　　　　泽泻 9g　　　　　黄柏 6g　　　　　知母 6g

2日1剂　水煎服　每次 200ml　每日 3 次

适用于阴虚火旺之经前紧张征。

处方 5　归脾汤加减

黄芪 12g　　　　龙眼肉 12g　　　酸枣仁 12g　　　白术 9g

茯神 9g　　　　　当归 9g　　　　　党参 6g　　　　　木香 6g

远志 6g　　　　　甘草 3g　　　　　生姜 6 片　　　　大枣 1 枚

2日1剂　水煎服　每次 200ml　每日 3 次

适用于心脾两虚之经前紧张征。

六、子宫内膜异位症

子宫内膜异位症（Endometriosis，EM）是指具有生长功能的子宫内膜组织（腺体和间质）出现在子宫体以外部位的一种疾病。患者常以进行性痛经和（或）不孕就诊，可伴有月经失调、性交痛等症状，该病随雌激素水平而有明显变化，妇科检查可见子宫粘连、呈后倾位并且相对固定，有病程长、病情缠绵难愈和治疗后复发率高的特点。对于子宫内膜异位症的治疗，目前现代医学主要采取激素药物保守疗法和宫腹腔镜手术治疗为主。针对仍有生育要求或已经发生广泛病变的患者，只适用于药物治疗，而不宜实施手术。

中医认为子宫内膜异位症基本病机是瘀血阻于胞宫胞脉，基本治则是活血化瘀。

西医处方

处方 1　解热镇痛药治疗

　　吲哚美辛（消炎痛）　25～50mg　口服　每日 3 次

或　布洛芬　0.2～0.4g　口服　每日 3 次

处方 2　假绝经治疗

　　亮丙瑞林（抑那通）　3.75mg　皮下注射（月经第 1～5 天）

　　每 4 周 1 次　共 3～6 次

处方 3　孕激素受体拮抗药治疗

　　米非司酮　25～100mg　口服　每日 1 次　共 6 个月

处方 4　宫内节育器

　　左炔诺孕酮宫内节育系统（曼月乐）

中医处方

处方 1　归肾丸加减

地黄 15g	山药 15g	川牛膝 20g	枸杞子 15g
山萸肉 15g	菟丝子 15g	三棱 10g	莪术 10g
桃仁 10g	生蒲黄 10g	延胡索 20g	川楝子 15g
当归 10g	川芎 10g		

2 日 1 剂　水煎服　每次 200ml　每日 3 次

适用于肾虚血瘀型子宫内膜异位症。

处方 2　内异 2 号方

当归 10g	生地黄 10g	川芎 10g	丹参 10g
白芍 15g	香附 10g	生蒲黄 15g[包]	花蕊石 20g
刘寄奴 15g	琥珀 10g	三七粉 2g[吞]	仙鹤草 40g

2 日 1 剂　水煎服　每次 200ml　每日 3 次

适用于由瘀血导致的子宫内膜异位症等引起的经量过多。

处方 3　膈下逐瘀汤

当归 10g	赤芍 15g	牡丹皮 15g	益母草 15g
红花 10g	枳壳 20g	延胡索 20g	五灵脂 10g
香附 12g	生蒲黄 15g	莪术 15g	白术 15g

2 日 1 剂　水煎服　每次 200ml　每日 3 次

适用于气滞血瘀证之子宫内膜异位症。

处方 4　琥珀散

琥珀 20g	三棱 15g	莪术 15g	牡丹皮 15g
桂枝 10g	延胡索 20g	乌药 10g	刘寄奴 12g
当归 10g	白芍 15g	熟地黄 20g	川芎 6g

2 日 1 剂　水煎服　每次 200ml　每日 3 次

适用于寒凝血瘀型子宫内膜异位症痛经。

【注意】 必要时需行手术治疗。亮丙瑞林（抑那通）作为一种促性激素释放激素激动剂（GnRH-α），有助于促使子宫内膜异位病灶退化。

七、异常子宫出血

异常子宫出血是指与正常月经的周期频率、规律性、经期长度、经期出血量、经血性状中的任何一项或几项不符的、源自子宫腔的异常出血。无排卵性异常子宫出血多发生在青春期或围绝经期，通常表现为不规则阴道出血，由于排卵障碍，低水平的雌激素常表现为点滴出血、淋漓不尽，总出血量相对少；而高水平的雌激素使内膜逐渐增厚，血液供应不足，内膜难以支持，常表现为较长时间停经后发生大量子宫出血。排卵性异常子宫出血主要发生在育龄期妇女，常见有两种类型——黄体功能不足与子宫内膜不规则脱落，黄体功能不足常表现为月经周期缩短，可有不孕或在孕早期流产。子宫内膜不规则脱落者表现为月经周期正常，但经期延长，常达 9～10 天，出血量多。年龄大于 35 岁者行诊刮术可达到止血和确定子宫内膜病变的目的。无排卵性异常子宫出血止血首选性激素，补充孕激素时处于增生期的子宫内膜转化为分泌期，补充雌激素可促使子宫内膜增长，短期内修复创面而止血。

本病属中医学"崩漏"范畴，主因阴虚内热、迫血妄行、肝郁气滞、气滞血瘀、瘀阻冲任所致。中医治疗原则是塞流、澄源、复旧。

西医处方

处方 1 适用于无排卵性异常子宫出血的止血治疗（止血、调周、防复）

（1）雌激素

戊酸雌二醇片（补佳乐）　2mg　口服　每 6～8 小时 1 次（HGB<80g/L）

（2）孕激素（适用于血红蛋白>80g/L，生命体征稳定的患者）

地屈孕酮片　10mg　口服　每日 2 次　共 10 日

或　微粒化黄体酮胶囊　100～300mg　口服　每日 1 次　共 10 日

或　黄体酮注射液　20～40mg　肌内注射　每日 1 次　共 5 日

（3）复方短效口服避孕药（适用于长期而严重的无排卵性异常子宫出血）

去氧孕烯炔雌醇片（妈富隆）　1～2 片　口服　每 6～8 小时 1 次

或　屈螺酮炔雌醇片（Ⅱ）（优思悦）　1～2 片　口服　每 6～8 小时 1 次

或　炔雌醇环丙孕酮片（达英-35）　1～2 片　口服　每 6～8 小时 1 次（血止后每 3 日减 1/3 量）

处方 2 调整月经周期的治疗

（1）孕激素

地屈孕酮　10～20mg　口服　每日 1 次　共 10 天

或　黄体酮　100mg　口服　每日 2 次　共 10 天（撤退性出血 15 天开始口服，连用 3～6 个周期）

（2）口服避孕药

短效口服避孕药（如妈富隆、优思明、优思悦、达英-35 等）1 片　每次月经第 1 日口服　每日 1 次　连服 21 天

（3）雌、孕激素序贯法

出血第 5 天开始口服戊酸雌二醇片（补佳乐），每次 1mg，每日 1 次，共 21 天；于服药第 11 天开始加黄体酮胶囊，每次 100mg，每日 2 次，共 10 天，两者同时停药。

或　雌二醇片/雌二醇地屈孕酮片复合包装（芬吗通）　2mg　口服　每日 1 次　共 28 天，继续下个月经周期

处方 3　适用于有排卵性异常子宫出血的止血治疗

黄体酮胶囊　100mg　口服　每日 2 次　于排卵后开始，连用 10 天

或　短效口服避孕药（如妈富隆、优思明、优思悦、达英-35 等）1 片　每次月经第 1 日口服　每日 1 次　连服 21 天

中医处方

处方 1　固本止崩方

生地黄 30g	龟甲 15g^{先煎}	党参 30g	白术 18g
黄芪 30g	当归 15g	炮姜 15g	煅牡蛎 30g^{先煎}
旱莲草 20g	生地榆 12g	白芍 12g	丹皮炭 10g
地骨皮 20g	生藕节 30g		

2 日 1 剂　水煎服　每次 200ml　每日 3 次
适用于青春期或更年期阴虚血热型崩漏。

处方 2　大补元煎合举元煎

党参 12g	生黄芪 20g	炒当归 10g	生地黄 20g
炮姜炭 3g	白芍 12g	煅牡蛎 30g^{先煎}	仙鹤草 30g
蒲黄炭 10g	白术 15g	山药 15g	山萸肉 15g

升麻 5g

2 日 1 剂　水煎服　每次 200ml　每日 3 次

适用于青春期或更年期功能失调性子宫出血之阳气虚暴崩证。

处方 3　清经汤

玄参 10g　　　地骨皮 20g　　　生地黄 20g　　　知母 9g

黄柏 9g　　　牡丹皮 15g　　　丹参 15g　　　白薇 9g

青蒿 10g^{后下}　仙鹤草 40g　　　益母草 15g

2 日 1 剂　水煎服　每次 200ml　每日 3 次

适用于血热导致的崩漏。

八、不孕症

夫妇有正常性生活 12 个月未避孕而未孕者称为不孕症，称为原发性不孕症。该症病因十分复杂，除男性不育的因素以外，女性不孕症病因主要包括子宫输卵管因素、卵泡因素、免疫因素等。查清病因，针对病因综合治疗是关键。

中医认为此病主要内因是禀赋虚弱、肾气不足、冲任亏损、气血失调，致病因素多为寒、湿、痰、瘀。临床上，需要选用温肾暖宫、滋肾养阴、益气补血、疏肝理气、活血化瘀或清热利湿类中药治疗。

西医处方

处方 1　帮助诱发患者产生排卵的治疗

氯米芬（克罗米芬）　50mg　口服　每日 1 次　月经第 3～5 天开始　连用 5 天

或　来曲唑　2.5～5mg　口服　每日 1 次　月经第 3～5 天开始连用 5 天

处方2　促进黄体分泌的治疗

地屈孕酮　10mg　口服　每日2次　经前14天开始　连用10天

或　黄体酮胶囊　100mg　口服　每日2次　经前14天开始　连用10天

中医处方

处方1　五子衍宗丸合四物汤加减方

熟地黄12g	枸杞子20g	当归10g	川芎10g
白芍10g	丹参20g	白术9g	茺蔚子12g
香附10g	益母草15g	覆盆子10g	菟丝子20g
车前子10g^{包煎}	五味子9g		

2日1剂　水煎服　每次200ml　每日3次
适用于不孕之精血亏虚型。

处方2　通管方

当归10g	丹参15g	威灵仙15g	益母草15g
川芎6g	醋香附10g	柴胡10g	桃仁10g
延胡索15g	郁金15g	路路通15g	艾叶10g
川牛膝10g	枳壳15g	白芍15g	大血藤15g

2日1剂　水煎服　每次200ml　每日3次
适用于输卵管通而不畅之不孕症。

处方3　调经种玉汤

当归身10g	川芎10g	炒白芍15g	熟地黄20g
香附10g	延胡索15g	陈皮6g	牡丹皮15g
茯苓15g	柴胡5g	甘草3g	益母草15g
川牛膝10g			

2日1剂　水煎服　每次200ml　每日3次
适用于血虚寒凝瘀滞之不孕症等。

处方4　滋养肝肾抑抗汤

桑椹 15g　　　枸杞子 15g　　　山药 20g　　　知母 15g

黄柏 15g　　　玄参 15g　　　生地黄 20g　　当归 10g

僵蚕 10g　　　徐长卿 10g^{后下}　生甘草 5g

2 日 1 剂　水煎服　每次 200ml　每日 3 次

适用于肝肾阴虚火旺所致免疫性不孕。

【注意】给予氯米芬或来曲唑要自月经第 3～5 天起开始服药，起初先从小剂量应用，最大剂量每日不可超过 200mg，通常在服药第 7 天前后开始排卵，经过 3 个周期后可自然行经，连服 3 个周期为 1 个疗程。

九、子宫脱垂

子宫从正常位置沿阴道下降，宫颈外口达坐骨棘水平以下，甚至子宫全部脱出阴道口以外，常合并有阴道前壁和/或后壁膨出。阴道前后壁又与膀胱、直肠相邻，因此子宫脱垂还可同时伴有膀胱尿道和直肠膨出。子宫颈因长期暴露在外而发生黏膜表面增厚、角化或发生糜烂、溃疡。患者白带增多，并有时呈脓样或带血，有的发生月经紊乱，经血过多。伴有膀胱膨出时，可出现排尿困难、尿潴留、压力性尿失禁等。子宫脱垂与支持子宫的各韧带松弛及骨盆底托力减弱有关，因此多见于多产、营养不良和长期从事体力劳动的妇女。

中医学称本病为"阴挺"，治疗可从补益脾肾、益气固摄、补中益气、升阳举陷入手。

西医处方

轻度脱垂或不适于手术的非手术治疗：减重、减少腹压或盆底肌锻炼及物理治疗或子宫托

中医处方

处方 1　中成药

　　补中益气丸　3g　口服　每日 3 次

　　用于子宫脱垂。能益气升提。

处方 2　升提汤

　　枳壳 15g　　　茺蔚子 15g

　　2 日 1 剂　水煎服　每次 200ml　每日 3 次

　　适用于子宫脱垂。

处方 3　大补元煎

　　黄芪 30g　　　人参 10g　　　山药 20g　　　熟地黄 9g

　　杜仲 10g　　　山萸肉 3g　　　枸杞子 15g　　　炙甘草 5g

　　白术 15g　　　陈皮 15g

　　2 日 1 剂　水煎服　每次 200ml　每日 3 次

　　适用于肾虚证之子宫脱垂。

处方 4　补中益气汤合赤石脂禹余粮方

　　黄芪 30g　　　白术 18g　　　陈皮 15g　　　升麻 5g

　　柴胡 6g　　　党参 18g　　　当归 10g　　　赤石脂 15g^{先煎}

　　禹余粮 15g^{先煎}　甘草 9g

　　2 日 1 剂　水煎服　每次 200ml　每日 3 次

　　适用于中气下陷之子宫脱垂。

十、多囊卵巢综合征

　　多囊卵巢综合征（polycystic ovarian syndrome，PCOS）是指妇女恰于生育期发生的一种内分泌及代谢异常的疾病。在育龄期女性发生率为 3.5%～7.5%。2003 年的鹿特丹诊断标准为符合以下 3 条中的 2 条，并排除其他疾病导致的类似临床表现，即可诊断 PCOS：①雄激素过多的临床和/或生化表现，如多毛、痤疮、雄激素性脱发、血清总睾酮或游离睾酮升高；②稀发排卵或无排卵。③卵巢多囊样改变，即单侧卵巢体积增大超过 10ml（排除囊肿及优势卵泡）或单侧卵巢内有超过 12 个直径 2～9mm 的卵泡。

本病属中医学"崩漏""不孕""闭经"等病证，患者有脾、肾、肝脏腑气血运行失调，其外因系由痰邪侵袭为主，从而导致痰湿阻于胞宫，出现肾虚、痰湿阻滞、肝瘀化火、气滞血瘀等证。治疗时须选用燥湿化痰、补益肝肾、调理冲脉、养血调经、益肾活血类中药。

西医处方

处方 1　调节月经周期

　　口服避孕药（如妈富隆、优思明、优思悦、达英 35 等）　1 片　月经第 1 天开始　每日 1 次　连服 21 天

　　孕激素后半周期疗法：

　　地屈孕酮　10～20mg　口服　每日 1 次

或　黄体酮胶囊　100mg　口服　每日 2 次

处方 2　促排卵，用于希望恢复排卵功能、有生育要求者

　　氯米芬（克罗米芬）　50mg　口服　每日 1 次　月经第 5 天开始　连用 5 天

或　来曲唑　2.5～5mg　口服　每日 1 次　月经第 5 天开始　连用 5 天

或　绒促性素　4000～10000U　肌内注射 1 次　卵泡成熟后

处方 3　高雄激素的 PCOS 患者首选

　　炔雌醇环丙孕酮片（达英-35）　1 片　口服　每日 1 次　每次月经第 1 日开始　连用 21 天

处方 4　用于多毛症状明显的患者

　　螺内酯（安体舒通）　40～200mg　口服　每日 1 次　连服 3 个月

处方5 用于高胰岛素血症的治疗

二甲双胍 250～500mg 口服 每日2～3次 连服3个月

中医处方

处方1 右归丸

熟地黄20g 山药15g 当归15g 杜仲15g

鹿角霜15g^先煎 菟丝子15g 枸杞子20g 山萸肉10g

当归10g 肉桂6g 制附子6g^先煎1小时

2日1剂 水煎服 每次200ml 每日3次

适用于肾阳虚之多囊卵巢综合征。能温阳补肾。

处方2 毓麟珠加减方

鹿角胶10g^烊化 淫羊藿12g 菟丝子20g 花椒5g

覆盆子15g 当归15g 川芎10g 枸杞子15g

巴戟天15g 五加皮15g 紫石英20g^先煎 蛇床子15g

炮姜15g 韭菜子15g

2日1剂 水煎服 每次200ml 每日3次

适用于不孕症、崩漏、月经先后不定期、闭经等属肾阳不足者；肾阳不足之多囊卵巢综合征。

处方3 苍附导痰丸加味

茯苓15g 苍术10g 香附10g 半夏9g

陈皮15g 枳实15g 当归10g 天南星15g

神曲15g 川芎10g 芥子10g 白芍15g

鸡血藤30g

2日1剂 水煎服 每次200ml 每日3次

适用于痰湿蕴结之多囊卵巢综合征。

处方4 调经助孕汤

菟丝子20g 鹿角霜10g^先煎 丹参25g 当归15g

川芎15g 白芍15g 五味子15g 枸杞子15g

覆盆子 12g　　车前子 15g^{包煎}　　仙茅 15g　　　淫羊藿 15g

肉苁蓉 20g　　石菖蒲 15g

2 日 1 剂　水煎服　每次 200ml　每日 3 次

适用于肾阳虚型卵泡发育不良，多囊卵巢综合征所致之不孕症。

处方 5　丹栀逍遥散

当归 10g　　　白芍 15g　　　柴胡 6g　　　白术 18g

茯苓 10g　　　牡丹皮 10g　　栀子 15g　　　甘草 6g

生地黄 20g　　香附 9g　　　天花粉 15g

2 日 1 剂　水煎服　每次 200ml　每日 3 次

适用于肝郁化火之多囊卵巢综合征。

十一、更年期综合征

　　更年期综合征是女性在绝经前后由于卵巢功能的衰退、性激素的波动引起内分泌功能紊乱以及一系列精神、躯体症状，临床表现常有潮热、心悸、出汗、多疑、失眠等自主神经系统功能失调，以及子宫颈和阴道上皮萎缩、阴道分泌物减少、骨质疏松或病理性骨折。部分患者甚至可出现尿频、尿急、尿失禁、月经不调、阴道萎缩、性交困难等。对此，应要求患者多进行户外活动、晒太阳，结合进行相应的雌激素替补治疗和对症处理。

　　中医称之为"经断前后诸证"或"绝经前后诸证"。中医学认为此病后期为肾气衰、冲任虚少、天癸将竭，导致肾阴不足、阳失潜藏或肾阳虚衰，使脏腑功能下降并出现以上临床表现。治疗时，需选择滋阴潜阳、补肾温阳、疏肝解郁类中药治疗。

西医处方

处方 1　口服激素补充治疗

　　戊酸雌二醇（补佳乐）　0.5～2mg　口服　每日 1 次（适用于

已切除子宫者)

或　芬吗通　2mg　口服　每日1次　连服28天（适用于有子宫者）

或　替勃龙（利维爱）　1.25～2.5mg　口服　每日1次

处方2　用于经皮肤途径补充雌激素

戊酸雌二醇凝胶　外涂　每日1次　用至症状改善

或　雌二醇缓释透皮贴片（欧适可）　25mg　贴皮　每周1片　用3周

使用贴片的最后5日加用黄体酮100mg，每日2次。两者同时停用，1周后重复下一个疗程。

处方3　用于失眠症状较重者

艾司唑仑　2.5mg　口服　每晚1次

处方1　中成药

定坤丹　1丸　口服　每日2次

用于更年期综合征，能补益气血、温肾活血。

或　坤泰胶囊　4粒　口服　每日3次

用于更年期综合征，能滋阴除烦。

处方2　更年汤

女贞子12g	旱莲草12g	桑椹12g	巴戟天12g
肉苁蓉12g	玄参12g	首乌藤15g	合欢皮12g
浮小麦30g	炙甘草6g	生地黄20g	山药15g
山萸肉15g	大枣15g		

2日1剂　水煎服　每次200ml　每日3次

适用于更年期综合征属肾虚肝旺者。

处方3　参麦黄连阿胶汤

太子参15g	麦冬15g	生地黄20g	五味子10g
黄连12g	黄芩10g	阿胶珠9g^{烊化}	白芍15g
酸枣仁15g	柏子仁15g	远志12g	鸡子黄2枚

甘草 6g

2 日 1 剂　水煎服　每次 200ml　每日 3 次

适用于心肾不交之绝经期失眠症。

处方 4　龙牡加味逍遥散

生龙骨 30g^{先煎}　生牡蛎 30g^{先煎}　当归 15g　　　女贞子 15g

柴胡 6g　　　白术 15g　　　五味子 10g　　茯苓 15g

白芍 15g　　　甘草 10g　　　生地黄 20g　　山萸肉 15g

香附 10g

2 日 1 剂　水煎服　每次 200ml　每日 3 次

适用于肝火上炎之更年期综合征。

处方 5　滋水清肝饮

生地黄 20g　　山药 20g　　　山萸肉 15g　　茯苓 15g

牡丹皮 15g　　知母 15g　　　黄柏 10g　　　当归 10g

白芍 15g　　　柴胡 6g　　　合欢皮 15g　　首乌藤 30g

钩藤 30g^{后下}

2 日 1 剂　水煎服　每次 200ml　每日 3 次

适用于肝肾阴虚型围绝经期综合征。

【注意】此病须加强更年期保健工作，及时做好心理疏导，在采取雌激素替代治疗的同时，给予钙制剂和谷维素等综合性对症处理。雌激素替代最为普遍的药物是补佳乐，此药能控制潮热、出汗、阴道干燥和尿路感染等症状。对子宫出血原因不明和合并雌激素依赖性肿瘤者，应禁用雌激素治疗，使用前应该行正规评估。

十二、子宫肌瘤

子宫肌瘤通常源于不成熟的子宫平滑肌组织增生，又称之为子宫平滑肌瘤。诊断主要依靠子宫附件彩超，常见临床表现为异常子宫出血、腹部包块、邻近器官的压迫症状、白带增多、不孕、贫血等。子宫肌瘤可以并发瘤体扭转、感染、恶变、肌瘤合并妊娠等。出现以下情况时需考虑手术治疗：①子宫肌瘤合并月经过多或异常出血甚至导致贫血；或压迫泌尿系统、消化系统、神经系统等出现相关症状，经药物治疗无效；②子宫肌瘤合并不孕；③子宫肌瘤患者准备妊娠时若肌瘤直径≥4cm 建议剔除；④绝经后未行激素补充治疗但肌瘤仍生长。

本病中医学称为"癥瘕"，多由气滞血瘀、湿热瘀结或痰积所致，治疗应采取行气活血、活血破瘀、消癥散结、清热化瘀、导痰消积之法，崩漏不止者也可采用塞流、澄源、复旧等法加以调治。

西医处方

处方 1　抗雌孕激素制剂治疗

他莫昔芬　10mg　口服　每日 2 次　共 3～6 个月

或　米非司酮　12.5mg　口服　每日 1 次　共 3 个月

处方 2　孕激素制剂治疗

黄体酮　10mg　肌内注射　每日 1 次　共 12 日　从月经第 12～14 日起，可连续使用 3～6 个月

或　地屈孕酮　10mg　口服　每日 2 次

或　黄体酮胶囊　100mg　口服　每日 2 次

处方 3　促性腺激素释放激素类似物治疗

亮丙瑞林　3.75mg　皮下注射　每 28 日 1 次　共 3～6 个月

或　戈舍瑞林　3.6mg　皮下注射　每 28 日 1 次　共 3～6 个月

处方 4　宫内节育器

左炔诺孕酮宫内节育器（曼月乐）　放置宫腔　可维持 5 年

中医处方

处方 1　中成药

桂枝茯苓胶囊　3 粒　口服　每日 3 次　连服 3 个月

或　宫瘤消胶囊　3粒　口服　每日3次　连服3个月

处方2　化瘀破癥汤

海藻 45g	丹参 30g	瓜蒌 30g	橘核 20g
牛膝 20g	山楂 20g	赤芍 15g	蒲黄 15g
五灵脂 15g	三棱 15g	莪术 15g	延胡索 15g
桂枝 30g	半夏 10g	香附 12g	青皮 10g

2日1剂　水煎服　每次200ml　每日3次

适用于子宫肌瘤。

处方3　朱氏紫蛇消瘤断经汤

紫草 30g	白花蛇舌草 30g	夏枯草 30g	生牡蛎 30g^{先煎}
大蓟 12g	小蓟 12g	女贞子 12g	旱莲草 15g

2日1剂　水煎服　每次200ml　每日3次

适用于更年期子宫肌瘤。

十三、先兆流产

当妊娠不足28周、胎儿体重低于1000g而被终止妊娠者称为流产。先兆流产发生在孕早期，妊娠早期有阴道少量出血，伴或不伴有轻度下腹疼痛或腰痛下坠感。早孕期，卵巢的妊娠黄体是分泌孕激素的主要场所，此期倘若黄体功能不全即可影响到孕卵种植，易导致先兆流产。

中医学称此症为"胎漏""胎动不安""妊娠腹痛"等，可见于脾肾气虚、肝气郁滞或血热证患者，治疗时要采取补肾益气、安胎固摄之大法。对兼有气滞者，宜少佐理气解郁之品；对兼有胎热者，宜加用清热安胎药；对血流不止者，可加入安胎止血类的中药。

西医处方

处方1　可以采用的黄体功能不足的治疗

黄体酮　20～40mg　肌内注射　每日1次

或　地屈孕酮　10mg　口服　每 8 小时 1 次

或　黄体酮　100mg　口服　每日 2 次

处方 2　可以采用的保胎盘绒促性素治疗

绒促性素　1000U　肌内注射　每日 1 次或延长用药时间

处方 3　甲状腺功能低下者

左甲状腺素（优甲乐）　25～50μg　口服　每日 1 次

中医处方

处方 1　中成药

滋肾育胎丸　5g　口服　每日 3 次

处方 2　加味补肾安胎饮

人参 9g　　　白术 15g　　　杜仲 15g　　　续断 15g

桑寄生 15g　　菟丝子 20g　　阿胶 3g[烊化]　　艾叶 10g

益智仁 15g　　补骨脂 10g　　巴戟天 15g

2 日 1 剂　水煎服　每次 200ml　每日 3 次

适用于肾气亏虚，冲任不固之胎动不安、滑胎等。

处方 3　寿胎丸合四君子汤加减

菟丝子 20g　　续断 18g　　　桑寄生 15g　　阿胶 9g[烊化]

党参 18g　　　炒白术 15g　　苎麻根 15g　　茯苓 15g

甘草 5g　　　山药 15g　　　山茱肉 15g

2 日 1 剂　水煎服　每次 200ml　每日 3 次

适用于脾肾两虚型滑胎。

【注意】适当卧床休息，严禁性生活，消除紧张情绪，提供充足的营养支持。必要时可适当使用少量的镇静药。黄体酮系一类天然的孕激素，它既能补充黄体功能，又能抑制子宫的收缩，从而降低子宫对于催产素的敏感性并发挥保胎作用；黄体酮使用时间持续延长至阴道流血停止后 1 周。此外，在给保胎药治疗期间，要加强血人绒毛膜促性腺激素（HCG）、孕酮、雌二醇水平的动态观察，并依据检测结果进一步调整用药剂量、间隔时间以及决定是否可以停药。

十四、复发性流产

我国通常将 3 次或 3 次以上在妊娠 28 周之前的胎儿丢失称为复发性流产（RSA），但大多数专家认为，连续发生 2 次流产即应重视并予评估。妊娠不同时期的复发性流产，其病因有所不同，妊娠 12 周以前的早期流产多由遗传因素、内分泌异常、生殖免疫功能紊乱及血栓前状态等所致；妊娠 12 周至 28 周之间的晚期流产且出现胚胎停止发育者，多见于血栓前状态、感染、妊娠附属物异常（包括羊水、胎盘异常等）、严重的先天性异常（如巴氏水肿胎、致死性畸形等）；晚期流产但胚胎组织新鲜，甚至娩出胎儿仍有生机者，多数是由于子宫解剖结构异常所致，根据具体情况又可分为两种：一是宫口开大之前或胎膜破裂之前没有明显宫缩，其病因主要为子宫颈机能不全；二是先有宫缩，其后出现宫口开大或胎膜破裂，其病因多为生殖道感染、胎盘后血肿或胎盘剥离等。

西医处方

处方 1 黄体功能不足的治疗

黄体酮注射液 20～40mg 肌内注射 每日 1 次

或 地屈孕酮 10mg 口服 每 8 小时 1 次

或 黄体酮胶囊 100mg 口服 每日 2 次

处方 2 甲状腺功能低下者的治疗

左甲状腺素（优甲乐） 25～50μg 口服 每日 1 次

合并其他免疫等因素则加用相应药物。

处方 1　中成药

滋肾育胎丸　5g　口服　每日 3 次

处方 2　补肾固冲丸

| 党参 200g | 菟丝子 200g | 熟地黄 150g | 阿胶 50g^{烊化} |

党参 200g　　菟丝子 200g　　熟地黄 150g　　阿胶 50g^{烊化}

巴戟天 100g　　杜仲 100g　　当归 100g　　鹿角霜 80g^{先煎}

枸杞子 150g　　白术 100g　　砂仁 60g^{后下}　　大枣 60g

2 日 1 剂　水煎服　每次 200ml　每日 3 次

适用于肾虚之滑胎。

处方 3　泰山磐石散

茯苓 15g　　黄芪 15g　　白术 15g　　炙甘草 5g

当归 10g　　续断 15g　　川芎 15g　　白芍 15g

熟地黄 12g　　黄芩 9g　　砂仁 5g^{后下}　　人参 12g

2 日 1 剂　水煎服　每次 200ml　每日 3 次

适用于气血虚弱之滑胎。

【**注意**】倘若确定再次妊娠，应马上提早选择更为妥善的保胎治疗，其保胎时间应直至超过妊娠 10 周或既往曾经发生过的流产月份以上。一般治疗首要的是要求患者卧床休息、禁忌性生活或适量镇静药。

十五、异位妊娠

异位妊娠是指受精卵植入宫腔外，植入部位包括输卵管（约97.7％）、宫颈、卵巢、子宫角和腹腔。在输卵管妊娠中，壶腹部是最常见的着床部位（80％），其次是峡部、伞部、和间质部。异位妊娠的典型临床三联征是疼痛、停经和阴道流血，然而，只有大约 50％的患者出现所有 3 种症状。大约 40％～50％的异位妊娠患者有阴道流血，50％有可触及的附件包块，75％可能有腹部压痛。

中医学归属于"妊娠腹痛""胎动不安""胎漏"等范畴，主因少腹宿有瘀血、冲任胞脉胞络不畅、先天肾气不足、后天脾气受损所致，宜按下列类型辨证论治：①胎块阻络型，有明确的停经史和早孕反应，伴有阴道淋漓出血、一侧下腹隐痛，检查可触及包块，超声显示异位妊娠未破，脉象略滑；②气虚血脱型，已产生破裂和大出血，突然剧痛、面色苍白、四肢厥冷、大汗淋漓、头痛、头晕、烦躁不安、血压下降，脉微欲绝或细数无力；③气虚血瘀型，输卵管妊娠破裂不久、腹痛拒按、检查触及包块边界不清、伴小量阴道流血、头昏神疲，舌质暗红、苔薄、脉细弦滑；④胎块瘀结型，胎损于胞脉过久，或卵管已破裂、流产日久，伴有血肿形成，小腹疼痛延缓或消失。

西医处方

处方　适用于异位妊娠未破裂时的治疗

　　甲氨蝶呤　50mg/m²　肌内注射　仅 1 次

或　米非司酮　50mg　口服　每日 2 次　连用 3 天

中医处方

处方 1　宫外孕 2 号方

桃仁 15g	牡丹皮 15g	赤芍 15g	三棱 15g
莪术 15g	紫草 30g	大血藤 20g	丹参 20g
穿心莲 15g	蜈蚣 2 条	天花粉 15g	

2 日 1 剂　水煎服　每次 200ml　每日 3 次
适用于宫外孕未破损。

处方 2　桃红活血汤

| 桃仁 15g | 大黄 9g | 川楝子 15g | 赤芍 15g |

牡丹皮 15g　　丹参 20g　　　土鳖虫 15g　　三棱 10g
莪术 10g
2 日 1 剂　水煎服　每次 200ml　每日 3 次
适用于各种异位妊娠。

【注意】 在及时选择药物治疗的同时，一定要严密观察病情，做好输血、输液和手术前的准备工作，一旦发生破裂出血应予立即实施紧急手术，以防突然大出血和休克而危及患者的生命。

十六、产褥感染

产褥感染指在分娩时或产褥期内生殖道的创面受到病原体侵害而导致的局部或全身性感染，患者多在分娩 24 小时到产后第 10 天体温升至 38℃以上。主要包括：急性外阴、阴道、子宫内膜、子宫颈感染，急性盆腔炎、弥漫性腹膜炎以及生殖道外感染，如乳腺炎、泌尿道或呼吸道感染、血栓性静脉炎、脓毒血症、败血症等。产褥期感染发生率在 1%～18%，也是导致产妇死亡的重要病因。主要病原体包括 4 大类：①需氧菌，如乙型溶血性链球菌、大肠杆菌、变形杆菌、克雷伯菌属、金黄色葡萄球菌、表皮葡萄球菌等；②厌氧菌，如消化链球菌、脆弱拟杆菌、产气荚膜杆菌等；③支原体，如人型支原体、解脲支原体等；④衣原体，如沙眼衣原体等。

中医学称此病为"产后发热"，主因外感邪毒、正邪交争、营卫不合、败血停滞所致。治法以清热、解毒、化瘀为主。

西医处方

处方 1　适用于致病菌抗感染时的治疗，可经验用药，根据药敏试验调整抗生素

头孢西丁钠　2g　　　　　｜静脉滴注　每 8 小时 1 次　用
0.9%氯化钠注射液　100ml｜前皮试

或　哌拉西林钠他唑巴坦钠注射液　4.5g　｜静脉滴注　每 8 小时 1
　　0.9％氯化钠注射液　100ml　　　　｜次　用前皮试
　　如有厌氧菌感染：

加　甲硝唑氯化钠注射液　100ml　｜静脉滴注　每日 2 次

或　替硝唑氯化钠注射液　100mg　｜静脉滴注　每日 2 次

处方 2　适用于血栓栓塞性事件的防治

　　肝素钠注射液　5000U　　　　｜静脉滴注　每 6 小时 1 次　连
　　5％葡萄糖注射液　500ml　　 ｜用 6 天
或　阿司匹林　100～300mg　口服　每日 1 次

中医处方

处方 1　五味消毒饮加减

鱼腥草 30g	蒲公英 20g	紫花地丁 15g	金银花 15g
赤芍 15g	益母草 15g	野菊花 10g	蒲黄 10g
牡丹皮 10g	五灵脂 10g		

2 日 1 剂　水煎服　每次 200ml　每日 3 次
适用于湿毒蕴结之产后发热。

处方 2　银翘红酱解毒汤

金银花 15g	连翘 15g	大血藤 15g	败酱草 15g
赤芍 15g	桃仁 10g	栀子 10g	薏苡仁 30g
牡丹皮 15g	延胡索 20g	当归 10g	川芎 10g
生地黄 20g			

2 日 1 剂　水煎服　每次 200ml　每日 3 次
适用于湿热蕴结之产后发热。

处方 3　加味当归补血汤

| 黄芪 30g | 桂枝 15g | 白芍 15g | 大枣 15g |
| 生姜 10g | 柴胡 6g | 当归 15g | 薏苡仁 20g |

枳壳 15g　　　　川芎 10g　　　　桃仁 15g　　　　炮姜 15g

2 日 1 剂　水煎服　每次 200ml　每日 3 次

适用于气血两虚型产后发热。

处方 4　生化汤加减

当归 20g　　　　川芎 15g　　　　桃仁 15g　　　　甘草 9g

炮姜 15g　　　　南沙参 20g　　　　薏苡仁 30g　　　　益母草 20g

红花 3g　　　　泽兰 15g　　　　川牛膝 15g

2 日 1 剂　水煎服　每次 200ml　每日 3 次

适用于血瘀型产后发热。

第十一章

儿童常见疾病

本章用药以 5 岁、体重 20～25kg 儿童为例（个别特殊疾病另说明）。中药煎药方法（煎药方法特殊者另说明）：加水 500ml，浸泡 20 分钟，武火烧开，文火煎 15 分钟，取汁约 300ml；后下药煎药 5 分钟。

一、急性上呼吸道感染

急性上呼吸道感染简称"上感""感冒"，主要是由于病毒、细菌等病原体侵犯鼻、咽部、扁桃体而引起的急性上呼吸道炎症性疾病。本病 90％以上病原体为病毒，少数为细菌，病程长者可在病毒感染的基础上继发细菌感染。主要临床表现有鼻塞、流涕、喷嚏、干咳，可有发热，年长儿可有咽部不适或咽痛、咽充血、扁桃体肿大等；病情严重者可见突然高热、全身乏力、精神萎靡、食欲缺乏、睡眠不安、咳嗽频繁、腹泻、头痛等。部分患儿可出现高热惊厥、腹痛等。婴幼儿症状不典型，可出现消化功能紊乱的表现，如呕吐、食欲减退、腹泻、腹胀等。常可并发有鼻窦炎、中耳炎、咽结合膜热、颈淋巴结炎、肠系膜淋巴结炎等。幼儿期及学龄前期儿童多发，冬春季节高发。

本病相当于中医的"感冒"。中医病因以感受风邪为主，常兼杂寒、热、暑、湿、燥等，亦有感受时邪疫毒所致者。中医治疗宜按风寒感冒证、风热感冒证、暑邪感冒证论治，及夹痰、夹滞、夹惊的对症治疗，常用治法为辛温解表、辛凉解表、清暑解表等为主，兼以清肺化痰、消食导滞、清热镇惊等。

西医处方

处方1　适用于一般病例

布洛芬混悬液（美林）　7.5ml　口服　必要时（每次5～10mg/kg，体温≥38.5℃，间隔4～6小时可再次服用）

加　氯苯那敏　2mg　口服　每日3次（每日0.35mg/kg）

加　维生素C　0.1g　口服　每日3次

处方2　适用于病情较重、高热不退病例

布洛芬混悬液（美林）　7.5ml　口服　必要时（每次5～10mg/kg，体温≥38.5℃，间隔4～6小时可再次服用）

或　对乙酰氨基酚口服混悬液（泰诺林）　5ml　口服　必要时（每次10～15mg/kg，体温≥38.5℃，间隔4～6小时可再次服用）

加　维生素C注射液　0.5g
0.9%氯化钠注射液　100ml ｝缓慢静滴　每日1次

加　酮替芬　1.38mg　口服　每日2次

处方3　适用于热性惊厥病例

退热药同处方1、处方2

加　地西泮（安定）　2.5mg　口服　每8小时1次（每次0.1mg/kg）

或加　水合氯醛灌肠剂　10ml　保留灌肠（有热性惊厥史）（每次0.5ml/kg）

或加　地西泮　2mg　缓慢静推（每次0.1～0.3mg/kg）

或加　苯巴比妥（鲁米那）　100mg　肌内注射（每次5～8mg/kg）

加　维生素C注射液　0.5g
0.9%氯化钠注射液　100ml ｝缓慢静滴　每日1次

处方 1　荆防败毒散加减

荆芥 8g　　　防风 6g　　　柴胡 10g　　　前胡 10g

枳壳 6g　　　羌活 9g　　　桔梗 8g　　　薄荷 9g^{后下}

甘草 3g　　　紫苏叶 9g

每 1.5 日 1 剂　水煎分 3 次服

辛温解表。主治风寒感冒，症见发热、恶寒、无汗、头痛、身痛、鼻流清涕、喷嚏、咽部不红肿、舌淡红、苔薄白、脉浮紧或指纹浮红。头疼明显加藁本 6～9g、葛根 6～9g；鼻塞明显加白芷 3～9g、辛夷 6～12g；咳嗽重加炙麻黄 3～6g、白前 6～9g、苦杏仁 3～6g；大便干结等外寒内热者加生石膏 15～25g、黄芩 3～9g。

处方 2　银翘散加减

连翘 10g　　　金银花 10g　　　桔梗 6g　　　薄荷 6g^{后下}

大青叶 9g　　　淡竹叶 6g　　　生甘草 3g　　　荆芥 8g

牛蒡子 10g　　前胡 10g　　　柴胡 10g　　　石膏 15g^{先煎}

青蒿 9g^{后下}

每 1.5 日 1 剂　水煎分 3 次服

辛凉解表。主治风热感冒，症见发热重、鼻流浊涕、咳嗽、痰黏稠、咽红肿痛、舌质红、苔薄黄、脉浮数或指纹浮紫。高热加青蒿 6～9g、栀子 6～9g；咳重痰黄加桑叶 6～9g、瓜蒌皮 6～9、黄芩 3～9g；咽痛咽干加蝉蜕 6～9g、玄参 12～15g、芦根 15～20g、板蓝根 9～12g、赤芍；大便干结加枳实 6～9g、生大黄 3～6g（后下）。

处方 3　新加香薷饮加减

香薷 8g　　　金银花 10g　　　厚朴 8g　　　连翘 10g

生麦芽 15g　　陈皮 8g　　　半夏曲 8g　　　薏苡仁 15g

柴胡 8g　　　莱菔子 15g　　苍术 6g　　　紫苏梗 8g

每 1.5 日 1 剂　水煎分 3 次服

清暑解表。主治暑邪感冒，症见夏季发病、发热、身痛、食欲缺乏、身重困倦、舌质红、苔黄腻、脉数或指纹紫滞。高热加柴胡6~12g、青蒿6~9g、薄荷6~9g（后下）；身重乏力加羌活6~9g；纳差、舌苔厚腻加藿香6~9g、佩兰6~10g；呕吐加竹茹6~9g、生姜3~6g。

处方4　银翘散合普济消毒饮加减

金银花 10g	连翘 10g	桔梗 6g	薄荷 6g后下
淡竹叶 8g	大青叶 9g	荆芥 8g	牛蒡子 10g
黄芩 6g	栀子 6g	玄参 10g	柴胡 10g
板蓝根 9g	僵蚕 6g	重楼 8g	

每 1.5 日 1 剂　水煎分 3 次服

清热解毒。主治时邪感冒，症见全身症状重、发热、神萎、恶寒、头痛、目赤咽痛、肌肉酸痛、舌质红、苔黄、脉浮数。高热加青蒿 8g、葛根 10g；咽痛或咽喉糜烂加赤芍 9g、天花粉 12g、蝉蜕6g；恶心、呕吐加竹茹 6g、紫苏梗 8g。

处方5　经验方

金银花 9g	连翘 9g	防风 6g	薄荷 8g后下
牛蒡子 10g	淡竹叶 6g	石膏 15g先煎	柴胡 9g
蝉蜕 8g	黄芩 6g	青蒿 9g后下	

每 1.5 日 1 剂　水煎分 3 次服

主治外感风热，症见高热持续、不恶寒、纳可、大便调、小便量少微黄、咽红、舌尖红、苔薄白、指纹紫滞。

【注意】儿童常见的很多急性传染病（如麻疹、流行性感冒、手足口病、水痘、猩红热等）早期临床症状与急性上呼吸道感染非常相似，应注意鉴别。急性上呼吸道感染多为病毒感染，慎用抗生素。治疗中须保持合理休息、清淡饮食，多饮水，保持室内空气流通并维持适当的温度及湿度，加强护理，注意呼吸道隔离，预防并发症，并注意抗感染治疗。谨防高热惊厥发生。

二、急性支气管炎

急性支气管炎是指儿童期发生的急性下呼吸道的炎症及感染性疾病，主要由病毒、细菌、肺炎支原体等病原体引起，以婴幼儿较为多见，一年四季均可发病，冬、春两季发病率高。临床表现以咳嗽、喉间痰响、气促、发热为主，严重者可见烦躁不安、呼吸困难、皮肤发绀等，甚至产生昏迷及呼吸衰竭等。治疗须保持呼吸道通畅，严密观察病情，及时吸痰，避免因呛咳或呕吐引发窒息，并注意加强护理和抗感染治疗。

本病相当于中医的"咳嗽"。中医治疗，证型分为风寒咳嗽证、风热咳嗽证、痰热咳嗽证、痰湿咳嗽证、气虚咳嗽证、阴虚咳嗽证，常用治法为宣肺解表、化痰止咳、降逆止咳、益气化痰、养阴润肺等。由于小儿稚阴稚阳、发病容易、传变迅速等生理病理特点，临床中要及时诊治，并与肺炎早期加以鉴别。

西医处方

处方 1　适用于一般细菌感染病例（疗程 3~5 天）

布洛芬混悬液　7.5ml　口服　必要时（每次 5~10mg/kg，体温≥38.5℃，间隔 4~6 小时可再次服用）

加　阿莫西林颗粒　0.25g　口服　每日 3 次（每日 20~40mg/kg）用前皮试

加　氯苯那敏　2mg　口服　每日 3 次

处方 2　适用于较严重细菌感染病例（疗程 5~7 天）

青霉素钠　160 万 U 0.9％氯化钠注射液　100ml	缓慢静滴　每 12 小时 1 次 （每日 5 万~20 万 U/kg） 用前皮试

加　维生素 C 注射液　0.5g
10％葡萄糖注射液　250ml｜缓慢静滴　每日 1 次

加　盐酸异丙嗪　4.1mg　口服　每日 3 次（每次 0.5~1mg/kg）

处方 3　适用于支原体感染病例（疗程 2~4 周）

　　布洛芬混悬液　7.5ml　口服　必要时（每次 5~10mg/kg，
体温≥38.5℃，间隔 4~6 小时可再次服用）

加　阿奇霉素颗粒　0.2g　口服　每日 1 次（口服 3 日，停 4 日；
再服 3 日）（每日 10mg/kg）

加　维生素 C 注射液　0.5g
5％葡萄糖氯化钠注射液　250ml｜缓慢静滴　每日 1 次

加　酮替芬　1.38mg　口服　每日 3 次

处方 4　适用于病情较重合并喘促者（疗程 5~10 天）

　　头孢唑林钠　1.0g
0.9％氯化钠注射液　100ml｜缓慢静滴　每 12 小时 1 次
（每日 50~100mg/kg）　用前
皮试

加　维生素 C 注射液　0.5g
10％葡萄糖注射液　250ml｜缓慢静滴　每日 1 次

加　盐酸异丙嗪　4.1mg　口服　每日 3 次
加　吸入用硫酸沙丁胺醇溶液　2.5mg　雾化吸入　每日 2 次
加　吸入用布地奈德混悬液　1mg　雾化吸入　每日 2 次

处方 5　适用于急性喉气管炎病例

　　头孢唑林　1.0g
0.9％氯化钠注射液　100ml｜缓慢静滴　每 12 小时 1 次
用前皮试

加　维生素 C　0.5g
10％葡萄糖注射液　250ml｜缓慢静滴　每日 1 次

加　地塞米松　5mg
0.9％氯化钠注射液　10ml｜静脉注射　每日 1 次（每次
0.25~0.5mg/kg）

加　酮替芬　1.38mg　口服　每日 3 次

中医处方

处方 1　中成药处方

　　肺力咳合剂　　10ml　口服　每日 3 次

或　百咳静糖浆　　10ml　口服　每日 3 次

或　小儿肺热咳喘颗粒　6g　口服　每日 3 次

处方 2　金沸草散加减

　　旋覆花 8g　　　荆芥 8g　　　桔梗 8g　　　前胡 12g

　　苦杏仁 6g　　　姜半夏 8g　　橘络 8g　　　甘草 5g

　　蝉蜕 9g　　　　桑叶 9g　　　连翘 8g

　　每 1.5 日 1 剂　水煎分 3 次服

　　疏风散寒、宣肺止咳。主治风寒咳嗽，症见咳嗽频作、声重，恶寒，鼻塞，痰白清稀，发热头痛，全身酸痛，舌苔薄白，脉浮紧或指纹浮红。寒邪重加炙麻黄 3～6g；风寒夹热（寒包火）加生石膏 15～25g、黄芩 3～9g。

处方 3　桑菊饮加减

　　桑叶 10g　　　菊花 9g　　　连翘 10g　　　苦杏仁 6g

　　薄荷 8g^{后下}　　　桔梗 6g　　　芦根 15g　　　甘草 3g

　　前胡 12g　　　浙贝母 8g　　大青叶 9g　　鱼腥草 12g

　　牛蒡子 12g

　　每 1.5 日 1 剂　水煎分 3 次服

　　疏风解热、宣肺止咳。主治风热咳嗽，症见咳嗽，痰黄黏稠难咯，口渴咽痛，或发热，舌红，苔薄黄，脉浮数或指纹浮紫。肺热重加黄芩 3～9g、金银花 9～12g；咽红咽痛明显加玄参 12～15g、赤芍 9～12g、板蓝根 9～12g；痰多加瓜蒌皮 6～9g、浙贝母 6～19g；湿重、舌苔厚腻者加薏苡仁 15～20g、橘络 6～9g、半夏 6～9g、藿香 6～10g。

处方 4　清金化痰汤加减

黄芩 10g	栀子 10g	知母 8g	桑白皮 12g
前胡 12g	瓜蒌仁 9g	浙贝母 9g	麦冬 9g
橘红 9g	茯苓 9g	桔梗 9g	紫菀 12
葶苈子 15g^{包煎}	法半夏 8g	甘草 3g	

每 1.5 日 1 剂　水煎分 3 次服

主治痰热咳嗽，症见咳嗽痰多、色黄黏稠、难以咯出，热重者可伴有发热口渴、烦躁不宁、尿少、大便干结，舌质红，苔黄腻，脉滑数或指纹紫。热重加生石膏 15～25g；心烦口渴加淡竹叶 9～12g、芦根 15～20g；便秘加酒大黄 6～9g、枳壳 3～6g；喘促加桃仁 6～9g、当归 6～12g、地龙 6～9g。

处方 5　三拗汤合二陈汤加减

麻黄 4g	苦杏仁 6g	甘草 5g	法半夏 8g
橘红 8g	白前 10g	茯苓 9g	紫菀 12g
百部 12g	射干 6g	紫苏子 12g	苍术 8g
厚朴 8g			

每 1.5 日 1 剂　水煎分 3 次服

主治痰湿咳嗽，症见痰多壅盛、色白清稀，神乏困倦，或见纳呆，舌淡红，苔白腻，脉滑或指纹红滞。痰多加款冬花 5～8g；胸闷加瓜蒌皮 6～9g；咳嗽重加百部 6～9g、枇杷叶 9～12g、桔梗 6～9g；纳差加焦三仙各 12～15g。

处方 6　六君子汤加减

南沙参 12g	炒白术 8g	茯苓 10g	甘草 5g
陈皮 8g	半夏曲 8g	百部 12g	紫菀 10g
浙贝母 8g	莱菔子 15g		

每 1.5 日 1 剂　水煎分 3 次服

主治气虚咳嗽，症见痰多久咳、咳嗽无力、痰白清稀、舌淡嫩、边有齿痕、脉细无力。气虚加生黄芪 9～12g、黄精 15～20g；痰多加射干 6～9g、枇杷叶 9～12g、苦杏仁 3～6g；纳差便溏加焦三仙各 12~15g。

处方7　经验方

炙麻黄 6g	生石膏 12g^{先煎}	金银花 10g	板蓝根 10g

炙麻黄 6g　　　生石膏 12g^{先煎}　　金银花 10g　　板蓝根 10g

苦杏仁 6g　　　瓜蒌皮 9g　　　紫菀 9g　　　款冬花 9g

葶苈子 8g^{包煎}　炙枇杷叶 6g　　浙贝母 9g　　前胡 9g

胆南星 3g　　　蝉蜕 10g　　　罗汉果 1 个

每 1.5 日 1 剂　水煎分 3 次服

主治痰热闭肺证，症见咳嗽重、有痰黄黏难出、喘促、纳可、二便调、舌红、苔黄厚、脉浮数。

【注意】 患儿发生细菌感染时，应选用一线、二线抗生素治疗，问清有无过敏史，用药前皮试。适当降温；防高热惊厥、高热脱水及水电解质紊乱。

三、小儿支气管肺炎

支气管肺炎是不同病原体或其他原因或继发于急性上呼吸道感染、急性支气管炎所致的小叶性肺炎。常见病原体包括病毒、细菌、支原体、衣原体等。主要临床表现有发热、咳嗽、喘憋、呼吸增快、呼吸困难、肺部细湿啰音和管状呼吸音等；胸片可见两中下肺斑片状阴影或单侧大片状阴影。病情严重者可出现高热、呼吸道症状不断加重，合并急性呼吸和循环衰竭、中毒性脑病、中毒性肠麻痹等，危及生命。治疗应保持室内空气流通，室温以 20℃、相对湿度 60% 为宜，保持呼吸道通畅，定期拍背或变换体位，加强营养，应对症、对因、对并发症综合处理。

本病相当于中医的"肺炎喘嗽"。中医治疗，证型分为风寒闭肺证、风热闭肺证、痰热闭肺证、毒热闭肺证、阴虚肺热证、肺脾气虚证等常证及心阳虚衰证、邪陷厥阴证等变证。本病治疗以开肺化痰、止咳平喘为主，兼以降气涤痰、平喘利气、活血化瘀及通腑泄热。

处方 1　适用于一般细菌病例（疗程 5 天）

　　布洛芬混悬液　7.5ml　口服　必要时（每次 5～10mg/kg，体温≥38.5℃，间隔 4～6 小时可再次服用）

加　头孢丙烯颗粒　0.25g　口服　每日 2 次（每日 15～30mg/kg）用前皮试

加　复方甘草口服液　5ml　口服　每日 3 次

加　氯苯那敏　2mg　口服　每日 3 次

处方 2　适用于较严重细菌病例（疗程 7～14 天）

　　注射用头孢噻肟钠　1g　｜缓慢静滴　每 12 小时 1 次
　　0.9％氯化钠注射液　100ml　｜（每日 100mg/kg）用前皮试

加　维生素 C 注射液　0.5g　｜缓慢静滴　每日 1 次
　　10％葡萄糖注射液　250ml　｜

加　盐酸异丙嗪　4.1mg　口服　每日 3 次

处方 3　适用于支原体感染病例（疗程 7～14 天）

　　布洛芬混悬液　7.5ml　口服　必要时（每次 5～10mg/kg，体温≥38.5℃，间隔 4～6 小时可再次服用）

加　阿奇霉素注射液　2.0g　｜缓慢静滴　每日 1 次（用 3
　　10％葡萄糖注射液　250ml　｜天，停 4 天）（每日 10mg/kg）

续　阿奇霉素颗粒　0.2g　口服　每日 1 次　连服 3 日

加　维生素 C 注射液　0.5g　｜
　　5％葡萄糖氯化钠注射液　250ml　｜缓慢静滴　每日 1 次

加　酮替芬　1.38g　口服　每日 3 次

处方 4　适用于较重合并喘促病例（疗程 7～14 天）

　　注射用阿莫西林钠克拉维酸钾　0.6g　｜缓慢静滴　每 8 小时 1
　　0.9％氯化钠注射液　100ml　｜次（每次 30mg/kg）（用前皮试）

加　维生素 C　0.5g
10％葡萄糖注射液　250ml　｜　缓慢静滴　每日 1 次

加　酚妥拉明　5mg
10％葡萄糖注射液　50ml　｜　静滴　每 12 小时 1 次（2～3 天）

加　异丙嗪　4.1mg　口服　每日 3 次

加　吸入用硫酸沙丁胺醇溶液　2.5mg　雾化吸入　每日 2 次

加　吸入用布地奈德混悬液　1mg　雾化吸入　每日 2 次

中医处方

处方 1　中成药

　　小儿肺热咳喘颗粒　6g　口服　每日 3 次

或　蓝芩口服液　10ml　口服　每日 3 次

或　百咳静糖浆　10ml　口服　每日 3 次

处方 2　华盖散加减

炙麻黄 5g	苦杏仁 6g	桑白皮 9g	紫苏子 10g
茯苓 8g	陈皮 8g	甘草 3g	连翘 8g
桔梗 8g	牛蒡子 12g	白前 8g	防风 8g

　　每 1.5 日 1 剂　水煎分 3 次服

　　辛温开闭、宣肺止咳。主治风寒闭肺证，症见恶寒发热、无汗、咳嗽重浊、咳痰稀白、舌质淡、苔薄白或白腻、脉浮紧或指纹浮红。痰多加法半夏 6～9g、橘红 6～9g；外寒内热加生石膏 15～25g、黄芩 6～9g；身痛明显加白芷 3～6g、羌活 3～9g、川芎 3～6g。

处方 3　银翘散合麻杏石甘汤加减

炙麻黄 5g	生石膏 20g^{先煎}	苦杏仁 8g	连翘 10g
金银花 10g	桔梗 6g	薄荷 6g^{后下}	甘草 5g
桑叶 9g	牛蒡子 12g	芦根 15g	前胡 12g

　　每 1.5 日 1 剂　水煎分 3 次服

　　主治风热闭肺证，症见发热、咳嗽、气促、痰多、口渴、咽红、舌红、苔薄黄、脉浮数或指纹浮紫。加减：发热重加柴胡 6～

12g、青蒿 6～12g；咽痛加蝉蜕 6～9g、板蓝根 6～12g；咳嗽剧烈、痰多加瓜蒌皮 6～9g、浙贝母 3～6g、天竺黄 6～9g；高热、便秘、脉洪大加黄芩 6～9g、栀子 6～12g、鱼腥草 6～12g。

处方 4 麻杏石甘汤合葶苈大枣泻肺汤加减

炙麻黄 5g	生石膏 25g^{先煎}	苦杏仁 8g	生甘草 6g
葶苈子 12g^{包煎}	大枣 8g	黄芩 8g	桔梗 8g
枇杷叶 8g	柴胡 12g	蝉蜕 8g	青蒿 10g^{后下}
前胡 12g	芦根 12g		

每 1.5 日 1 剂　水煎分 3 次服

主治热毒闭肺证，症见高热持续、咳嗽剧烈、气急鼻煽、喉间痰鸣、面赤口渴、胸闷胀满、烦躁不宁、舌红苔黄、脉滑数或指纹紫滞。热盛便秘加生大黄（或酒大黄）6～9g；口干口渴加玄参 12～15g、麦冬 9～12g；咳嗽剧烈加款冬花 3～9g、白前 6～9g；烦热不宁加白芍 6～9g、竹茹 6～9g、钩藤 9～12g。

处方 5 经验方

炙麻黄 5g	生石膏 25g^{先煎}	柴胡 12g	蝉蜕 10g
罗汉果 1 个	桔梗 8g	苦杏仁 8g	桑叶 10g
青蒿 10g^{后下}	前胡 12g	牛蒡子 12g	青黛 8g^{包煎}
浙贝母 9g	葶苈子 15g^{包煎}		

每 1.5 日 1 剂　水煎分 3 次服

主治风热闭肺证，症见咳嗽、高热、痰多、呼吸急促、舌红、苔黄、脉浮数。

【注意】绝大部分肺炎对青霉素类抗生素比较敏感，或根据病原体检测结果及药敏试验选择有效抗生素；抗生素一般用至热退且平稳、全身症状明显改善、呼吸道症状部分消失后 3～5 日。病毒性肺炎可选用抗病毒药物治疗，但其疗效并不确定，可加用中药清热解毒、宣肺止咳类治疗。支原体肺炎应使用大环内酯类抗生素。重症肺炎者，可使用糖皮质激素，及时收入院诊治。

四、支气管哮喘

支气管哮喘是儿童期最常见的、有多种细胞参与的气道慢性炎症性疾病。这种慢性炎症导致易感个体气道高反应性，在接触物理、化学、生物等刺激因素以及呼吸道感染、强烈的情绪变化、运动或过度通气、吸入冷空气、粉尘或其他刺激性气体、服药等情况下，发生广泛多变的可逆性气流受限，从而引起反复发作的喘息、咳嗽、气促、胸闷等症状。本病有遗传倾向，初发年龄多在1～6岁。哮喘控制治疗应尽早开始，治疗原则为长期、持续、规范的个体化治疗，急性发作期治疗重点为抗炎、平喘，以便快速缓解症状；慢性持续期应坚持长期抗炎，降低气道反应性，防止气道重塑，避免危险因素。

中医中药治疗按发作期和缓解期分别施治：发作期当攻邪以治其标，治肺为主，分辨寒热虚实而随证施治；缓解期当扶正以治其本，调其肺脾肾等脏腑功能，消除伏痰凤根。哮喘属顽疾，宜采用多种疗法综合治疗，除口服药外，雾化吸入、敷贴、针灸疗法以及配合环境疗法、心身疗法可增强疗效。

西医处方

处方 1　适用于急性发作期

吸入用硫酸沙丁胺醇雾化溶液　5mg　雾化吸入　每日 2～3 次

加　吸入用布地奈德混悬液　1mg　雾化吸入　每日 2 次

加　孟鲁司特钠咀嚼片　4mg　睡前嚼服　每晚 1 次

加　氯雷他定　5mg　口服　每日 1 次

处方 2　适用于缓解期

硫酸特布他林吸入粉雾剂　0.25mg　口鼻吸入　每日 2 次

加　布地奈德吸入气雾剂　100μg　口鼻吸入　每日 2 次

加　孟鲁司特钠咀嚼片　4mg　睡前嚼服　每晚 1 次

处方 3　适用于急性发作期伴呼吸道感染（细菌）

注射用头孢噻肟钠　1g｜缓慢静滴　每 12 小时 1 次
0.9％氯化钠注射液　100ml｜用前皮试

加　维生素 C 注射液　0.5g
10％葡萄糖注射液　250ml｜缓慢静滴　每日 1 次

加　吸入用硫酸沙丁胺醇溶液　5mg　雾化吸入　每日 3～4 次

加　吸入用布地奈德混悬液　1mg　雾化吸入　每日 2 次

加　孟鲁司特钠咀嚼片　4mg　睡前嚼服　每晚 1 次

加　氯雷他定　5mg　口服　每日 1 次

处方 4　适用于重症哮喘急性发作期

泼尼松　10mg　口服　每日 3 次（每日 1～2mg/kg）（3～5
日后改吸入用布地奈德混悬液雾化吸入）

或　氢化可的松注射液　50mg｜缓慢静滴　每 12 小时 1 次
5％葡萄糖注射液　100ml｜（每日 4～8mg/kg）（3～5 日
后改泼尼松口服）

或　甲泼尼龙琥珀酸钠注射液　50mg｜缓慢静滴　每 12 小时
5％葡萄糖注射液　100ml｜1 次（每日 4～8mg/
kg）（3～5 后改泼尼
松口服）

续　吸入用布地奈德混悬液　1mg　雾化吸入　每日 2 次

加　吸入用硫酸沙丁胺醇溶液　5mg　雾化吸入　每日 2～3 次

加　孟鲁司特钠咀嚼片　4mg　睡前嚼服　每晚 1 次

加　氯雷他定　5mg　口服　每日 1 次
合并感染时，抗感染治疗同处方 3。

中医处方

处方 1　中成药

小儿肺热咳喘颗粒　4g　口服　每日 3 次

或　麻芩止咳糖浆　5ml　口服　每日 3 次

处方 2　小青龙汤合三子养亲汤加减

麻黄 5g	桂枝 6g	干姜 6g	细辛 3g
五味子 10g	白芍 15g	法半夏 8g	甘草 3g
紫苏子 10g	白芥子 6g	莱菔子 15g	浙贝母 6g
款冬花 8g	地龙 8g	蝉蜕 10g	

每 1.5 日 1 剂　水煎分 3 次服

主治寒性哮喘，症见喘咳、鼻流清涕、面色淡白、气促、痰液清稀、形寒肢冷、舌淡、苔白滑、脉浮滑或指纹红。咳重痰多加旋覆花 6～9g、紫菀 6～9g；哮吼明显加射干 3～6g、僵蚕 6～9g；喘促明显加赭石 12～18g。

处方 3　麻杏石甘汤合苏葶丸加减

炙麻黄 4g	石膏 20g先煎	苦杏仁 8g	生甘草 5g
紫苏子 12g	葶苈子 15g包煎	射干 5g	牛蒡子 12g
桑叶 9g	蝉蜕 10g	前胡 12g	地龙 8g
百部 10g			

每 1.5 日 1 剂　水煎分 3 次服

主治热性哮喘，症见咳嗽喘息、咯痰黄稠、喉间痰鸣、身热、面赤、口干、咽红、尿黄、便秘、舌红苔黄、脉滑数或指纹紫。喘急加旋覆花 6～9g、僵蚕 6～9g；黄痰多加竹沥 20～35g、胆南星 2～3g；咳嗽重加百部 6～9g、紫菀 6～9g；热重加鱼腥草 15～24g、黄芩 3～9g；咽红加板蓝根 9～12g、赤芍 9～12g；便秘加枳实 6～9g、酒大黄 3～9g。

处方 4　苏子降气汤加减

紫苏子 12g	姜半夏 8g	前胡 12g	陈皮 8g
厚朴 8g	当归 8g	肉桂 3g	炙甘草 5g
生姜 3 片	旋覆花 8g	百部 10g	蝉蜕 10g
五味子 8g			

每 1.5 日 1 剂　水煎分 3 次服

主治肺实肾虚证，症见病程较长、哮喘持续缠绵、喘促胸满、动辄加重、面色少华、畏寒肢冷、舌淡苔白腻、脉细弱或指纹沉红。咳喘明显加炙麻黄 3～6g、射干 3～6g；气虚加诃子 3～6g、芡实 9～12g、白果 6～9g；兼有肺热加黄芩 3～9g、竹茹 6～9g。

处方 5　经验方

柴胡 6g	半夏曲 8g	南沙参 12g	黄芩 6g
蝉蜕 9g	乌梅 20g	僵蚕 10g	桃仁 8g
地龙 8g	百部 10g	罗汉果 1 个	前胡 12g
旋覆花 8g	甘草 3g		

每 1.5 日 1 剂　水煎分 3 次服

主治痰湿咳喘，症见喘息不止、咳嗽、痰多、无发热、舌淡红、苔薄白或薄黄、脉弦。

【注意】哮喘治疗的目标：①有效控制急性发作症状，并维持最轻的症状，甚至无症状；②防止症状加重或反复；③尽可能将肺功能维持在正常或接近正常水平；④防止发生不可逆的气流受限；⑤保持正常活动（包括运动）能力；⑥避免药物不良反应；⑦防止因哮喘而死亡。

糖皮质激素是儿童重症哮喘发作的一线药物，尽早使用可减轻疾病的严重程度。

五、小儿厌食症

小儿厌食症是指小儿出现较长时间的见食不贪、厌恶进食、食欲缺乏、食量减少甚至产生拒食的一种常见疾病。可发生于任何季节，夏季暑湿当令之时可发生或导致病情加重。各年龄小儿均可发病。主要临床表现有食欲缺乏，面色少华，形体消瘦，但精神尚好，活动如常。西医治疗主要是补充肠道菌群、补充消化酶，如有微量元素缺乏可针对性补充。

本病中医认为与喂养不当、他病伤脾、先天不足及情志失调有关。以脾失健运证、脾胃气虚证、脾胃阴虚证论治。也可采用中医外治法及小儿推拿法治疗。本病预后良好，但长期不愈者可因气血生化乏源、抗病能力下降而易罹患他症，甚或影响生长发育转化为疳证。

西医处方

处方 1　适用于肠道菌群失调消化不良者

双歧杆菌四联活菌　1.0g　口服　每日 3 次

加　维生素 B_{12}　0.025mg　口服　每日 1 次（低温保存）

处方 2　适用于营养及微量元素缺乏者

葡萄糖酸锌口服液　10ml　饭前服　每日 3 次

加　胃蛋白酶颗粒　240U　口服　每日 3 次

中医处方

处方 1　不换金正气散加减

厚朴 10g	佩兰 9g	藿香 8g	生甘草 5g
半夏曲 8g	麸炒苍术 10g	陈皮 8g	山楂 15g
莱菔子 15g	炒麦芽 15g	鸡内金 15g	

每 1.5 日 1 剂　水煎分 3 次服

主治脾失健运证，症见食欲缺乏，厌恶进食，或伴有胸脘痞闷、嗳气恶心，大便干稀不调，精神可，舌淡红，苔薄腻，脉数有力或指纹紫滞。腹胀、痞闷加木香 6～9g、莱菔子 9～12g；舌苔厚腻加半夏 6～9g、薏苡仁 15～20g；夏季湿盛加荷叶 6～9g、竹茹 6～9g；大便干加槟榔 9～12g、枳实 6～9g、莱菔子 6～12g；大便稀溏加乌药 6～9g、山药 15～25g、砂仁 3～6g、白豆蔻 3～6g、炒薏苡仁 15～25g。

处方 2　异功散加减

生晒参 10g	麸炒白术 10g	茯苓 10g	炙甘草 5g

陈皮 8g　　　　砂仁 3g^{后下}　　　　藿香 8g　　　　建曲 15g

炒麦芽 15g　　　焦山楂 15g

每 1.5 日 1 剂　水煎分 3 次服

主治脾胃气虚证，症见纳呆、完谷不化、面色少华、形体羸瘦、乏力、舌淡、苔薄白、脉缓无力或指纹淡。大便稀溏加高良姜 3～6g、炮姜 6～9g、煨葛根 9～15g；汗多加生黄芪 9～12g、麻黄根 3～6g、防风 6～9g；乏力加莲子肉 9～12g、半夏曲 6～9g。

处方 3　经验方

太子参 12g　　　槟榔 10g　　　　白豆蔻 3g　　　佛手 8g

苍术 9g　　　　　藿香 8g　　　　　焦山楂 12g　　厚朴 8g

鸡矢藤 10g　　　莱菔子 12g　　　郁金 6g　　　　连翘 9g

每 1.5 日 1 剂　水煎分 3 次服

主治脾虚失运证，症见面色萎黄、见食不贪、大便干稀不调、舌淡红、苔薄黄、脉缓或指纹红滞。

【注意】应掌握正确的喂养方法，饮食起居有时、有度，饭前勿食糖果饮料，夏季勿贪凉饮冷。根据不同年龄给予富含营养、易于消化，品种多样的食品。母乳喂养的婴儿 4 个月后应逐步添加辅食。对病后胃气刚刚恢复者，要逐渐增加饮食，切勿暴饮暴食而致脾胃复伤。

六、小儿腹泻

小儿腹泻是指由多种因素导致患儿以大便次数增多、性状改变为主要特点，可伴有呕吐、食欲减退等的一类消化道疾病，为儿科常见病，夏秋季多见，主要见于 2 岁以内的婴幼儿。治疗以抗感染、助消化、防并发症，及时扩容、纠正水及电解质失衡为主。

本病中医属"泄泻"范畴，主要病变在脾胃，证型有外邪入侵证、内伤饮食证、脾胃虚弱证、脾肾阳虚证等。分别予以清肠解热、化湿止泻，疏风散寒、化湿和中，运脾和胃、消食化滞，健脾益气、助运止泻，温补脾肾、固涩止泻治疗；对虚证者应补益脾胃或配合应用收敛涩肠类中药。

西医处方

处方 1　适用于一般病例的治疗

蒙脱石散　3g　口服　每日 3 次（空腹）（50ml 温水混匀）

加　维生素 B_1　2.5mg　口服　每日 3 次

处方 2　适用于细菌感染病例的治疗

头孢克肟颗粒　50mg　口服　每日 2 次（餐后服）（每次 1.5～3mg/kg）

加　蒙脱石散　3g　口服　每日 3 次（空腹）（50ml 温水混匀）

加　双歧杆菌四联活菌　1.0g　口服　每日 3 次（与抗生素间隔 2 小时）

加　补液盐Ⅲ　1 袋　口服　每日 2～3 次（冲水 250ml）

处方 3　适用于病毒感染病例的治疗

重组人干扰素 α2b　50 万 IU ｜保留灌肠　每日 1 次（3 天）
0.9%氯化钠注射液　20ml

加　蒙脱石散　3g　口服　每日 3 次（空腹）（50ml 温水混匀）

加　双歧杆菌四联活菌　1.0g　口服　每日 3 次

加　补液盐Ⅲ　1 袋　口服　每日 2～3 次（冲水 250ml）

处方 4　适用于细菌感染重症腹泻合并水电解质紊乱（低渗性脱水）病例的治疗

蒙脱石散　3g　口服　每日 3 次（空腹）（50ml 温水混匀）

加　双歧杆菌四联活菌　1.0g　口服　每日 3 次

加　葡萄糖酸锌口服液　10ml　口服　每日 2 次

注射用头孢噻肟钠　1g ｜缓慢静滴　每 12 小时 1 次
0.9%氯化钠注射液　100ml ｜用前皮试

加　5％碳酸氢钠注射液　　20ml
　　10％葡萄糖注射液　　250ml ｜ 缓慢静滴　每日 1 次

加　维生素 C 注射液　　0.5g
　　10％葡萄糖注射液　　250ml ｜ 缓慢静滴　每日 1 次

加　10％氯化钾注射液　　6ml　｜ 缓慢静滴　每日 1 次（见尿补
　　10％葡萄糖注射液　　250ml ｜ 钾）

加　小儿电解质补给注射液　　200～300ml　缓慢静滴　每日 1 次

中医处方

处方 1　葛根芩连汤加减

葛根 10g　　　　黄芩 6g　　　　黄连 3g　　　炙甘草 8g
鸡内金 12g　　　紫苏梗 8g　　　陈皮 8g　　　藿香 9g
半夏曲 8g　　　车前子 15g^{包煎}
每 1.5 日 1 剂　水煎分 3 次服

主治湿热泻，症见大便蛋花样，含黏液、脓血便，泻下急迫，或里急后重，或发热烦躁，小便少，舌红，苔黄腻，脉滑数或指纹紫滞。呕吐加竹茹 6～9g；发热加柴胡 6～12g、生石膏 5～15g；湿重加薏苡仁 15～20g、佩兰 6～9g；腹胀腹痛加木香 6～9g、厚朴 3～9g；纳差加焦山楂 12～15g、焦建曲 12～15g、鸡内金 12～15g。

处方 2　藿香正气散加减

藿香 8g　　　　白芷 6g　　　　紫苏梗 9g　　茯苓 10g
半夏曲 8g　　　麸炒白术 12g　　厚朴 9g　　　炮姜 3g
桔梗 12g　　　炙甘草 6g　　　陈皮 9g　　　焦山楂 15g
炒麦芽 15g
每 1.5 日 1 剂　水煎分 3 次服

主治风寒泻，症见大便清稀、夹有泡沫，肠鸣、腹痛，或有鼻塞流涕、发热恶寒，舌淡，苔薄白，脉浮紧或指纹淡红。大便泡沫明显加防风 3～9g、荆芥炭 6～9g；舌苔厚腻加厚朴 3～6g、白豆蔻 3～6g、砂仁 3～6g；夹有饮食积滞加连翘 3～9g、炒菜菔子 6～12g；小便少加煨葛根 6～9g、泽泻 6～9g、车前子 6～9g。

处方3　参苓白术散加减

党参 12g	茯苓 10g	麸炒白术 10g	炙甘草 5g
炒扁豆 15g	山药 20g	薏苡仁 20g	法半夏 8g
陈皮 8g	砂仁 5g	桔梗 6g	建曲 15g
焦山楂 15g	鸡内金 15g		

砂仁 5g后下

每 1.5 日 1 剂　水煎分 3 次服

主治脾虚泻，症见大便稀溏、食后腹泻、时轻时重、缠绵难愈、面色萎黄、形体消瘦、乏力倦怠、舌淡、苔白、脉缓弱或指纹淡。纳差加建曲 9～15g、鸡内金 9～15g、麸炒苍术 6～9g；腹胀腹痛加木香 3～9g、厚朴 3～9g；畏寒乏力加炮姜 3～6g、煨葛根 6～12g；久泻无积滞加附片（先煎 1 小时）6～9g、五味子 3～6g、肉豆蔻 3～6g、石榴皮 6～9g。

处方4　经验方

制附片 8g	葛根 8g	炮姜 5g	白豆蔻 5g
黄连 1g	茯苓 10g	麸炒白术 8g	黄芩 5g
山药 18g	秦皮 6g		

制附片 8g先煎1小时

每 1.5 日 1 剂　水煎分 3 次服

主治正虚有邪的久泻久痢（感染性腹泻治疗不当，迁延不愈，感染不重），症见病程较长，反复泄泻，大便稀溏含少许黏液，小便少，神萎，面色萎黄，食纳减少，舌淡，苔厚腻黄，脉沉细或指纹红滞。

【注意】小儿腹泻病根据病因分为感染性和非感染性，非细菌性无须使用抗生素。多不主张禁食，可给予易消化、少纤维食物，母乳喂养的婴儿提倡继续母乳喂养，配方奶喂养者改为去乳糖或低乳糖配方奶喂养。不主张用强止泻剂，可予以黏膜保护剂，常用蒙脱石散（思密达）。急慢性腹泻均主张补锌剂改善食欲。选择合适的益生菌有助于治疗腹泻。防治脱水是治疗小儿腹泻病的关键。预防脱水和纠正轻、中度脱水可用口服补液盐，首选 WHO 推荐的低渗口服补液盐；中、重度脱水可用静脉补液，补液原则：先浓后淡，先盐后糖，先快后慢，见尿补钾，见抽补钙。

七、维生素 D 缺乏性佝偻病

维生素 D 缺乏性佝偻病简称佝偻病，是因维生素 D 缺乏导致的患儿体内钙、磷代谢异常的一种慢性营养失调性疾病，是由于钙盐不易在骨骼内沉积，正在生长的骨骺端软骨板不能正常钙化，而影响患儿的骨骼生长和发育，最终致使儿童期骨骼畸形。临床可见婴幼儿囟门晚闭、出牙迟缓、坐走时间延迟、方颅、鸡胸、漏斗胸以及 O 形腿或 X 形腿等，血清钙浓度降低并致使神经肌肉兴奋性增强进而出现惊厥、喉痉挛和手足搐搦，可能合并肺炎、腹泻和贫血等。本病高峰在 3～18 个月的婴儿，北方地区发病率高于南方，工业城市高于农村，人工喂养的婴儿发病率高于母乳喂养者。治疗以口服补充维生素 D 为基本原则，必要时加服钙剂。

中医辨证根据病因病机分为胎元失养、乳食失调及养护不当，治疗以调补脾肾为主，结合病因病机辨证施治。

本节处方用药以 1～2 岁、体重 10kg 患儿为例。

西医处方

处方 1　适用于维生素 D 缺乏症的治疗

　　维生素 D 滴剂　2000U　口服　每日 1 次　4 周为 1 疗程
续　维生素 D 滴剂　400U　口服　每日 1 次（复查正常调整为维持量）

处方 2　适用于佝偻病的治疗

　　维生素 D 滴剂　4000U　口服　每日 1 次　4 周为 1 疗程
续　维生素 D 滴剂　400U　口服　每日 1 次（复查正常调整为维

持量）

加　葡萄糖酸钙口服液　10ml　口服　每日 2 次

处方 3　适用于维生素 D 严重缺乏佝偻病的治疗

或　维生素 D_2 注射液　7.5mg　肌内注射　每月 1 次

续　维生素 D 滴剂　400U　口服　每日 1 次

（维生素 D_2 肌注 1 个月后调整为口服）

加　碳酸钙颗粒　0.25g　口服　每日 1 次

处方 4　适用于手足搐搦症的紧急处理

苯巴比妥（鲁米那）　50mg　肌内注射（5～8mg/kg）

或　水合氯醛灌肠剂　5ml　保留灌肠（0.5ml/kg）

或　地西泮注射液　2mg　缓慢静推（0.1～0.3mg/kg）

加　10％葡萄糖酸钙注射液　20ml
　　10％葡萄糖注射液　20ml ｜ 静脉缓注　每日 1 次

加　维生素 D_2 注射液　7.5mg　肌内注射　立即（或每月 1 次）

续　维生素 D 滴剂　400U　口服　每日 1 次

（维生素 D_2 肌内注射 1 个月后调整为口服）

加　碳酸钙颗粒　0.25g　口服　每日 1 次（无惊厥后调整为口服）

中医处方

处方　人参五味子汤加减

生黄芪 10g　　白人参 6g　　麸炒白术 5g　　茯苓 8g

北五味子 6g　　煅龙骨 10g　　煅牡蛎 10g[先煎]　　麦冬 6g

炙甘草 3g　　山楂 10g　　炒麦芽 10g

每 2 日 1 剂　水煎分 3 次服　连服 2～5 日

（煎药方法：加水 500ml，浸泡 20 分钟，武火烧开，文火煎 15 分钟，取汁约 300ml。后下煎药 5 分钟。）

主治肺脾气虚，症见多汗易惊、睡眠不安、面色少华、纳呆便溏、发稀枕秃、囟门开大、舌质淡、苔薄白、脉软无力或指纹淡红。夜惊加首乌藤 9～12g、钩藤 9～12g、蝉蜕 6～9g；汗多加浮小麦 15～25g、麻黄根 6～9g、糯稻根 20～30g。

【注意】应增加患儿户外活动、多晒太阳，日常膳食中要增加富含钙和维生素 D 的食品。惊厥、手足搐搦症、喉痉挛等急症，应警惕是否伴有低镁血症，及时收入院治疗。

八、遗 尿

遗尿是指 5 周岁以上小儿于睡眠中发生小便自遗，待醒后才觉察，每周大于 2 次，持续 6 个月以上的一种疾病。临床表现时轻时重，有的延续至青春期后才消失。根据病因分为原发性遗尿和继发性遗尿。原发性遗尿原因不明，与遗传有关；继发性遗尿可继发于糖尿病、尿崩症、尿路感染或畸形、精神创伤、脑发育不全、隐性脊柱裂、癫痫、哮喘、睡眠呼吸暂停综合征等疾病。

本病中西医同名，中医对原发性遗尿有一定的疗效。中医认为本病病因病机为下元虚寒、脾肺气虚、心肾不交、肝经湿热等；辨证首先辨清寒热虚实，治疗以固涩止遗为总则，根据不同病机分别配以温补肾阳、健脾补肺、清心滋肾、清肝利湿等。

西医处方

处方 1　适用于原发性遗尿症

醋酸去氨加压素（弥凝）　0.1mg　睡前半小时口服　每日 1 次（连续 3～6 个月，缓慢停药，服药前 1 小时至服药后 8 小时减少饮水）

处方 2　适用于功能性膀胱容量减小性遗尿症

消旋山莨菪碱　5mg（白天），7.5mg（晚上）　口服　每日 3 次（白天 2 次，晚上睡前 1 次）（1～2 个月见效）

处方 3　适用于睡眠过深遗尿症的治疗

　　甲氯芬酯　0.1g　睡前口服　每日 1 次（10～20 日见效）

处方 1　补中益气汤合缩泉丸加减

生黄芪 15g	炙甘草 6g	党参 10g	当归 5g
陈皮 8g	升麻 8g	柴胡 8g	麸炒白术 10g
乌药 15g	益智仁 20g	山药 15g	石菖蒲 8g
炙麻黄 3g			

　　每 1.5 日 1 剂　水煎分 3 次服

　　主治肺脾气虚证，症见夜间遗尿、日渐尿频、面色少华、少气懒言、大便稀溏、自汗、易外感、舌淡、苔薄白、脉沉无力。加减：汗多加龙骨 15～20g，牡蛎 15～20g；纳差加焦山楂 10～15g、炒麦芽 10～20g、鸡内金 10～15g；畏寒肢冷、智力低下等肾气不足者加菟丝子 9～12g、桑螵蛸 6～9g、蛤蚧 6～9g、巴戟天 9～12g。

处方 2　龙胆泻肝汤加减

龙胆 6g	黄芩 9g	栀子 9g	泽泻 12g
通草 9g	车前子 9g^{包煎}	当归 8g	生地黄 12g
柴胡 10g	连翘 9g	菊花 8g	生甘草 5g

　　每 1.5 日 1 剂　水煎分 3 次服

　　主治肝经郁热证，症见夜间遗尿、小便短黄、性情急躁、口渴多饮、舌红、苔黄腻、脉滑数。夜卧不宁加茯神 9～12g、首乌藤 9～12g；阴虚内热见消瘦、盗汗者加知母 6～9g、黄柏 3～9g；湿热化火见痰多、易怒者加胆南星 2～3g、竹茹 6～9g。

处方 3　经验方

桑螵蛸 10g	补骨脂 10g	益智仁 15g	远志 8g
石菖蒲 8g	炙麻黄 3g	五味子 10g	黄芪 12g
龙骨 12g	栀子 8g	当归 9g	龟甲 12g^{先煎}

334　　／　　216 种常见病门诊处方全书

每 1.5 日 1 剂　水煎分 3 次服

主治阴虚有热证，症见夜间遗尿、小便短黄、神疲乏力、烦躁易怒、舌淡红、苔黄、脉数、指纹紫滞。

【注意】对本病患儿应耐心实施心理疏导教育，不要打骂、惩罚，以免因精神紧张加重症状，应多加鼓励，建立治愈信心；宜在临睡前排尿，并根据患儿遗尿规律，在遗尿前用闹钟唤醒令其排尿。注意患儿膀胱功能的训练，包括膀胱储尿量的训练和憋尿功能的训练，白天鼓励患儿多饮水，有尿意时尽量憋尿，无法憋尿时再排尿。饮食方面晚饭尽量少食带汤的饮食，不食咖啡因、巧克力和碳酸饮料、果汁等，睡前一小时减少饮水。白天不宜过度劳累，睡前不宜过度兴奋。完善相关辅助检查，明确病因，对于继发性遗尿要积极治疗原发病。

九、尿路感染

尿路感染是病原体直接侵入尿路，在尿液中生长繁殖，并侵犯尿路黏膜或组织而引起的尿路炎性疾病。女童多见。病原体多为细菌，少见的有支原体、真菌及病毒等。主要临床表现有：3 个月以内的婴儿可有发热、呕吐、哭吵、嗜睡、喂养困难、发育落后、黄疸、血尿或脓尿等；3 个月及以上的小儿可有发热、纳差、腹痛、呕吐、腰酸、尿频、排尿困难、血尿、脓血尿、尿液混浊等，还需注意是否存在女婴外阴炎、男婴包茎合并感染等。治疗上应注意休息、多饮水；选择肾毒性小，且在肾组织、尿液及血液中浓度较高的广谱抗生素；积极处理并发症；尿路刺激症状明显者，可口服碳酸氢钠碱化尿液。

本病属于中医“尿频”范畴，病机有湿热下注、脾肾气虚和阴虚内热。治疗要分清虚实，实证宜清热利湿、通利膀胱，虚证宜温补脾肾或滋阴清热，病程日久或反复发作者，应标本兼顾，攻补兼施。

处方 1 上尿路感染的治疗

注射用头孢噻肟钠　1g 0.9%氯化钠注射液　100ml	静滴　每 12 小时 1 次（3～ 4 天）　用前皮试
加　维生素 C 注射液　0.5g 10%葡萄糖注射液　250ml	静滴　每日 1 次

续　阿莫西林克拉维酸钾分散片　0.15625g（半片）　口服　每日 3 次（头孢静脉输液停后，7～10 天）（皮试）

处方 2 下尿路感染的治疗

　　1/5000 高锰酸钾液　坐浴　每日 2 次

加　碳酸氢钠片　0.5g　口服　每日 3 次

加　头孢克肟分散片　100mg　口服　每日 2 次（7～14 天）（皮试）

处方 1 八正散加减

车前子 15g	木通 8g	瞿麦 9g	萹蓄 9g
滑石粉 12g^{包煎}	栀子 6g	生甘草 5g	酒大黄 5g
炙麻黄 3g	竹叶心 6g	柴胡 8g	连翘 10g

每 1.5 日 1 剂　水煎分 3 次服

主治湿热下注证，症见起病急、小便频数赤短、尿道灼热疼痛、尿液混浊、发热、婴儿伴啼哭不安、舌质红、苔薄腻微黄、脉数有力或指纹紫滞。便溏去酒大黄，加焦山楂 12～15g；伴血尿加白茅根 15～20g、大蓟 9～12g、小蓟 9～12g；见口渴心烦者加生地黄 6～12g、赤芍 9～12g；腹胀加柴胡 9～12g、香附 6～12g、川楝子 6～9g。

处方 2　知柏地黄丸加减

知母 8g　　　黄柏 6g　　　生地黄 12g　　山药 10g

山萸肉 10g　　牡丹皮 8g　　茯苓 8g　　　泽泻 8g

车前子 15g^{包煎}　女贞子 12g　　炙甘草 5g　　地骨皮 12g

每 1.5 日 1 剂　水煎分 3 次服

主治阴虚内热，症见病程日久、小便频数或短赤、低热、盗汗、五心烦热、咽干口渴、舌红、苔少、脉细涩。尿急、尿痛较重加黄连 2～6g、竹叶心 6～9g、萹蓄 6～9g、瞿麦 6～9g；发热加青蒿 6～9g、柴胡 9～12g；盗汗加鳖甲 9～15g。

处方 3　经验方

木通 8g　　　车前子 10g^{包煎}　瞿麦 8g　　　萹蓄 8g

黄芩 6g　　　黄柏 6g　　　滑石粉 12g^{包煎}　酒大黄 3g

牡丹皮 8g　　白茅根 15g　　侧柏叶 12g　　栀子 8g

鱼腥草 10g　　生甘草 3g

每 1.5 日 1 剂　水煎分 3 次服

主治湿热下注之尿频，症见尿频尿急、小便黄少、尿道口红赤、或伴瘙痒、舌红、黄腻、脉滑数或指纹紫滞。

【注意】本病的诊治中，新生儿和婴幼儿难以区分感染部位且有全身症状者，均按上尿路感染用药。急性期需卧床休息，多饮水，男童应注意包茎的清洁，女童应注意外阴部清洁卫生。

十、急性肾小球肾炎

急性肾小球肾炎是由多种病因所致的感染后免疫反应引起的急性弥漫性肾小球炎性病变，简称急性肾炎。本病主要由溶血性链球菌感染后 1～4 周急性起病，多为四季散发，5～10 岁儿童多见。临床以不同程度的水肿、血尿、蛋白尿、高血压及少尿为主要症状。治疗要求卧床休息 1～2 周，待水肿消退、肉眼血尿消失、血压正常即可下床活动，以后限制活动 1～2 个月，3 个月内避免剧烈运动。药物治疗予以抗感染、利尿、降压，及时处理并发症。

本病属于中医"水肿""血尿"范畴，病因主要有感受风邪、疮毒内侵，病情危重可能会出现邪陷心肝、水凌心肺、水毒内闭等病情，病机可概括为"其标在肺，其制在脾，其本在肾"。本病的中医治疗原则，急性期以祛邪为旨，宜宣肺利水、清热凉血、解毒利湿；恢复期则以扶正兼祛邪为要。治疗应注意补益不助邪、祛邪不伤正的原则；对于变证，应根据证候分别采用平肝息风、清心利水，或泻肺逐水、温补心阳，或通腑泄浊为主。

西医处方

处方 1　一般病例常规治疗

青霉素钠　160 万 U　　　｜静滴　每 12 小时 1 次（10～
10% 葡萄糖注射液　100ml　｜14 天）用前皮试
加　双嘧达莫　25mg　口服　每日 3 次
加　氢氯噻嗪　10mg　口服　每日 2 次

处方 2　适用于对青霉素类或头孢类抗生素过敏的病例

红霉素肠溶胶囊　0.25g　口服　每日 2 次
或　阿奇霉素　0.2g　口服　每日 1 次
加　氢氯噻嗪　10mg　口服　每日 2 次

处方 3　适用于合并高血压脑病病例

（患儿血压急骤然升高，达 150～160mmHg/100～110mmHg，烦躁、头痛、呕吐，同时出现一过性失明、惊厥或昏迷三症状之一者，可诊断高血压脑病）

（1）降压

硝苯地平　1.67～5mg　口服　每日 3 次（小剂量开始）

或　硝普钠　25mg　　　　　｜静滴　（0.02～0.16ml/kg）小
5% 葡萄糖注射液　500ml　｜剂量开始，无效逐步加量此药应新鲜配制，避光，4小时以上弃用。严密监测血压，随时调整药物滴速，以防发生低血压。

（2）止惊

水合氯醛灌肠剂　10ml(0.5ml/kg)　保留灌肠

（3）脱水

呋塞米注射液　10～20mg(1～2mg/kg)　静脉推注（必要时30分钟后可重复一次）

（4）吸氧

中医处方

处方1　麻黄连翘赤小豆汤合五苓散加减

炙麻黄 3g	茯苓 12g	泽泻 15g	猪苓 10g
连翘 9g	苦杏仁 6g	赤小豆 20g	大枣 10g
桑白皮 8g	桂枝 5g	麸炒白术 8g	炙甘草 5g
车前子 15g^{包煎}	羌活 8g		

每1.5日1剂　水煎分3次服

主治风水相搏证。症见水肿，起自眼睑，波及全身，头面肿势较重，按之凹陷随手而起，尿少色赤，微恶风寒或发热，咽痛，或鼻塞、咳嗽，舌淡，苔薄，脉浮或指纹浮紫。咳嗽、喘息气促者加葶苈子6～9g、紫苏子6～9g、前胡6～9g、百部6～9g；风寒较重加防风6～9g、荆芥6～9g、羌活6～9g、白芷6～9g；头晕伴血压高者去麻黄加钩藤9～12g、夏枯草9～12g、牛膝9～15g；小便带血加大小蓟各6～9g、仙鹤草9～12g；咽痛、发热加薄荷3～6g、生石膏12～20g、玄参9～12g。

处方2　五味消毒饮和小蓟饮子加减

金银花 10g	野菊花 10g	蒲公英 9g	紫花地丁 8g
天葵子 10g	生地黄 8g	小蓟 8g	滑石 15g
木通 6g	蒲黄 10g	淡竹叶 6g	当归 8g
栀子 9g	甘草 5g		

每1.5日1剂　水煎分3次服

主治湿热内侵证。症见头面肢体浮肿或轻或重，尿少或伴血尿，烦热口渴，头身困重，舌质红，苔黄腻，脉滑数或指纹紫滞。小便短赤加车前子6～9g、石韦6～9g、金钱草20～30g；头痛眩晕加钩藤9～12g、蝉蜕6～9g；湿重加苦参6～9g、黄柏6～9g；口苦黏腻加茵陈15～20g、龙胆3～6g、虎杖12～15g。

处方3　知柏地黄丸合二至丸加减

知母8g	黄柏6g	熟地黄12g	山药10g
山萸肉10g	牡丹皮8g	茯苓8g	泽泻8g
墨旱莲15g	女贞子12g	炙甘草5g	玄参10g

每1.5日1剂　水煎分3次服

主治阴虚邪恋证。症见浮肿日久，逐渐消退，病情好转，逐渐恢复，头晕乏力，腰酸盗汗，舌红，苔少，脉细数或指纹沉红。加减：余热较重加连翘6～9g、蒲公英10～20g、板蓝根9～12g，舌质暗有瘀点加丹参9～12g、当归9～12g、红花6～9g、桃仁6～9g，伴有过敏、皮疹加蝉蜕6～9g、白鲜皮6～9g、地肤子9～12g。

处方4　经验方

炙麻黄5g	连翘10g	金银花10g	赤小豆15g
苦杏仁8g	紫苏叶8g	桑白皮12g	夏枯草10g
钩藤10g后下	炒栀子8g	泽泻10g	车前子12g包煎
生甘草5g			

每1.5日1剂　水煎分3次服

主治风水证。症见疲乏无力，眼睑、颜面浮肿，伴头晕、纳差、恶心，小便短赤，咽红，舌尖红，苔薄黄，脉数或指纹紫。

【注意】利尿药、降压药的使用应根据疗效、并发症决定。急性肾功能不全者保持水、电解质和酸碱平衡，达到透析指征时尽早进行透析治疗。及时复查红细胞沉降率、补体、肌酐、尿常规等，观察生命体征、电解质等变化。2周左右水肿消退，血压正常，尿量正常，4～6周尿常规检查基本正常为治愈；少数患者镜下血尿可持续6个月至1年或更久。

十一、肾病综合征

肾病综合征是由于肾小球滤过膜对血浆蛋白通透性增加，大量血浆蛋白自尿中丢失，并引起一系列病理生理改变的一个临床综合征，简称肾病。本病多发生于 2～8 岁小儿，男多于女，多数患儿经恰当治疗预后良好，但部分患儿病情反复，病程迁延，预后欠佳。主要临床表现为大量蛋白尿、低蛋白血症、高脂血症及不同程度的水肿。本病应注意休息，短期严格限制盐和水摄入，合理应用糖皮质激素及免疫抑制剂治疗。

本病属于中医"水肿"范畴。中医病因主要有肺脾肾亏虚及外邪、水湿、湿热、瘀血、湿浊交互为患。中医治疗以扶正培本为主，重在益气健脾补肾、调理阴阳，同时注意配合宣肺、利水、清热、化瘀、化湿、降浊等祛邪之法以治其标。单纯中药治疗效果欠佳者，应配合必要的西药等综合治疗。

西医处方

处方 1　适用于一般病例的治疗

泼尼松　15mg　口服　每日 3 次

加　双嘧达莫　25mg　口服　每日 3 次

加　小儿多维生素咀嚼片（小施尔康）　1 片　口服　每日 1 次

加　碳酸钙颗粒　0.25g　口服　每日 1 次

处方 2　适用于重度水肿伴感染、高血压者

阿莫西林颗粒　0.25g　口服　每日 3 次（每日 40～80mg/kg）　用前皮试

加　呋塞米　40mg　口服　每日 1 次（2～5mg/kg）

加　卡托普利　6.25mg　口服　每日 3 次（起始量：每日 0.3～0.5mg/kg；最大量：每日 5～6mg/kg）

加　华法林　2.5mg　口服　每日 1 次（检测凝血）

加　泼尼松　15mg　口服　每日 3 次（每日 2mg/kg）

续　泼尼松　15mg　清晨顿服　每日 1 次（蛋白转阴后，疗程
　　6 周）

续　泼尼松　12.5mg　清晨顿服　每日 1 次（逐渐减量，每 2～
　　4 周减量 2.5～5mg 至停药）

中医处方

处方 1　防己黄芪汤合五苓散加减

防己 10g　　　黄芪 10g　　　生白术 8g　　　泽泻 10g

茯苓 10g　　　猪苓 8g　　　　桂枝 5g　　　　陈皮 8g

大腹皮 10g　　车前子 12g^{包煎}　炙甘草 5g

每 1.5 日 1 剂　水煎分 3 次服

主治肺脾气虚证。症见头面肿甚、自汗、易外感、纳差便溏、
气短乏力、舌淡胖、脉虚弱。伴咳喘者加炙麻黄 3～6g、桔梗 6～
9g、桃仁 6～9g，气虚自汗多重用黄芪加防风 3～6g、牡蛎 10～
15g、浮小麦 15～25g，合并肾气虚加菟丝子 9～12g、墨旱莲 9～
12g、肉苁蓉 12～20g。

处方 2　真武汤合黄芪桂枝五物汤加减

茯苓 10g　　　芍药 10g　　　干姜 6g　　　　附子 10g^{先煎1小时}

白术 6g　　　　黄芪 10g　　　桂枝 6g　　　　芍药 12g

猪苓 8g　　　　泽泻 10g

每 1.5 日 1 剂　水煎分 3 次服

主治脾肾阳虚证。症见高度浮肿、面色无华、畏寒肢冷、神疲
蜷卧、小便短少不利、可伴胸水腹水、纳少便溏、恶心呕吐、舌质
淡胖或有齿印、苔白滑、脉沉细无力。若以腹胀纳差、大便溏泄为
主，属于偏脾阳虚，加草果 3～6g、厚朴 6～9g、木香 6～9g；若
以形寒肢冷、神疲蜷卧为主，属于肾阳虚为主，可加威灵仙 6～
9g、巴戟天 9～12g、杜仲 9～12g；咳喘胸满者加防己 6～9g、葶
苈子 6～9g；腹水加牵牛子 3～6g、大腹皮 6～9g。

处方3　防己黄芪汤合己椒苈黄丸加减

防己 10g	黄芪 10g	生白术 8g	茯苓 10g
泽泻 10g	葶苈子 12g^{包煎}	椒目 10g	酒大黄 5g
陈皮 8g	半夏曲 8g	厚朴 8g	莱菔子 15g
紫苏子 12g	炙甘草 5g		

每 1.5 日 1 剂　水煎分 3 次服

主治水湿内停证。症见水肿严重，伴腹水、胸水，腹胀如鼓，胸满气短，小便短少，脉沉。可配合西药利尿药治疗。

处方4　经验方

熟附片 8g^{先煎1小时}	生地黄 8g	当归 9g	川芎 6g
桃仁 8g	红花 8g	丹参 12g	炒白术 9g
茯苓 10g	大腹皮 10g	桂枝 6g	菟丝子 12g
补骨脂 10g	炙甘草 5g		

每 1.5 日 1 剂　水煎分 3 次服

主治脾肾阳虚证。症见全身水肿明显，按之凹陷、随手不起，腰以下明显，面色苍白，畏寒肢冷，小便短少不利，纳少便溏，舌淡胖边有齿痕，苔白滑，脉沉细或指纹沉红。

【注意】本病易复发，连续 3 日，晨尿蛋白由阴性转为 3＋或 4＋，或 24 小时尿蛋白定量≥50mg/kg 或尿蛋白/肌酐（mg/mg）≥2.0 称为复发。初治病例诊断明确后应尽早选用泼尼松治疗。在应用激素过程中每日应给予维生素 D 400U 及钙剂 400～800mg。频复发/激素依赖患儿及不能耐受长期激素治疗的患儿，需加用免疫抑制剂治疗。免疫调节剂一般作为糖皮质激素的辅助治疗。本病病情较重，门诊治疗疗效欠佳应及时收入院规范治疗并监测生命体征、小便常规、肾功能等。

十二、性早熟

性早熟是指女童在 8 岁前、男童在 9 岁前出现第二性征的发育异常性疾病。按发病机制分为促性腺激素释放激素（GnRH）依赖性性早熟和非促性腺激素释放激素依赖性性早熟，前者称中枢性或真性性早熟，后者称外周性或假性性早熟。男孩睾丸容积大于 4ml 是真性性早熟的重要特征。女孩则需行盆腔 B 超检查，如卵巢容积大于 1ml，并有多个直径大于 4mm 的卵泡提示为真性性早熟，但是否确诊需要做促黄体生成激素释放激素兴奋试验来诊断。本病的主要临床表现为：女孩 8 岁以前，先出现乳房发育，继而阴道分泌物增多，阴毛出现，月经来潮及腋毛出现；男孩 9 岁以前，阴茎和睾丸均增大，随之可出现阴茎勃起，阴毛、痤疮和声音变低沉，甚或有精子成熟并夜间泄精，较同龄儿强壮。治疗上主要是通过抑制性激素分泌阻止骨龄进展，防止骨骺过早愈合，争取身高增长的时间，从而改善成人身高。促性腺激素释放激素的激动剂（GnRHa）目前被认为是治疗特发性中枢性性早熟的首选有效药物。

中医病因病机主要有阴虚火旺、肝郁化火，治疗原则滋阴降火、疏肝泻火为主。

本节处方用药以 8 岁、体重 24～30kg 儿童为例。

西医处方

处方　适用于一般病例的治疗

醋酸曲普瑞林　80～100μg/kg　皮下注射　每 4 周 1 次（首剂 2 周后加强 1 次，之后 4 周 1 次）

中医处方

处方 1　丹栀逍遥散加减

牡丹皮 8g	栀子 8g	柴胡 6g	枳壳 8g
当归 8g	白芍 12g	麸炒白术 8g	茯苓 10g
薄荷 6g 后下	生甘草 5g	龙胆 8g	夏枯草 6g
生地黄 6g	川芎 6g	生甘草 5g	

每 1.5 日 1 剂　水煎分 3 次服　连服 2～5 日

（煎药方法：加水 800ml，浸泡 20 分钟，武火烧开，文火煎 15 分钟，取汁约 500ml；后下煎药 5 分钟）

主治肝郁化火证。症见女孩乳房及内外生殖器发育，月经来潮，乳房胀痛；男孩阴茎及睾丸增大，阴茎勃起及射精，声音变低沉，面部痤疮；心烦易怒，舌红苔黄，脉弦细数。乳房胀痛加香附 9～12g、郁金 9～12g；带下黄臭加黄柏 6～9g；烦躁易怒加合欢皮 9～12g、蝉蜕 6～9g。

处方 2　知柏地黄丸加减

知母 8g	黄柏 8g	牡丹皮 10g	生地黄 12g
山萸肉 10g	茯苓 12g	山药 18g	白芍 15g
柴胡 8g	玄参 12g	龟甲 12g	龙胆 8g
生甘草 6g			

每 1.5 日 1 剂　水煎分 3 次服　连服 2～5 日

（煎药方法：加水 800ml，浸泡 20 分钟，武火烧开，文火煎 15 分钟，取汁约 500ml）

主治阴虚火旺证。症见女孩乳房及内外生殖器发育，月经来潮；男孩阴茎及睾丸增大，阴茎勃起及射精，声音变低沉；颧红潮热，盗汗，头晕，五心烦热，舌红少苔，脉细数。五心烦热加淡竹叶 6～9g、莲子心 9～12g；潮热加地骨皮 9～12g、知母 6～9g、五味子 6～9g。

处方 3　经验方

夏枯草 12g	荔枝核 15g	茯苓 10g	法半夏 9g
丝瓜络 20g	山慈菇 9g	柴胡 6g	白术 10g
陈皮 9g	王不留行 30g	海藻 15g	栀子 8g
黄柏 6g	川楝子 10g		

每 1.5 日 1 剂　水煎分 3 次服　连服 2～5 日

（煎药方法：加水 800ml，浸泡 20 分钟，武火烧开，文火煎 15 分钟，取汁约 500ml）

主治痰湿内蕴证。症见性早熟临床表现，兼有身体微胖、神疲乏力、食少、舌淡红、苔厚腻、脉缓。

【注意】 患儿应营养平衡，尽量食用天然的动、植物食物，避免营养过剩或进食过多脂肪类食物，避免摄入含有性激素的食物及药物，尽量避免进食含有激素的滋补保健食品（如人参蜂王浆、鹿茸、新鲜胎盘、花粉等）。注射曲普瑞林期间定期复查垂体-性腺轴活动的指标（不超过5周），维持剂量需要个体化。定期监测乳房发育状况或测量睾丸容积及GnRH（或GnRHa）激发后LH峰值、基础性激素（睾酮或雌激素）水平、B超测量卵巢和卵泡大小以及评估骨龄、身高生长速度等。治疗一般需2年以上，停药指征视骨龄大小、年龄及对身高的要求而定。中医治疗有肯定的疗效。

十三、儿童风湿热

儿童风湿热是一种由上呼吸道A组乙型溶血性链球菌感染后引起的自身免疫性疾病。典型症状出现前1~2周有上呼吸道链球菌感染的病史。常见于儿童与青少年，初次发病年龄多为6~15岁。本病主要累及关节、皮肤和心脏等，偶可侵犯神经系统、血管、浆膜及肺、肾等内脏，易反复发作，还可伴发心肌炎、脉管炎、胸膜炎、肾炎、慢性心瓣膜病等。主要表现为发热、多汗、食欲降低，以及心脏炎、游走性多发性关节炎、舞蹈症、皮下结节、环形红斑等，血液检查可有抗"O"、C反应蛋白及白细胞升高等。治疗上提倡早期、足量、足疗程使用抗生素，以彻底清除链球菌，结合抗风湿治疗，有心脏炎者尽早、合理使用肾上腺皮质激素，积极对症处理。

本病属于中医痹证的范畴，内因主要是体质虚弱，外因责之于风、寒、湿、热邪气侵袭所致，治疗上初起以实证为多，根据感受风、寒、湿、热邪气之不同特点，病机有湿热阻络、寒湿阻络、心脾阳虚、气虚血瘀、阴虚风动，分别治以祛风、散寒、利湿、清热等，久病耗伤气血，损及心、肝、肾，治当扶正、祛邪相结合。

处方1 适用于一般病例

青霉素钠 160万U | 缓慢静滴 每12小时1次
0.9%氯化钠注射液 50ml | 用前皮试

加 维生素C注射液 1.0g | 缓慢静滴 每日1次
10%葡萄糖注射液 250ml

加 泼尼松 10mg 口服 每日3次（2～4周后减量，8～12周逐步停药）

加 阿司匹林 600mg 口服 每日3次（2周后临床症状消失，C反应蛋白、红细胞沉降率、白细胞正常后减量为3/4；再服2周减量为1/2，后继续逐渐减量，激素停药2周后停药）

处方2 适用于青霉素过敏或耐药患儿

阿奇霉素 0.2g 口服 每日1次 共4日

续 红霉素肠溶胶囊 0.25g 口服 每日2次 共5日

加 辅酶Q10胶囊 10mg 口服 每日3次

加 泼尼松 10mg 口服 每日3次（2～4周后减量，8～12周逐步停药）

加 阿司匹林 600mg 口服 每日3次（减量、停药同处方1）

中医处方

处方1 宣痹汤加减

防己8g 苦杏仁8g 滑石粉10g^{包煎} 连翘9g

栀子9g 薏苡仁12g 法半夏9g 石膏15g

知母6g 蚕沙9g 赤小豆15g

每1.5日1剂 水煎分3次服

主治风湿热痹。症见游走性关节痛、活动不便、局部红肿热痛、发热、口渴、烦躁、舌红、苔黄腻、脉滑数。皮肤红斑加牡丹皮 9～12g、赤芍 9～12g、生地黄 6～12g；发热、咽痛加薄荷6～9g、牛蒡子 6～9g、桔梗 6～9g；口渴烦躁加玄参 9～12g、麦冬9～12g、芦根 15～20g。

处方2　薏苡仁汤加减

薏苡仁 20g	当归 8g	川芎 6g	生姜 8g
桂枝 5g	羌活 9g	独活 9g	防风 8g
白术 9g	麻黄 5g	细辛 3g	甘草 5g

每1.5日1剂　水煎分3次服

主治着痹。症见肢体关节疼痛，肌肉酸痛、重着、疼痛、肿胀，关节活动不利，舌质淡，苔白腻，脉濡缓。关节肿胀加草薢9～12g、五加皮 6～9g；小便不利加车前子 6～9g、茯苓 9～15g、泽泻 6～9g；痰湿盛加法半夏 6～9g、胆南星 2～3g。

处方3　经验方

白花蛇舌草 9g	木瓜 12g	薏苡仁 20g	忍冬藤 9g
生黄芪 10g	草薢 9g	车前草 9g	威灵仙 9g
防己 12g	土茯苓 9g		

每1.5日1剂　水煎分3次服

主治风湿痹症。症见关节疼痛酸楚，屈伸不利，伴肿胀，有发热、恶风，舌淡，苔薄白，脉浮紧。

【注意】注意休息，根据病情决定卧床时间长短及活动量。病程中低盐饮食，饮食清淡，易消化，富含维生素C。进行正规抗风湿是本病治愈的关键，在患儿不合并严重心脏损害时首选水杨酸制剂，一旦出现明显心脏损害应尽早运用糖皮质激素治疗，使用剂量视病情而定。

十四、注意缺陷多动障碍

注意缺陷多动障碍是指智力基本正常的小儿，发生与年龄不相称的注意力不集中、不分场合的过度活动、情绪冲动并伴有认知障碍与学习困难的一组症候群，又称儿童多动症。本病病因尚不明，与遗传因素、环境因素等有关。本病大多在学龄前起病，男孩多见，男女比约为4～6∶1。主要临床表现为：注意力不集中，自我控制差，动作过多，情绪不稳，冲动任性，伴有学习困难，但智力正常或基本正常。治疗药物有精神兴奋药物、非兴奋剂、精神类药物和辅助药物等（6岁以下儿童尽量不用药物），以及心理疏导、行为治疗等方法。

中医认为本病病因为先天禀赋不足或产伤外伤瘀滞、后天护养不当、情绪意志失调；治疗以调和阴阳为基本原则，根据病因病机不同分别予以补益肝肾、滋肾平肝、补益心脾及泻火宁心等治疗。

本节处方用药以8岁、体重24～30kg儿童为例。

西医处方

处方1　适用于一般病例的治疗

盐酸哌甲酯　10mg　口服　每日2次

处方2　适用于伴有抑郁表现的病例

盐酸托莫西汀胶囊　20mg　口服　每日1次（每日1.2mg/kg）

中医处方

处方1　黄连温胆汤加减

黄连 5g	竹茹 10g	枳实 8g	法半夏 8g
陈皮 8g	生甘草 5g	茯苓 10g	瓜蒌皮 8g
石菖蒲 8g	远志 6g	胆南星 6g	蝉蜕 10g

每2日1剂　水煎分3次服

（煎药方法：加水800ml，浸泡20分钟，武火烧开，文火煎15分钟，取汁约500ml）

主治痰火内扰证，症见多动多语、烦躁不宁、难以制约、兴趣多变、注意力不集中、纳少口苦、便秘尿黄、舌红、苔黄腻、脉滑数。烦躁易怒加钩藤 9～12g、龙胆 3～6g、菊花 9～12g；大便秘结加大黄 3～6g、厚朴 6～9g，睡眠差加首乌藤 9～12g、珍珠母 15～20g。

处方 2　杞菊地黄丸加减

枸杞子 15g	菊花 9g	熟地黄 8g	山萸肉 10g
山药 15g	牡丹皮 6g	茯苓 8g	泽泻 6g
龟甲 15g	龙骨 15g	山楂 15g	生甘草 5g

每 2 日 1 剂　水煎分 3 次服

（煎药方法：加水 800ml，浸泡 20 分钟，武火烧开，文火煎 15 分钟，取汁约 500ml）

主治肝肾阴虚证，症见急躁易怒、五心烦热、盗汗、腰膝酸软、学习困难、舌红、苔薄、脉细弦。睡眠差加五味子 6～9g、酸枣仁 9～12g；盗汗加浮小麦 15～25g、煅牡蛎 9～15g；烦躁易怒加钩藤 9～12g、蝉蜕 6～9g；便秘加火麻仁 9～15g、麦冬 6～9g。

处方 3　经验方

生地黄 10g	淡竹叶 8g	黄连 6g	木通 8g
蝉蜕 10g	牡丹皮 10g	炒栀子 8g	酸枣仁 12g
远志 8g	龙骨 15g	牡蛎 15g	槟榔 12g
山楂 12g			

每 2 日 1 剂　水煎分 3 次服

（煎药方法：加水 800ml，浸泡 20 分钟，武火烧开，文火煎 15 分钟，取汁约 500ml）

主治心经郁热证，症见注意力不集中、上课小动作过多、做作业手里玩东西、不能自控、成绩下滑、睡眠差、易惊醒、食纳一般、舌尖红、苔黄、脉滑。

【注意】 本病需经精神心理或神经内科专科医师确诊，多维治疗。父母管理训练和系统家庭干预对本病的治疗至关重要。课堂行为管理与教育干预也是本病治疗的有效方法。对于伴有学习困难的患儿，应在药物治疗基础上进行针对性的科目学习困难训练。体育运动训练是多维治疗方法之一，可以顺应这些儿童精力充沛、好运动的特点，通过体育运动提高他们的自信心，改善其注意力和行为。药物治疗个体化，从小剂量开始，逐步调整，达到最佳剂量并维持，治疗过程中进行合理的疗效评估，警惕药物的不良反应；6岁以下儿童慎用西药治疗。中医治疗本病有一定的优势。

十五、多发性抽动症

多发性抽动症是指遗传、神经递质、神经免疫、围生期与环境等有关因素相互作用而导致的，以运动性抽动伴发声性抽动为特征的儿童慢性神经精神障碍性疾病，又称发声和多种运动联合抽动障碍。本病起病于2～12岁，男童发病率约为女童的3～4倍。患儿多智力正常，可伴有诸多行为问题。主要临床表现为：不自主的眼、面、颈、肩及上下肢肌肉快速收缩，以固定方式重复出现，无节律性，入睡后消失；在抽动时，可出现异常的发音，如咯咯、咳声、呻吟声或粗言秽语；实验室检查多无特殊异常，脑电图正常或非特异性异常；智力测试基本正常。治疗从心理行为和药物干预等方面进行，并结合生活规律及作息时间的合理安排。

中医病因病机有气郁化火、脾虚痰聚、阴虚风动等；治疗以平肝熄风为基本法则，结合清肝泻火、健脾化痰、滋阴潜阳等治法。

本节处方用药以8岁、体重24～30kg儿童为例。

西医处方

处方1 适用于一般病例的治疗

氟哌啶醇 1～6mg 口服 每日2次（从小剂量开始，逐渐加量直到疗效满意，出现不良反应应及时停药）

或/加 苯海索 1mg 口服 每日2次

处方 2 适用于处方 1 不耐受患儿

硫必利　50～300mg　口服　每日 2 次

处方 1 清肝达郁饮加减

熟地黄 8g　　菊花 10g　　　蝉蜕 10g　　　牡丹皮 8g
茯苓 10g　　　钩藤 12g^{后下}　白芍 15g　　　栀子 9g
酸枣仁 8g　　当归 8g　　　薄荷 9g^{后下}　柴胡 6g
生甘草 5g　　珍珠母 15g
每 2 日 1 剂　水煎分 3 次服

（煎药方法：加水 800ml，浸泡 20 分钟，武火烧开，文火煎 15 分钟，取汁约 500ml；后下煎药 5 分钟）

主治气郁化火证。症见面红目赤，烦躁易怒，抽动有力，发作频繁，口出异声秽语，大便干结，小便短赤，舌红，苔黄，脉弦数。暴躁易怒、目赤目眩加龙胆 3～6g、菊花 9～12g、金银花 6～9g；便秘加大黄 3～6g、瓜蒌皮 6～9g；喜怒不定加竹茹 6～9g、竹沥 6～9g、胆南星 2～3g。

处方 2 大定风珠加减

生地黄 8g　　白芍 15g　　　麦冬 12g　　　龟甲 15g
牡蛎 15g　　　鳖甲 15g　　　阿胶 8g^{烊化}　五味子 10g
火麻仁 8g　　甘草 5g　　　蝉蜕 10g　　　山楂 15g
每 2 日 1 剂　水煎分 3 次服

（煎药方法：加水 800ml，浸泡 20 分钟，武火烧开，文火煎 15 分钟，取汁约 500ml）

主治阴虚风动证。症见形体消瘦，两颧潮红，五心烦热，舌红绛，苔光剥，脉细数。心神不宁加酸枣仁 9～12g、钩藤 9～12g、茯神 9～12g；血虚加何首乌 9～15g、玉竹 9～12g、当归 9～12g；抽动明显加桑枝 9～15g、伸筋草 6～9g。

处方3 经验方

生地黄 10g	白芍 12g	当归 10g	川芎 6g
蝉蜕 10g	钩藤 10g^后下	天麻 12g	黄连 6g
牡丹皮 10g	栀子 9g	桑枝 10g	连翘 10g
生甘草 5g			

每 2 日 1 剂　水煎分 3 次服

（煎药方法：加水 800ml，浸泡 20 分钟，武火烧开，文火煎 15 分钟，取汁约 500ml；后下煎药 5 分钟）

主治肝风内动证。症见频频眨眼，不自主扭脖子、歪嘴巴，心烦易怒，纳减，大便干结，小便黄少，咽红，舌尖红，苔薄黄，脉弦。

【注意】本病需经精神心理科或神经内科专科医师确诊。本病病情较轻者可以通过心理干预减轻症状，还需对患儿及其家庭进行咨询以取得合作，家长对患儿症状不必过分关注、提醒、批评、指责。同时需老师理解患儿病情，鼓励患儿树立战胜疾病的信心。作息规律，避免过度兴奋、疲劳及睡眠不足。氟哌啶醇有损害生育能力的可能。硫必利有效率约为 $50\% \sim 60\%$，不良反应较轻。对于伴情绪障碍患儿，如严重焦虑、易激惹、抑郁症自伤自残或攻击行为，应立即予以制止并给予保护措施，并及时到心理、精神专科就诊。中医对本病有一定疗效，不良反应少。

十六、传染性单核细胞增多症

传染性单核细胞增多症是由 EB 病毒引起的单核-巨噬细胞系统的急性感染性疾病。临床特征：不规则发热，咽峡炎，淋巴结肿大，肝脾大，皮疹。本病多见于学龄前及学龄儿童，主要由飞沫与唾液经呼吸道传播，其次经密切接触传播，患儿及 EB 病毒携带者为传染源。患病后可获得持久性免疫，第二次发病罕见。病程 2～3 周，常有自限性，预后良好。本病的治疗主要有对症处理、抗病毒两方面，积极处理并发症及合并症，合并细菌感染时使用抗生素。

中医治疗本病有一定优势。中医认为病因是邪首犯肺；病机有邪郁肺卫、热毒炽盛、痰热闭肺、痰热流注、热瘀肝胆、瘀毒阻络、正虚邪恋等，治疗以清热解毒、化痰祛瘀为主要原则。

西医处方

处方 1　适用于一般病例

更昔洛韦注射液　0.1g　　　静滴　每 12 小时 1 次　共 7 日
5％葡萄糖注射液　100ml　　（每次 5mg/kg）

续　更昔洛韦注射液　0.1g　　静滴　每日 1 次　共 7 日
　　5％葡萄糖注射液　100ml

加　维生素 C 注射液　0.5g　　静滴　每日 1 次
　　10％葡萄糖注射液　100ml

加　肌苷　0.1g　口服　每日 3 次

处方 2　适用于更昔洛韦不耐受者

阿昔洛韦注射液　0.1g　　　静滴　每 8 日 1 次　7～14 日
5％葡萄糖注射液　100ml　　（每次 5～10mg/kg）

加　维生素 C 注射液　0.5g　　静滴　每日 1 次
　　10％葡萄糖注射液　100ml

加　葡醛内酯　0.05g　口服　每日 2 次

处方 3　适用于 3 岁以上的轻症患儿

注射用人干扰素 α　200 万 IU　肌内注射　每日 1 次　5～7 日
（每次 10 万 IU/kg）

加　维生素 C　0.1g　口服　每日 3 次

中医处方

处方 1　中成药

抗感颗粒　5g　口服　每日 3 次

或   双黄连口服液   20ml   口服   每日 3 次

或   抗病毒颗粒   4g   口服   每日 3 次

处方 2   普济消毒饮加减

黄芩 9g   黄连 6g   陈皮 8g   玄参 12g

柴胡 10g   桔梗 8g   连翘 10g   板蓝根 10g

牛蒡子 12g   薄荷 8g^{后下}   僵蚕 10g   升麻 6g

赤芍 9g   生甘草 6g

每 1.5 日 1 剂   水煎分 3 次服

主治热毒炽盛证。症见咽喉肿痛，壮热烦渴，喉核（扁桃体）肿大、疼痛、溃烂，面赤唇红，皮疹色红，颈部淋巴结肿大，舌红苔黄，脉数有力或指纹紫滞。臀核（淋巴结）肿大、疼痛加浙贝母 6～9g、皂角刺 6～9g、夏枯草 9～12g；高热加生石膏 15～25g、青蒿 6～9g；大便干结加大黄 3～6g、枳实 6～9g、芦根 15～20g；皮疹赤密加赤芍 6～9g、牡丹皮 6～9g、紫草 6～9g；咽痛加天花粉 9～12g。

处方 3   清肝化痰丸加减

生地黄 6g   牡丹皮 10g   浙贝母 8g   柴胡 10g

夏枯草 8g   僵蚕 10g   当归 8g   连翘 12g

栀子 8g   青黛 8g^{包煎}   白花蛇舌草 8g   生麦芽 20g

海藻 10g

每 1.5 日 1 剂   水煎分 3 次服

主治痰热流注证。症见发热不退，浅表淋巴结肿大，肝脾肿大，舌红，苔黄腻，脉数有力或指纹紫滞。壮热加生石膏 15～20g、青蒿 6～9g；肝脾肿大、腹胀不适加丹参 9～12g、赤芍 6～9g、三棱 6～9g、莪术 9～12g；淋巴结肿大加桃仁 6～9g、皂角刺 6～9g。

处方 4   经验方

北沙参 10g   芦根 10g   炒白术 10g   茯苓 10g

莱菔子 10g	砂仁 6g^{后下}	薏苡仁 15g	白豆蔻 6g
山慈菇 12g	荔枝核 10g	橘核 10g	苦杏仁 6g
槟榔 12g	石斛 8g	生麦芽 20g	建曲 12g

每 1.5 日 1 剂　水煎分 3 次服

主治传染性单核细胞增多症后期，热退，热毒渐去，颈部淋巴结肿大，肝脾肿大，鼻塞，舌红，苔厚腻，脉缓。

【注意】本病急性期应卧床休息，多饮水，进易消化食物，注意口腔卫生。有脾大的患儿应避免剧烈运动，以防脾破裂。本病一般不用糖皮质激素，但伴有严重黄疸、喉水肿、心肌炎、心包炎、溶血性贫血、血小板减少性紫癜及中枢神经系统严重合并症者，短疗程应用可明显减轻症状。

十七、麻　疹

麻疹是麻疹病毒引起的急性呼吸道传染病，多见于 1～5 岁小儿，以发热、卡他症状（咳嗽、流涕、眼泪汪汪）、麻疹黏膜斑、全身皮疹为特征。本病一年四季均可发病，冬春季节多发，可引起流行。麻疹患者是麻疹唯一的传染源。6 个月至 5 岁小儿发病率最高，目前发病年龄向两极移动。此外，轻型或不典型病例亦增多。本病的治疗主要是注意护理，对症和支持治疗，预防并发感染，积极处理并发症。

麻疹命名，中西医相同，中医治疗有一定的优势。本病病因为麻疹时邪，病机有邪犯肺卫、邪入肺脾、阴津耗伤、邪毒内陷。本病的辨证首辨顺证、逆证。麻为阳毒，以透为顺，以清为要，自古称"麻不厌透""麻喜清凉"，故本病治疗以辛凉透疹解毒为基本法则；初热期麻毒郁表，治以宣肺透疹为主；见形期麻毒炽盛，治以清热解毒为主，佐以透疹；收没期邪毒已退，正气亦伤，治以养阴清热为主。麻疹逆证以透疹、解毒、扶正为治疗原则。

小儿多维生素咀嚼片（小施尔康）　1 片　口服　每日 1 次

中医处方

处方 1　中成药

抗病毒颗粒　4g　口服　每日 3 次

处方 2　宣毒发表汤加减

升麻 10g	葛根 10g	前胡 10g	桔梗 8g
荆芥 8g	防风 6g	薄荷 6g^{后下}	甘草 5g
连翘 10g	牛蒡子 12g	苦杏仁 5g	淡竹叶 8g
赤芍 9g	芦根 10g		

每日 1 剂　水煎分 3 次服　连服 2～5 日

（煎药方法：加水 500ml，浸泡 20 分钟，武火烧开，文火煎 15 分钟，取汁约 300ml；后下煎药 5 分钟）

主治邪犯肺卫证（初热期），从发热到出疹约 3 天，症见起病急，发热、咳嗽、鼻塞流涕、眼泪汪汪，小便短少，大便干结，舌红，苔薄黄，脉浮数或指纹紫滞。发热、烦躁加金银花 6～9g、蝉蜕 6～9g、钩藤 9～12g；咽喉肿痛加玄参 9～15g、马勃 3～6g；出疹不畅加浮萍、芫荽各适量煎水外洗。

处方 3　清解透表汤加减

荆芥 6g	蝉蜕 9g	金银花 9g	升麻 12g
葛根 15g	连翘 9g	紫草 9g	桑叶 9g
菊花 9g	牛蒡子 15g	生甘草 6g	玄参 10g

每日 1 剂　水煎分 3 次服　连服 2～5 日

（煎药方法：加水 500ml，浸泡 20 分钟，武火烧开，文火煎 15 分钟，取汁约 300ml）

主治邪入肺胃证（出疹期），自麻疹的皮疹出现至疹点透齐约

3 天，症见壮热持续，微有汗，烦躁不安，目赤眵多，咳嗽咳痰，皮疹依次出现，大便干结，小便短少，舌红，苔黄腻，脉数有力或者指纹紫滞。壮热不退、烦躁加栀子、生石膏；皮疹稠密色暗红加牡丹皮6～9g、红花6～9g、紫草6～9g；低热口干加淡竹叶6～9g、芦根15～20g；咳嗽重痰多色黄加前胡6～9g、桔梗6～9g、瓜蒌皮6～9g。

处方 4　沙参麦冬汤加减

北沙参 10g	玉竹 8g	麦冬 10g	天花粉 12g
白扁豆 15g	桑叶 10g	生甘草 5g	芦根 10g
生麦芽 15g	连翘 6g		

每日 1 剂　水煎分 3 次服　连服 2～5 日

（煎药方法：加水 500ml，浸泡 20 分钟，武火烧开，文火煎 15 分钟，取汁约 300ml）

主治阴津耗伤证（收没期），自皮疹透齐至疹点收没约 3 天，症见麻疹出齐，发热渐退，神倦，咳嗽减轻，皮肤可见糠麸样脱屑，舌红少津，苔少，脉细无力或细数，指纹淡紫。汗多加浮小麦 20～30g；五心烦热加地骨皮 9～12g、青蒿 6～9g；神倦纳差加鸡内金 9～12g、山楂 12～15g；大便干结加玄参 9～12g、生地黄 6～9g、火麻仁 9～15g。

【注意】注意卧床休息，室内保持适当温度、湿度，给予易消化的富有营养的食物，注意补充维生素 A、维生素 D，足量水分，做好皮肤、口、鼻、眼的清洁护理。高热对症处理同急性上呼吸道感染。对体弱多病或婴幼儿未接种麻疹疫苗者，在接触麻疹患者后，5 天内给予注射人免疫丙种球蛋白注射液。麻疹易合并肺炎、喉炎及脑炎，应积极到传染病专科医院诊治。患儿应隔离至出疹后 5 天，有并发症者延至 10 天。

十八、幼儿急疹

幼儿急疹是人类疱疹病毒 6 型（HHV-6）或人类疱疹病毒

7 型（HHV-7）导致的婴幼儿出疹性疾病。临床症状：突然高热，全身症状轻微，发热持续 3～4 日，热退全身出现玫瑰红色斑疹或斑丘疹。患儿是本病的主要传染源，经呼吸道飞沫传播。本病多见于 6～18 个月小儿，冬、春季发病较多，无男女性别差异。本病患儿多能顺利康复，病后可获得持久免疫力。治疗上对症处理，一般不需要抗病毒治疗。

本病中医学称为"奶麻"，中医治疗有一定的优势。病因为感染幼儿急疹时邪，病机为邪郁肌表、毒透肌肤，治疗上以清热解毒为主，发热期兼以宣透邪毒，热退疹出期兼以生津。

本节处方用药以 1 岁、体重 10kg 儿童为例。

西医处方

维生素 C　0.1g　口服　每日 3 次

中医处方

处方 1　中成药

抗感颗粒　2.5g　口服　每日 3 次

处方 2　银翘散加减

金银花 6g	连翘 6g	桔梗 5g	薄荷 5g后下
淡竹叶 5g	板蓝根 9g	淡豆豉 5g	牛蒡子 8g
芦根 8g	生甘草 3g	桑叶 9g	菊花 8g

青蒿 6g后下

每日 1 剂　水煎分 3 次服

（煎药方法：加水 300ml，浸泡 20 分钟，武火烧开，文火煎 15 分钟，取汁约 150ml；后下煎药 5 分钟）

主治邪郁肌表证，出疹前高热不退时，症见高热 1～3 天不退，热时神萎，食纳减少，咽红，舌红，苔薄黄，指纹浮紫。高热不退加生石膏 6～9g、栀子 3～6g；咽充血加赤芍 3～6g、蒲公英 9～12g；烦躁加蝉蜕 3～6g、钩藤 6～9g；恶心呕吐加紫苏梗 3～6g、藿香 3~6g、竹茹 3~6g；纳差加山楂 6~9g、麦芽 9~12g；疹出热退津伤加玄参 9~12g、生地黄 3~6g、麦冬 3~6g。

【注意】病程中多补充水分，高热予以退热处理（同本章"一、急性上呼吸道感染"），病情较重加用更昔洛韦（5mg/kg，静脉滴注，每 12 小时 1 次，共 2 周）抗病毒。一般无须使用抗生素。患儿应隔离至出疹后 5 天。

十九、风　疹

风疹是由风疹病毒引起的急性出疹性传染病。主要临床表现：发热，流涕或咳嗽，发热 0.5~2 天全身皮肤出现细沙样淡红色斑丘疹，耳后、颈部、枕部浅表淋巴结肿大。本病传染源为风疹患者，出疹前 1 周至出疹后 5 天均有传染性。多见于 1~5 岁儿童，冬、春两季多见。一般症状轻，病程短，预后良好，病后可获较持久的免疫力。西医治疗主要是对症处理，必要时予以抗病毒治疗。

本病中医学称为"风痧"，中医治疗有一定的优势。病因为感染时邪，病机有邪郁肺卫、热毒炽盛，治疗上以疏风清热透疹为基本原则。

本节处方用药以 2 岁、体重 12kg 儿童为例。

西医处方

注射用人干扰素 α-2b　120 万 IU　肌内注射　每日 1 次　共 5 日
（每次 10 万 IU/kg）
加　维生素 C　0.1g　口服　每日 3 次

中医处方

处方 1　中成药
小儿豉翘清热颗粒　2g　口服　每日 3 次

炉甘石洗剂　10ml　外用　每日2次

处方2　银翘散加减

金银花8g　　　连翘8g　　　桔梗5g　　　薄荷8g^后下

淡竹叶6g　　　荆芥6g　　　淡豆豉5g　　　牛蒡子9g

芦根8g　　　　生甘草3g　　紫苏叶6g　　　青蒿6g

每日1剂　水煎分3次服　连服2～5日

（煎药方法：加水300ml，浸泡20分钟，武火烧开，文火煎15分钟，取汁约150ml；后下煎药5分钟）

主治邪犯肺卫证。症见高热，热时神萎，微有咳嗽，食纳减少，可见皮疹稀疏细小、淡红色，伴瘙痒，自头面、躯干至四肢，2～3天疹退，咽红，舌红，苔薄黄，脉浮数或指纹浮紫。臖核（浅表淋巴结）肿痛加夏枯草6～9g，蒲公英9～12g；咽红疼痛加赤芍6～9g、板蓝根6～9g；皮肤瘙痒加蝉蜕6～9g、地肤子6～9g；高热不退加生石膏9～15g、栀子3～6g；疹出热退津伤加玄参9～12g、天花粉6～9g。

【注意】孕妇在妊娠早期3个月内感染风疹病毒后，可通过胎盘传染给胎儿，发生先天性风疹，出现心脏、眼、耳等器官畸形。患儿应合理休息，避免受风，皮肤瘙痒时注意清洁护理，切莫抓挠，避免感染。患儿应隔离至出疹后5天。

二十、猩红热

猩红热是A组乙型溶血性链球菌感染引起的急性出疹性传染病。临床表现：发热，咽峡炎，可伴有"杨梅舌""口周苍白圈"，发热24小时内出现皮疹，1日内蔓延至全身，呈弥漫性鲜红色皮疹，可出现"帕氏线"，3～5天疹退并伴明显的脱屑，少数患儿病后可能出现心、肾、关节的损害。患者和带菌者是主要传染源。本病一年四季均可发病，冬、春季多见。人群普遍易感，以5～15岁儿童居多。西医治疗以抗生素抗感染治疗及对症处理为主。

本病中医称为"丹痧""烂喉痧"。病因为感受痧毒时邪,病机有邪侵肺卫、气营两燔、肺胃阴伤,治疗以清热解毒、凉血利咽为基本原则。

西医处方

处方 1　适用于一般病例(疗程 7~10 天)

布洛芬混悬液　7.5ml　口服　必要时(每次 5~10mg/kg,体温≥38.5℃,间隔 4~6 小时可再次服用)

加　青霉素钠　80 万~120 万 U ｜ 缓慢静滴　每 12 小时 1 次
0.9%氯化钠注射液　100ml ｜ 用前皮试

加　维生素 C 注射液　0.5g
10%葡萄糖注射液　250ml ｜ 缓慢静滴　每日 1 次

加　氯苯那敏　2mg　口服　每日 3 次

处方 2　适用于青霉素过敏患儿(疗程 7 天)

布洛芬混悬液　7.5ml　口服　必要时(每次 5~10mg/kg,体温≥38.5℃,间隔 4~6 小时可再次服用)

加　罗红霉素　50mg　口服　每日 2 次

加　维生素 C 注射液　0.5g
10%葡萄糖注射液　250ml ｜ 缓慢静滴　每日 1 次

加　酮替芬　1.38g　口服　每日 3 次

中医处方

处方 1　中成药

抗感颗粒　5g　口服　每日 3 次

或　蓝芩口服液　10ml　口服　每日 3 次

处方 2　解肌透痧汤加减

连翘 12g　　金银花 12g　　　荆芥 9g　　　蝉蜕 10g

射干 6g　　　葛根 10g　　　　牛蒡子 12g　　马勃 6g

桔梗 6g　　　大青叶 9g　　　　淡豆豉 6g　　竹茹 10g

生甘草 5g

每日 1 剂　水煎分 3 次服　连服 2～5 日

（煎药方法：加水 500ml，浸泡 20 分钟，武火烧开，文火煎 15 分钟，取汁约 300ml）

主治邪侵肺卫证，为发病初期。症见突然发热，无汗，咽喉红肿疼痛，皮肤潮红，痧疹隐隐，舌红，苔薄黄，脉浮数有力或指纹紫滞。乳蛾红肿疼痛者加板蓝根 9～15g、赤芍 9～12g；颈部臖核（淋巴结）肿大者加夏枯草 9～12g、蒲公英 15～20g；高热加青蒿 6～9g、柴胡 9～12g；口干便秘加生石膏 20～25g、玄参 10～15g、芦根 20～25g。

处方 3　凉营清气汤加减

水牛角 10g　　栀子 12g　　　牡丹皮 8g　　黄芩 9g

薄荷 6g^{后下}　　赤芍 9g　　　玄参 12g　　　石膏 25g

连翘 9g　　　淡竹叶 6g　　　板蓝根 10g　芦根 12g

石斛 10g　　　生甘草 3g

每日 1 剂　水煎分 3 次服　连服 2～5 日

（煎药方法：加水 500ml，浸泡 20 分钟，武火烧开，文火煎 15 分钟，取汁约 300ml；后下煎药 5 分钟）

主治毒炽气营证。症见壮热不解，烦躁口渴，咽喉肿痛糜烂，皮疹密布，暗红色沙粒样，舌红起刺，舌苔少，舌面光红起刺如草莓，脉数有力或指纹紫滞。便秘加生大黄 6～9g；烦躁加蝉蜕 6～9g、钩藤 9～12g。

【注意】本病在急性期应卧床休息，进食易消化、清淡的食物，多饮水，保持口腔皮肤的清洁，预防继发感染。青霉素是治疗猩红热的首选药物，疗程至少 10 天；对青霉素过敏者可选头孢菌素或红霉素。高热对症处理同急性上呼吸道感染。本病发病后不会产生持久免疫。本病的隔离期至临床症状消失，咽拭子培养链球菌阴性。

二十一、水　痘

　　水痘是由水痘-带状疱疹病毒引起的具有高度传染性的儿童出疹性传染病。临床症状：发热，皮肤黏膜24～48小时出现和同时存在斑疹、丘疹、疱疹和结痂等各类皮疹。水痘患儿为本病的传染源，经飞沫或接触传染。人群普遍易感，2～6岁儿童多见，冬、春季节好发。感染后可获得持久免疫力，但以后可发生带状疱疹。本病为自限性疾病，无并发症时仅需对症处理。抗病毒治疗首选阿昔洛韦。

　　水痘的命名中西医相同，中医治疗有一定的优势。本病病因为外感水痘时行邪毒，病机有邪郁肺卫、气营两燔，治疗以清热解毒利湿为基本原则。

西医处方

处方1　适用于一般病例

　　阿昔洛韦　0.4g　口服　每日4次（5～7日）

　　加　维生素C　0.1g　口服　每日3次

　　加　炉甘石洗剂　10ml　外涂　每日2次

处方2　适用于阿昔洛韦不敏感的病例

　　注射用人干扰素α-2b　200万IU　肌内注射　每日1次　共5日（每次10万IU/kg）

加　维生素C　0.1g　口服　每日3次

中医处方

处方1　中成药

　　双黄连口服液　20ml　口服　每日3次

或　抗病毒颗粒　4g　口服　每日3次

加　炉甘石洗剂　10ml外涂　每日2次

处方2　银翘散加减

金银花 10g　　连翘 10g　　　桔梗 5g　　　薄荷 8g^{后下}

紫草 9g　　　赤芍 8g　　　牛蒡子 8g　　芦根 8g

滑石粉 12g^{包煎}　车前子 10g^{包煎}　生甘草 3g　　蝉蜕 10g

青黛 8g^{包煎}

每日 1 剂　水煎分 3 次服　连服 2～5 日

（煎药方法：加水 500ml，浸泡 20 分钟，武火烧开，文火煎 15 分钟，取汁约 300ml；后下煎药 5 分钟）

主治邪犯肺卫证。症见发热轻微或无发热，皮疹稀疏，疹色红，疱疹浆液清亮，躯干部为主，舌红，苔薄白或黄，脉浮数或指纹浮紫。皮肤瘙痒加蝉蜕 6～9g、地肤子 9～12g；咽红疼痛加赤芍 6～9g、板蓝根 12～15g。

处方3　清胃解毒汤加减

升麻 9g　　　生石膏 20g　黄芩 8g　　　生地黄 6g

天花粉 10g　　连翘 12g　　牡丹皮 8g　　赤芍 10g

柴胡 10g　　　紫草 8g　　　生甘草 5g　　龙胆 9g

车前草 10g　　地肤子 9g

（煎药方法：加水 500ml，浸泡 20 分钟，武火烧开，文火煎 15 分钟，取汁约 300ml）

主治邪炽气营证。症见壮热烦躁，口渴欲饮，面红目赤，皮疹分布密集，疹色紫暗，疱浆混浊，大便干结，小便短黄，舌红绛，苔黄少津，脉数有力。大便干结、口渴严重加大黄 3～6g、芦根 15～20g、麦冬 9～12g；目赤、烦躁加青黛 3～6g、蝉蜕 6～9g；疱疹浆液混浊加紫草 6～9g、玄参 12～15g。

处方4　经验方

金银花 10g　　连翘 10g　　牛蒡子 10g　　土茯苓 8g

地肤子 9g　　　板蓝根 9g　　赤芍 6g　　　蒲公英 10g

野菊花 9g　　　黄芩 8g　　　滑石粉 12g^{包煎}　青蒿 8g^{后下}

蝉蜕 10g　　生甘草 6g

（煎药方法：加水 500ml，浸泡 20 分钟，武火烧开，文火煎 15 分钟，取汁约 300ml；后下煎药 5 分钟）

主治邪犯卫分证。症见发热，头面胸背四肢相继出现红色斑疹、丘疹、疱疹，以躯干及头面为主，少许疱疹已结痂，有瘙痒感，二便调，舌红，苔黄微腻，脉滑数。

【注意】 患儿应隔离，充分休息，供给充足的水分，饮食宜易消化且营养丰富，加强护理。严格消毒处理被患者污染过的被服及用具。继发细菌感染时可使用抗生素。糖皮质激素可致水痘病毒播散，应忌用；对细胞免疫缺陷者、已应用糖皮质激素者、免疫抑制剂使用者及恶性疾病患儿，在接触水痘患者 72 小时内，给予水痘-带状疱疹免疫球蛋白肌内注射。水痘应隔离至疱疹全部结痂，有接触史的应检疫 3 周。

二十二、手足口病

手足口病是由肠道病毒 71 型（EV-A71）和柯萨奇病毒 A16 型（CV-A16）引起的急性发热出疹性传染病。主要临床表现：手、足、口、臀等部位可见散发性的皮疹和疱疹，偶见于躯干；普通病例可发热或不伴发热，多有咳嗽、流涕、食欲缺乏等非特异性症状；少数可发展为重症，出现神经、呼吸及循环系统并发症。患儿及隐性感染者均为传染源。本病好发于 5 岁以下儿童，一年四季均可发病，5～9 月份多见。感染后可获得免疫力，但抗体持续时间暂不明确。西医治疗以对症处理为主。

本病相当于中医的"温病"，病名同西医，中医治疗有一定的优势。病因为感受手足口病时邪，病机为邪犯肺脾、湿热壅盛，治疗以清热祛湿解毒为基本原则。

本节处方用药以 2 岁、体重 12kg 儿童为例。

　　维生素 C　0.1g　口服　每日 3 次

加　补液盐Ⅲ　1 袋　口服　少量频服（冲水 250ml）

中医处方

处方 1　中成药

　　开喉剑喷雾剂　1ml　喷患处　每日 4 次（或多次）

加　抗感颗粒　2.5g　口服　每日 3 次

处方 2　甘露消毒丹加减

连翘 9g	金银花 9g	滑石 10g	黄芩 6g
茵陈 6g	石菖蒲 6g	浙贝母 8g	藿香 8g
白豆蔻 3g	薄荷 6g后下	射干 5g	板蓝根 8g
生甘草 5g			

　　每日 1 剂　水煎分 3 次服　连服 2～5 日

　　（煎药方法：加水 300ml，浸泡 20 分钟，武火烧开，文火煎 15 分钟，取汁约 150ml；后下煎药 5 分钟）

　　主治邪犯肺脾证。症见发热，口腔内疱疹，溃破后可见小溃疡，流涎，拒食，并见手掌、足底、臀部出现大小不等的丘疹、疱疹，分散稀疏，疱液清亮，舌红，苔薄黄腻，脉浮数或指纹紫滞。恶心、呕吐加紫苏梗 6～9g、竹茹 3～6g；腹泻加炒薏苡仁 9～12g、泽泻 3～6g；高热加葛根 6～9g、柴胡 6～9g、青蒿 3～6g；伴瘙痒加蝉蜕 6～9g、白鲜皮 6～9g、地肤子 6～9g。

处方 3　经验方

金银花 8g	连翘 8g	防风 6g	薄荷 6g后下
牛蒡子 9g	桔梗 6g	大青叶 8g	蝉蜕 6g
玄参 9g	牡丹皮 8g	黄芩 6g	青蒿 9g后下
每日 1 剂	水煎分 3 次服	连服 2～5 日	

（煎药方法：加水 300ml，浸泡 20 分钟，武火烧开，文火煎 15 分钟，取汁约 150ml；后下煎药 5 分钟）

主治毒热袭表证。症见发热，拒食，口腔内上颚、两颊、舌面可见疱疹，部分溃破，手足心及臀部可见疱疹，舌红，苔薄黄，脉滑数。

【注意】一般病例包括退热、卧床休息、预防与治疗脱水，口腔与咽喉痛时宜进食软质或流质饮食，1 周左右自愈。少数重症患儿可引起心肌炎、肺水肿、无菌性脑膜脑炎等并发症，目前缺乏有效治疗药物，主要为对症治疗，及早发现重症，应及时住院，采取积极治疗措施度过重症期。隔离至热退、皮疹结痂并消退，但不少于发病后 14 天，接触者医学观察 7 天。

二十三、流行性腮腺炎

流行性腮腺炎是由腮腺炎病毒侵犯腮腺所致的急性呼吸道传染病。临床表现以腮腺肿痛为主，有时可累及其他唾液腺，并可延及全身各种腺组织，可伴发热；脑膜脑炎、睾丸炎、胰腺炎为常见并发症。本病多发于 5～15 岁儿童，冬、春季发病较多。呼吸道传播为主要传播途径，腮腺炎患者及隐形感染者均为传染源。感染本病后可获终身免疫。西医无治疗特异性方法，以对症处理及防止并发症为主。

中医学病名为"痄腮"，治疗有一定的优势。中医病因为感受腮腺炎时邪，主要病机有邪犯少阳、热毒壅盛、邪陷心肝及毒窜睾腑，治疗上以清热解毒、软坚散结为基本原则，以内服及外敷相结合的治疗方法。

本节处方用药以 10 岁、体重 30kg 儿童为例。

西医处方

抗病毒颗粒　4g　口服　每日 3 次

中医处方

处方 1　中成药

　　如意金黄散　适量　醋调　外敷患处　每日 2 次

或　青黛粉　50g　醋调　外敷患处　每日 2 次

处方 2　普济消毒饮加减

黄芩 12g	陈皮 10g	玄参 15g	柴胡 10g
桔梗 10g	连翘 12g	板蓝根 10g	马勃 9g
牛蒡子 15g	薄荷 9g后下	蝉蜕 10g	僵蚕 10g
升麻 8g	生石膏 20g	甘草 5g	

　　每日 1 剂　水煎分 3 次服　连服 2～5 日

　　（煎药方法：加水 800ml，浸泡 20 分钟，武火烧开，文火煎 15 分钟，取汁约 500ml；后下煎药 5 分钟）

　　主治热毒壅盛证。症见发热，一侧或者两侧耳垂为中心的腮部肿胀疼痛，坚硬拒按，张口咀嚼困难，烦躁口渴，咽红肿痛，纳少，大便干结，尿少黄，舌红，苔黄，脉滑数。热甚加生石膏量并加知母 9～12g、青蒿 9～12g；腮部肿痛明显加夏枯草 12～15g、蒲公英 15～18g；纳差、呕吐加竹茹 6～9g、陈皮 9～12g；便秘加酒大黄 6～9g、芦根 15～20g。

处方 3　经验方

金银花 12g	连翘 12g	马勃 6g	板蓝根 10g
僵蚕 10g	夏枯草 10g	浙贝母 9g	玄参 12g
枳壳 10g	赤芍 10g	薄荷 9g后下	

　　每日 1 剂　水煎分 3 次服　连服 2～5 日

　　（煎药方法：加水 800ml，浸泡 20 分钟，武火烧开，文火煎 15 分钟，取汁约 500ml；后下煎药 5 分钟）

　　另用金黄散适量、醋调后敷腮部肿痛处，每日 2 次，每次 6～8 小时。

　　主治热毒壅结证。症见发热，双侧或单侧以耳垂为中心的腮部出现漫肿伴压痛，咽喉充血疼痛，舌红，苔薄黄，脉滑数。

【注意】本病一般预后良好。本病流行期间，易感儿应少去公共场所。患儿应隔离治疗，卧床休息直至热退，衣被、用具等物品均应煮沸消毒，居室进行空气消毒及通风。给予易消化、清淡流质饮食或软食为宜，餐后漱口或清洗口腔，以保持口腔清洁。并发睾丸肿大痛甚者，局部可给予冷湿敷，并用纱布做成吊带，将肿胀的阴囊托起；并发脑膜脑炎、胰腺炎者及时监护诊治。发病期间应隔离治疗，直至腮部肿胀完全消退后 3 天为止。

二十四、百日咳

百日咳是由百日咳鲍特菌引起的急性呼吸道传染病。主要临床表现：阵发性痉挛性咳嗽，伴有吸气性鸡鸣样回声，反复发作 2 周或以上，肺部无阳性体征，一般不发热；新生儿和 2～3 个月小婴儿无典型痉挛性咳嗽，而表现为咳嗽数声后出现屏气、面色发绀、窒息或惊厥。本病一年四季均可发病，以冬、春季多见；5 岁以下小儿易发，新生儿与婴儿也可发病。病程较长，可持续 2～3 个月。患者是主要传染源。西医治疗上，初咳期应用抗生素可以减轻或阻断痉咳；重症患儿可用肾上腺皮质激素，亦可用高价免疫球蛋白，能减少痉咳次数和缩短痉咳期；并发症单纯肺不张可采取体位引流，百日咳脑病发生惊厥时及时镇静。

中医学以其咳嗽特征称之为"顿嗽""顿呛"，按初咳期、痉咳期、恢复期分阶段辨证，主要证型有邪犯肺卫（初咳期）、痰火阻肺（痉咳期）、气阴耗伤（恢复期）；治疗重在涤痰清火、泻肺降逆。

本节处方用药以 2 岁、体重 12kg 儿童为例。

西医处方

处方 1　适用于一般病例初期

罗红霉素　5mg　口服　每日 2 次　共 7 天

处方 2　适用于重症病例

　　阿奇霉素颗粒　0.1g　口服　每日 1 次　4～5 天

加　维生素 K$_1$　20mg　每日 1 次　肌内注射　5～7 天

加　硫酸特布他林雾化吸入用溶液　2.5mg　雾化吸入　每日 2 次

加　吸入用布地奈德混悬液　0.5mg　雾化吸入　每日 2 次

中医处方

处方 1　中成药

　　小儿肺热咳喘颗粒　2g　口服　每日 3 次

处方 2　桑白皮汤合葶苈大枣泻肺汤加减

　　桑白皮 8g　　法半夏 6g　　紫苏子 8g　　苦杏仁 6g[后下]

　　浙贝母 8g　　栀子 6g　　　黄芩 8g　　　葶苈子 10g[包煎]

　　前胡 10g　　百部 9g　　　蝉蜕 8g　　　鱼腥草 8g

　　青黛 6g[包煎]

　　每 1.5 日 1 剂　水煎分 3 次服

　　（煎药方法：加水 300ml，浸泡 20 分钟，武火烧开，文火煎 15 分钟，取汁约 150ml；后下煎药 5 分钟）

　　主治痰火阻肺证（痉咳期），症见阵发性痉挛性咳嗽，咳嗽连作，持续难止，剧烈咳嗽后伴有深吸气样鸡鸣样回声，通常持续 2 周以上，痰稠色黄难咯，舌红，苔薄黄，脉数或指纹紫。咽红、咽痛加菊花 6～9g、连翘 6～9g；痰黄难以咳出加胆南星 2～5g、鲜竹沥 15～25ml、芦根 9～12g；目赤加龙胆 2～5g、白花蛇舌草 9～12g；咳嗽伴呕吐加赭石 9～12g、紫苏梗 6～9g、枇杷叶（包煎）3～6g。

处方 3　沙参麦冬汤合四君子汤加减

　　南沙参 10g　　麦冬 9g　　　玉竹 8g　　　石斛 9g

　　桑叶 9g　　　天花粉 9g　　浙贝母 6g　　百部 10g

芦根 9g　　　茯苓 10g　　　白术 9g　　　生甘草 5g

每 1.5 日 1 剂，水煎分 3 次服

（煎药方法：加水 300ml，浸泡 20 分钟，武火烧开，文火煎 15 分钟，取汁约 150ml）

主治肺脾两虚（恢复期，肺阴虚、脾气虚者），症见偶有轻咳，干咳少痰，声音嘶哑，烦躁不宁，口干，纳差，大便不实，舌淡，苔薄白，脉细弱或者指纹淡红。咳嗽时作加前胡、桔梗、枇杷叶；少痰加百合 9～12g、生地黄 3～6g；声音嘶哑加木蝴蝶 3～6g、僵蚕 3～6g、蝉蜕 3～6g；咳嗽气短加五味子 3～6g、乌梅 6～9g；纳差加山楂 9～12g、麦芽 9～12g。

【注意】保证充足睡眠，保持心情愉快，防止精神刺激、情绪波动；病程中避免各种刺激因素（如吸入烟尘、哭闹、奔跑、激动、受冷空气、强迫进食），给予易消化、有营养食物，少食多餐。体弱小婴儿痉咳严重时，常伴发惊厥和窒息，应加强夜间护理。本病预后与患儿年龄、一般健康状况、有无并发症有关，新生儿及婴幼儿易并发肺炎及脑病，预后差；年长儿经治疗后预后好。早期应用抗生素疗效好，在痉咳期应用疗效欠佳；对于新生儿、小婴儿及重症百日咳患儿，可应用普鲁卡因静脉封闭疗法；对于重症患儿、新生儿、小婴儿要密切监护、救治。本病患儿呼吸道隔离至发病后 4～7 周。

二十五、川崎病

川崎病是一种以急性、自限性全身广泛的中小血管炎为特点的自身免疫性疾病，又称为皮肤黏膜淋巴结综合征。病因不明，流行病学资料提示与多种病原感染有关。主要临床症状：①发热，体温可达 39～40℃，持续 7～14 天或更长；②球结膜充血，于起病后 3～4 天出现，无脓性分泌物，热退后消散；③唇充血皲裂，口腔黏膜弥漫充血，舌乳头突起、充血，呈草莓舌；④急

性期手足硬性水肿和掌跖红斑，恢复期指（趾）端甲下和皮肤交界处出现膜状脱皮，重者指（趾）甲亦可脱落；⑤皮肤表现为多形性红斑和猩红热样皮疹，常在第 1 周出现，肛周皮肤发红、脱皮；⑥单侧或双侧颈淋巴结肿大，表面不红，无化脓，可有触痛。⑦于病程第 1~6 周可能出现心包炎、心肌炎、心内膜炎、心律失常；⑧其他方面可有间质性肺炎、无菌性脑膜炎、消化系统症状、关节痛和关节炎，另外，原接种卡介苗瘢痕处再现红斑。本病一年四季均可发病，多发于 5 岁以下小儿，男童好发。西医治疗首选阿司匹林，有抗炎、抗凝作用；在发病 10 日内应用免疫球蛋白，预防冠状动脉病变发生。

本病中医属温病范畴，病因为温热邪毒入侵，证型分为卫气同病证、气营两燔证、气阴两伤证、余热伤阴证，治疗以清热解毒、活血化瘀为主。

本节处方用药以 2 岁、体重 12kg 儿童为例。

西医处方

处方 1　一般病例治疗

阿司匹林　0.1g　口服　每日 4 次（至热退后 3 日）（每日 30~50mg/kg，分次口服）

续　阿司匹林　0.1g　口服　每日 3 次（热退后 3 日至 2 周内）（每日 5~30mg/kg，分次口服，逐渐减量）

续　阿司匹林　50mg　口服　每日 1 次（热退 2 周至血沉、CRP 及血小板恢复正常）（每日 3~5mg/kg，顿服）

加　静注人免疫球蛋白（pH4）　10~24g　8~12 小时缓慢静脉滴注（1~2g/kg，发病 10 日内应用）

处方 2　适用于对于免疫球蛋白无反应的病例

阿司匹林　服用方法同处方 1

加　甲泼尼龙　0.3g

5%葡萄糖注射液　250ml　┃　静脉滴注　每日 1 次　共 3 日

续　泼尼松　10mg　口服　每日 3 次（第 4 天至 CRP、血沉正常）

续　泼尼松　5mg　口服　每日 3 次（2 周内逐渐减量至停用）

中医处方

处方 1　中成药

抗感颗粒　2.5g　口服　每日 3 次

或　小儿咽扁颗粒　4g　口服　每日 2 次

处方 2　银翘散加减

金银花 8g	连翘 8g	桔梗 5g	薄荷 6g^{后下}
玄参 10g	荆芥穗 5g	牛蒡子 8g	芦根 8g
生甘草 3g	蝉蜕 10g	青黛 8g^{包煎}	石膏 15g

每日 1 剂　水煎分 3 次服　连服 2～5 日

（煎药方法：加水 300ml，浸泡 20 分钟，武火烧开，文火煎 15 分钟，取汁约 150ml；后下煎药 5 分钟）

主治卫气同病证。症见发热持续，高热，口渴喜饮，目赤咽红，皮疹，手足掌潮红，颈部瘰核（淋巴结）肿大，舌红，苔薄黄，脉浮数或指纹紫滞。高热加柴胡 6～9g、青蒿 6～9g、知母 3～6g；颈部瘰核肿大加夏枯草 9～12g、僵蚕 3～6g、浙贝母 3～6g；手足掌潮红加黄芩 6～9g、牡丹皮 6～9g；口渴加葛根 6～9g、天花粉 9～12g。

处方 3　清瘟败毒饮加减

水牛角 10g^{先煎}	牡丹皮 8g	赤芍 8g	石膏 15g
知母 6g	黄芩 8g	栀子 9g	玄参 12g
桔梗 8g	连翘 12g	淡竹叶 6g	柴胡 10g
蝉蜕 9g	甘草 5g		

每日 1 剂　水煎分 3 次服　连服 2～5 日

（煎药方法：加水 300ml，浸泡 20 分钟，武火烧开，文火煎 15 分钟，取汁约 150ml）

主治气营两燔证。症见壮热不退，咽红目赤，唇赤干裂，烦躁不宁，肌肤斑疹，颈部瘰核肿大疼痛，手足硬肿，可见指趾端脱皮，舌红绛，如草莓状，苔薄黄，脉数有力或指纹紫滞。便秘加大黄 3～6g，热重阴伤加石斛 6～9g、生地黄 3～6g，颈部淋巴结肿大加夏枯草 9～12g、蒲公英 9～12g、浙贝母 3～6g、皂角刺 3～6g。

处方 4　沙参麦冬汤加减

太子参 10g	麦冬 9g	玉竹 8g	天花粉 9g
生地黄 6g	玄参 12g	石斛 9g	桑叶 9g
浙贝母 6g	白术 10g	白扁豆 10g	生甘草 5g

每日 1 剂　水煎分 3 次服　连服 2～5 日

（煎药方法：加水 300ml，浸泡 20 分钟，武火烧开，文火煎 15 分钟，取汁约 150ml）

主治气阴两伤证，症见热渐退，倦怠乏力，自汗，咽干唇裂，口渴，指趾端脱屑，纳少，舌红，苔黄少，脉细弱或指纹沉红。纳差加山楂 9～12g、麦芽 9～12g、建曲 9～12g、炒莱菔子 9～12g；低热加地骨皮 9～12g；便秘加火麻仁 6～9g、瓜蒌仁 3～6g；心律不齐加丹参 6～9g、黄芪 9～12g、大枣 6～9g、浮小麦 12～15g。

处方 5　经验方

金银花 8g	连翘 8g	马勃 6g	玄参 10g
浙贝母 6g	夏枯草 6g	板蓝根 9g	僵蚕 8g
桔梗 6g	石膏 15g	牡丹皮 8g	天花粉 9g
生甘草 5g			

每日 1 剂　水煎分 3 次服　连服 2～5 日

（煎药方法：加水 300ml，浸泡 20 分钟，武火烧开，文火煎 15 分钟，取汁约 150ml）

主治余热伤阴证，症见身热不甚，神疲乏力，自汗出，咽干唇裂，口渴喜饮，手足硬肿及红斑消退，指趾脱屑，舌红少津，苔少黄，脉弱无力，指纹紫滞。

【注意】本病一般不用糖皮质激素，但对免疫球蛋白治疗无效者可考虑早期使用。约 15％～20％未经治疗的患儿发生冠状动脉瘤或狭窄。患儿高热时多喂水，给予营养丰富的流质或半流质，补充维生素，注意口腔卫生，保持患儿口唇湿润，减轻皲裂和出血，限制活动至病变消退。高热时对症处理。抗凝应分级治疗。病程中监测患儿冠状动脉情况及血小板数量。

二十六、过敏性紫癜

过敏性紫癜是由微生物、昆虫叮咬、药物、疫苗、食物、花粉等抗原成分引起的免疫复合物型变态反应所导致的全身毛细血管炎症综合征。本病病因尚未明确，临床表现以反复出现皮肤紫癜为特征，紫癜多见于四肢及臀部，对称分布，伸侧较多，分批出现，高出皮面，压之不褪色，数日后转为暗紫色，最终呈棕褐色而消退。皮肤紫癜一般在 4～6 周后消退，部分患儿间隔数周、数月后又复发。约 2/3 病例可见胃肠道症状；约 1/3 病例可出现关节症状，表现为膝、踝、肘、腕等大关节肿痛，活动受限；30％～60％的患儿有肾脏受累，其程度直接决定本病病程及预后；此外，本病偶可发生颅内出血，导致惊厥、瘫痪、昏迷、失语。本病多见于 2～8 岁的儿童，一年四季均有发病，以春秋季多见。西医治疗为积极去除病因，抗凝治疗，必要时予以糖皮质激素及免疫抑制剂，有并发症者积极对症处理。

本病中医病名为"紫癜"，中医治疗本病有一定优势。病因有内因外因之分，内因为小儿素体正气亏虚，外因为外感风热时邪及其他戾气；主要病机有风热伤络、血热妄行、气不摄血、阴虚火旺；治疗上实证治以清热凉血，虚证治以益气摄血、滋阴降火。

西医处方

处方 1　适用于一般（皮肤型）病例
　　阿莫西林颗粒　0.1875g　口服　每日 3 次（皮试）

加　维生素 C　0.1g　口服　每日 3 次

加　氯苯那敏　2mg　口服　每日 3 次

加　双嘧达莫　25mg　口服　每日 3 次（每日 3～5mg/kg）

处方 2　适用于重症（腹型、关节型或混合型）病例

青霉素钠　120 万～160 万 U 0.9％氯化钠注射液　100ml	缓慢静滴　每 12 小时 1 次 用前皮试（有感染使用）
加　维生素 C 注射液　0.5g 10％葡萄糖注射液　100ml	缓慢静滴　每日 1 次
加　西咪替丁注射液 0.2g 5％葡萄糖注射液　250ml	缓慢静滴　每 12 小时 1 次
加　肝素钠注射液　10mg 5％葡萄糖注射液　100ml	缓慢静滴　每日 1 次（每日 0.5g～1mg/kg）（高凝使用）
加　甲泼尼龙　10mg 5％葡萄糖注射液　100ml	缓慢静滴　每日 1 次（明显腹痛、 关节痛、肾综、急进性肾炎）

加　双嘧达莫　25mg　口服　每日 3 次

加　氯雷他定　5mg　口服　每日 1 次

中医处方

处方 1　泻黄散加减

石膏 15g　　栀子 8g　　藿香 10g　　防风 5g

知母 8g　　黄柏 8g　　连翘 10g　　板蓝根 10g

玄参 9g　　赤芍 10g　　蝉蜕 9g　　甘草 5g

每 1.5 日 1 剂　水煎分 3 次服

主治脾胃积热证，过敏性紫癜以皮肤型为主，或关节型、腹型、混合型轻型。症见起病急，大小紫癜、色鲜红，口气臭秽，便秘，尿黄，或伴有关节肿痛、腹痛、尿血等，舌红苔厚腻，脉滑数。皮疹红赤加水牛角 15～20g，紫草 6～9g，寒水石 9～12g，蒲公英 12～15g；斑疹密集加佩兰 6～9g，藁本 6～9g；皮疹痒甚，加白鲜皮 6～9g，蛇床子 6～9g，地肤子 9～12g；关节肿痛加四妙散；上腹痛加丹参饮；下腹痛加失笑散；全腹痛血府逐瘀汤加减；便血加槐花散；尿血加白茅根 15～20g、小蓟 9～12g；咽干咽红或白睛红赤加金银花 6～9g、黄芩 6～9g、蒲公英 12～15g、紫花地丁 9～15g。

处方2　中焦宣痹汤加减

防己 10g	苦杏仁 8g	滑石 10g	赤小豆 12g
薏苡仁 15g	法半夏 8g	蚕沙 9g	栀子 9g
连翘 9g	陈皮 8g	蝉蜕 10g	甘草 5g

每 1.5 日 1 剂　水煎分 3 次服

主治中焦湿热证，过敏性紫癜以腹型或关节型为主。症见紫癜鲜红，脘腹胀满，关节肿痛，大便干结，小便混浊，舌红，苔黄厚腻，脉滑数。脘腹胀满、大便干结加厚朴 6～9g、槟榔 9～12g；小便混浊加车前子 6～9g、金钱草 20～35g；纳少、便秘加三棱 6～9g、莪术 9～15g。

处方3　黄芩滑石汤加减

黄芩 10g	滑石 12g	猪苓 10g	土茯苓 12g
大腹皮 10g	白茅根 20g	炒小蓟 12g	蒲黄炭 12g
牡丹皮 10g	炒栀子 8g	夏枯草 10g	连翘 10g

每 1.5 日 1 剂　水煎分 3 次服

主治湿浊伤络证，过敏性紫癜以肾型为主。症见病程较长，紫癜渐消，可见肉眼血尿或尿检血尿、蛋白尿，咽红，舌边红，苔黄腻，脉沉数。衄血重加藕节 9～15g、白茅根 15～20g、旱莲草 9～12g；便血加生地榆 9～12g、槐花炭 3～6g；腰膝酸软加山萸肉 9～12g、枸杞子 9～12g、女贞子 9～12g；盗汗者加煅牡蛎 15～20g、煅龙骨 15～20g、五味子 6～9g。

处方4　经验方

白茅根 15g	茜草 10g	紫草 10g	败酱草 10g
刺蒺藜 10g	蝉蜕 8g	小蓟 10g	大蓟 10g
荷叶 8g	射干 6g	玄参 10g	地肤子 9g

大青叶 10g   土茯苓 12g

每 1.5 日 1 剂   水煎分 3 次服

主治风热伤络证，症见全身紫癜，下肢及臀部为主，对称分布，颜色鲜红，呈丘疹或红斑，大小形态不一，伴瘙痒，微有发热，咽痛，咳嗽，咳痰少，舌红，苔薄黄，脉浮数。

处方 5   经验方

黄连 6g   黄芩 9g   酒大黄 5g   桑白皮 10g

地骨皮 10g   秦皮 10g   牡丹皮 10g   赤芍 10g

紫草 10g   茜草 9g   车前子 12g^{包煎} 白花蛇舌草 6g

荷叶 8g

每 1.5 日 1 剂   水煎分 3 次服

主治肺胃热甚证，症见全身紫癜，色红绛或红紫，下肢及臀部为主，对称分布，颜色鲜红，呈丘疹或红斑，大小形态不一，伴瘙痒，鼻衄齿衄，咽痛，口臭，便秘，舌红，苔黄，脉弦数。

【注意】本病易复发，应预防为主。加强锻炼，增强体质，尽可能找出诱因并避免接触。饮食以易消化软食为主，严重腹痛或呕吐者可暂禁食并肠外营养支持。有感染者予抗感染治疗；关节痛患儿可使用非甾体类抗炎镇痛药治疗；腹痛者可予以糖皮质激素口服或短期静脉使用；肾脏受损发生紫癜性肾炎或肾病综合征治疗请参考相关章节。本病出现胃肠道症状、关节炎、血管神经性水肿、肾损害及急性血管炎患儿可使用糖皮质激素；激素治疗反应不佳或依赖者可使用免疫抑制剂。危重患者可静脉用丙种球蛋白。合并肺肾综合征或反复肺出血及严重神经系统并发症者可血浆置换治疗。危重患儿应及时住院诊治。

第十二章

皮肤常见疾病

一、荨麻疹

荨麻疹属于皮肤黏膜的过敏性疾病，特点是瘙痒剧烈的风团，呈局限性水肿，时起时消，消退后不留痕迹。病因常不确切，常见的有食物、药物、吸入物、感染、皮肤接触物等。

中医学称荨麻疹为"瘾疹"，主要病因有肺经风寒或风热、胃肠湿热、肝郁化火、气血亏虚、阳虚水泛等。证型纷繁复杂，治疗时须先精准辨证，才能准确用药。

西医处方

处方 1 适用于症状较轻的急性荨麻疹

　　西替利嗪　10mg　口服　每日 1 次

或　依巴斯汀　10mg　口服　每日 1 次

或　氯雷他定　10mg　口服　每日 1 次

处方 2 适用于伴有呼吸困难、喉头水肿甚至过敏性休克症状的重型急性荨麻疹

　　0.1％肾上腺素　0.3～0.5ml　皮下注射（重症者间隔 15 分钟重复）

| 加 | 地塞米松磷酸钠注射液 | 10mg | 静滴 每日 1 次 |
| | 0.9％氯化钠注射液 | 250ml | |

处方 3 适用于慢性荨麻疹

　　西替利嗪　10mg　口服　每日 1 次

或　依巴斯汀　10mg　口服　每日 1 次

或　氯雷他定　10mg　口服　每日 1 次

或加　赛庚啶　2mg　口服　每日 3 次

或加　西咪替丁　0.2g　口服　每日 3 次

处方 4 局部外用炉甘石洗剂。

中医处方

处方 1 桂枝麻黄各半汤加减

　　桂枝 6～12g　　白芍 9g　　生姜 9g　　炙甘草 6g

　　麻黄 9g　　　大枣 6～9g　苦杏仁 6g

　　每日 1 剂　加水 1600ml 大火熬至 600ml　每次 200ml　每日 3 次　饭后半小时服用

　　适用于皮损色白，遇寒加重，怕冷无汗，二便调，纳眠可，脉浮紧，舌淡或淡红苔薄白（如怕冷有汗出、脉浮弱，可用桂枝汤）。

处方 2 麻黄连翘赤小豆汤加减

　　麻黄 9～12g　　连翘 9～12g　苦杏仁 6g　　赤小豆 15～30g

　　大枣 15g　　　桑白皮 15g　生姜 10g　　炙甘草 6g

　　每日 1 剂　加水 1600ml 大火熬至 600ml　每次 200ml　每日 3 次　饭后半小时服用

　　适用于皮损色红或暗红，怕冷或不怕冷，无汗，二便调，纳眠可，脉浮或浮滑，舌暗红苔薄白。

处方 3 麻黄杏仁石膏甘草汤加减

　　麻黄 9～12g　苦杏仁 6～9g　石膏 18～24g　炙甘草 3～6g

每日 1 剂　加水 1600ml 大火熬至 600ml　每次 200ml　每日
3 次　饭后半小时服用

适用于皮损色红或淡红，遇热加重，伴有口渴喜冷饮，二便
调，纳眠可，脉浮滑数，舌红苔薄白。

处方 4　大柴胡汤加减

柴胡 9～15g　黄芩 6～9g　白芍 6～9g　半夏 6～12g

大黄 3～6g　枳实 6～9g

每日 1 剂　加水 1600ml 大火熬至 600ml　每次 200ml　每日
3 次　饭后半小时服用

适用于皮损色红，瘙痒剧烈，伴有心烦口苦、大便秘结等症
状，脉弦滑数，舌红苔黄腻。

处方 5　当归芍药散加减

当归 9g　　白芍 15g　　川芎 12g　　茯苓 6g

白术 6g　　泽泻 12g

每日 1 剂　加水 1600ml 大火熬至 600ml　每次 200ml　每日
3 次　饭后半小时服用

适用于皮损色淡红或淡白，发作不剧烈，女性伴有月经量少，
舌淡苔白腻或苔白滑，脉沉细。

【注意】 一旦发生过敏性休克、呼吸困难、喉头水肿等并发症，
须立即采取急救措施；喉头水肿者可行气管切开；心跳呼吸骤停应
进行心肺复苏术。注意避风寒、饮食清淡、避免食用辛辣刺激及海
鲜、牛羊肉等食物，保持心情愉快和充足的睡眠。

二、药　疹

药疹又称药物性皮炎，是由于应用药物导致的皮肤和黏膜的急
性炎症反应，可有口服、吸入、注射、皮肤黏膜用药等各种形式，
几乎所有药物都可能出现。皮损表现多样、广泛，有荨麻疹型药
疹、紫癜型药疹、血管型药疹、剥脱性皮炎、湿疹型药疹等，严重

者可危及生命。

本病中医名为"药毒"，由于禀赋不耐、药毒内侵所致。治疗原则首先是及时停止用药，密切观察病情变化。

西医处方

处方 1 适用于轻型药疹

西替利嗪　10mg　口服　每日 1 次

或　依巴斯汀　10mg　口服　每日 1 次

或　氯雷他定　10mg　口服　每日 1 次

加　维生素 C　0.1g　口服　每日 3 次

或　泼尼松　10～30mg　口服　每日 1 次（皮损好转后逐渐减量）

加　炉甘石洗剂或糖皮质激素霜（如丁酸氢化可的松乳膏、糠酸莫米松乳膏）　外用　每日 2 次

处方 2 适用于重型药疹

地塞米松　10mg
0.9%氯化钠注射液　250ml｜静脉滴注　每日 1 次

或　甲泼尼龙　40～80mg
0.9%氯化钠注射液　250ml｜静脉滴注　每日 1 次

或加　10%葡萄糖酸钙　20ml
5%葡萄糖注射液　250ml｜静脉滴注　每日 1 次

加　维生素 C　0.1g　口服　每日 3 次

加　硫糖铝混悬凝胶　10ml　口服　每日 3 次

中医处方

处方 1 皮炎汤（出自《朱仁康临床经验集》）

生地黄 30g　　牡丹皮 10g　　赤芍 10g　　石膏 30g

知母 10g　　金银花 10g　　连翘 10g　　淡竹叶 10g

生甘草 6g

每日 1 剂　加水 1600ml 大火熬至 600ml　每次 200ml　每日 3 次　饭后半小时服用

适用于药疹起病急，皮损主要集中于上半身，皮损鲜红、红斑、丘疹较多，剧烈瘙痒，可伴有发热或自觉发热、口渴喜冷饮、遇热加重者。舌质红苔薄，脉数，瘙痒剧烈加苦参 6g、白鲜皮 10g；皮损红肿加车前子 15g。

处方 2　龙胆泻肝汤加减

龙胆 6g	黄芩 9g	栀子 9g	泽泻 12g
木通 3~9g	车前子 9g^{包煎}	当归 3g	生地黄 9g
柴胡 6g	生甘草 6g		

每日 1 剂　加水 1600ml 大火熬至 600ml　每次 200ml　每日 3 次　饭后半小时服用

适用于药疹起病急，皮损红肿、丘疹、水疱，皮温高，或伴有渗液糜烂，或伴口腔、外阴黏膜糜烂瘙痒，心烦，口苦，大便秘结，小便黄赤，舌红苔黄或苔黄腻，脉滑数。糜烂渗出明显，加黄连 10g、白术 15g；发热加石膏 30g、知母 15g。

处方 3　清瘟败毒饮加减

石膏 15~60g	生地黄 9~30g	水牛角 10~20g^{先煎}	黄连 3~9g
栀子 9g	桔梗 6g	黄芩 9g	知母 9g
赤芍 9g	玄参 9g	连翘 9	甘草 6g
牡丹皮 9g	淡竹叶 6g		

每日 1 剂　加水 1600ml 大火熬至 600ml　每次 200ml　每日 3 次　饭后半小时服用

适用于皮损泛发全身，色鲜红甚至紫红，大量脱皮，甚至出现血疱、紫色瘀斑瘀点、大疱、大片糜烂、表皮剥脱等，伴高热、烦躁，大便干结，小便短赤；重者神志不清；舌红绛，少苔或无苔，脉洪大而数。

处方 4　增液汤合益胃汤加减

| 玄参 15g | 生地黄 15g | 麦冬 15g | 冰糖 3g |

沙参 9g　　　玉竹 4.5g

每日 1 剂　加水 1600ml 大火熬至 600ml　每次 200ml　每日 3 次　饭后半小时服用

适用于重症药疹后期，皮损颜色变为暗红，皮肤大量脱屑，伴有或不伴有低热，口渴，纳果，口干，大便干燥，小便黄，舌红苔少，脉细数。

【注意】详细询问药物过敏史，多饮温水，忌食辛辣及鱼腥海鲜等发物。重症药疹患者应按病危或病重患者进行护理。

三、带状疱疹

带状疱疹由水痘-带状疱疹病毒感染引起，有一定的潜伏期，当免疫功能减退时，可引发此病。其特点是红斑上的簇集状水疱、丘疹，常沿单侧周围神经分布。神经痛可在皮损发作前或发作后出现。部分中老年患者可遗留神经痛。如发生于头面部，可合并角膜炎、结膜炎等，造成暂时视力下降，治疗不及时可引起失明；可引起面瘫、耳痛、听力下降、外耳道疱疹等。

本病中医病名为"蛇串疮"，多由情志内伤，肝郁化火或久劳伤脾，湿热内蕴；或气血亏虚，运行不畅；又复感毒邪，阻滞经络，气血瘀滞引起。

西医处方

处方 1　针对轻症的治疗

　　阿昔洛韦　0.4～0.8g　口服　每日 5 次　服用 7 天。

或　伐昔洛韦　0.3～1g　口服　每日 3 次　服用 7 天

或　泛昔洛韦　0.25～0.5g　口服　每日 3 次　服用 7 天

处方 2　针对重症的治疗

　　注射用阿昔洛韦　5～10mg/kg　｜　静脉滴注　每 8 小时 1 次

　　0.9%氯化钠注射液　150ml　　｜　（疗程 7 天）

处方 3 针对神经痛的治疗

普瑞巴林　75mg　口服　每日 2 次

或　加巴喷丁　100mg　口服　每日 3 次

或　泼尼松　30～40mg　口服　每日 1 次　逐渐减量　（疗程 1 周左右）

处方 4 外用药物

皮损未破溃时可用炉甘石洗剂；破溃后可用 3％硼酸溶液湿敷，莫匹罗星软膏外用。

中医处方

处方 1 龙胆泻肝汤加减

龙胆 6g	黄芩 9g	栀子 9g	泽泻 12g
木通 3～9g	车前子 9g^{包煎}	当归 3g	生地黄 9g
柴胡 6g	生甘草 6g		

每日 1 剂　加水 1600ml 大火熬至 600ml　每次 200ml　每日 3 次　饭后半小时服用

适用于皮损颜色鲜红，疼痛剧烈，伴有口苦心烦易怒，大便干，小便黄赤，舌红苔黄或黄腻，脉弦滑数有力。

处方 2 除湿胃苓汤加减

防风 9g	苍术 9g	白术 9g	茯苓 9g
陈皮 5g	厚朴 9g	猪苓 9g	栀子 9g
木通 3～6g	泽泻 9g	滑石粉 9g^{包煎}	甘草 5g
肉桂 3g			

每日 1 剂　加水 1600ml 大火熬至 600ml　每次 200ml　每日 3 次　饭后半小时服用

适用于皮损颜色淡红，水疱清晰，可伴有腹胀喜按、食少、便溏，舌淡胖苔白或白腻，脉沉滑。

处方 3 柴胡疏肝散合桃红四物汤加减

陈皮 6g	柴胡 6g	香附 4.5g	枳壳 4.5g

炙甘草 1.5g   桃仁 15g   红花 15g   当归 15g

熟地黄 15g   川芎 15g   白芍 15g

每日 1 剂　加水 1600ml 大火熬至 600ml　每次 200ml　每日 3 次　饭后半小时服用

适用于疱疹后期，皮损消退遗留疼痛者，以刺痛为主，伴烦躁，眠差；舌紫暗苔白，脉弦。

处方 4　补阳还五汤合真武汤加减

生黄芪 60～120g   当归尾 6g   赤芍 5   地龙 3g

川芎 3g   红花 3g   桃仁 3g   茯苓 9g

生姜 9g   炮附子 9g^{先煎1小时}   白术 6g

每日 1 剂　加水 1600ml 大火熬至 600ml　每次 200ml　每日 3 次　饭后半小时服用

适用于老年患者气虚血瘀，阳虚水泛，疼痛剧烈，遇冷加重，气短乏力，腰膝酸软等，舌淡或淡暗，苔白或腻。

处方 5　外用方

雄黄 30g   冰片 10g

混合加冷绿茶水调敷患处（水疱未破溃处）

处方 6　外治

早期局部可行梅花针、火针加拔罐治疗。

【注意】带状疱疹早期应积极治疗并卧床休息。饮食宜清淡，忌辛辣、海鲜及肥甘厚腻之品。保护皮损创面，避免继发感染。

四、湿　疹

湿疹是一种具有明显渗出倾向的炎症性皮肤病，可分为急性、亚急性、慢性。可由多种因素导致，外因有气候、饮食、生活用品；内因有过敏体质、情绪、内分泌及代谢改变、血液循环障碍、遗传因素等。

中医病名为"湿疮"，由于禀赋不耐，风湿热等邪气阻滞肌肤而发；或饮食不节，过食生冷或肥甘厚腻辛辣之品，损伤脾胃，导致湿热内生，久而外发肌肤；湿热久而阻滞气机化瘀，导致肌肤失养，干燥肥厚粗糙。

西医处方

处方1　适用于湿疹轻症

　　西替利嗪　10mg　口服　每日1次

或　依巴斯汀　10mg　口服　每日1次

或　氯雷他定　10mg 口服　每日1次

或　马来酸氯苯那敏　4mg　口服　每日3次

加　维生素C　0.2g　口服　每日3次

加　葡萄糖酸钙　1.0g　口服　每日3次

处方2　用于瘙痒较剧烈者

　　10%葡萄糖酸钙　10ml

　　5%葡萄糖注射液　250ml ｜静滴　每日1次

处方3　外用药物

　　皮损无渗出时外用炉甘石洗剂、皮质激素霜等；有渗出时用3%硼酸溶液湿敷。

中医处方

处方1　龙胆泻肝汤加减

　　龙胆6g　　黄芩9g　　　　栀子9g　　泽泻12g

　　木通3～9g 车前子9g^{包煎}　当归3g　　生地黄9g

　　柴胡6g　　生甘草6g

　　每日1剂　加水1600ml 大火熬至600ml　每次200ml　每日3次　饭后半小时服用

　　适用于湿疹发病急，皮损红、皮温高，丘疱疹密集，剧烈瘙痒，抓破流水；伴有口苦口渴，大便干燥，小便黄赤；舌红苔黄腻，脉滑数。红肿明显加赤芍 15～25g、冬瓜皮 15～30g、车前子 15～30g、牡丹皮 15～20g；瘙痒重者加苦参 10～15g、白鲜皮 15～30g；渗液多加滑石 15～30g、茵陈 15～30g、马齿苋 15～30g；脓疱加连翘 15～30g、黄连 6～15g、白术 15～30g、金银花 15～30g。

处方 2　除湿胃苓汤加减

甘草 5g　　　陈皮 5g　　　泽泻 9g　　　猪苓 9g
厚朴 9g　　　茯苓 9g　　　苍术 9g　　　白术 9g
肉桂 3g

每日 1 剂　加水 1600ml 大火熬至 600ml　每次 200ml　每日 3 次　饭后半小时服用

适用于湿疹慢性期，皮损淡红、水肿、丘疹、结痂、鳞屑，瘙痒，搔抓后糜烂渗出；可伴纳少，腹胀便溏，疲倦；舌淡胖苔白腻，脉沉濡缓。发于上肢加桑枝 15～30g；发于下肢加川牛膝 15～30g。

处方 3　当归饮子加减

荆芥 10g　　　防风 10g　　　刺蒺藜 10g　　　黄芪 10g
当归 10g　　　白芍 10g　　　制何首乌 10g　　　甘草 5g
生地黄 15g　　　川芎 5g

每日 1 剂　加水 1600ml 大火熬至 600ml　每次 200ml　每日 3 次　饭后半小时服用

适用于湿疹反复发作，皮损干燥肥厚鳞屑较多，瘙痒夜间加重；伴有口渴不喜饮，舌淡苔白，脉弦细。皮损肥厚加丹参 15～30g、鸡血藤 15～30g、秦艽 12～15g；夜间瘙痒加重、失眠加生龙骨 20～60g、生牡蛎 20～60g、珍珠母 20～30g、首乌藤 30～60g。

处方 4　外用方（适用于急性期渗出较多者）

苦参、地肤子、黄柏、苍术等量（15～50g）煎水，晾凉后外洗或湿敷；或 10% 黄柏溶液湿敷；或马齿苋、野菊花、黄柏等量

（15～50g）煎水晾凉湿敷。

处方 5　外用方（适用于慢性期皮损肥厚干燥者）

　　青黛膏　外用　涂抹患处
或　　10％～20％黑豆馏油软膏　外用　涂抹患处

　　【注意】外用激素软膏须短时间、小面积使用，每次涂抹面积不超过一个手掌大小；避免各种刺激性饮食；皮损局部避免接触酸、碱性物质，少碰水；避免潮湿闷热的环境。疾病发作期间，暂缓接种各类疫苗。

五、痤　疮

　　痤疮是一种累及毛囊皮脂腺的慢性炎症性皮肤病。好发于面部、胸背部等皮脂溢出部位，各年龄段均可发病，以青少年多见。与皮脂大量分泌、痤疮丙酸杆菌、毛囊皮脂腺导管角化、免疫炎症反应等有关。免疫、内分泌、遗传、饮食、情绪也与发病相关。

　　中医称本病为"粉刺"，主要由于素体阳盛，肺胃热盛，熏蒸于面部；或过食肥甘厚腻辛辣之品，导致胃肠湿热，湿热循经上犯于面；或肝郁气滞，气滞血瘀，瘀热上冲面部；或湿热郁久，痰瘀互结，形成囊肿、结节等。

西医处方

处方 1　针对轻症闭合性粉刺较多者

　　维 A 酸乳膏　外用　每晚 1 次

处方 2　针对轻症炎症反应较明显者

　　夫西地酸软膏　外用　每日 2 次
或　　红霉素软膏　外用　每日 2 次
或　　克林霉素软膏　外用　每日 2 次

处方 3　针对中、重度患者

　　　多西环素　0.1g　口服　每日 1 次

或　米诺环素　0.1g　口服　每日 1 次

或　异维 A 酸　10mg　口服　每日 2 次

中医处方

处方 1　枇杷清肺饮加减

　　　枇杷叶 6～15g　　桑白皮 6～15g　　黄连 3～6g　　黄柏 3～6g
　　　人参 1～3g　　　　甘草 1～3g

　　适用于面部红色丘疹、粉刺或有小脓疱，轻度瘙痒疼痛，舌红苔薄黄，脉浮数。脓疱多合五味消毒饮；大便干加生大黄 6～30g；口渴喜冷饮加石膏 30～60g。

处方 2　大柴胡汤合黄连解毒汤加减

　　　柴胡 12g　　　　半夏 9g　　　　　赤芍 9g　　　　黄芩 9g
　　　枳实 9g　　　　　大黄 6g　　　　　黄连 6g　　　　黄柏 9g
　　　栀子 9g

　　适用于皮肤油腻、皮损红肿疼痛，伴有丘疹脓疱、红色结节；伴有口苦，大便干结，小便黄，舌红苔黄腻，脉滑数。如脓疱、结节较多，加白花蛇舌草 15～30g、连翘 15～30g、牡蛎 20～30g、浙贝母 15～30g、野菊花 15～30g。

处方 3　逍遥散合桃红四物汤加减

　　　炙甘草 6g　　　　当归 12g　　　　茯苓 12g　　　　白芍 12g
　　　白术 12g　　　　　柴胡 12g　　　　桃仁 12g　　　　红花 12g
　　　川芎 12g　　　　　熟地黄 12g

　　适用于皮损暗红，可伴有丘疹、脓疱、暗红色结节。乳房胀痛明显者，加郁金 12～18g、川楝子 12～18g；经前期加重者，加益母草 15～60g。

处方 4　二陈汤合血府逐瘀汤加减

　　　半夏 15g　　　　　橘红 15g　　　　　茯苓 9g　　　　炙甘草 4.5g

桃仁 12g　　　　红花 9g　　　　当归 9g　　　　生地黄 9g

牛膝 9g　　　　川芎 4.5g　　　桔梗 4.5g　　　赤芍 6g

枳壳 6g　　　　柴胡 3g

适用于皮损颜色暗红，伴有脓疱、结节、瘢痕等，缠绵难愈，或伴有胸部刺痛、腹胀等。伴有囊肿或脓肿者，加浙贝母 15～30g、野菊花 15～30g、牡蛎 15～30g、龙骨 15～30g；伴有结节、囊肿加夏枯草 15～30g、三棱 10～15g、莪术 10～15g。

处方 5　化瘀散结丸（朱仁康经验方）

当归尾 60g　　　赤芍 60g　　　桃仁 30g　　　红花 30g

昆布 30g　　　　海藻 30g　　　炒三棱 30g　　炒莪术 30g

夏枯草 60g　　　陈皮 60g　　　制半夏 60g

共研细末，水泛为丸，每日两次，每次 9g 口服，适用于囊肿性痤疮伴有瘢痕疙瘩，属痰瘀互结者。

处方 6　外用方

颠倒散　茶水调　涂患处　保留 20～30 分钟后洗去　每晚 1 次

适用于油脂分泌较多，有红色丘疹、粉刺、脓疱者。

或　金黄散　外敷　每日 2 次

适用于囊肿、结节、脓肿等。

【注意】异维 A 酸与米诺环素不能联用，使用异维 A 酸可导致唇部干裂甚至全身干燥、血脂升高、有致畸作用，停药 3 个月后方可怀孕。维 A 酸乳膏有光敏性，易导致局部皮肤刺激发红，应小范围、低剂量、避光使用。痤疮患者须严格控制饮食，避免高升糖指数食物及奶制品的摄入，避免熬夜，保持大便通畅。

六、体　癣

癣是由皮肤真菌感染引起的疾病，可泛发全身。发于头部称头癣；发于身体躯干四肢称体癣、花斑癣；发于腹股沟及臀部称为股癣；发于指甲或趾甲称甲癣（俗称灰指甲）。本病有很强传染性，局部皮损可表现为丘疹、鳞屑、水疱、丘疱疹、脓疱、结痂、浸渍等。典型表现为初起局部红色丘疹，逐渐向外扩展，中心向愈，形成环状或半环状皮损。西医治疗以抗真菌为主。

中医治疗在辨证基础上以清热除湿、祛风杀虫为主。

西医处方

1. 头癣、体癣、股癣、手足癣

处方 1　适用于一般患者

克霉唑软膏　外用　每日 2 次

或　布替萘芬软膏　外用　每日 2 次

或　盐酸特比萘芬乳膏　外用　每日 2 次

处方 2　适用于严重者

在处方 1 基础上

加　伊曲康唑　0.2g　口服　每日 2 次

2. 甲癣

处方 1　适用于一般患者

30％冰醋酸　或　3％～5％碘酊　或　盐酸阿莫罗芬搽剂　外用（外用前用锉刀去除病甲）

处方 2　适用于病甲数量多或损害超过 50％、累及甲床的情况

在处方 1 基础上

加　伊曲康唑　0.2g　口服　每日 2 次　（餐后即服）

中医处方

处方 1　一般性治疗

苦参、蛇床子、百部、黄柏、地肤子、白矾、大黄各等分煎汤外洗。

处方 2 适用于皮损糜烂处

枯矾粉 外撒 每日 2 次

处方 3 适用于甲癣

甲癣可用白凤仙花加明矾捣烂敷病甲上，封包，每日换药
1 次，直至新甲长出。

处方 4 朱仁康经验方

荆芥 18g	防风 18g	地骨皮 18g	红花 18g
明矾 18g	皂角 30g	大风子 30g	

以米醋 1500ml 浸泡 3～5 天后备用

每日浸泡半小时，每剂药连续浸泡 2 周为 1 个疗程。有效继续
使用 2～3 个疗程

针对手掌、脚掌部角化、皲裂、脱屑、肥厚。

【注意】头癣应每晚用药前用肥皂洗头；尽可能剃头或剪短头
发；患者使用的帽子、枕巾、梳子、毛巾等应每天煮沸消毒；脓癣
须合用抗生素，必要时使用小剂量类固醇皮质激素。注意个人卫
生，出汗后及时更换衣服，保持皮肤清洁干燥。避免反复接触碱性
物质及刺激性物质。避免接触患癣病的猫狗。患者的衣物应及时清
洗、烫洗、暴晒，与家人分开清洗。

七、脓疱疮

脓疱疮是一种化脓性皮肤病，具有传染性，主要由金黄色葡萄
球菌和（或）溶血性链球菌引起。有自身接种的特点。主要表现为
浅表性的脓疱和脓痂、流脓水。好发于儿童，也可见于成人，夏秋
季多见。严重者继发感染甚至可引起败血症、菌血症、肺炎、骨髓
炎、关节炎或肾炎、风湿热。

中医名为"黄水疮"，主要由暑湿热毒侵袭肌表，导致气机不

畅、疏泄失司，熏蒸皮肤而成。中医治疗应以清热祛湿、泻火解毒为主。

西医处方

处方 1　适用于脓疱疮轻症

　　青霉素 V 钾　250mg　口服　每日 3 次

或　头孢呋辛酯　0.25　口服　每日 2 次

或　罗红霉素　0.3g　口服　每日 1 次

处方 2　适用于脓疱疮重症

　　青霉素钠　80 万 U
　　5％葡萄糖注射液　250ml　｜　静脉滴注　每日 3 次

或　头孢呋辛　0.75g
　　5％葡萄糖注射液　250ml　｜　静脉滴注　每 8 小时 1 次

处方 3　外用药

　　红霉素软膏　外用　每日 2 次

或　莫匹罗星软膏　外用　每日 2 次

中医处方

处方 1　黄连解毒汤合五味消毒饮加减

黄连 9g	黄芩 9g	黄柏 9g
栀子 9g	紫花地丁 15～20g	天葵子 15～20g
蒲公英 15～20g	金银花 15～20g	野菊花 15～20g
白术 15～20g		

　　每日 1 剂　加水 1600ml 大火熬至 600ml　每次 200ml　每日 3 次　饭后半小时服用

　　适用于红肿明显、脓疱渗液较多者，伴怕热、心烦、口苦，舌红苔黄、脉数。大便秘结者，加生大黄 6～30g；口渴发热者，加生石膏 30～60g、知母 20～30g；肿胀明显，脓疱较多者，加车前子 15～30g、滑石 15～30g。

处方 2　参苓白术散加减

人参 9g	茯苓 15g	白术 15g	白扁豆 9g
陈皮 9g	莲子 9g	甘草 3g	山药 9g
桔梗 6g	生姜 6g	薏苡仁 15g	

每日 1 剂　加水 1600ml 大火熬至 600ml　每次 200ml　每日 3 次　饭后半小时服用

适用于病程较长、脓液清稀、皮损色淡者，伴食少、大便稀溏，舌淡苔薄腻。能健脾除湿解毒。脓疱较多者加连翘 15～30g、金银花 15～30g、藿香 15～30g。

处方 3　外用方

黄连　研细末　于脓液较多处少量外敷

【注意】夏季勤洗澡勤换衣，保持皮肤干燥清洁。及时控制全身症状和严重感染，做好护理工作，保持创面清洁干燥。患者使用的生活用品须与家人隔开，并做好每天的清洗消毒。患者应隔离治疗。

八、脂溢性皮炎

脂溢性皮炎是一种皮脂腺分泌过多的慢性炎症性疾病，可伴随脱发。头面部为好发区域，主要表现为脱屑、红斑、瘙痒、油脂分泌过多、渗出等。

本病中医称为"白屑风"，主要由于风热之邪侵袭肌表，郁久血燥伤阴，肌肤失于濡养；或过食肥甘厚腻辛辣之品，导致胃肠湿热内蕴、上熏于肌肤发病。中医治疗以清热疏风、清热利湿为主。

西医处方

处方 1　适用于轻症

　　二硫化硒洗剂　外用　洗头　每周 2 次

或　5％硫软膏　外用　每日 2 次

处方 2　适用于伴有瘙痒者

　　赛庚啶　2mg　口服　每日 3 次

加　复合维生素 B　2 片　口服　每日 3 次

中医处方

处方 1　消风散加减

当归 6g	生地黄 6g	防风 6g	蝉蜕 6g
知母 6g	苦参 6g	胡麻仁 6g	荆芥 6g
苍术 6g	牛蒡子 6g	石膏 6g	甘草 3g
木通 3g			

　　每日 1 剂　加水 1600ml 大火熬至 600ml　每次 200ml　每日 3 次　饭后半小时服用

　　用于皮损常在头面部，色淡红，红斑上有脱屑、瘙痒，舌淡红，苔薄白，脉浮数。能清热疏风。皮损颜色较红，加牡丹皮12～20g、菊花 10～30g、金银花 15～30g、赤芍 12～30g；瘙痒重者，加蒺藜 15～30g、白鲜皮 15～30g。

处方 2　白虎汤合茵陈蒿汤加减

| 石膏 30～60g | 知母 15～30g | 粳米 15g | 甘草 6g |
| 茵陈 18g | 栀子 12g | 大黄 6g | |

　　每日 1 剂　加水 1600ml 大火熬至 600ml　每次 200ml　每日 3 次　饭后半小时服用

　　用于皮损色红，有油腻性痂屑，伴有口干喜饮冷水，可伴有遇热汗多，小便黄，舌红苔黄腻，脉沉滑数。糜烂渗液较多，加黄柏

10～15g、黄连 6～15g、土茯苓 15～60g、马齿苋 15～30g。

处方 3　大承气汤加减

　　大黄 6～12g　芒硝 4～9g^{溶化}　枳实 12g　厚朴 15g

　　每日 1 剂　加水 1600ml 大火熬至 600ml　每次 200ml　每日 3 次　饭后半小时服用

　　用于皮损色红，伴有大便干结、小便黄赤，舌红苔黄，脉沉滑数有力。能泻火解毒。

　　以上处方除内服以外，均可煎汤外洗。

　　【注意】患者应忌食油腻甜食辛辣食品，避免熬夜、早睡早起，保持大便通畅。避免搔抓、烫洗，慎用面部化妆品、清洁用品等。

第十三章

性传播疾病

一、非淋菌性尿道炎

非淋菌性尿道炎（nongonococcal urethritis，NGU）是由尿道黏膜感染了除淋球菌之外的其他特殊病原体（主要是沙眼衣原体、解脲支原体，其次是真菌、滴虫等）引起的，以尿路刺激征为主要表现的性传播疾病。症状特点：尿频，尿急，尿道刺痛、刺痒、灼热，排尿困难，晨起或初次排尿时，尿道口有少量稀薄的黏液性分泌物或有痂膜糊口。本病潜伏期1～3周。传染源主要是患者或无症状病原体携带者，其次是被分泌物污染的物品。主要经性交直接传染，也可因密切接触被污染的物品（如床单、浴巾、内裤、坐式马桶等）而间接感染。人群普遍易感。用尿道拭子做病原体培养、PCR检查或沙眼衣原体和解脲支原体的血清特异性抗体检测，或尿道分泌物涂片查见真菌或滴虫，但未查见革兰氏阴性双球菌，均可确诊。

本病中医属于"淋证""尿浊"，常见证型有热湿下注型、气滞血瘀型、气虚湿阻型。

西医处方

处方 1　适用于沙眼衣原体或解脲支原体感染

阿奇霉素　0.5～1.0g　口服　每日1次

加　米诺环素　0.1g　口服　每日2次（首次剂量加倍）

加　碳酸氢钠　1g　口服　每日3次

或　多西环素　0.1g　口服　每日2次（首次剂量加倍）

加　交沙霉素　0.4g　口服　每日3次

加　碳酸氢钠　1g　口服　每日3次

或　莫西沙星　0.4g　口服　每日1次

或　加替沙星　0.4g　口服　每日1次

或　洛美沙星　0.4g　口服　每日1次

或　洛美沙星　0.3g　口服　每日2次

或　司帕沙星　0.2～0.3g　口服　每日1次

或　左氧氟沙星　0.5g　口服　每日1次

处方2　适用于真菌感染

氟康唑　0.15g　口服　每日1次

或　伊曲康唑　0.2g　口服　每日2次

或　酮康唑　0.2g　口服　每日2次

处方3　适用于滴虫感染

左奥硝唑　0.5g　口服　每日1次

或　奥硝唑　0.5g　口服　每日1次

或　奥硝唑　0.25g　口服　每日2次

或　替硝唑　0.5g　口服　每日2次

或　甲硝唑　0.4g　口服　每日2次

或　甲硝唑　0.2g　口服　每日3次

处方4　适用于妊娠期沙眼衣原体感染

红霉素　0.5g　口服　每日4次　连用1～2周

处方5　适用于新生儿及儿童沙眼衣原体感染

红霉素干混悬剂　50mg/(kg·d)　分4次口服　连用1～2周

或　阿奇霉素　12～15mg/kg（最大1g）　口服（仅适用于8岁以上儿童）　顿服

（急性感染，疗程1～2周；慢性感染，疗程2～4周。）

中医处方

处方1　八正散加减

蓄蓄30g　　瞿麦30g　　　滑石粉10g^{包煎}　　车前子20g^{包煎}

栀子20g　　灯心草2g　　茯苓30g　　　泽泻10g

白术20g　　马鞭草30g　龙胆20g　　　马齿苋20g

2日1剂　水煎2次　每次200ml　饭后温服　每日3次

7天一疗程　连用2～4个疗程

适用于湿热下注证型。能利尿通淋，清热除湿，消肿止痛。

处方2　少腹逐瘀汤加减

蒲黄10g　　五灵脂10g　干姜10g　　　桂皮10g

小茴香10g　川芎10g　　赤芍20g　　　当归10g

马鞭草30g　茯苓30g　　桃仁10g　　　香附10g

2日1剂　水煎2次　每次200ml　饭后温服　每日3次

7天一疗程　连用2～4个疗程

适用于气滞血瘀证型。能行气止痛、化瘀消肿。

处方3　参苓白术散加减

党参20g　　茯苓30g　　白术20g　　　炒白扁豆20g

薏苡仁30g　苍术10g　　炙甘草5g　　　马鞭草30g

马齿苋20g　通草2g　　　萆薢20g　　　车前草20g

2日1剂　水煎2次　每次200ml　饭后温服　每日3次

7天一疗程　连用2～4个疗程

适用于气虚湿阻证型。能健脾益气，除湿消肿。

【注意】①询问冶游史；②及时完成传染病报卡；③告知患者须通知性伴同诊同治。

二、淋菌性尿道炎

淋菌性尿道炎（gonococcal urethritis，GU）是因尿道黏膜感染淋病奈瑟球菌引起的、以尿路刺激征为主要表现的性传播疾病。症状特点：尿频、尿急、尿痛，排尿时尿道内烧灼或刺痛明显，尿道口明显红肿且有大量浓稠的乳白色或淡黄色脓液溢出，可伴发前列腺炎、附睾炎、前庭大腺炎、宫颈炎、结膜炎、咽炎、直肠炎等。本病潜伏期1～10日，平均3～5日。传染源主要是患者或无症状带菌者，其次是被淋球菌污染了的物品。主要经性交直接传染，也可因密切接触被污染的物品（如床单、浴巾、内裤、坐式马桶等）而间接感染。人群普遍易感。取尿道分泌物涂片，查见细胞内有革兰氏阴性双球菌，即可确诊。无分泌物时，令2小时不排尿，用尿道拭子进行淋球菌培养，亦可确诊。女性伴有淋菌性宫颈炎时，应同时做细菌涂片和淋球菌培养。实时荧光PCR法亦有意义。

本病中医属于"淋证"或"毒淋"，常见证型有湿热蕴毒型、湿热瘀阻型、气虚湿阻型。

西医处方

处方 适用于单纯淋病无合并症者

　　大观霉素　2g　肌内注射　每日1次　连用3日

或　头孢曲松钠　0.5～1g　肌内注射　每日1次　连用3日（用前皮试，阴性可用）

或　头孢克肟　0.1～0.2g　口服　每日2次（过敏者禁用）

加　阿奇霉素　0.5～1.0g　口服　每日1次

加　碳酸氢钠　1g　口服　每日3次

或　莫西沙星　0.4g　口服　每日1次

或　加替沙星　0.4g　口服　每日1次

或　洛美沙星　0.4g　口服　每日1次

或　洛美沙星　0.3g　口服　每日2次

或　司帕沙星　0.2～0.3g　口服　每日1次

或　左氧氟沙星　0.5g　口服　每日1次

或　米诺环素　0.1g　口服　每日2次（首次剂量加倍）

或　多西环素　0.1g　口服　每日2次（首次剂量加倍）

或　盐酸头孢他美酯　0.5g口服　每日2次

或　甲砜霉素　0.5g　口服　每日4次

急性感染，一般先连续注射用药3日，再酌情改用口服药物治疗，疗程1周左右；慢性感染，常只用口服药物治疗，疗程2～3周。

中医处方

处方1　八正散加减

蓖蓄30g　　瞿麦30g　　滑石粉10g^{包煎}　车前子20g^{包煎}
栀子20g　　灯心草2g　　茯苓30g　　　泽泻10g
蒲公英20g　紫花地丁20g　苍术10g　　　黄柏10g

2日1剂　水煎2次　每次200ml　饭后温服　每日3次　7天一疗程　连用2～4个疗程

适用于湿热蕴毒证型。能清热解毒，通淋止痛。

处方2　陈氏萆薢分清饮加减

萆薢30g　　黄柏10g　　车前子30g^{包煎}　茯苓30g
白术30g　　石菖蒲20g　琥珀10g　　　赤茯苓30g
赤芍20g　　栀子20g　　王不留行30g　蜂房10g

2日1剂　水煎2次　每次200ml　饭后温服　每日3次　7天一疗程　连用2～4个疗程

适用于湿热瘀阻证型。能清热除湿，分清别浊。

处方3　无比山药丸加减

党参20g　　茯苓30g　　白术20g　　　炒白扁豆20g
薏苡仁30g　苍术10g　　炙甘草5g　　　马鞭草30g
马齿苋20g　通草2g　　　白芷10g　　　败酱草20g

2日1剂　水煎2次　每次200ml　饭后温服　每日3次　7天为一疗程　连用2~4个疗程

适用于气虚湿阻证型。能健脾、益气、除湿。

【注意】①询问冶游史；②及时完成传染病报卡；③告知患者须通知性伴同诊同治。

三、生殖器疱疹

生殖器疱疹是因感染 HSV-2 型单纯疱疹病毒（约占 90%）或 HSV-1 型单纯疱疹病毒（约占 10%）引起的，以外生殖器、外阴、肛门的皮肤黏膜水疱、糜烂、浅溃疡为主要表现的顽固性性传播疾病。症状特点：先局部不适，1~2 日后，见簇集状小丘疹、小水疱或脓疱，迅速破裂后呈微热微痛的浅溃疡，可伴有发热、头痛、乏力、纳差、肌肉酸痛等全身症状。约 3~5 日结痂，1~2 周愈合，不留瘢痕。此后，病毒潜伏局部神经（主要在骶神经节），人体抵抗力低时易复发，难根治。复发症状较轻，病程较短，可为疱疹、浅溃疡或无症状排毒。本病潜伏期 3~14 日，平均 4~5 日。传染源是患者和无症状带毒者。主要经性交传染，其次是产道传染，少数经胎盘传染。人群普遍易感。确诊方法：①用力刮取溃疡基底部组织，做实时荧光 PCR 检测、细胞培养及病毒分离鉴定；②血清 IgM 阳性，支持诊断；③血清 IgG 阳性，提示复发。

本病中医属于"热疮""阴疮"等，常见证型有湿热下注型、热毒蕴结型、肝肾阴虚型。

西医处方

处方 1　抗病毒治疗（初发应治疗 1~2 周；复发须治 2~4 周）

阿昔洛韦　0.4g　口服　每日 3 次

或 阿昔洛韦 0.2g 口服 每日5次

或 伐昔洛韦 0.3～0.5g 口服 每日2次

或 泛昔洛韦 0.25g 口服 每日3次

或 注射用更昔洛韦 0.5g
0.9%氯化钠注射液 250ml | 静脉缓滴 每日1次

或 膦甲酸钠氯化钠注射液 3.0g 静脉缓滴 每日1次

处方2 免疫治疗（连用4周为1疗程，可治疗1~2疗程）

注射用重组人干扰素α2b 100万～300万IU 肌内注射 每日3次

或 转移因子注射液 2ml 肌内注射 每日3次

或 转移因子胶囊 2粒 口服 每日3次

或 聚肌胞注射液 2mg 肌内注射 每日3次

或 注射用胸腺肽 1～2mg 肌内注射 每日3次

或 5%咪喹莫特乳膏 外搽 2日1次

或 重组人干扰素α2b凝胶 外涂 每日4次

处方3 伴创面感染的治疗

红霉素 0.25～0.5g 口服 每日3～4次

或 阿奇霉素 0.5～1.0g 口服 每日1次

或 阿莫西林 0.5g 口服 每日4次（青霉素过敏者禁用）

或 头孢克肟 0.1g 口服 每日2次（头孢类过敏者禁用）

或/加 5%聚维酮碘液 外涂 每日2次

处方4 伴刺痒疼痛的治疗

复方利多卡因乳膏 外敷 每日2次

中医处方

处方1 龙胆泻肝汤加减

龙胆20g   黄芩10g   栀子15g   车前子10g^{包煎}

泽泻15g   川木通5g   生地黄10g   马鞭草30g

板蓝根 30g　薏苡仁 20g　木贼 20g　　马齿苋 20g

2 日 1 剂　水煎 2 次　每日 3 次　每次 200ml　饭后温服　7 天为一疗程　连用 2～4 个疗程

治疗期间，应禁房事，禁酒，忌辛辣，注意个人卫生，注意休息，适度多饮水。

适用于湿热下注证型。能清利湿热，消肿止痛。

处方 2　黄连解毒汤加减

黄连 10g　　黄芩 15g　　黄柏 15g　　栀子 15g

板蓝根 20g　土茯苓 20g　蒲公英 20g　马齿苋 20g

薏苡仁 20g　牡丹皮 10g　皂角刺 10g　连翘 10g

2 日 1 剂　水煎 2 次　每次 200ml　饭后温服　每日 3 次　7 天为一疗程　连用 2～4 个疗程

治疗期间，应禁房事，禁酒，忌辛辣，注意个人卫生，注意休息，适度多饮水。

适用于热毒蕴结证型。能清热解毒，消肿止痛。

处方 3　知柏地黄丸加减

知母 15g　　黄柏 10g　　熟地黄 20g　　山萸肉 10g

山药 20g　　泽泻 15g　　茯苓 20g　　牡丹皮 20g

板蓝根 30g　薏苡仁 20g　马齿苋 20g　紫草 20g

2 日 1 剂　水煎 2 次　每次 200ml　饭后温服　每日 3 次　7 天为一疗程　连用 2～4 个疗程

治疗期间，应禁房事，禁酒，忌辛辣，注意个人卫生，注意休息，适度多饮水。

适用于肝肾阴虚证型。能补养肝肾，滋阴降火。

处方 4　疱疹外用验方一

栀子 20g　　黄柏 20g　　黄连 20g　　黄芩 20g

大黄 20g　　金银花 15g　连翘 15g　　板蓝根 15g

大青叶 15g

共碾为末　以适量凡士林调成药膏　外涂于疱疹表面　每日

3 次　连用 1 周

具有清热解毒、消肿止痛的功效。

处方 5　疱疹外用验方二

马齿苋 50g　马鞭草 25g

水煎取汁　凉后湿敷　每次 30 分钟　每日 3 次　连用 1 周

具有解毒消肿、活血止痛的功效。

【注意】①询问冶游史；②及时完成传染病报卡；③告知患者须通知性伴同诊同治。

四、尖锐湿疣

尖锐湿疣（condyloma acuminatum，CA）是因感染人乳头瘤病毒（HPV）引起的以外生殖器、肛门、外阴、尿道口等处表皮瘤样增生为主的慢性性传播疾病。症状特点：先是单个、散在或集簇的淡红色小丘疹，逐渐长大，呈乳头状、菜花样或鸡冠样增生性改变。常不痛不痒，不红不热，不烂无脓，偶有微痒微湿或轻微出血。易复发，延久不治可癌变。本病潜伏期 1～9 个月，平均约 3 个月。传染源是患者或无症状带毒者。主要经性交直接传染，也可因长期密切接触被病毒污染的物品（如床单、浴巾、内裤、浴缸、坐式马桶等）而间接感染。还可经产道感染新生儿口鼻部。人群普遍易感。确诊方法包括：典型病灶，醋酸白试验，病理活检，实时定量聚合酶链反应（PCR）检测。治疗以外科方法清除局部病灶为主。

本病中医属于"瘙瘊""䘌疣"，常见证型有湿热蕴毒型、痰湿浸淫型、正虚邪恋型。

西医处方

处方 1　局部用药

2.5％～5％氟尿嘧啶乳膏　外涂　每日 1～2 次（孕妇禁用）

或　　3％酞丁安乳膏　　外涂　　每日 2 次

或　2.5％～5％氟尿嘧啶溶液　125mg　皮损中心注入　每7～14
天 1 次

或　斑蝥素乳膏　外涂　每日 1～2 次（孕妇禁用）

或　0.5％鬼臼毒素酊　外涂　每日 2 次（孕妇禁用）

处方 2　免疫治疗

注射用重组人干扰素 α2b　100 万～300 万 IU　肌内注射　每
日 3 次

或　转移因子注射液　2ml　肌内注射　每 3 日 1 次

或　转移因子胶囊　2 粒　口服　每日 3 次

或　聚肌胞注射液　2mg　肌内注射　每 3 日 1 次

或　注射用胸腺肽　1～2mg　肌内注射　每 3 日 1 次

或　5％咪喹莫特乳膏　外搽　2 日 1 次

或　重组人干扰素 α2b 凝胶　外涂　每日 4 次

（连用 4 周为 1 疗程,可治疗 1～3 疗程。）

中医处方

处方 1　马齿苋合剂加味

马齿苋 40g　　大青叶 30g　　败酱草 30g　　马鞭草 30g

紫草 10g　　　金钱草 30g　　板蓝根 30g　　薏苡仁 30g

2 日 1 剂　水煎 2 次　每次 200ml　饭后温服　每日 3 次

7 天为一疗程　连用 2～4 个疗程

适用于湿热蕴毒证型。能清热解毒、除湿消肿。

处方 2　湿疣验方

薏苡仁 40g　　茯苓 30g　　马齿苋 40g　　板蓝根 30g

煅牡蛎 30g先煎　浙贝母 10g　玄参 10g　　苍术 10g

2 日 1 剂　水煎 2 次　每次 200ml　饭后温服　每日 3 次

7 天为一疗程　连用 2～4 个疗程

适用于痰湿浸淫证型。能除湿消肿、化痰散结。

处方3　玉屏风散加减

生黄芪 30g　　白术 30g　　　淡竹叶 30g　　　防风 10g

马齿苋 30g　　白扁豆 30g　　柴胡 15g　　　　丹参 15g

2 日 1 剂　　水煎 2 次　　每次 200ml　　饭后温服　　每日 3 次
7 天为一疗程　　连用 2～4 个疗程

适用于正虚邪恋证型。能扶正固表、清透邪热。

处方4　湿疣外洗方

板蓝根 300g　薏苡仁 300g　香附 300g　　　　木贼 300g

蜂房 300g　　马齿苋 300g　白花蛇舌草 300g　苦参 300g

土茯苓 300g　蒲公英 300g

拭干患处　碘伏消毒　后取药液湿敷 20 分钟　每日 3 次　连
用 2 周为一疗程

（煎药方法：上药加水 4000ml，武火煎开后，再文火煮 1 小时
左右，取汁 2000ml，加入陈醋 500ml，装瓶遮光备用。）

具有除湿解毒、软坚散结的功效。

【注意】①询问冶游史；②及时完成传染病报卡；③告知患者
须通知性伴同诊同治；④随访 1 年。

五、梅　毒

梅毒是感染梅毒螺旋体引起的，早期为血管周围浆细胞炎性浸
润、晚期为肉芽肿性损害的慢性全身性性传播疾病。一期梅毒：系
局部感染。先单个米粒大暗红圆斑，很快变成黄豆大丘疹，约 7～
10 天溃破，呈直径 1～2cm 的无痛性圆形溃疡，表面干净，硬似软
骨，外阴及肛门常见，称硬下疳。约一周后，所属腹股沟淋巴结发
生硬化性炎症，呈无痛性肿块，不粘连，不破溃，称梅毒性横痃。
二期梅毒：硬下疳后 6～8 周，病传全身，常见皮肤梅毒疹、肛门
扁平湿疣、口腔及外阴黏膜白斑、皮肤白斑、虫蚀状脱毛、骨关节

炎、眼炎等。三期梅毒：结节性皮疹，皮肤、黏膜、骨骼、内脏树胶样肿，心血管和神经梅毒、脊髓痨、痴呆等。按来源分胎传梅毒（先天梅毒）和后天获得性梅毒。病程 2 年内称早期梅毒，2 年以上称晚期梅毒。无症状的称潜伏梅毒。本病潜伏期 1～12 周，平均 2～4 周。传染源主要是病人和被污染的物品（如浴巾、内裤、剃刀、针头）。主由性交传染，其他有密切接触患者或被污染物品而间接传染、经血液传染以及经胎盘传染。人群普遍易感。用暗视野显微镜检查或梅毒血清抗体检测均可确诊。

本病中医属于"广疮""杨梅疮""下疳疮"，常见证型有湿热下注型、邪毒内侵型、正虚邪恋型。

西医处方

处方 1　一般治疗方案

　　苄星青霉素　240 万 U　肌内注射　每周 1 次　第 1～6 周
或　注射用普鲁卡因青霉素　80 万 U　肌内注射　每日 1 次　第 1 周
接　苄星青霉素　240 万 U　肌内注射　每周 1 次　第 2～6 周
或　注射用普鲁卡因青霉素　80 万 U　肌内注射　每周 1 次　第 1～6 周

　　通用于除先天梅毒、妊娠梅毒、心血管梅毒、神经梅毒以外的所有早期梅毒和晚期梅毒。早期梅毒疗程为 2～4 周；晚期梅毒疗程为 4～6 周。

处方 2　心血管梅毒治疗方案

　　青霉素 G　10 万 U　肌内注射　每日 1 次　第 1 日
续　青霉素 G　10 万 U　肌内注射　每日 2 次　第 2 日
续　青霉素 G　20 万 U　肌内注射　每日 2 次　第 3 日
续　普鲁卡因青霉素　80 万 U　肌内注射　每日 1 次　第 4～18 日
　　上述总计 18 日的连续治疗为一个疗程。一个疗程后，停药 1～2 周，再重复一个疗程。必要时还可酌情重复多个疗程。

处方 3　神经梅毒治疗方案

泼尼松　10mg　口服　每日 2 次　连用 3 天　抗梅前一天开始

加　青霉素　200 万～400 万 U　静脉缓滴　每 4 小时 1 次　第 1～2 周

加　丙磺舒　0.5g　口服　每日 4 次　第 1～2 周

续　苄星青霉素　240 万 U　肌内注射　每周 1 次　第 3～6 周

或　注射用普鲁卡因青霉素　240 万 U　肌内注射　每日 1 次　第 1～2 周

加　丙磺舒　0.5g　口服　每日 4 次　第 1～2 周

续　苄星青霉素　240 万 U　肌内注射　每周 1 次　第 3～6 周

处方 4　妊娠梅毒治疗方案

注射用普鲁卡因青霉素　80 万 U　肌内注射　每日 1 次　连用 2 周为一个疗程

或　苄星青霉素　240 万 U　肌内注射　每周 1 次　连用 3 周为一个疗程

（妊娠初 3 个月内注射一个疗程，越早越好；妊娠末 3 个月，再注射一个疗程。分娩前应控制 TRUST 或 RPR 滴度到 1∶16 以下）

青霉素皮试过敏者改为：

红霉素　0.5g　口服　每日 4 次

（早期梅毒连用 15 天为一个疗程，二期复发梅毒及晚期梅毒连用 30 天为一个疗程，妊娠初 3 个月与妊娠末 3 个月用红霉素各治疗一个疗程，所生婴儿还须用青霉素补治）

妊娠梅毒还可试用头孢曲松钠（用前须皮试），但禁用四环素类，慎用阿奇霉素。

处方 5　用于早期先天梅毒（脑脊液异常者）

出生 7 日以内的新生儿：

青霉素钠　5 万 U/kg　静脉缓滴　每 12 小时 1 次　连用 2 周

出生 7 日以后的婴儿:

青霉素钠 5 万 U/kg 静脉缓滴 每 8 小时 1 次 连用 2 周

或 注射用普鲁卡因青霉素 5 万 U/kg·d 肌内注射 每日 1 次
    连用 2 周

处方 6 用于早期先天梅毒 (脑脊液正常者)

苄星青霉素 5 万 U/kg 肌内注射 每周 1 次 连用 1~2 周
如无条件查脑脊液,可按脑脊液异常者治疗。

处方 7 用于晚期先天梅毒 (2 岁以上)

注射用普鲁卡因青霉素 5 万 U/(kg·d) 肌内注射 每日
1 次 连用 1~2 周

处方 8 用于青霉素过敏者

阿奇霉素 0.5g 口服 每日 1 次 连用 2~5 周

或 米诺环素 0.1g 口服 每日 2 次 连用 2~5 周 (8 岁及以
    下者禁用)

或 多西环素 0.1g 口服 每日 2 次 连用 2~5 周 (8 岁及以
    下者禁用)

或 红霉素 0.5g 口服 每日 4 次 酌情使用
    (妊娠梅毒,同处方 4。)

早期梅毒疗程 2~3 周;晚期梅毒疗程 3~5 周;严重的晚期梅
毒,间隔 2 周以上,再重复一疗程。

中医处方

处方 1 龙胆泻肝汤加减

龙胆 12g	黄芩 12g	栀子 12g	车前子 12g[包煎]
泽泻 15g	茯苓 15g	生地黄 9g	当归 9g
柴胡 9g	生甘草 6g	土茯苓 20g	马鞭草 20g

2 日 1 剂 水煎 2 次 每次 200ml 饭后温服 每日 3 次

7 天为一疗程 连用 2～4 个疗程

适用于湿热下注证型。能清利湿热，解毒化瘀。

处方 2 黄连解毒汤加减

黄连 6g	黄芩 15g	黄柏 12g	栀子 15g
土茯苓 20g	苦参 20g	丹参 20g	白芷 10g

2 日 1 剂 水煎 2 次 每次 200ml 饭后温服 每日 3 次

7 天为一疗程 连用 2～4 个疗程

适用于邪毒内侵证型。能解毒凉血，清热除湿。

处方 3 竹叶石膏汤加减

淡竹叶 30g	石膏 20g^{先煎}	西洋参 20g	大枣 20g
白术 20g	茯苓 20g	黄芪 20g	黄芩 10g
麦冬 10g	法半夏 10g	瓦楞子 30g^{先煎}	防风 10g

2 日 1 剂 水煎 2 次 每次 200ml 饭后温服 每日 3 次

7 天为一疗程 连用 2～4 个疗程

适用于正虚邪恋证。能益气扶正，清热透邪。

【注意】①询问冶游史；②及时完成传染病报卡；③告知患者须通知性伴同诊同治；④预防吉海反应；⑤鉴别假阳性、血清学固定（血清抵抗）、前带现象；⑥热敷注射部位可减少局部硬结形成；⑦若青霉素过敏，可试用头孢三嗪或阿奇霉素；⑧有报道，对于隐性梅毒，青霉素类药与头孢三嗪联合使用更佳；⑨治后 6 个月，滴度未下降 4 倍以上，视为治疗失败，应加查脑脊液并重新治疗；⑩定期复查，随访应 3 年以上。

六、软下疳

软下疳（第三性病）是感染杜克雷嗜血杆菌引起的、以外生殖器痛性溃疡为特征的性传播疾病。症状特点：阴部先有炎性小丘疹，带红晕，常多个，1～2 日后成脓疱，2～4 日后破溃，呈直径

3～20mm 的圆形或椭圆形痛性溃疡，常较大较深，表面有脓性污秽分泌物，基底柔软不光滑，痛感明显，易出血。边缘不整，潜行穿凿但不隆起，边界清楚，可有红晕，称"初疮"。因自身接种，有卫星病灶和溃疡融合，初疮还可呈崩蚀性、毛囊性、匐行性、丘疹性。初疮后 1～4 周，经淋巴管扩散，致腹股沟淋巴结化脓性炎症，称"软下疳横痃"，常单侧，先红、肿、热、痛，再化脓、软化、融合、破溃，形成溃疡和窦道，创面外翻呈唇状，行走时溃疡面一开一合，称"鱼口"。愈后留瘢痕。常伴包皮炎、包皮嵌顿、尿道狭窄、尿道瘘、阴茎淋巴管炎、阴部象皮肿、继发感染等，但很少全身性播散。潜伏期 2～10 日。病人是主要传染源，主经性交传染，也可因接触病人创口而感染。人群普遍易感。从溃疡边缘基底部或横痃中取标本，涂片查菌、细菌培养、聚合酶链反应（PCR）检查，可以确诊。

中医属于"横痃""鱼口""妒精疮"，常见证型有湿热下注型、热毒壅盛型、气血两虚型。

西医处方

阿奇霉素　0.5～1.0g　口服　每日 1 次

或　头孢曲松　0.25～0.5g　肌内注射　每日 1 次（用前皮试）
连用 3 日后改为阿奇霉素口服

或　大观霉素　2g　肌内注射　每日 1 次　连用 3 日后改为阿奇霉素口服

或　红霉素　0.5g　口服　每日 4 次

或　莫西沙星　0.4g　口服　每日 1 次

或　加替沙星　0.4g　口服　每日 1 次

或　洛美沙星　0.4g　口服　每日 1 次

或　洛美沙星　0.3g　口服　每日 2 次

或　司帕沙星　0.2～0.3g　口服　每日 1 次

或　左氧氟沙星　0.5g　口服　每日 1 次

或　复方磺胺甲噁唑（CoSMZ）　2 片　口服　每日 2 次

抗生素至少连用 2～4 周，直至皮损痊愈。单一疗法失败，应联合用药。横痃可以穿刺抽脓，但禁止切开。

中医处方

处方 1　龙胆泻肝汤加减

龙胆 30g	栀子 20g	黄芩 20g	车前子 20g^{布包煎}

龙胆 30g　　　　栀子 20g　　　　黄芩 20g　　　　车前子 20g[布包煎]

泽泻 20g　　　　当归 10g　　　　生地黄 10g　　　土茯苓 10g

柴胡 10g　　　　甘草 10g　　　　黄柏 10g　　　　苍术 10g

2 日 1 剂　水煎 2 次　每次 200ml　饭后温服　每日 3 次　7 天为一疗程　连用 2～4 个疗程

适用于湿热下注证型。能清利湿热，消肿排脓。

处方 2　五味消毒饮加减

金银花 30g　　蒲公英 30g　　玄参 30g　　　紫花地丁 20g

野菊花 20g　　天葵子 20g　　当归 20g　　　皂角刺 20g

马鞭草 20g　　栀子 20g　　　牡丹皮 10g　　甘草 10g

2 日 1 剂　水煎 2 次　每次 200ml　饭后温服　每日 3 次　7 天为一疗程　连用 2～4 个疗程

适用于热毒壅盛证型。能清热解毒，凉血活血，消肿排脓。

处方 3　内补黄芪汤加减

黄芪 20g　　　麦冬 20g　　　熟地黄 20g　　西洋参 10g

茯苓 20g　　　白术 20g　　　白芍 10g　　　川芎 10g

当归 10g　　　炙甘草 10g　　马鞭草 10g　　丹参 10g

2 日 1 剂　水煎 2 次　每次 200ml　饭后温服　每日 3 次　7 天为一疗程　连用 2～4 个疗程

适用于气血两虚证型。能补益气血，固护正气，活血生肌。

【注意】①告知患者须通知性伴同诊同治；②软下疳横痃严重时可以反复抽脓，但不宜切开；③定期复查，随访 1 年以上。

七、性病性淋巴肉芽肿

　　性病性淋巴肉芽肿（LGV，第四性病）是由感染沙眼衣原体 L1、L2（最多）、L3 血清型致下腹部淋巴结肉芽肿性损害的慢性性传播疾病。早期为外阴单个或数个炎性小水疱、丘疹或脓疱，可成溃疡，不痛不痒，数日自愈，无瘢痕，称初疮。少数初疮在尿道或阴道内，呈非特异性尿道炎或阴道炎。初疮后 1～4 周（少数为 3～6 个月）进入局部淋巴结病期（中期），男性常见腹股沟横痃，多为单侧腹股沟淋巴结红、肿、热、痛、硬、粘连，若腹股沟韧带将上下方肿大的淋巴结分隔开，使中间凹陷如沟，称槽沟征。数周后，脓肿融合、软化、破溃、穿孔，形成多条窦道和瘘管，多孔溢脓，称喷水壶征。女性常见肛门直肠综合征，因累及盆腔淋巴结和直肠淋巴结，症见盆腔包块、腹痛腹泻、里急后重、脓血便等。此期常伴畏寒发热、头痛盗汗等。1 年左右，伤愈，留瘢。此后数年或十余年为晚期，见阴部象皮肿、直肠粘连或狭窄。本病热带较多，国内较少，潜伏期 1～3 周。主要经性交传染，偶因接触带菌的分泌物而间接感染。人群普遍易感。确诊方法：实时聚合酶链反应（实时 PCR）、微量免疫荧光试验、细胞培养分离。

　　中医属于"横痃""阴疮"，常见证型有湿热下注型、热毒炽盛型、痰瘀交结型、正虚邪恋型。

西医处方

　　米诺环素　0.1g　口服　每日 2 次（首次剂量加倍）

或　阿奇霉素　0.5～1.0g　口服　每日 1 次

或　多西环素　0.1g　口服　每日 2 次（首次剂量加倍）

或　红霉素　0.5g　口服　每日 4 次

或　四环素　0.5g　口服　每日 3～4 次

或　复方磺胺甲噁唑（CoSMZ）　2 片　口服　每日 2 次

抗生素至少连用3～4周，直至皮损痊愈。横痃可以穿刺抽脓，但禁止切开。对已有肥厚性瘢痕或瘘管形成或严重象皮肿者，或有严重全身感染中毒症状者，应及时外科治疗或住院治疗。

中医处方

处方1　龙胆泻肝汤加减

龙胆 20g	栀子 20g	黄芩 20g	车前子 20g 布包煎
泽泻 20g	当归 10g	生地黄 10g	土茯苓 10g
柴胡 10g	黄柏 10g	苍术 10g	甘草 10g

2日1剂　水煎2次　每次200ml　饭后温服　每日3次
7天为一疗程　连用2～8个疗程

适用于湿热下注证型。能清利湿热型、消肿止痛。

处方2　仙方活命饮加减

金银花 30g 黄芪 30g	蒲公英 30g	水牛角 10g 先煎
白芷 10g　防风 10g	当归 10g	莪术 10g
皂角刺 20g 陈皮 10g	浙贝母 10g	天花粉 20g

2日1剂　水煎2次　每次200ml　饭后温服　每日3次
7天为一疗程　连用2～8个疗程

适用于热毒炽盛证型。能解毒凉血、清热排脓、散瘀消肿。

处方3　海藻玉壶汤加减

海藻 20g	昆布 20g	煅瓦楞子 20g 先煎	浙贝母 10g
陈皮 10g	法半夏 10g	连翘 20g	当归 10g
川芎 10g	马鞭草 20g	夏枯草 20g	虻虫 5g

2日1剂　水煎2次　每次200ml　饭后温服　每日3次
7天为一疗程　连用2～8个疗程

适用于痰瘀交结证型。能化痰清瘀、软坚散结。

处方4　十全大补汤加减

黄芪 30g	白术 30g	党参 20g	茯苓 20

炙甘草 10g　熟地黄 20g　　白芍 20g　　　　　川芎 20g

黄芩 10g　　丹参 20g　　皂角刺 10g　　　浙贝母 10g

2 日 1 剂　水煎 2 次　每次 200ml　饭后温服　每日 3 次

7 天为一疗程　连用 2～8 个疗程

适用于正虚邪恋证。能补益气血、扶正培本、清热透邪。

处方 5　中药外治

如意金黄散 10～15g，加蒸馏水 75ml 调匀，以棉签蘸涂患处，每日 2 次，连用 2 周。

具有清热解毒、消肿止痛的功效。

【注意】

①患者须通知性伴同诊同治；②抗感染治疗时间要延长至溃疡彻底消退为止，以防复发；③定期复查，随访应 3 年以上。

八、腹股沟肉芽肿

腹股沟肉芽肿（第五性病）又称性病性肉芽肿或杜诺凡病，是由感染肉芽肿荚膜杆菌（肉芽肿杜诺凡菌）致腹股沟、外阴、肛门等处肉芽肿性损害为主的慢性性传播疾病。初期局部有单个或多个无痛性丘疹或皮下结节，破溃后形成表面干净且边界清楚的无痛性溃疡，呈牛肉红色，称初疮。初疮逐渐增大伴肉芽组织增生，中央扩大，基底及边缘部见滚卷状疣样肥厚或乳头瘤样增生，呈匍行性或核桃样不规则高起，干燥，易出血，微压痛，偶附着少许灰色恶臭的膜样渗出物，边缘略硬而不齐，称肉芽肿性溃疡。此后病灶广泛坏死，纤维增生，形成瘢痕和硬化，致局部破坏、狭窄、畸形。常自身接种而形成卫星病灶，常继发感染而见脓肿、恶臭、疼痛及"假性横痃"（不是腹股沟淋巴结炎）。本病国内罕见，常为慢性，可迁延 10～20 年，期间传染性较弱，很少恶变。潜伏期为 1～12 周，平均 2～3 周，传染源主要是病人，主以性交传染，人群普遍易感。刮取溃疡边缘皮损组织染色涂片或病理活检发现革兰阴性杜诺凡小体，或聚合酶链反应阳性，均可确诊。

中医属于"下疳疮""阴疮""疮疡"，常见证型有湿热下注型、热毒炽盛型、痰瘀交结型、正虚邪恋型。

西医处方

抗生素至少连用 3～4 周，直至皮损痊愈，可联合用药。

处方 1　一般治疗方案

　　阿奇霉素　0.5～1g　口服　每日 1 次

或　米诺环素　0.1g　口服　每日 2 次（首次剂量加倍）

或　多西环素　0.1g　口服　每日 2 次（首次剂量加倍）

或　红霉素　0.5g　口服　每日 4 次

或　复方磺胺甲噁唑（CoSMZ）　2 片　口服　每日 2 次

处方 2　一般治疗方案疗效不佳时的联合应用

　　在处方 1 的基础上

加　硫酸庆大霉素注射液　1mg/kg　｜静脉缓滴　每 8 小时 1 次
0.9％氯化钠注射液　150ml　　　｜酌情使用

或加　氯霉素　0.25g　口服　每日 4 次　酌情使用

处方 3　孕妇治疗方案

　　红霉素　0.5g　口服　每日 4 次

处方 4　儿童治疗方案

　　阿奇霉素　20mg/kg　口服　每日 1 次

处方 5　儿童预防性治疗方案

　　有生殖器皮损母亲所生的新生儿，应考虑预防性治疗方案：

　　阿奇霉素　20mg/kg　口服　每日 1 次　连续 3 天

处方 6　局部外治方案

　　1∶5000 高锰酸钾液　1000ml　局部清洗

加　四环素软膏（或红霉素软）　涂患处　每日 2 次

中医处方

参见"七、性病性淋巴肉芽肿"的中医处方。

【注意】

①患者须通知性伴同诊同治；②抗感染治疗时间要延长至溃疡彻底消退为止，以防复发；③定期复查，随访应 3 年以上。

第十四章

外科常见疾病

一、疖和疖病

疖是指毛囊和毛囊深部及其周围组织的急性化脓性感染。单个损害称为"疖",好发于毛囊和皮脂腺丰富的部位,如头面部、颈项、背部等处;多发而反复发作者称"疖病",常见于免疫力低下者,如有糖尿病、营养不良、中性粒细胞功能受损等。常见致病菌以金黄色葡萄球菌为主,偶可由表皮葡萄球菌或其他病菌所致。发生在鼻、上唇及其周围属"危险三角区"的疖,切忌挤压、碰撞,以免感染扩散,病菌可沿眼内眦静脉和眼静脉到颅内,引起化脓性海绵状静脉窦炎,出现颜面部进行性肿胀、寒战、高热、头痛、呕吐、昏迷等,病情严重者,甚至死亡。

本病中医统称为"疖",主要因火热之毒为患。

西医处方

处方 1　抗感染治疗,适用于感染较轻者

阿莫西林胶囊　0.5g　口服　每 12 小时 1 次

或　环丙沙星　0.5g　口服　每 12 小时 1 次

处方 2 抗感染治疗，适用于感染较重者

头孢唑林钠 1.0g
0.9％氯化钠注射液 100ml ┃ 静脉滴注 每 8 小时 1 次

或 注射用阿莫西林钠克拉维酸钾 1.2g ┃ 静脉滴注 每 8 小时
0.9％氯化钠注射液 100ml ┃ 1 次

或 乳酸环丙沙星氯化钠注射液 0.4g 静脉滴注 每 12 小时
1 次

处方 3 局部外治

莫匹罗星软膏 适量 外用 每日 3 次 5 天 1 个疗程 必要
时可重复 1 个疗程

或 10％鱼石脂软膏 适量 外用 每日 2 次 （一般不超过 7 天）
初起可局部外用药物治疗；脓栓出现时，用无菌针头将脓栓剔
出，或外科手术切开引流，切忌挤压；出脓后，以 0.01％ ～
0.02％呋喃西林灭菌水溶液湿敷或纱条填塞脓腔引流。

中医处方

处方 1 五味消毒饮和黄连解毒汤加减

金银花 15g 蒲公英 15g 野菊花 15g 紫花地丁 15g
天葵子 15g 黄芩 9g 黄连 6g 黄柏 9g
栀子 12g
每日 1 剂 水煎服 每次 200ml 每日 3 次

适用于热毒蕴结证，有清热解毒的功效。小便黄，加车前子
10g、淡竹叶 10g；大便秘结，加生大黄 6g。

处方 2 清暑汤加减

金银花 15g 天花粉 12g 连翘 15g 车前子 15g^{包煎}
泽泻 12g 淡竹叶 12g 赤芍 12g 滑石 15g^{先煎}
野菊花 15g 甘草 6g
每日 1 剂 水煎服 每次 200ml 每日 3 次

适用于暑热浸淫证，有清暑、化湿、解毒的功效。热毒盛者，加黄连解毒汤；大便秘结者，加生大黄 6g、枳实 15g。

处方 3　五味消毒饮合犀角地黄汤加减

金银花 15g　蒲公英 15g　野菊花 15g　紫花地丁 15g

天葵子 15g　水牛角 30g^{先煎}　生地黄 24g　赤芍 12g

牡丹皮 6g

每日 1 剂　水煎服　每次 200ml　每日 3 次

适用于火毒炽盛、热入血分证，有凉血、清热解毒的功效。

处方 4　五神汤合参苓白术散加减

金银花 15g　紫花地丁 15g　川牛膝 12g　车前子 15g^{包煎}

人参 6g　茯苓 15g　白术 12g　白扁豆 9g

陈皮 9g　山药 12g　炙甘草 6g　莲子肉 12g

砂仁 12g^{后下}　薏苡仁 20g　桔梗 5g　大枣 9g

每日 1 剂　水煎服　每次 200ml　每日 3 次

适用于脾胃虚弱的体虚毒恋证，有益气健脾、清热化湿的功效。

处方 5　仙方活命饮合增液汤加减

金银花 15g　防风 12g　当归 12g　白芷 9g

赤芍 12g　浙贝母 15g　天花粉 12g　乳香 6g

没药 6g　皂角刺 12g　陈皮 9g　生地黄 20g

玄参 15g　麦冬 15g　甘草 6g

每日 1 剂　水煎服　每次 200ml　每日 3 次

适用于阴虚内热的体虚毒恋证，具有增液养阴、清热解毒的功效。

处方 6　三黄洗剂

大黄 15g　黄柏 15g　黄芩 15g　苦参 15g

研细末　用 10～15g 加入蒸馏水 100ml 搽患处　每日多次

清热解毒，适用于疖肿初起，面积 <3cm 者。

【注意】①对青霉素、头孢菌素类药物过敏者禁用该类药。②有发热者，应做血常规、血培养等检查；疖病患者应查血糖；必要时做脓液细菌培养及药物敏感试验。③"危险三角区"的疖，切忌早期切开及挤捏。

二、痈

痈是指多个相邻毛囊及其周围组织的急性化脓性感染，好发于皮肤厚韧的项部和背部，致病菌多为金黄色葡萄球菌。感染常由一个毛囊底部开始，沿皮下脂肪柱蔓延至皮下组织，并沿深筋膜向周围扩散，侵犯到四周的许多脂肪柱，并向上侵及周围相邻毛囊而形成多个脓头。急性炎症浸润范围大，感染可达深层皮下结缔组织，患处可因皮肤血运障碍出现坏死；脓液引流不畅者，全身反应较重。随着时间迁延，还可能有其他病菌进入病灶形成混合感染，甚至发展为脓毒症。此类病人多合并有糖尿病或年迈体虚。

本病中医学称为"有头疽"。可予清热解毒治疗。

西医处方

处方 1　适用于需要抗感染治疗者

	头孢唑林钠　1.0g		静脉滴注　每 8 小时	
	0.9%氯化钠注射液　100ml		1 次	
或	注射用阿莫西林钠克拉维酸钾　1.2g		静脉滴注　每 8 小时	
	0.9%氯化钠注射液　100ml		1 次	
或	乳酸环丙沙星氯化钠注射液　0.4g		静脉滴注　每 12 小时	
	1 次			

处方 2　局部治疗

50%硫酸镁溶液　湿敷　每日 1 次

或　10%鱼石脂软膏　适量外敷　每日 1 次　（一般不超过7天）

初起可外敷局部治疗，成脓后，应及时转至有条件的医疗机构行外科手术切开引流。

中医处方

处方 1　黄连解毒汤合仙方活命饮加减

金银花 15g	防风 12g	当归 12g	白芷 9g
赤芍 12g	浙贝母 15g	天花粉 12g	乳香 6g
没药 6g	皂角刺 12g	陈皮 9g	黄芩 9g
黄连 6g	黄柏 9g	栀子 12g	

每日 1 剂　水煎服　每次 200ml　每日 3 次

适用于火毒蕴结证。有清热解毒、活血止痛的功效。大便秘结者，加生大黄 10～15g、枳实 15g；小便短赤者，加车前子 10g、淡竹叶 10g。

处方 2　竹叶黄芪汤加减

人参 10g	生黄芪 30g	生石膏 15g^{先煎}	法半夏 12g
白芍 12g	麦冬 15g	川芎 20g	当归 15g
生地黄 20g	黄芩 10g	淡竹叶 15g	生姜 6g

每日 1 剂　水煎服　每次 200ml　每日 3 次

适用于阴虚火炽证。有清热托毒、生津滋阴的功效。多见于糖尿病患者。

处方 3　八珍汤合仙方活命饮加减

人参 9g	白术 12g	茯苓 12g	甘草 6g
当归 12g	白芍 12g	生地黄 12g	川芎 12g
金银花 15g	防风 12g	当归 12g	白芷 9g
赤芍 12g	浙贝母 15g	天花粉 12g	乳香 6g
没药 6g	皂角刺 12g	陈皮 9g	

每日 1 剂　水煎服　每次 200ml　每日 3 次

适用于气虚毒滞证。有补益气血、和营托毒的功效。多见于年老体虚患者。

【注意】同"一、疖和疖病"。

三、急性蜂窝织炎

急性蜂窝织炎是指发生于皮下、筋膜下、肌间隙或深部蜂窝组织的急性细菌性炎症。致病菌多为溶血性链球菌、金黄色葡萄球菌及大肠杆菌或其他型链球菌等。由溶血性链球菌感染引起者病变扩展迅速,不易局限,有时引起脓毒症;由金黄色葡萄球菌感染引起者则易局限形成脓肿;由厌氧菌感染引起者可出现捻发音,常见于被肠道、泌尿道内容物污染的会阴部、腹部伤口,脓液恶臭,全身症状重。发生于口底、颌下、颈部的急性蜂窝织炎可因炎症水肿扩展引起喉头水肿,出现呼吸困难,有发生窒息的危险。

本病中医称之为"发",多由外邪入侵,风火湿热结聚,经络阻隔、气血凝滞而成。

西医处方

处方 1 适用于该病的抗感染治疗

头孢唑林钠　1.0g　　　　　　　｜静脉滴注　每 8 小时
0.9%氯化钠注射液　100ml　　｜1 次

或　注射用阿莫西林钠克拉维酸钾　1.2g　｜静脉滴注　每 8 小时
0.9%氯化钠注射液　100ml　　　　　　｜1 次

或　乳酸环丙沙星氯化钠注射液　0.4g　静脉滴注　每 12 小时
1 次

处方 2 适用于合并厌氧菌感染的治疗,需与处方 1 联合使用

甲硝唑氯化钠注射液　1g　静脉滴注　每 8 小时 1 次

处方 3 局部外治

50%硫酸镁溶液　湿敷　每日 1 次

或 10%鱼石脂软膏 适量外敷 每日 1 次 一般不超过 7 天。

初起可外敷局部治疗；成脓后，应及时行外科手术切开引流。厌氧菌感染者应广泛切开引流，同时使用 3%过氧化氢溶液冲洗，并湿敷伤口。

中医处方

处方 1　普济消毒饮加减

黄芩 15g	黄连 15g	人参 9g	陈皮 12g
玄参 12g	生甘草 6g	连翘 12g	牛蒡子 15g
板蓝根 15g	马勃 5g	僵蚕 5g	升麻 5g
柴胡 12g	桔梗 12g		

每日 1 剂　水煎服　每次 200ml　每日 3 次

适用于痰热蕴结证（锁喉痈，多见于小儿），具有散风清热、化痰解毒的功效。壮热口渴，加鲜生地黄 10g、天花粉 15g、生石膏 20g；便秘，加生大黄 6g、玄明粉 10g；气喘痰壅，加鲜竹沥 15g、天竺黄 10g。

处方 2　黄连解毒汤合仙方活命饮加减

金银花 15g	防风 12g	当归 12g	白芷 9g
赤芍 12g	浙贝母 15g	天花粉 12g	乳香 6g
没药 6g	皂角刺 12g	陈皮 9g	黄芩 9g
黄连 6g	黄柏 9g	栀子 12g	

每日 1 剂　水煎服　每次 200ml　每日 3 次

适用于火毒蕴结证（臀痈），多因臀部肌内注射染毒或疮疖挤压内陷等引起。具有清热解毒、活血止痛、利湿的功效。大便秘结者，加生大黄 6g、枳实 15g；小便短赤者，加车前子 10g、淡竹叶 10g。

处方 3　五神汤加减

茯苓 12g	金银花 15g	紫花地丁 15g	车前子 15g^{包煎}
川牛膝 12g	鱼腥草 15g	败酱草 15g	薏苡仁 20g

每日 1 剂　水煎服　每次 200ml　每日 3 次

适用于湿热下注证（足背发），多因足癣感染引起。具有清热解毒、和营利湿的功效。热毒盛者，加黄连解毒汤；红肿明显者，加水牛角 10g、牡丹皮 12g、赤芍 15g。

【注意】①发生在口底、颌下者，无论是否成脓，都应早期切开减压引流，防止喉头水肿或窒息。②余注意事项同"一、疖和疖病"。

四、丹　毒

丹毒是皮肤及其淋巴管网的急性炎症。致病菌为乙型溶血性链球菌，常累及引流区淋巴结。临床以境界清楚的局限性红、肿、热痛为特点，好发于颜面和下肢，病变蔓延较快，常有全身反应，但很少有组织坏死或化脓。治愈后容易复发。

中医亦称之为"丹毒"。中医学认为，该病患者素体血分有热，加之皮肤黏膜破损，邪毒乘隙入侵，血热火毒郁阻肌肤所致。发于头面部者，多夹风热；发于胸腹腰胯部者，多夹肝脾郁火；发于下肢者，多夹湿热；发于新生儿者，多由胎热火毒所致。

西医处方

处方 1　适用于需要抗感染治疗

| 头孢唑林钠　1.0g | 静脉滴注　每 8 小时 |
| 0.9％氯化钠注射液　100ml | 1 次 |

或　注射用阿莫西林钠克拉维酸钾　1.2g　静脉滴注 每 8 小时
　　0.9％氯化钠注射液　100ml　　　　　　　1 次

或　乳酸环丙沙星氯化钠注射液　0.4g　静脉滴注　每 12 小时
　　1 次

处方 2　局部外治

50％硫酸镁溶液　湿敷　每日 1 次

处方1　普济消毒饮加减

黄芩 15g	黄连 15g	人参 9g	陈皮 12g
玄参 12g	生甘草 6g	连翘 12g	牛蒡子 15g
板蓝根 15g	马勃 5g	僵蚕 5g	升麻 5g
柴胡 12g	桔梗 12g		

每日 1 剂　水煎服　每次 200ml　每日 3 次

适用于风热毒蕴证，多发生于头面部，具有清热解毒、疏风的功效。大便秘结者，加生大黄 6g、芒硝 15g；咽痛者，加生地黄 15g、玄参 10g。

处方2　龙胆泻肝汤加减

龙胆 15g	炒黄芩 15g	栀子 15g	木通 6g
泽泻 12g	车前子 12g^{包煎}	当归 15g	生地黄 12g
柴胡 12g	生甘草 6g		

每日 1 剂　水煎服　每次 200ml　每日 3 次

适用于肝脾湿火证，多发生在胸腹腰胯部，具有清肝、泻火、利湿的功效。

处方3　五神汤合萆薢渗湿汤加减

金银花 15g	茯苓 15g	牛膝 12g	紫花地丁 12g
车前子 12g^{包煎}	萆薢 15g	薏苡仁 20g	赤芍 12g
黄柏 12g	牡丹皮 12g	泽泻 12g	通草 6g
滑石 12g			

每日 1 剂　水煎服　每次 200ml　每日 3 次

适用于湿热毒蕴证，多发生于下肢，具有清热解毒、利湿的功效。

【注意】①发生在新生儿的丹毒，建议到儿科专科治疗。②余注意事项同"一、疖和疖病"。

五、急性淋巴管炎和淋巴结炎

由金黄色葡萄球菌或乙型溶血性链球菌从受损的皮肤或黏膜侵入，引起淋巴管及其周围组织的炎症称急性淋巴管炎。急性淋巴管炎如果继续蔓延到局部淋巴结，便引起局部急性淋巴结炎。

浅部急性淋巴管炎，中医称为"红丝疗"；浅部急性淋巴结炎则属中医"外痈"范畴。

西医处方

处方 1　适用于需要抗感染治疗

头孢唑林钠　1.0g 0.9％氯化钠注射液　100ml	静脉滴注　每 8 小时 1 次
或　注射用阿莫西林钠克拉维酸钾　1.2g 0.9％氯化钠注射液　100ml	静脉滴注　每 8 小时 1 次

或　乳酸环丙沙星氯化钠注射液　0.4g　静脉滴注　每 12 小时 1 次

处方 2　适用于该病的局部外治

0.01％～0.02％灭菌呋喃西林溶液　湿敷　每日 1 次

急性淋巴管炎皮肤有红线条时，可用呋喃西林溶液湿敷；若红线条向近心端发展迅速，局部消毒后，用较粗的针头在红线的几个点垂直刺入皮下，再以呋喃西林药液湿敷。

急性淋巴结炎形成脓肿后应切开引流。

中医处方

处方 1　五味消毒饮合黄连解毒汤加减

金银花15g　蒲公英15g　野菊花15g　紫花地丁15g

天葵子 15g　黄芩 9g　　黄连 6g　　　黄柏 9g

栀子 12g

每日 1 剂　水煎服　每次 200ml　每日 3 次

适用于火毒入络证（红丝疔），多见于下肢，具有清热解毒的功效。火毒入营者，合犀角地黄汤，现代以水牛角代替犀牛角。

处方 2　银翘散加减

连翘 15g　　金银花 15g　桔梗 10g　　薄荷 10g^{后下}

淡竹叶 10g　生甘草 6g　荆芥 10g　　淡豆豉 10g

牛蒡子 10g

每日 1 剂　水煎服　每次 200ml　每日 3 次

适用于风热痰毒证（颈痈），多见于颈部两侧的颌下，也可发生在耳后、项后、颏下，具有清热散风、消肿化痰的功效。热甚，加黄芩 15g、栀子 10g、生石膏 30g；脓成，加皂角刺 15g。

处方 3　柴胡清肝汤加减

柴胡 9g　　黄芩 12g　　栀子 12g　　川芎 10g

当归 10g　白芍 6g　　生地黄 10g　泽泻 6g

木通 6g　　车前子 6g^{包煎}连翘 6g　　天花粉 6g

生甘草 6g

每日 1 剂　水煎服　每次 200ml　每日 3 次

适用于肝郁痰火证（腋痈），具有清肝解郁、化毒消肿的功效。

处方 4　五神汤合二妙丸加减

茯苓 12g　　金银花 15g　紫花地丁 15g　车前子 15g^{包煎}

黄柏 10g　苍术 15g　　败酱草 15g　薏苡仁 20g

每日 1 剂　水煎服　每次 200ml　每日 3 次

适用于湿热蕴阻证（委中毒），具有清利湿热、和营活血的功效。肿痛明显者，加牡丹皮 15g、赤芍 15g；成脓期，加皂角刺。

【注意】同"一、疖和疖病"。

六、单纯性甲状腺肿

单纯性甲状腺肿又称地方性甲状腺肿，主要因为碘的缺乏引起；在青春期、妊娠期和绝经期因甲状腺素的需要量增高，也可发生轻度弥漫性甲状腺肿，是一种生理现象，称为生理性甲状腺肿，多在成年或妊娠以后自行缩小。此病女性多见，发病年龄高峰期在10～30岁。

中医学认为，该病外因平素饮水或食物中碘摄入不足；内因情志不畅，忧怒无节，至气化失调、升降失常、营运不畅，痰湿凝聚，滞于颈部而成；而肾气不足、正气亏损之人易患此病。中医又称"气瘿"。

西医处方

处方　适用于该病早期的治疗

　　左甲状腺素钠（优甲乐）　100～200μg　口服　每日1次
或　甲状腺片　60～120mg　口服　每日1次

中医处方

处方1　四海舒郁丸加减

　　木香25g　　陈皮15g　　　海蛤粉15g　　海藻100g
　　昆布100g　海螵蛸100g
　　研末　每次9g　温水送服　每日3次　忌酒

适用于肝郁脾虚证，具有疏肝解郁、益气健脾的功效。结节性甲状腺肿者，加夏枯草10g、莪术15g；气虚者，加党参30g、黄芪30g。

处方2　四海舒郁丸合右归丸加减

　　木香10g　　　陈皮10g　　　海蛤粉10g^{包煎}　　海藻30g

昆布 30g　　海螵蛸 15g　熟地黄 15g　　　山药 30g

山萸肉 10g　枸杞子 15g　菟丝子 15g　　　杜仲 15g

肉桂 3g　　当归 20g

每日 1 剂　水煎服　每次 200ml　每日 3 次

适用于肝郁肾虚证，具有补肾疏肝、调摄冲任的功效。

【注意】①甲状腺疾病均应当测定基础代谢率；基础代谢率（％）＝（脉率－脉压差）－111。基础代谢率在±10％为正常；＋20％～＋30％为轻度甲亢；＋30％～＋60％为中度甲亢；＋60％以上为重度甲亢。②应当进行甲状腺功能检测，包括 T_3、FT_3、T_4、FT_4 和 TSH；根据甲功情况，调整优甲乐或者甲状腺片的具体用量。③应当严格把握手术指征，必要时行甲状腺次全切除术。

七、急性阑尾炎

　　急性阑尾炎是外科最常见的以急性腹痛为主要表现的疾病之一，可发生在任何年龄，青壮年多见，男女发病比例约 3：2。急性阑尾炎根据临床过程及病理改变，分为急性单纯性阑尾炎、急性化脓性阑尾炎、急性坏疽及穿孔性阑尾炎、阑尾周围脓肿。转移性右下腹疼痛是该病典型的临床表现，右下腹固定点压痛是该病最重要、最常见的体征。实验室检查可见血液白细胞计数及中性粒细胞百分比升高。治疗分为手术治疗和非手术治疗两类。原则上应强调以手术治疗为主。

　　本病属中医"肠痈"范畴。

西医处方

处方 1　抗感染治疗

头孢曲松钠　1～2g

0.9％氯化钠注射液　100ml　｜　静脉滴注　每日 1 次

或　乳酸环丙沙星氯化钠注射液　0.4g　静脉滴注　每12小时
1次

处方2　适用于合并厌氧菌感染的治疗，需与处方1联用

甲硝唑氯化钠注射液　1g　静脉滴注　每8小时1次

处方3　适用于禁食状态下的补液对症治疗

0.9％氯化钠注射液　500ml ｜
氯化钾注射液　10ml　｜静脉滴注　每日1次
维生素C　1～2g　　｜

或　5％葡萄糖氯化钠注射液　500ml ｜
氯化钾注射液　10ml　　　｜静脉滴注　每日1次
维生素C　1～2g　　　｜

加/或　10％葡萄糖注射液　500ml ｜
氯化钾注射液　10ml　　｜静脉滴注　每日2次

糖尿病患者，临时补液，建议首选生理盐水，若确需使用
葡萄糖注射液，需按比例加用胰岛素注射液（胰：糖＝1U：
4～5g）。

中医处方

处方1　大黄牡丹汤合红藤煎剂加减

大黄 10g　　牡丹皮 15g　　桃仁 10g　　冬瓜子 10g
芒硝 12g　　大血藤 15g　　薏苡仁 30g　赤芍 15g
金银花 15g　紫花地丁 30g　乳香 3g　　没药 3g
延胡索 5g　　甘草 5g

每日1剂　水煎服　每次200ml　每日3次（芒硝溶入煎好的
汤液中服用）

适用于瘀滞证，多见于急性单纯性阑尾炎。具有行气活血、
通腑泄热的功效。气滞重者，加青皮 10g、枳实 10g、厚朴
10g；瘀血重者，加丹参 20g、赤芍 15g；恶心加法半夏 10g、
竹茹 12g。

处方 2　复方大柴胡汤加减

柴胡 10g　　枳壳 10g　　黄芩 10g　　白芍 12g

川楝子 10g　茯苓 15g　　延胡索 15g　蒲公英 15g

木香 10g　　丹参 20g　　大血藤 30g　薏苡仁 30g

甘草 5g

每日 1 剂　水煎服　每次 200ml　每日 3 次

适用于湿热证，多见于急性化脓性阑尾炎。具有通腑泄热、利湿解毒的功效。该类型阑尾炎病情多较重，应以外科手术治疗为主，术后可辨证使用中医药治疗促进康复。湿重者，加藿香 10g、佩兰 10g；热甚者，加黄连 10g、黄芩 15g、生石膏 30g；右下腹包块，加皂角刺 15g。

处方 3　大黄牡丹汤合透脓散加减

大黄 15g　　牡丹皮 15g　桃仁 10g　　薏苡仁 20g

芒硝 10g　　冬瓜子 10g　当归 15g　　丹参 15g

黄芪 20g　　玄参 15g　　石斛 20g　　甘草 6g

每日 1 剂　水煎服　每次 200ml　每日 3 次（芒硝溶入煎好的汤液中服用）

适用于热毒证，多见于急性坏疽性及穿孔性阑尾炎。具有通腑排毒、清热养阴的功效。该类型阑尾炎病情严重，应以外科手术治疗为主，术后可辨证使用中医药治疗促进康复。若持续性高热或寒热往来，热在气分者，加白虎汤，热在血分者，加犀角地黄汤；腹胀加青皮 10g、厚朴 15g；口干舌燥，加生地黄 15g、玄参 15g、天花粉 15g。

处方 4　双柏散

大黄 20g　　侧柏叶 20g　黄柏 10g　　泽兰 10g

薄荷 10g

研成细末　以水蜜调成糊状　热敷右下腹　每日 1 次

多用于阑尾周围脓肿非手术治疗期。

处方5　复方大承气汤加减

大黄 15g　　　　芒硝 15g　　　枳壳 15g　　　厚朴 20g

炒莱菔子 20g　　桃仁 10g　　　赤芍 15g　　　栀子 15g

金银花 15g　　　虎杖 10g

每日 1 剂　水煎 400ml　每次 200ml　保留灌肠　每日 2 次
（芒硝溶入煎好的汤液中）

适用于湿热证、热毒证合并腑实热结证，具有通里攻下、清热化瘀的功效。多用于急性阑尾炎术后及阑尾周围脓肿非手术治疗期，不仅能抗炎消肿，还能促进肠蠕动，预防肠粘连和并发症的发生。

【注意】①急性阑尾炎是外科最常见急腹症之一，常因误诊、漏诊导致严重并发症，一旦确诊，应尽早手术治疗，手术后可辨证使用中医药治疗加速康复。②对头孢菌素及青霉素过敏者禁用该类药。

八、肠梗阻

肠梗阻是外科常见急腹症之一，以肠内容物不能顺利通过肠道为主要特征。主要临床表现有：腹痛、腹胀、呕吐、肛门停止排气和排便。病因复杂，病情重且发展迅速，若处理不当或不及时可危及生命。该病治疗以解除局部梗阻、纠正水、电解质及酸碱紊乱为主，措施包括禁食、抗感染、有效的胃肠减压等，完全性肠梗阻明确诊断后应尽快手术治疗。

本病属于中医"肠结""关格"范畴。多因饮食不节、热邪郁闭、气血瘀阻、寒邪凝滞、燥屎内结等因素所致。

西医处方

处方1　适用于该病的抗感染治疗

头孢曲松钠　　1~2g

0.9%氯化钠注射液　100ml　　　　静脉滴注　每日 1 次

或　乳酸环丙沙星氯化钠注射液　0.4g　静脉滴注　每 12 小时
1 次

处方 2　适用于合并厌氧菌感染的治疗，需与处方 1 联用

　　甲硝唑氯化钠注射液　100ml　静脉滴注　每 8 小时 1 次

处方 3　适用于该病的解痉止痛治疗
　　氢溴酸山莨菪碱注射液　10mg　肌内注射　每日 2～3 次

处方 4　适用于该病的抑制胃肠道分泌治疗
　　生长抑素　0.1mg　皮下注射　每 6～8 小时一次

处方 5　适用于该病禁食状态下的补液对症治疗

　　氯化钾注射液　10ml
　　维生素 C　1～2g　　　　　静脉滴注　每日 1 次
　　0.9％氯化钠注射液　500ml

或　氯化钾注射液　10ml
　　维生素 C　1～2g　　　　　静脉滴注　每日 1 次
　　5％葡萄糖注射液　500ml

加/或　氯化钾注射液　10ml　　静脉滴注　每 12 小时
　　　10％葡萄糖注射液　500ml　1 次

　　糖尿病患者临时补液，首选生理盐水，若确需使用葡萄糖注射
液，需按比例加用胰岛素注射液（胰∶糖＝1U∶4～5g）。

中医处方

处方 1　桃仁承气汤加减
　　桃仁 15g　　大黄 15g　　芒硝　15g　　桂枝 12g
　　甘草 6g
　　每日 1 剂　水煎服　每次 200ml　每日 3 次（芒硝溶入煎好的

汤液中服用）

适用于气滞血瘀、阴虚肠燥证，具有活血、行气、润肠通便的功效。多用于早期单纯性不全性肠梗阻及术后早期炎性肠梗阻，孕妇禁用。气滞较明显者，加香附 15g、青皮 10g、木香 10g 理气止痛；血瘀重者，加当归 15g、牛膝 6g、赤芍 15g 活血祛瘀；肠燥重者，加柏子仁 15g、火麻仁 15g 润肠通便。

处方 2　复方大承气汤加减

大黄 15g	枳实 12g	炒莱菔子 20g	厚朴 20g
芒硝 15g	木香 12g	川楝子 15g	延胡索 15g
大腹皮 15g	甘草 6g		

每日 1 剂　水煎服　每次 200ml　每日 3 次（芒硝溶入煎好的汤液中服用）

适用于肠腑热结证，具有活血清热、通里攻下的功效。多用于麻痹性肠梗阻。

处方 3　驱蛔承气汤加减

乌梅 30g	大黄 15g	芒硝 15g	槟榔 15g
木香 15g	苦参 15g	川楝子 10g	花椒 5g

每日 1 剂　水煎服　每次 200ml　每日 3 次（芒硝溶入煎好的汤液中服用）

适用于虫积阻滞证，具有消导积滞、驱蛔杀虫的功效。多用于蛔虫所致的肠梗阻。

处方 4　黄芪汤合增液汤加减

黄芪 15g	陈皮 15g	火麻仁 20g	玄参 30g
麦冬 20g	生地黄 20g		

每日 1 剂　水煎服　每次 200ml　每日 3 次　加蜂蜜少许同服

适用于气阴亏虚证，具有健脾益气、养阴润肠的功效。多用于肠梗阻缓解后恢复期，或者肠梗阻手术后早期。

【注意】①肠梗阻病情多较重、较急，需严格把握非手术治疗指征，在非手术治疗期间，一旦出现下列情况，应当积极手术探查治疗：怀疑绞窄性肠梗阻；出现明显的腹膜刺激征表现或弥漫性腹膜炎征象；非手术治疗无效，或腹痛、腹胀加重，肠鸣音减弱或消失，脉搏加快，血压下降者；肿瘤性疾病或先天性肠道畸形等器质性病变所致的肠梗阻。②对头孢菌素或青霉素过敏者禁用该类药品。

九、急性胆道感染

急性胆道感染是外科常见急腹症之一，包括急性胆囊炎、急性胆管炎。各种因素导致的胆道梗阻、胆道功能障碍、胆道蛔虫及其他病原微生物的感染、胆道损伤和胆道系统的血供障碍等，均可引起胆道的感染。其中，急性胆囊炎约 80% 是由胆囊结石引起；急性胆管炎约 78%～92% 由肝内外胆管结石引起。查科三联征（腹痛、寒战高热、黄疸）是胆道感染的常见临床表现；若患者在查科三联征的基础上出现休克、中枢神经系统受抑制的表现，即雷诺五联征，是急性梗阻性化脓性胆管炎的典型表现，病情危重，需紧急外科手术治疗。

本病属中医学"胁痛""结胸""肝气痛"等范畴。中医学认为，该病的发生多因湿热之邪侵袭肝胆，导致肝胆疏泄不畅、气血阻滞、腑气不通，因此治疗以疏泄、清利、通滞为主。本书中的中医处方仅适用于胆道感染较轻、无明显腹膜刺激症状和休克表现者。

西医处方

处方 1　抗感染治疗

头孢曲松　1～2g

0.9%氯化钠注射液　100ml ｜ 静脉滴注　每日 1 次

或　乳酸环丙沙星氯化钠注射液　0.4g　静脉滴注　每 12 小时

1 次

处方 2 适用于合并厌氧菌感染的治疗，需与处方 1 联用

　　甲硝唑氯化钠注射液　100ml　静脉滴注　每 8 小时 1 次

处方 3 解痉止痛治疗

　　盐酸消旋山莨菪碱注射液　10mg　肌内注射　每日 2～3 次

处方 4 适用于禁食状态下的补液对症治疗

0.9％氯化钠注射液　500ml 氯化钾注射液　10ml 维生素 C　1～2g	静脉滴注　每日 1 次
或　5％葡萄糖氯化钠注射液　500ml 氯化钾注射液　10ml 维生素 C　1～2g	静脉滴注　每日 1 次
加/或　10％葡萄糖注射液　500ml 氯化钾注射液　10ml	静脉滴注　每日 2 次

　　糖尿病患者，临时补液，首选生理盐水，若确需使用葡萄糖注射液，需按比例加用胰岛素注射液〔胰∶糖＝1U∶(4～5g)〕。

中医处方

处方 1 金铃子散合大柴胡汤加减

　　川楝子 30g　　延胡索 30g　　柴胡 15g　　黄芩 10g

　　大黄 12g　　枳实 12g　　半夏 15g　　白芍 20g

　　大枣 20g　　生姜 15g

　　每日 1 剂　水煎服　每次 200ml　每日 3 次

　　适用于肝胆蕴热证，具有疏肝清热、通下利胆的功效。

处方 2 茵陈蒿汤合大柴胡汤加减

　　茵陈 30g　　大黄 12g　　栀子 12g　　黄芩 12g

　　柴胡 15g　　半夏 12g　　枳实 12g　　白芍 15g

生姜 12g   大枣 15g

每日 1 剂   水煎服   每次 200ml   每日 3 次

适用于肝胆湿热证,具有清胆利湿、通气通腑的功效。

处方 3   黄连解毒汤合茵陈蒿汤加减

黄连 12g   黄芩 15g   黄柏 12g   大黄 12g

栀子 12g   茵陈 30g   石斛 15g   玄参 15g

麦冬 15g   甘草 6g

每日 1 剂   水煎服   每次 200ml   每日 3 次

适用于肝胆脓毒证,具有泻火解毒、通腑救逆的功效。该证病情多较重,患者多处于禁食状态,且需要紧急手术治疗,建议手术后再辨证使用。

【注意】①充分的术前准备对于该病十分重要,也可作为非手术疗法的重要手段。多数病人经非手术疗法治疗后病情可得到控制。但若病情严重或治疗后病情加重者,应紧急手术治疗。②胆道感染急性期多采取非手术治疗,症状体征控制后,择期手术治疗。③对头孢菌素及青霉素过敏者禁用该类药品。

十、胆石症

胆石症是外科常见病、多发病之一,包括胆囊结石和肝内外胆管结石。胆石症的临床表现与结石所在部位、胆道阻塞的程度及是否合并感染有关。有部分胆石症没有明显的临床症状,称之为无症状结石。胆囊结石阻塞胆囊管时可引起右上腹疼痛,可放射至右侧肩胛部,常伴有恶心呕吐。肝外胆管结石合并感染时可出现腹痛、寒战高热、黄疸等典型的查科三联征的表现,病情严重时可出现中毒性休克、肝性脑病等,需紧急外科手术干预。肝内胆管结石急性发作时肝区疼痛、寒战发热,常伴有轻度黄疸、肝脏增大、肝区叩击痛。

本病属于中医"胁痛""胆胀"等范畴。中医学认为胆结石的形成主要因为肝气郁滞、湿热蕴阻，导致肝失疏泄、胆失通降、胆汁郁积、久积为石，因此宜以疏肝利胆、清热利湿、化石排石类中药为主。

西医处方

处方 1　适用于该病的抗感染治疗

头孢曲松　1～2g
0.9%氯化钠注射液　100ml ｜ 静脉滴注　每日 1 次

或　乳酸环丙沙星氯化钠注射液　0.4g ｜ 静脉滴注　每 12 小时 1 次

处方 2　适用于合并厌氧菌感染的治疗，需与处方 1 联用
甲硝唑氯化钠注射液　100ml　静脉滴注　每 8 小时 1 次

处方 3　解痉止痛治疗
盐酸消旋山莨菪碱注射液　10mg　肌内注射　每日 2～3 次

处方 4　适用于禁食状态下的补液对症治疗

0.9%氯化钠注射液　500ml
氯化钾注射液　10ml ｜ 静脉滴注　每日 1 次
维生素 C　1～2g

或　5%葡萄糖氯化钠注射液　500ml
氯化钾注射液　10ml ｜ 静脉滴注　每日 1 次
维生素 C　1～2g

加/或　10%葡萄糖注射液　500ml
氯化钾注射液　10ml ｜ 静脉滴注　每日 2 次

糖尿病患者，临时补液，首选生理盐水，若确需使用葡萄糖注射液，需按比例加用胰岛素（胰：糖＝1U∶4～5g）。

处方 1　金铃子散合大柴胡汤加减

川楝子 30g　　延胡索 30g　　柴胡 15g　　黄芩 10g

大黄 12g　　　枳实 12g　　　半夏 15g　　白芍 20g

大枣 20g　　　生姜 15g

每日 1 剂　水煎服　每次 200ml　每日 3 次

适用于肝郁气滞证，具有疏肝利胆、理气开郁的功效。

处方 2　茵陈蒿汤合大柴胡汤加减

茵陈 30g　　　大黄 12g　　　栀子 12g　　黄芩 12g

柴胡 15g　　　半夏 12g　　　枳实 12g　　白芍 15g

生姜 12g　　　大枣 15g

每日 1 剂　水煎服　每次 200ml　每日 3 次

适用于肝胆湿热证，具有疏肝利胆、清热利湿的功效。

处方 3　茵陈蒿汤合黄连解毒汤加味

黄连 12g　　　黄芩 15g　　　黄柏 12g　　大黄 12g

栀子 12g　　　茵陈 30g　　　石斛 15g　　玄参 15g

麦冬 15g　　　甘草 6g

每日 1 剂　水煎服　每次 200ml　每日 3 次

适用于肝胆脓毒证，具有泻火解毒、养阴利胆的功效。

处方 4　一贯煎加减

北沙参 12g　　麦冬 12g　　　当归 12g　　生地黄 15g

枸杞子 12g　　川楝子 10g

每日 1 剂　水煎服　每次 200ml　每日 3 次

适用于肝阴不足证，具有滋阴柔肝、养血通络的功效。

处方 5　胆道排石汤（天津南开医院方）

金钱草 30g　　茵陈 30g　　　郁金 30g　　木香 10g

枳壳 10g　　　生大黄 10g

每日 1 剂　水煎服　每次 200ml　每日 3 次

适用于各型胆石症。

处方6　排石汤5号（遵义医学院方）

金钱草 30g　　木香 10g　　　枳壳 10g　　　黄芩 10g

川楝子 10g　　大黄 6g

每日 1 剂　水煎服　每次 200ml　每日 3 次

适用于胆石症的缓解期。

处方7　排石汤6号（遵义医学院方）

虎杖 30g　　　木香 15g　　　枳壳 10g　　　金钱草 30g

茵陈 15g　　　栀子 15g　　　延胡索 15g　　大黄 15g

每日 1 剂　水煎服　每次 200ml　每日 3 次

适用于用于胆石症发作期。

处方8　中医外治处方

芒硝 30g　　　生大黄 60g　大蒜头 1 个

均研细末　米醋适量共捣成糊状　布包外敷于胆囊区　每日 1 次

适用于胆石症急性发作期。

【注意】①胆石症目前的治疗原则仍首选外科手术治疗，中药排石治疗可供参考，但应严格把握适应证。②对头孢菌素及青霉素过敏者禁用该类药品。③中药排石适应证：胆管结石直径＜10mm、胆管下端无狭窄者；胆管多发小结石；手术后胆管残余小结石；较小的胆囊结石，胆囊功能良好者。④胆石症在中药排石过程中，容易诱发急性腹痛和急性胰腺炎、急性梗阻性化脓性胆管炎，因此在选择排石治疗时应当充分与患者进行沟通，并严密观察临床变化。

十一、血栓闭塞性脉管炎

血栓闭塞性脉管炎是一种自身免疫性疾病，以侵犯四肢中、小动静脉为主的全身性非化脓性血管炎性病变。该病具有慢性、周期性、节段性发作的特点，多发生在 45 岁以下青壮年男性，多有吸烟史，我国各地均有发病，但北方发病率高于南方。发病可能与吸烟、免疫、寒冷、激素水平、血管神经因素等相关。

本病属于中医"痹病"范畴；中医学认为，该病多因素体脾气不足、肾阳亏虚，加之受寒邪侵袭而发作。表现为肢体发凉、感觉异常，患肢疼痛，严重时可出现"间歇性跛行"，患肢溃疡、坏疽。该病病因不明确，缺乏根治性方法，临床上多采用中西医结合治疗，以建立侧支循环，改善病变区域供血，缓解症状。

西医处方

处方 1　抗血栓治疗

阿司匹林　40～300mg　口服　每日 1 次

或　氯吡格雷　75mg　口服　每日 1 次

或　阿加曲班　10mg
　　0.9%氯化钠注射液　500ml｜静脉滴注　每 12 小时 1 次

处方 2　扩血管治疗

前列地尔　40μg
0.9%氯化钠注射液　250ml｜静脉滴注　每 12 小时 1 次　2 小时滴完

或　前列地尔　60μg
　　0.9%氯化钠注射液　250ml｜静脉滴注　每日 1 次　3 小时滴完

处方 3　适用于患者并发溃疡或坏疽时的抗感染治疗

头孢唑林钠　1.0g 0.9%氯化钠注射液　100ml	静脉滴注	每 8 小时 1 次

或　注射用阿莫西林钠克拉维酸钾　1.2g　静脉滴注　每 8 小时 1 次
　　0.9%氯化钠注射液　100ml

或　乳酸环丙沙星氯化钠注射液　0.4g　静脉滴注　每 12 小时 1 次

处方 4　止痛治疗

布洛芬缓释片　0.3g　口服　每日 2 次

中医处方

处方 1　阳和汤加减

熟地黄 30g　　白芥子 12g　　鹿角胶 6g^{烊化}　　肉桂 6g
麻黄 5g　　　姜炭 5g　　　生甘草 6g
每日 1 剂　水煎服　每次 200ml　每日 3 次
适用于寒凝血脉证，具有温经散寒、化瘀通脉的功效。

处方 2　桃红四物汤加减

当归 15g　　　熟地黄 15g　　川芎 15g　　　白芍 15g
桃仁 15g　　　红花 15g
每日 1 剂　水煎服　每次 200ml　每日 3 次
适用于血瘀脉络证，具有活血化瘀、通络止痛的功效。

处方 3　四妙勇安汤加减

金银花 20g　　玄参 15g　　　当归 15g　　　甘草 10g
每日 1 剂　水煎服　每次 200ml　每日 3 次　连用 10 日
适用于热毒蕴结证，具有清热解毒、化瘀止痛的功效。

处方 4　十全大补丸加减

党参 30g　　　炒白术 15g　　茯苓 15g　　　炙甘草 10g

当归 15g　　　川芎 20g　　　炒白芍 20g　　熟地黄 20g

炙黄芪 20g　　肉桂 6g

每日 1 剂　水煎服　每次 200ml　每日 3 次

适用于气血两虚证，具有补养气血、益气通络的功效。

处方 5　附桂八味丸加减

附片 15g^{先煎1小时}　　肉桂 6g　　熟地黄 20g　　山药 30g

山萸肉 15g　　泽泻 15g　　茯苓 20g　　　牡丹皮 15g

每日 1 剂　水煎服　每次 200ml　每日 3 次

适用于肾阳虚，具有温补肾阳的功效。

处方 6　六味地黄丸加减

熟地黄 20g　　山萸肉 20g　　牡丹皮 15g　　泽泻 15g

山药 20g　　　茯苓 20g

每日 1 剂　水煎服　每次 200ml　每日 3 次

适用于肾阴虚证，具有滋补肾阴的功效。

【注意】①对头孢菌素及青霉素过敏者禁用本品。②有发热者，应做血常规、血培养；常规检查血糖；溃疡合并感染者，应取溃疡面分泌物做细菌培养及药物敏感试验。③若需溶栓治疗，应转诊至具备介入手术条件的医院进行。④局部溃疡形成后，需要换药去腐，换药时需遵循"蚕食"原则，一点一点清理，不可大范围清创，否则清理后的局部会再坏死。

十二、单纯性下肢静脉曲张

下肢静脉曲张指下肢大隐静脉或小隐静脉系统处于过伸态，以浅表静脉血管蜿蜒、迂曲为主要病变的一类疾病。主要病因是浅静脉壁薄弱或静脉瓣膜关闭不全，以及静脉内压力持久升高导致静脉扩张。在长期站立或负重人群中发病率较高，如营业员、教师、体力工作者等。临床表现为下肢沉重、酸胀疼痛感，肢体可见曲张突出的静脉团，病程后期可出现足靴区色素沉着、溃疡等。该类病人多有遗传史和寒冻史。手术治疗是该病的唯一根治方法。

本病属于中医"筋瘤"的范畴。中医学认为，本病多系经脉不和，气血运行不畅，血液瘀滞脉中，阻滞经脉，脉络扩张充盈，日久交错盘曲而成。中医药治疗对由该病引发的疼痛、肿胀、溃疡、淤积性皮炎等有较显著的疗效。

西医处方

处方 1　改善静脉回流消肿治疗

　　　　地奥司明　0.45g　口服　每日 2 次

或　羟苯磺酸钙　1 片　口服　每日 2 次　疗程 1～3 周

处方 2　适用于并发血栓性静脉炎或溃疡伴感染时的治疗

　　　　阿莫西林胶囊　0.5g　口服　每日 2 次

或　环丙沙星　0.5g　口服　每日 2 次

或　头孢唑林钠　1.0g　　　　　　　　　 ┃ 静脉滴注　每 8 小时
　　0.9％氯化钠注射液　100ml　　　　　┃ 1 次

或　注射用阿莫西林钠克拉维酸钾　1.2g ┃ 静脉滴注　每 8 小时
　　0.9％氯化钠注射液　100ml　　　　　┃ 1 次

或　乳酸环丙沙星氯化钠注射液　0.4g　静脉滴注　每 12 小时 1 次

处方 3　适用于并发血栓性静脉炎的局部治疗

　　　　肝素钠乳膏　适量　外用　每日 2～3 次

中医处方

处方 1　柴胡疏肝散加减

　　　　柴胡 15g　　　香附 15g　　　陈皮 15g　　　川芎 20g

　　　　枳壳 20g　　　白芍 15g　　　甘草 6g

每日 1 剂　水煎服　每次 200ml　每日 3 次

适用于气血瘀滞证，具有行气活血、祛瘀除滞的功效。

处方 2　萆薢渗湿汤加减

萆薢 30g　　　　薏苡仁 30g　　　赤茯苓 15g　　　　黄柏 12g

牡丹皮 15g　　　泽泻 15g　　　　滑石粉 30g^{包煎}　通草 6g

黄芩 12g　　　　大黄 15g　　　　甘草 15g

每日 1 剂　水煎服　每次 200ml　每日 3 次

适用于湿热瘀阻证，具有清热利湿、活血祛瘀的功效。

处方 3　外用熏洗疗方

蛇床子 30g　　　地肤子 30g　　　白鲜皮 30g　　　苦参 30g

大黄 30g　　　　赤芍 30g　　　　黄柏 30g　　　　苍术 30g

两日 1 剂　水煎　熏洗患肢　每日 2 次

适用于合并湿疹或溃疡时的外用熏洗。

【注意】①对头孢菌素及青霉素过敏者禁用本品。②有发热者，应做血常规、血培养检查，还应检查血糖；溃疡合并感染者，应当取溃疡面分泌物做细菌培养及药物敏感试验。③严重的下肢静脉曲张，应尽早手术治疗，以免发生不良并发症。

十三、前列腺炎

前列腺炎是成年男性常见疾病之一，大约有 50% 的男性在一生中的某个时间段会受其影响。目前将前列腺炎分为四型：Ⅰ型相当于急性细菌性前列腺炎；Ⅱ型相当于慢性细菌性前列腺炎；Ⅲ型为慢性前列腺炎/慢性骨盆疼痛综合征，相当于慢性非细菌性前列腺炎及前列腺痛，其中ⅢA型为炎症型，在前列腺液中可查见白细胞计数升高，ⅢB型为非炎症型，前列腺液中白细胞计数正常；Ⅳ型为无症状性前列腺炎，无主观症状，仅实验室等检查发现炎症证据。急性前列腺炎典型症状为尿频、尿急、尿痛，会阴、耻骨上区及外生殖器疼痛，可伴有发热、排尿困难、血精等症状，行前列腺指检前列腺触痛明显。检查可见血、尿常规中白细胞计数升高并可出现血液或尿液细菌培养阳性。慢性前列腺炎包含Ⅱ型和Ⅲ型前列腺炎，症状表现差异大，以会阴区、阴囊区、耻骨区及腹股沟区疼痛，及尿频、尿急、夜尿增多、排尿困难为主。检查可见前列腺液中白细胞或脓细胞计数升高，卵磷脂小体数量下降。前列腺炎病因复杂，感染、精神心理因素、免疫功能异常、神经内分泌因素、盆底相关疾病因素均可导致疾病的发生。

本病属于中医"精浊""白浊""淋证"范畴，中医认为本病与肝、脾、肾、膀胱相关，早期多为湿、热、瘀、滞，后期兼见气、阴、阳虚等虚实夹杂之证。

西医处方

处方1 适用于Ⅰ型前列腺炎的治疗

若患者伴有发热等全身症状，建议首先静脉用药待体温正常后改为口服药物治疗；若患者症状较轻，无发热等全身症状，可单纯给予口服药物治疗。

盐酸左氧氟沙星氯化钠注射液　0.5g　静脉滴注　每日1次
3～5天后改为　左氧氟沙星　0.5g　口服　每日1次

或　头孢曲松　2g
　　0.9%氯化钠注射液　100ml ｜静脉滴注　每日1次

3～5天后改为　头孢克肟　100mg　口服　每日2次
或改为　左氧氟沙星　0.5g　口服　每日1次
或改为　米诺环素　100mg　口服　每12小时1次

总疗程2～4周。

以上药物尤其左氧氟沙星、米诺环素等药物需要注意患者肾功能情况，若患者疼痛明显可加用非甾体消炎止痛药物如吲哚美辛、布洛芬等，若患者排尿困难明显可加用坦索罗辛治疗。

处方 2　适用于Ⅱ型前列腺炎的治疗

　　米诺环素　100mg　口服　每 12 小时 1 次

或　左氧氟沙星　0.5g　口服　每日 1 次

或　阿奇霉素　250～500mg　口服　每日 1 次

或　复方磺胺甲噁唑片　2 片（800mg，160mg）口服　每 12 小时
　　1 次

加　盐酸坦索罗辛　0.2mg　口服　每日 1 次

或加　多沙唑嗪缓释片　4mg　口服　睡前 1 次

或加　吲哚美辛　25mg　口服　每日 3 次

或加　布洛芬缓释片　0.3g　口服　每日 2 次

　　抗菌药物疗程 4～6 周，建议每 2 周进行阶段性疗效评价，疗效不满意时更换抗菌药物。

处方 3　适用于ⅢA型前列腺炎的治疗

　　左氧氟沙星　0.5g　口服　每日 1 次

或　米诺环素　100mg　口服　每 12 小时 1 次

或　阿奇霉素　250～500mg　口服　每日 1 次

加　盐酸坦索罗辛　0.2mg　口服　每日 1 次

或　多沙唑嗪缓释片　4mg　口服　睡前 1 次

或加　吲哚美辛　25mg　口服　每日 3 次

或加　布洛芬缓释片　0.3g　口服　每日 2 次

　　抗菌建议先使用 2～4 周，若临床症状减轻可继续使用至 4～6周，否则应停止使用抗菌药物。

处方 4　适用于ⅢB型前列腺炎的治疗

　　盐酸坦索罗辛　0.2mg　口服　每日 1 次

或　多沙唑嗪缓释片　4mg　口服　睡前 1 次
　　疗程 12 周以上。

或加　吲哚美辛　25mg　口服　每日 3 次

或加　布洛芬缓释片　0.3g　口服　每日2次

处方5　适用于慢性前列腺炎伴有尿急、尿频明显，但无排尿困难

在处方1～4的基础上加：

索利那新　5mg　口服　每日1次

或　托特罗定　4mg　口服　每日1次

或　米拉贝隆缓释片　50mg　口服　每日1次

中医处方

处方1　八正散加减

车前子15g^{包煎}　萹蓄10g　蒲公英10g　白芍10g

栀子10g　瞿麦10g　滑石粉10g^{包煎}　大黄6g^{后下}

甘草6g　川木通6g　灯心草3g

每日1剂　水煎服　每次200ml　每日3次

能清热泻火、利水通淋，主治膀胱湿热型前列腺炎。症见尿频尿急，灼热涩痛，小便黄浊，尿后滴白，阴囊潮湿，心烦气急，口苦、口干，舌苔黄腻，脉滑实或弦数。尿频、尿急明显可加用乌药10g、益智仁15g；尿痛、骨盆区疼痛明显者可加用川楝子10g、延胡索15g。

处方2　龙胆泻肝汤合桃红四物汤加减

生地黄15g　栀子10g　黄芩10g　泽泻10g

车前子10g^{包煎}　当归10g　白芍10g　桃仁10g

红花10g　川芎6g　柴胡6g　川木通6g

甘草6g　龙胆6g

每日1剂　水煎服　每次200ml　每日3次

能清热、利湿、化瘀、解毒，主治湿热瘀滞型前列腺炎。症见会阴胀痛或下腹、耻部、腰骶及腹股沟等或疼痛，小便频急，黄浊涩痛，排尿困难，余沥不尽，口苦口干，阴囊潮湿，舌红，苔黄腻，脉弦数或弦滑。尿频、尿急明显可加用乌药、益智仁、

滑石；尿痛、骨盆区疼痛明显者可加用川楝子 10g、延胡索 15g。

处方 3　柴胡疏肝散加减

陈皮 10g　　　川芎 10g　　　枳壳 10g　　　　白芍 10g

当归 10g　　　白术 10g　　　茯苓 10g　　　　香附 10g

川楝子 10g　　荔枝核 10g　　柴胡 8g　　　　　甘草 6g

每日 1 剂　水煎服　每次 200ml　每日 3 次

能疏肝解郁、行气止痛，主治肝气郁滞型前列腺炎。症见少腹、睾丸或胸胁胀痛，排尿不畅，淋漓不尽，尿频尿急，情志抑郁或易怒，胸闷、善太息，舌苔薄白，脉弦。尿频、尿急明显可加用乌药 10g、益智仁 15g、滑石 10g；尿痛明显者可加延胡索 20g、乌药 15g；尿黄、尿道灼热者可加金钱草 15g、车前草 15g、茵陈 15g。

处方 4　少腹逐瘀汤加减

干姜 10g　　　当归 10g　　　延胡索 10g　　　赤芍 10g

蒲黄 10g^{包煎}　桃仁 10g　　　红花 10g　　　川芎 8g

生地黄 8g　　　小茴香 6g　　　没药 5g　　　　肉桂 5g

每日 1 剂　水煎服　每次 200ml　每日 3 次

活血祛瘀、温经止痛，主治气滞血瘀型前列腺炎。症见会阴部或外生殖器区、或小腹、或耻骨区、或腰骶及肛周疼痛或坠胀，尿后滴沥，排尿刺痛，淋漓不畅，血精或血尿，舌质紫暗或有瘀点、瘀斑，苔白或黄，脉弦或涩。尿频、尿急明显可加用乌药 10g、益智仁 10g、滑石 10g；尿血、血精可加小蓟 15g、大蓟 15g。

处方 5　济生肾气丸加减

熟地黄 15g　　茯苓 15g　　　车前子 15g^{包煎}　制附子 12g^{先煎}

川牛膝 12g　　山萸肉 12g　　山药 12g　　　　牡丹皮 10g

肉桂 5g

每日 1 剂　水煎服　每次 200ml　每日 3 次

温肾、利水、壮阳，主治肾气不足型前列腺炎，症见尿后滴沥，劳后白浊，腰膝酸软，精神萎靡，阳痿早泄，遗精，尿频，舌淡胖苔白，脉沉无力。腰痛明显者可加桑寄生 15g、狗脊 15g、续断 15g；阳痿、早泄明显可加补骨脂 15g、金樱子 15g、芡实 15g；尿频、尿急明显可加用乌药 15g、益智仁 15g。

处方 6 知柏地黄丸加减

熟地黄 15g　　知母 10g　　黄柏 10g　　山萸肉 10g

山药 10g　　茯苓 10g　　泽泻 10g　　川牛膝 8g

牡丹皮 8g

每日 1 剂　水煎服　每次 200ml　每日 3 次

能滋肾填精、养阴清热，主治肾阴不足型前列腺炎。症见尿频尿急，尿黄尿热，五心烦热，失眠多梦，头晕眼花，遗精早泄、性欲亢进或阳强，舌红少苔，脉沉细或弦细。腰痛明显者可加桑寄生 15g、狗脊 15g、续断 15g；阳痿、早泄明显可加补骨脂 15g、金樱子 15g、芡实 15g、淫羊藿 15g；尿频、尿急明显可加用滑石 10g、乌药 15g、益智仁 15g、菟丝子 15g；口干、舌燥明显者可加阿胶 10g、麦冬 20g。

处方 7 参苓白术散合右归丸加减

熟地黄 15g　制附子 15g先煎　山萸肉 12g　菟丝子 9g

杜仲 9g　　当归 9g　　茯苓 9g　　薏苡仁 9g

白术 9g　　山药 9g　　莲子 10g　　人参 9g

砂仁 6g后下　炙甘草 6g　肉桂 5g

每日 1 剂　水煎服　每次 200ml　每日 3 次

能益气健脾、温肾壮阳，主治脾肾两虚型前列腺炎。症见小便不利，尿后滴沥，小腹隐痛，腰酸乏力，少气懒言，面色淡白，畏寒肢冷，纳差便溏，或五更泄泻、性欲低下，或见阳痿，舌质淡胖苔薄白，脉沉细。尿频、尿急明显可加用乌药 10g、益智仁 15g；腹痛、腹泻明显可加用干姜 10g、补骨脂 15g、吴茱萸 15g；阳痿、早泄明显可加补骨脂 15g、金樱子 15g、芡实 15g、淫羊藿 15g。

处方 8 六味地黄丸合少腹逐瘀汤加减

熟地黄 15g　山萸肉 12g　　干姜 10g　　山药 10g

茯苓 10g　　泽泻 10g　　当归 10g　　延胡索 10g

赤芍 10g　　桃仁 10g　　牡丹皮 8g　　川芎 8g

小茴香 6g

每日 1 剂　水煎服　每次 200ml　每日 3 次

能滋阴补肾、活血化瘀，主治肾虚血瘀型前列腺炎。症见尿频尿急，腰膝酸软，会阴部隐痛夜间加重，遗精，健忘，肌肤甲错，口唇紫暗，舌质暗红或瘀点、瘀斑，苔白，脉细涩。尿频、尿急明显可加用乌药 10g、益智仁 15g、滑石 15g；阳痿、早泄明显可加金樱子 15g、芡实 15g、淫羊藿 15g。

十四、良性前列腺增生

良性前列腺增生（benign prostatic hyperplasia，BPH）是引起中老年男性排尿障碍最为常见的一种良性疾病。发病率随年龄的增长而增加，一般发生在 40 岁以后，60 岁男性人群中 BPH 的发生率大于 50%，80 岁时高达 83%。老龄和有功能的睾丸是 BPH 发生的必备条件。由于腺体增生挤压尿道及前列腺平滑肌张力升高引起尿道阻力升高，前列腺增生的主要症状表现为进行性加重的排尿困难。早期表现为尿频、尿急、夜尿增多，后期逐渐出现排尿踌躇、尿线变细、间断排尿、尿不尽及尿后滴沥等症状。

良性前列腺增生归属于中医"精癃""癃闭"的范畴，病位在精室，与膀胱、肾的关系最为密切，与脾、肝、肺亦有一定关系。多因年老肾元亏虚，膀胱气化无力，加之瘀血、败精、湿热等阻滞下焦而成。肾虚血瘀水阻、膀胱气化失司是其基本病机，本虚标实是其病机特点。

西医处方

处方 1　适用于前列腺轻度增生者

盐酸坦索罗辛缓释胶囊　0.2mg　口服　每日 1 次

或　多沙唑嗪缓释片　4mg　口服　睡前 1 次

或　萘哌地尔　25mg　口服　睡前 1 次

处方 2　适用于前列腺中、重度增生者

盐酸坦索罗辛缓释胶囊　0.2mg　口服　每日 1 次

或　多沙唑嗪缓释片　4mg　口服　睡前 1 次

或　萘哌地尔　25mg　口服　睡前 1 次

加　非那雄胺　5mg　口服　每日 1 次

或加　度他雄胺软胶囊　0.5mg　口服　每日 1 次

或加　爱普列特　5mg　口服　每日 2 次

处方 3　适用于尿频、尿急明显的前列腺增生者

在处方 1 或处方 2 基础上可加用：

索利那新　5mg　口服　每日 1 次

或　托特罗定　4mg　口服　每日 1 次

或　米拉贝隆缓释片　50mg　每日 1 次

患者排尿后残余尿量原则上超过 50ml 时应慎用索利那新和托特罗定，因其可能导致残余尿量增加或尿潴留发生的风险。

中医处方

处方 1　八正散加减

车前子 15g^{包煎}	萹蓄 10g	蒲公英 10g	白芍 10g
栀子 10g	瞿麦 10g	滑石粉 10g^{包煎}	大黄 6g
甘草 6g	川木通 6g	灯心草 3g	

每日 1 剂　水煎服　每次 200ml　每日 3 次

能清热利湿、通闭利尿，主治湿热蕴结型前列腺增生。症见小便频数不爽，尿黄而热或涩痛，或小便不通，少腹急满胀痛，口苦口黏，或渴不欲饮，大便秘结，舌质红苔黄腻，脉滑数或濡数。少腹疼痛明显加三棱 10g、莪术 9g、丹参 15g、水蛭 3g、桃仁 10g；尿血加小蓟 12g、大蓟 12g。

处方 2　沉香散合代抵当丸加减

赤芍 12g　　　石韦 12g　　　滑石粉 12g^{包煎}　　当归 12g

白术 12g　　　瞿麦 10g　　　王不留行 10g　　　桃仁 10g

生地黄 10g　　莪术 9g　　　冬葵子 9g　　　　大黄 6g

甘草 6g　　　沉香 5g

每日 1 剂　水煎服　每次 200ml　每日 3 次

能疏肝理气、行瘀散结，主治气滞血瘀型前列腺增生。症见小便不通或点滴而下，或尿细如线，胸胁胀满，口苦咽干，少腹急满胀痛，舌质淡或紫暗，脉弦或涩。胁腹胀痛甚，加枳实 10g、广木香 10g；口苦而干、目赤，加龙胆 10g、栀子 15g、夏枯草 6g；尿血、有血块，加生蒲黄 15g、小蓟 10g。

处方 3　补中益气汤加减

黄芪 15g　　　当归 10g　　　陈皮 10g　　　　白术 10g

升麻 10g　　　茯苓 10g　　　柴胡 6g　　　　炙甘草 6g

人参 6g

每日 1 剂　水煎服　每次 200ml　每日 3 次

能补脾益气、温肾利尿，主治脾肾气虚型前列腺增生。症见尿频，滴沥不畅，尿线细甚或夜间遗尿或尿闭不通，神疲乏力，纳谷不香，面色无华，便溏脱肛，舌淡，苔白，脉细无力。手足不温，少腹发凉，加乌药、肉桂；食少纳差，腹部胀满，加砂仁 10g、半夏 10g；小便不禁，加桑螵蛸 15g、煅龙骨 20g、煅牡蛎 20g。

处方 4　知柏地黄丸加减

熟地黄 15g　　知母 10g　　　黄柏 10g　　　　山萸肉 10g

山药 10g　　　茯苓 10g　　　泽泻 10g　　　　川牛膝 8g

牡丹皮 8g

每日 1 剂　水煎服　每次 200ml　每日 3 次

能滋阴补肾、清利小便，主治肾阴不足型前列腺增生，症见小便频数不爽，淋漓不尽，头晕目眩，失眠多梦，神疲倦怠，腰膝酸软，咽干口燥，或五心烦热，尿少热赤，舌质红少苔，脉细数。小便艰涩，加石韦10g、海金沙15g；心烦尿赤、口舌生疮，加川木通5g；五心烦热，加鳖甲10g、地骨皮10g。

处方5　济生肾气丸加减

制附子15g^{先煎2小时}　　山药15g　　熟地黄15g　　茯苓15g

车前子15g^{包煎}　　山萸肉12g　牡丹皮10g　川牛膝10g

肉桂5g

每日1剂　水煎服　每次200ml　每日3次

能温补肾阳、化气利水，主治肾阳亏虚型前列腺增生。症见小便不通或滴沥不爽，排尿费力，或尿溢失禁，神疲乏力，腰酸腿软，肢寒怕冷，面色无华，唇甲色淡，舌质淡苔白，脉沉细。泛恶呕吐，加姜半夏10g；小便不通，加沉香10g、石菖蒲10g；尿溢不禁，加菟丝子15g、乌药15g、益智仁15g。

处方6　补肾通窍汤加减

黄芪15g　　菟丝子12g　乌药10g　　益智仁10g

怀牛膝10g　　肉桂5g　　甘草5g　　水蛭3g

每日1剂　水煎服　每次200ml　每日3次

能补肾助阳、化瘀通窍，主治肾虚瘀阻型前列腺增生。症见尿频尿急，夜尿增多，排尿无力，尿线细，排尿时间延长，伴腰膝酸痛、小腹胀痛，舌淡紫苔白，脉细涩。口干口渴，舌红少津，加沙参20g、石斛15g；尿痛加淡竹叶10g、石韦15g；尿血，加栀子12g、藕节15g、蒲黄炭10g、三七粉3g、小蓟15g。

【注意】在使用坦索罗辛、非那雄胺等药物治疗前列腺增生时，应注意排除前列腺癌，以免掩盖病情。门诊治疗以轻-中度前列腺增生伴有轻度症状者为主，存在中-重度症状或者前列腺重度增生患者以及药物治疗效果不佳的患者建议外科手术治疗。

十五、泌尿系结石

泌尿系结石是泌尿外科的常见病，我国泌尿系结石整体发病率为 $1\%\sim5\%$，南方高达 $5\%\sim10\%$。泌尿系结石病因复杂，受性别、年龄、种族、体重指数、生活环境、遗传、饮食习惯、自身疾病及职业等因素的影响，结石的成分多样且临床特点各异。身体的代谢异常、尿路梗阻、感染、异物和药物的使用都是结石发病的常见因素。主要症状表现为肾绞痛、血尿、尿频、尿急及排尿中断、尿闭等。

本病归属中医"石淋""砂淋"范畴，本病多由下焦湿热、气滞血瘀或肾气不足引起，病位在肾、膀胱和溺窍，肾虚为本，湿热、气滞血瘀为标。

西医处方

处方 1　适用于肾绞痛的治疗

　　吲哚美辛　25mg　口服　每日 3 次

或　双氯芬酸　25mg　口服　每日 2 次

加　地佐辛注射液　5mg　肌内注射　必要时，间隔 3～6 小时可再次使用

或加　盐酸布桂嗪注射液　50～100mg　肌内注射　必要时

或加　喷他佐辛注射液　30mg　肌内注射　必要时　间隔 3～4 小时可再次使用

或加　盐酸哌替啶注射液　50～100mg　肌内注射　必要时

或加　间苯三酚注射液　80mg　肌内注射或静脉滴注　每 12 小时 1 次

处方 2　适用于小结石的排石治疗

　　在大量饮水、保证尿量 2000ml 以上的基础上可加用以下药

物，在应用药物排石过程中应适量跳动促进结石排出。

消旋山莨菪碱　10mg　口服　每日 3 次

或　盐酸坦索罗辛缓释胶囊　0.2mg　口服　每日 2 次

加　双氯芬酸钠栓　50mg　纳肛　每日 1～2 次

或加　双氯芬酸钠片　25mg　口服　每日 2 次

或加　吲哚美辛　25mg　口服　每日 3 次

处方 3　适用于碱化尿液的治疗

碳酸氢钠　0.5～1g　口服　每日 3 次

或　枸橼酸钾颗粒　2g　口服　每日 1～2 次

中医处方

处方 1　三金排石汤加减

金钱草 20g　　海金沙 15g^{包煎}　石韦 12g　　滑石粉 12g^{包煎}

车前子 12g^{包煎}　鸡内金 10g　　瞿麦 10g　　萹蓄 10g

冬葵子 9g

每日 1 剂　水煎服　每次 250～300ml　每日 3 次

能清热利湿、通淋排石，主治湿热蕴结型泌尿系结石。症见腰痛或小腹痛，或尿流突然中断，尿频，尿急，尿痛，小便混赤，或为血尿，口干欲饮，舌红，苔黄腻，脉弦数。疼痛明显，加延胡索 20g、川楝子 15g；血尿明显，加用小蓟 15g、大蓟 15g、生蒲黄 10g。

处方 2　金铃子散合石韦散加减

延胡索 15g　　石韦 12g　　当归 12g　　川楝子 10g

白芍 10g　　白术 10g　　滑石粉 10g^{包煎}　瞿麦 10g

王不留行 10g　冬葵子 9g　　川木通 5g　　炙甘草 6g

每日 1 剂　水煎服　每次 250～300ml　每日 3 次

能理气活血、通淋排石，主治气血瘀滞型泌尿系结石。症见发病急骤，腰腹胀痛或绞痛，疼痛向外阴部放射，尿频，尿急，尿黄或赤，舌暗红或有瘀斑，脉弦或弦数。血尿明显可加用小蓟 15g、大蓟 15g、生蒲黄 12g。

处方3　济生肾气丸加减

金钱草 20g　　黄芪 20g　　熟地黄 15g　　海金沙 15g^{包煎}

制附子 15g^{先煎}　山药 15g　　茯苓 15g　　山萸肉 12g

鸡内金 10g　　丹参 10g　　泽泻 10g　　川牛膝 10g

车前子 10g^{包煎}　牡丹皮 8g　　肉桂 5g

每日 1 剂　水煎服　每次 250～300ml　每日 3 次

能补肾益气、通淋排石，主治肾气不足型泌尿系结石。症见结石日久，留滞不去，腰部胀痛，时发时止，遇劳加重，疲乏无力，尿少或频数不爽，或面部轻度浮肿，舌淡苔薄，脉细无力。血尿较重者加琥珀粉 3g、三七粉 3g。

处方4　六味地黄丸加减

金钱草 20g　　熟地黄 20g　　山药 12g　　茯苓 12g

黄精 12g　　女贞子 12g　　川牛膝 10g　　车前子 10g^{包煎}

泽泻 8g　　牡丹皮 8g

每日 1 剂　水煎服　每次 250～300ml　每日 3 次

能滋阴补肾、通淋排石，主治肾阴亏虚型泌尿系结石。症见腰腹隐痛，便干尿少，头晕目眩，耳鸣，心烦咽燥，腰膝酸软，舌红苔少，脉细数。血尿较重者加琥珀粉 3g、三七粉 3g。

【注意】泌尿系结石根据结石所在部位不同，可以分为上尿路结石即肾、输尿管结石，以及下尿路结石即膀胱、尿道结石。门诊以处理上尿路小结石为主，较大结石（0.6cm 以上）以及下尿路结石一般以外科处理为主。使用非甾体消炎止痛药时需注意存在引起消化道溃疡出血的可能。中药主要应用于急性疼痛缓解后的排石治疗。附子需先煎 1～2 小时。以上药物剂量为常用剂量，使用过程中应根据患者具体情况参照说明书及药典适当调整。

十六、急性尿路感染

尿路感染（urinary tract infection，UTI）又称为泌尿系感染，是肾、输尿管、膀胱和尿道等泌尿系统各个部位感染的总称。UTI是目前仅次于呼吸道感染的第二大感染性疾病。女性一生有 60% 的可能会患上 UTI。大多数尿路感染是由来源于肠道菌群的兼性厌氧菌感染引起，也可由来源于阴道菌群和会阴部皮肤的表皮葡萄球菌和白念珠菌等引起。这些病原菌中，尤以大肠埃希菌为主。按照感染部位可分为上尿路（肾、输尿管）感染和下尿路（膀胱、尿道）感染。尿路感染的主要症状为尿频、尿急、尿痛、耻骨上区不适和腰骶部疼痛，可有肉眼血尿。上尿路感染还可见寒战、发热、腰痛、恶心、呕吐等症状。

本病属中医"热淋""血淋""淋证"范畴，其病因病机主要为饮食劳倦、湿热侵袭而致湿热蕴结下焦，肾与膀胱气化失司。

西医处方

处方 1　适用于急性膀胱炎

　　磷霉素氨丁三醇　3g　口服　顿服

或　呋喃妥因　100mg　口服　每日 2 次

或　左氧氟沙星　500mg　口服　每日 1 次

或　头孢克肟　100mg　口服　每日 2 次

处方 2　适用于急性肾盂肾炎

　　左氧氟沙星　500mg　口服　每日 1 次

或　环丙沙星　500mg　口服　每日 2 次

或　头孢克肟　100mg　口服　每日 2 次

或　复方磺胺甲噁唑　2 片（800mg，160mg）　口服　每 12 小时 1 次

处方3 适用于急性膀胱炎和急性肾盂肾炎尿频、尿急症状明显者

可在处方1或处方2基础上加用：

索利那新　5mg　口服　每日1次

或　米拉贝隆缓释片　50mg　口服　每日1次

或　托特罗定缓释胶囊　4mg　口服　每日1次

中医处方

处方1 八正散加减

车前子15g^{包煎}　萹蓄10g　蒲公英10g　白芍10g

栀子10g　瞿麦10g　滑石粉10g^{包煎}　大黄6g^{后下}

甘草6g　川木通6g

每日1剂　水煎服　每次300ml　每日2次

能清热利湿，主治膀胱湿热型尿路感染。症见起病急，病程短，尿频、尿急，尿道灼热刺痛，尿黄混浊或尿中带血，少腹拘急引痛，大便黏滞不畅，或伴发热，舌红、苔黄腻，脉滑数。尿热痛明显可加用白花蛇舌草15g、败酱草15g、蒲公英10g；血尿明显可加用小蓟15g、白茅根15g。

处方2 清心莲子饮加减

炙黄芪18g　党参18g　车前子15g^{包煎}　莲子15g

茯苓15g　麦冬12g　黄芩10g　炙甘草6g

每日1剂　水煎服　每次300ml　每日2次

能益气养阴、清热利湿，主治气阴两虚型尿路感染。症见小便赤涩，余沥不尽，身倦乏力，遇劳则发，心烦口渴，或有夜寐不宁，舌质淡或红，苔少或微黄，脉细数或细弱。尿热痛明显加蒲公英12g、金银花15g、鱼腥草15g、半枝莲10g；神倦乏明显可加用山药15g、黄精15g；五心烦热可加用女贞子15g、旱莲草10g。

处方3 知柏地黄丸加减

熟地黄15g　知母10g　黄柏10g　山萸肉10g

山药 10g　　　　茯苓 10g　　　泽泻 10g　　　　川牛膝 8g

牡丹皮 8g

每日 1 剂　水煎服　每次 300ml　每日 2 次

能滋补肝肾、清热利湿，主治肝肾阴虚型泌尿系感染。症见尿频、排尿涩痛，头晕目眩，五心烦热，腰膝酸软，多梦易醒，或伴有烘热汗出，或与情绪有关，小腹胀满疼痛，舌红、苔少或微黄，脉弦细或细数。尿热痛明显加蒲公英 12g、金银花 12g、鱼腥草 15g、半枝莲 10g；烘热汗出明显加桑叶 10g、白薇 10g、地骨皮 15g；腰痛、下肢怕冷者加仙茅 15g、淫羊藿 15g；小腹胀痛、与情绪相关者加柴胡 15g、白芍 15g、枳实 10g。

【注意】治疗急性膀胱炎时磷霉素氨丁三醇一般情况下单次使用即可，呋喃妥因连用 5 日，其他药物一般采用三日疗法。若三日疗法失败应根据药敏结果选用敏感抗菌药物再行治疗 7～14 天。急性肾盂肾炎治疗一般疗程为 7～14 天，如治疗失败，应根据药敏试验结果选用敏感抗菌药物再治疗 6 周。

十七、附睾-睾丸炎

附睾-睾丸炎是男性泌尿生殖系统常见的炎症性疾病，依据解剖部位可分为附睾炎和睾丸炎，单纯的睾丸炎少见，临床多见附睾炎或附睾炎合并睾丸炎。依据病程长短可分为急性和慢性。慢性附睾炎常单独存在，较少由急性炎症迁延而来，仅少数患者可有反复急性发作史。根据致病因素可分为感染性和非感染性。感染性主要由沙眼衣原体、淋球菌、生道支原体、革兰阴性肠道杆菌、腮腺炎病毒、结核杆菌、布鲁氏菌及假丝酵母菌等导致；非感染性主要因胺碘酮或白塞综合征导致。其主要表现为阴囊区、附睾、睾丸肿胀和疼痛，可伴有发热。

本病属于中医"子痈"范畴，外感六淫、过食辛辣、房事不洁、跌仆闪挫致湿热内生下注于肾子，以及郁怒伤肝、血瘀痰凝致气滞凝结于肾子，为本病的病因病机。

西医处方

　　头孢克肟分散片　100mg　口服　每日2次

或　头孢克洛胶囊　0.25g　口服　每8小时1次

或　左氧氟沙星　500mg　口服　每日1次

或　阿莫西林钠克拉维酸钾　1g　口服　每日2次

或加　阿奇霉素　1g　单次口服

中医处方

处方1　枸橘汤合龙胆泻肝汤加减

金银花15g	连翘15g	赤芍12g	枸橘10g
栀子10g	黄芩10g	荔枝核10g	陈皮10g
龙胆6g	柴胡6g	甘草6g	

每日1剂　水煎服　每次200ml　每日3次

　　能清热利湿、解毒消肿，主治湿热下注型附睾-睾丸炎。症见发病突然，睾丸或附睾肿大疼痛，阴囊皮肤红肿，焮热疼痛，少腹抽痛，局部触痛明显、脓成时按之应指，伴恶寒发热，苔黄腻，脉滑数。阴囊水肿明显者加车前子15g；成脓者加透脓散；痛甚者加延胡索20g、川楝子15g。

处方2　橘核丸加减

昆布12g	海藻12g	延胡索12g	川楝子10g
厚朴10g	枳实10g	青皮10g	橘核9g
木香6g			

每日1剂　水煎服　每次200ml　每日3次

　　能疏肝理气、化痰散结，主治气滞痰凝型附睾-睾丸炎。症见附睾结节，精索水肿增粗，轻微触痛，或牵引少腹不适；多无全身症状；舌淡或有瘀斑，苔薄白或腻，脉弦滑。结节难消者加三棱15g、莪术15g、夏枯草10g；水肿明显或有积液者加茯苓15g、泽泻 15g。

【注意】 附睾-睾丸炎门诊治疗以非特异性感染为主，若治疗后效果不佳，需要考虑特异性感染如结核等情况。若患者存在发热恶寒等全身症状应考虑静脉用药。同时对于老年患者尤其需要注意排除睾丸、附睾的肿瘤，以免误诊。对于感染严重已成脓时，应行外科治疗，切开引流。

十八、包皮龟头炎

包皮龟头炎包括发生于阴茎头皮肤的炎症和（或）包皮的炎症，二者常合并出现，目前多统称为阴茎头炎。该病有非常高的发病率，包括后天性包茎、硬化性苔藓等相关疾病，其发生的主要部位为包皮内板与阴茎头，主要表现为疼痛、红肿、瘙痒等症状。其病因及危险因素包括包皮过长、局部污垢、清洗过度、特殊药物的使用等。常见病原体主要有链球菌、金黄色葡萄球菌、淋病双球菌、真菌、滴虫及厌氧菌等。

本病归属于中医"旋螺风"范畴，外感风热湿邪、房事不洁、清洁不当致风、湿、热毒下注于玉茎是其主要的病因病机。

西医处方

处方1　适用于细菌感染的治疗

红霉素软膏　适量　外用患处　每日 2 次

或/加　高锰酸钾外用片　0.1g　兑水 500ml　浸泡阴茎头　每日 3 次　每次 5～10 分钟

或加　头孢地尼　0.1g　口服　每日 3 次

或加　头孢克肟　100mg　口服　每日 2 次

或加　头孢克洛胶囊　0.25g　口服　每 8 小时 1 次

或加　左氧氟沙星　500mg　口服　每日 1 次

处方 2　适用于真菌感染的治疗

　　曲安奈德益康唑乳膏　适量　外用患处　每日 2 次

或/和　高锰酸钾外用片　0.1g　兑水 500ml　浸泡阴茎头　每日
　　　3 次　每次 5～10 分钟

或加　氟康唑　150mg　单次口服

中医处方

处方 1　通心饮加减

　　连翘 15g　　瞿麦 15g　　栀子 10g　　黄芩 10g
　　川木通 5g　　甘草 5g
　　每日 1 剂　水煎服　每次 200ml　每日 3 次

　　能清热利湿、消肿止痛，主治湿热毒郁型包皮龟头炎。症见包
皮龟头红肿疼痛，可有脓液分泌，可伴瘙痒，舌红、苔黄厚或腻，
脉滑数。肿痛明显者可加用延胡索 10g、赤芍 15g；瘙痒明显者可
加用白鲜皮 15g、苦参 15g、蝉蜕 6g。

处方 2　三黄洗剂

　　苦参 30g　　黄柏 30g　　黄连 30g　　大黄 30g
　　水煎 600ml　外洗患处　每次 200ml　每日 3 次
　　能清热止痛，燥湿止痒。

　　【注意】①包皮龟头炎一般以局部治疗为主，仅症状严重或存在
全身症状如发热、恶寒或合并有尿生殖道感染的情况下才加用全身
治疗药物。以上药物剂量为成人常用剂量，使用过程中应根据患者
具体情况参照说明书及药典适当调整。②对于包皮嵌顿，需及时行
手法复位或手术解除嵌顿后再行药物治疗；对于反复出现包皮龟头
炎的患者若合并有包皮过长、包茎等情况，应尽早考虑手术治疗。

十九、精囊炎

　　精囊炎是男性生殖道常见的感染性疾病之一，分为非特异性感

染和特异性感染两大类，前者又可分为急性精囊炎和慢性精囊炎，后者包括精囊结核和淋菌性精囊炎，其中以非特异性慢性精囊炎最为常见。精囊炎常与前列腺炎同时发生，多由于生殖道逆行感染所致。急性精囊炎主要由生殖道逆行感染、血行感染或淋巴途径感染所致，主要表现为尿频、尿急、尿痛，下腹部或会阴部疼痛、发热、乏力、全身酸痛等症状。慢性精囊炎多由于经常性兴奋、手淫或纵欲过度，从而导致微生物感染引起，少数由急性炎症迁延而来，主要表现为血精、会阴部及下腹部疼痛不适，可伴有排尿不适、尿道灼热、尿频、尿急等症状。

本病归属中医"血精"范畴，病位在精室，热入精室、外伤跌仆、脾肾气虚血失统摄致精室血络受损、血溢脉外、血随精出为其主要病因病机。

西医处方

处方 1 适用于非特异性急、慢性精囊炎抗感染治疗

左氧氟沙星　500mg　口服　每日 1 次

或　环丙沙星　500mg　口服　每日 2 次

或　头孢克肟　100mg　口服　每日 2 次

或　头孢克洛胶囊　0.25g　口服　每 8 小时 1 次

或　复方磺胺甲噁唑　2 片（800mg，160mg）　口服　每 12 小时 1 次

或加　阿奇霉素　1g　单次口服

处方 2 适用于精囊炎伴有发热或下腹、会阴、尿道疼痛的治疗

可在处方 1 和处方 3 基础上加用：

对乙酰氨基酚　0.5g　口服　每日 3 次

或　布洛芬　0.2g　口服　每日 3 次

或　吲哚美辛　12.5～25mg　口服　每日 3 次

处方 3 适用于血精明显者

可在处方 1 和处方 2 基础上加用：

肾上腺色腙　5mg　口服　每日 3 次

或　氨甲苯酸　0.5g　口服　每日 3 次
或　氨甲环酸　0.5g　口服　每日 3 次

中医处方

处方 1　龙胆泻肝汤加减

生地黄 15g　　栀子 10g　　　黄芩 10g　　泽泻 10g
车前子 10g^{包煎}　当归 10g　　　白芍 10g　　柴胡 6g
川木通 6g　　甘草 6g　　　　龙胆 6g
每日 1 剂　水煎服　每次 200ml　每日 3 次

清热利湿、凉血止血，主治湿热下注型精囊炎；症见精液红色或暗红色或棕褐色，少腹、会阴及睾丸部疼痛或不适，射精时加重，可伴有尿频、尿急、排尿灼热或疼痛，小便黄热，余沥不尽，或有白浊；舌红、苔黄腻，脉滑数或洪数。出血明显加大蓟 10g、小蓟 10g；疼痛明显加乌药 10g、川楝子 10g、延胡索 15g。

处方 2　知柏地黄丸合二至丸加减

生地黄 15g　　女贞子 12g　　旱莲草 12g　知母 10g
黄柏 10g　　　山萸肉 10g　　山药 10g　　茯苓 10g
泽泻 10g　　　川牛膝 8g　　　牡丹皮 8g
每日 1 剂　水煎服　每次 200ml　每日 3 次

能滋阴降火、凉血止血，主治阴虚火旺型精囊炎。症见精血相混，色鲜红，可夹有陈旧血块，或精液镜下见红细胞，会阴部坠胀或阴茎灼痛，伴头晕耳鸣，腰膝酸软，潮热盗汗，心烦口干，小便短黄，舌红少津，苔薄黄，脉细数。出血明显者加蒲黄炭 15g、棕榈炭 15g。

处方 3　桃红四物汤加减

生地黄 15g　　当归 12g　　　桃仁 10g　　红花 10g
川芎 10g　　　蒲黄炭 10g
每日 1 剂　水煎服　每次 200ml　每日 3 次

能活血止血、祛瘀止痛，主治瘀血阻络型精囊炎。症见精中带血，血色暗红，夹有血丝、血块，射精痛，或伴有阴部外伤史；伴少腹、会阴及阴囊部疼痛；舌质紫暗或有瘀点瘀斑，苔薄，脉涩。疼痛明显者加延胡索 10g、三七粉 3g、牛膝 10g。

处方 4 大补元煎合归脾汤加减

黄芪 15g	茯苓 15g	山药 15g	熟地黄 15g
当归 12g	枸杞子 12g	白术 12g	山萸肉 12g
杜仲 10g	远志 10g	人参 9g	

每日 1 剂 水煎服 每次 200ml 每日 3 次

能补肾健脾、益气摄血，主治脾肾两虚型精囊炎。症见精液淡红，或镜下见红细胞；伴有性欲减退或阳痿早泄；面色少华，神疲乏力，失眠多梦，腰膝酸软；舌淡而胖，脉细无力。出血明显者，加血余炭 10g、阿胶 10g；遗精早泄者，加芡实 15g、金樱子 15g。

【注意】 精囊炎若反复发作或血精治疗效果不佳，应考虑行精囊镜检查并注意排除精囊肿瘤的可能性。以上药物剂量为常用剂量，使用过程中应根据患者具体情况参照说明书及药典适当调整。

二十、勃起功能障碍

勃起功能障碍（erectile dysfunction，ED）是指阴茎持续不能达到或维持足够的勃起硬度以完成满意的性生活，病程在 3 个月以上。调查显示国内 ED 总患病率为 26.1%，其中 40 岁以上的男性患病率在 40% 左右。本病是男性最常见的性功能障碍之一，且严重影响患者生活质量，更是许多躯体疾病的早期预警信号。

本病属于中医"阳痿""不起""阳不举"等范畴，肝郁、肾虚、湿热及血瘀是其最基本的病机及病理变化。

处方1　适用于勃起功能障碍的一线治疗

　　他达拉非　5mg　口服　每日1次

或　他达拉非　10～20mg　口服　性生活前2小时

或　枸橼酸西地那非　50mg　口服　性生活前1小时

处方2　适用于雄激素缺乏的治疗，或加一线治疗药物

　　十一酸睾酮软胶囊　40～80mg　口服　每日2次

中医处方

处方1　金匮肾气丸加减

　　熟地黄15g　制附子15g^{先煎}　桂枝10g　　　山萸肉10g

　　山药10g　　茯苓10g　　　泽泻10g　　　车前子10g^{包煎}

　　牡丹皮8g　　川牛膝8g

　　每日1剂　水煎服　每次200ml　每日3次

　　补益肾气，主治肾气不足型勃起功能障碍。症见腰膝酸软，神疲乏力，气短懒言，时有滑精、早泄，舌淡，苔白，脉沉细无力。

处方2　右归丸加减

　　熟地黄20g　山药20g　　　　制附子15g^{先煎}　山萸肉12g

　　菟丝子12g　枸杞子12g　　当归12g　　　杜仲10g

　　鹿角胶6g^{烊化}　肉桂5g

　　每日1剂　水煎服　每次200ml　每日3次

　　补益肾阳，主治肾阳不足型勃起功能障碍。症见腰膝酸软，畏寒肢冷；少腹、外阴有凉感，面色无华，精神萎靡，性欲淡漠，精冷滑泄，小便频数清长，舌质淡胖，苔白，脉沉弱。

处方3　逍遥散加减

　　茯苓15g　　白芍15g　　　当归12g　　　白术12g

柴胡 10g　　生姜 6g　　　薄荷 6g^{后下}　　甘草 6g

每日 1 剂　水煎服　每次 200ml　每日 3 次

能疏肝解郁、通络兴阳，主治肝郁气滞型勃起功能障碍。症见精神抑郁，胸胁、少腹胀满不适，多疑善虑，心情急躁焦虑，善太息，少言寡语，病情轻重与情绪变化关系密切；舌质暗红，苔薄白，脉弦细。

处方 4　左归丸加减

熟地黄 15g　　山药 15g　　枸杞子 12g　　山萸肉 12g

菟丝子 12g　　川牛膝 9g　　龟甲胶 6g^{烊化}　鹿角胶 6g^{烊化}

每日 1 剂　水煎服　每次 200ml　每日 3 次

滋阴补肾，主治肾阴亏虚型勃起功能障碍。症见形体消瘦、腰膝酸软，五心烦热，潮热盗汗，眩晕耳鸣，性欲减退，小便短赤，夜寐不安，多梦滑精；舌淡红，脉沉细无力。潮热、盗汗明显者加地骨皮 15g；小便不利加茯苓 15g；腰膝酸痛明显者加杜仲 15g。

处方 5　无比山药丸加减

熟地黄 15g　　山药 15g　　茯苓 15g　　　山萸肉 12g

泽泻 10g　　　巴戟天 10g　川牛膝 10g　　杜仲 10g

菟丝子 10g　　肉苁蓉 10g　赤石脂 8g^{先煎}

每日 1 剂　水煎服　每次 200ml　每日 3 次

能健脾益肾、补气壮阳，主治脾肾两虚型勃起功能障碍。症见腰腹冷痛，久泻久痢，畏冷肢凉；纳差食少，面色淡白，性欲淡漠，大便溏薄，小便清长；舌淡胖或有齿痕，苔薄白，脉沉弱。

处方 6　疏肝益肾汤加减

熟地黄 18g　　白芍 15g　　山药 15g　　　茯苓 15g

泽泻 10g　　　山萸肉 10g　柴胡 10g　　　牡丹皮 10g

每日 1 剂　水煎服　每次 200ml　每日 3 次

能疏肝解郁、补肾兴阳，主治肝郁肾虚型勃起功能障碍。症见腰膝酸软、胁肋胀满，遗精早泄，多疑善虑、善太息、神疲乏力，舌红，苔薄白，脉弦细。

处方7　归脾汤加减

黄芪 15	茯苓 15g	白术 12g	当归 12g
酸枣仁 12g	远志 10g	龙眼肉 10g	生姜 10g
大枣 10g	人参 9g	木香 6g	甘草 6g

每日1剂　水煎服　每次200ml　每日3次

益气健脾、补血养心，主治心脾两虚型勃起功能障碍，症见心悸头晕，食少便溏，失眠多梦，纳差腹胀，神疲健忘，面色少华，舌淡苔白，脉细无力。

处方8　龙胆泻肝汤加减

生地黄 15g	栀子 10g	黄芩 10g	泽泻 10g
车前子 10g^{包煎}	当归 10g	白芍 10g	柴胡 6g
川木通 6g	甘草 6g	龙胆 6g	

每日1剂　水煎服　每次200ml　每日3次

清热利湿、活血祛瘀，主治湿热瘀滞型勃起功能障碍，症见少腹灼热疼痛，阴囊潮湿瘙痒，阴囊坠胀，时时作痛，口苦咽干，小便灼热浑浊，大便干结。舌暗苔黄腻，脉滑数或弦数。

【注意】①西地那非和他达拉非每日最多服用1次，附子应当先煎1～2小时。②勃起功能障碍与心理状态密切相关，心理状态与勃起功能障碍可相互影响互为因果并形成恶性循环。因此，及时给予心理疏导消除患者的担忧和顾虑，常可收到事半功倍的效果。同时，不健康的生活方式，如烟酒、少运动、睡眠不足、心理压力均是造成勃起功能障碍的危险因素。③性活动是性伴侣双方参与的活动，在治疗时应注意双方共同参与的原则，尤其需要女方的充分理解和积极配合。④以上药物剂量为常用剂量，使用过程中应根据患者具体情况参照说明书及药典适当调整。

二十一、早　泄

早泄是最常见的男性性功能障碍之一，发病率为20%～30%。

早泄分为原发性早泄和继发性早泄。根据国际性学会的定义，原发性早泄是指从初次性生活开始，射精往往或总是在插入阴道前或插入阴道后 1 分钟以内发生；继发性早泄指阴道内射精潜伏期较以往明显缩短，通常小于 3 分钟；并伴有射精控制能力的缺乏和由此造成的消极心理影响。早泄的病因复杂且机制不明，目前认为 5-羟色胺和多巴胺系统神经递质紊乱，以及阴茎头敏感性过高、遗传变异、负面情绪等因素均可造成早泄。

本病归属于中医"鸡精""见花谢"的范畴。早泄与肝、心、脾、肾相关，其病因病机主要为肝失疏泄、心脾两虚、肾失封藏、湿热侵袭等致精室不固。

西医处方

    达泊西汀　　30～60mg　　口服　　性生活前 1～2 小时

或　帕罗西汀　　20～60mg　　口服　　每日 1 次

或　舍曲林　　50～200mg　　口服　　每日 1 次

或加　西地那非　　50mg　　口服　　性生活前 1 小时

或加　他达拉非　　5mg　　口服　　每日 1 次

或加　他达拉非　　10～20mg　　口服　　性生活前 2 小时

中医处方

处方 1　龙胆泻肝汤加减

生地黄 15g	栀子 10g	黄芩 10g	泽泻 10g
车前子 10g^{包煎}	当归 10g	白芍 10g	柴胡 6g
川木通 6g	甘草 6g	龙胆 6g	

每日 1 剂　水煎服　每次 200ml　每日 3 次

清热利湿、祛浊止泄，主治湿热下注型早泄。症见泄精过早，阳事易举，会阴部胀痛，阴囊潮湿、瘙痒、坠胀，口干口苦，小便黄赤，舌质红，苔黄腻，脉滑数。

处方2 柴胡疏肝散加减

白芍 15g　　　陈皮 10g　　柴胡 10g　　香附 10g

川芎 10g　　　枳壳 10g　　甘草 6g

每日 1 剂　水煎服　每次 200ml　每日 3 次

疏肝解郁、行气止泄，主治肝气郁结型早泄。症见过早泄精，伴心情忧郁，胸闷、胁肋胀满，善太息，每于情绪不佳后加重，食欲缺乏，舌淡红，苔薄白，脉弦。

处方3 金匮肾气丸加减

熟地黄 15g　制附子 15g^{先煎1～2小时}　桂枝 10g　山萸肉 10g

山药 10g　　茯苓 10g　　　　泽泻 10g　车前子 10g^{包煎}

牡丹皮 8g

每日 1 剂　水煎服　每次 200ml　每日 3 次

补肾益气、固本止泄，主治肾气不固型早泄。症见过早泄精，性欲淡漠，头晕健忘，神疲乏力，腰膝酸软，劳累后加重，小便频数、清长或伴勃起障碍，舌质淡，苔薄白，脉弱。

处方4 右归丸加减

熟地黄 20g　山药 20g　　制附子 15g^{先煎1～2小时}　山萸肉 12g

菟丝子 12g　枸杞子 12g　当归 12g　　　　　　杜仲 10g

鹿角胶 6g^{烊化} 肉桂 5g

每日 1 剂　水煎服　每次 200ml　每日 3 次

补肾壮阳、培元固本，主治肾阳虚衰型早泄。症见泄精过快，性欲淡漠，腰酸，下肢无力，畏寒肢凉，常伴有阳物举而不坚，小便清长，夜尿频多，舌淡，苔薄白，脉沉细。

处方5 逍遥散合六味地黄丸加减

熟地黄 15g　　白芍 15g　　当归 12g　　　山萸肉 12g

白术 12g　　　山药 12g　　茯苓 12g　　　柴胡 10g

泽泻 10g　　　牡丹皮 10g　薄荷 6g^{后下}　甘草 6g

每日 1 剂　水煎服　每次 200ml　每日 3 次

疏肝解郁、补肾固精，主治肝郁肾虚型早泄。症见过早泄精，胸胁胀痛，急躁易怒，耳鸣目眩，腰膝酸软，小便频数，情绪波动后加重，舌红，苔薄白，脉弦细。

处方 6　归脾汤加减

黄芪 15g	茯苓 15g	白术 12g	当归 12g
酸枣仁 12g	远志 10g	龙眼肉 10g	生姜 10g
大枣 10g	人参 9g	木香 6g	甘草 6g

每日 1 剂　水煎服　每次 200ml　每日 3 次

健脾养心、益气固精，主治心脾两虚型早泄。症见射精快而无力，性欲减退，失眠多梦，倦怠乏力，面色无华，心悸怔忡，头昏健忘，食少纳呆，腹胀便溏，或形体肥胖，舌质淡，舌体胖大、边有齿痕，苔薄白，脉细弱。

处方 7　交泰丸加减

白术 12g	当归 12g	茯苓 12g	知母 12g
柴胡 10g	黄连 5g	吴茱萸 5g	肉桂 5g

每日 1 剂　水煎服　每次 200ml　每日 3 次

交通心肾、藏精止泄，主治心肾不交型早泄。症见过早泄精，阳事易举，伴失眠多梦，梦则遗精，腰酸腿软，心中烦热，面色红赤，舌红少苔，脉细数。

处方 8　薯蓣丸加减

山药 20g	熟地黄 15g	茯苓 15g	麦冬 12g
白芍 12g	当归 12g	大枣 12g	白术 12g
苦杏仁 10g	川芎 10g	桂枝 10g	柴胡 10g
桔梗 10g	干姜 10g	白蔹 10g	防风 10g
人参 9g	六神曲 6g	甘草 6g	阿胶 6g^{烊化}

每日 1 剂　水煎服　每次 200ml　每日 3 次

温肾补脾、益气固精，主治脾肾亏虚型早泄。症见过早泄精，食欲缺乏，性欲减退，腰膝酸软，疲倦乏力，夜尿频多，舌淡，脉细弱。

【注意】①达泊西汀、帕罗西汀、舍曲林、西地那非、他达拉非每日最多使用1次。达泊西汀、帕罗西汀以及舍曲林均应由最小剂量开始再逐渐增加，调整间隔一般为4周。②帕罗西汀及舍曲林突然停药会产生撤药反应，停药时应该逐步减少至最小剂量维持1周以上再行完全停药，具体停药方案应根据药物说明书执行。③以上药物剂量为常用剂量，使用过程中应根据患者具体情况参照说明书及药典适当调整。

二十二、急性乳腺炎

急性乳腺炎是一种乳腺炎症性疾病，常发生于产后未满月的哺乳期妇女，尤以初产妇为多见，可发生于哺乳期的任何阶段和回乳期。该病是在各种原因造成的乳汁淤积的基础上引发乳腺炎性反应；如伴发细菌感染，可引起乳房的急性化脓性感染，甚至进展为乳腺脓肿。临床表现以乳房肿块伴红、肿、热、痛，可伴有发热、寒战、乏力等全身症状。常见致病菌多为金黄色葡萄球菌、链球菌、大肠埃希菌等。西医根据临床表现和病程，分为乳汁淤积型、急性炎症型、乳腺脓肿。

本病属中医"乳痈"范畴，根据时因、病期分为瘀滞期、成脓期和溃后期3个阶段。

西医处方

处方1 适用于乳汁淤积型、急性炎症型的外敷治疗

25％硫酸镁　湿敷　每次20分钟　每日3次（禁用于皮肤破损处）

处方2 适用于急性炎症型的抗生素治疗

　　青霉素　80万U　肌内注射　每日2～3次

或　青霉素　800万U　｜静脉滴注　每12小时1次

　　0.9％氯化钠注射液　100ml｜10～14天为一疗程

或　根据脓液培养选择抗生素

处方3　适用于乳腺脓肿形成后

行彩超引导下乳腺脓肿穿刺引流术、乳腺脓肿置管引流术、乳腺脓肿切开引流术。

处方4　适用于乳腺脓肿切开引流后合并严重乳瘘的回乳治疗

己烯雌酚　5mg　口服　每日3次　共3～5天

中医处方

处方1　瓜蒌牛蒡汤加减：

全瓜蒌 15g	柴胡 10g	牛蒡子 15g	蒲公英 15g
桔梗 10g	青皮 15g	丝瓜络 15g	赤芍 15g

2日1剂　每剂煎3次　每次200ml　每日3次

疏肝解郁、通乳消肿，适用于瘀滞期，该期是急性乳腺炎的早期阶段，辨证属肝郁气滞。

外治：①手法揉抓排乳；②金黄散外敷患处。

处方2　透脓散加减

皂角刺 30g	王不留行 15g	蒲公英 15g	桔梗 10g
丝瓜络 15g	漏芦 30g	郁金 10g	青皮 15g
白术 30g	枳实 15g	莱菔子 15g	

2日1剂　每剂煎3次　每次200ml　每日3次

清热解毒、托里排脓，适用于成脓期。

外治：①火针洞式烙口术；②出针抽脓；③粗针抽脓加刀切排脓。

处方3　参苓白术散合托里消毒散加减

黄芪 30g	党参 15g	白术 15g	茯苓 15g
山药 15g	皂角刺 30g	蒲公英 15g	炒白扁豆 20g
砂仁 10g后下	陈皮 10g	麦芽 15g	稻芽 15g

桔梗 10g

2 日 1 剂　每剂煎 3 次　每次 200ml　每日 3 次

健脾益气、扶正托毒。适用于溃后期，该期是指成脓期脓肿溃破，或手术切开，或刺络排脓后至愈合的一段时期。脓肿溃后，疮口愈合缓慢，溃后脓水不断，或脓液清稀，神疲乏力，面色萎黄或少华，纳差，舌质淡，苔白，脉细缓。辨证属气血两虚，余毒未清。

外治：引流术后换药，金黄散外敷红肿处。

【注意】急性乳腺炎以预防为主，积极排空乳汁是预防急性乳腺炎的关键。

二十三、浆细胞性乳腺炎

浆细胞性乳腺炎是一种好发于非哺乳期、以导管扩张和浆细胞浸润病变为基础的慢性、非细菌性乳腺炎症。临床表现包括乳头溢液、肿块、脓肿、窦道、乳房疼痛，多伴有先天性乳头内陷；浆细胞性乳腺炎的病因、诱因不明，推测的病因有：哺乳障碍、乳房外伤、炎症、内分泌失调及乳房退行性变是引起乳腺导管引流不畅、阻塞、分泌物淤滞等的重要原因；由此导致管腔内油脂性分泌物刺激管壁，纤维组织增生，进而破坏管壁进入间质引起剧烈的炎症反应。根据病程分为急性期、亚急性期、慢性期。

本病中医称为"粉刺性乳痈"，分为四期：溢液期、肿块期、脓肿期、瘘管期。

西医处方

处方 1　适用于急性期合并细菌感染的治疗

左氧氟沙星　0.5g　口服　每日 1 次　共 7～14 天

或　头孢唑林钠　1.0g

0.9%氯化钠注射液　100ml

静脉滴注　每 8 小时 1 次　共

7～14 天

处方 2　适用于乳腺脓肿形成后

乳腺脓肿切开引流术

中医处方

处方 1　柴胡疏肝散加减

柴胡 10g　　郁金 15g　　青皮 15g　　当归 10g

川芎 10g　　延胡索 15g　　白芍 15g　　香附 15g

2 日 1 剂　每剂煎 3 次　每次 200ml　每日 3 次

疏肝理气、健脾利湿，适用于浆细胞性乳腺炎早期（溢液期），此期辨证为肝郁脾虚证。

外治：拔罐疗法，先天性乳头畸形与内陷，分泌物排出不畅是本病发生和反复发作的原因之一。用火罐拔吸出导管内分泌物，并对凹陷的乳头有一定的拔伸作用。

处方 2　柴胡清肝汤加减

柴胡 10g　　生地黄 15g　　赤芍 15g　　栀子 15g

天花粉 15g　蒲公英 15g　　虎杖 15g　　桔梗 10g

每日 1 剂　水煎服　日服 2 次

疏肝清热、和营消肿，适用于肿块期，肝经郁热型（急性期）。

外治：中药外敷，首选加味金黄散。

处方 3　透脓散和龙胆泻肝汤加减

龟甲 15g^{先煎}　皂角刺 30g　　蒲公英 15g　丝瓜络 15g

郁金 10g　　龙胆 10g　　桔梗 10g

2 日 1 剂　每剂煎 3 次　每次 200ml　每日 3 次

清肝透脓、利湿散结，适用于脓肿期，辨证为肝经湿热。

外治：①火针洞式烙口术；②粗针抽脓；③粗针抽脓加刀切排

脓；④引流术后换药。

处方 4 金银花甘草汤加减

金银花 15g	甘草 10g	生黄芪 30g	白芍 15g
白术 15g	生地黄 15g	龟甲 15g先煎	桔梗 10g

2 日 1 剂 每剂煎 3 次 每次 200ml 每日 3 次

扶正托毒、益气和营，适用于瘘管期，发生于乳房部和乳晕部的脓肿自溃或刺络或切开后久不收口，脓水淋漓，形成瘘管或窦道。辨证为气血两虚，余毒未清。

外治：①拖线疗法；②提脓药捻引流；③中药外敷（加减金黄散）。

【注意】积极预防和矫正先天性乳头内陷，可有效预防浆细胞性乳腺炎。少女要根据乳房的大小，佩戴尺寸合适的乳罩，保证乳头能够良好地发育；避免乳房和乳头长期受压，对于有俯卧习惯的少女，要及时纠正；乳头凹陷矫正的最好时间是青春发育期，提拉矫正和拔罐疗法可纠正乳头内陷，促进青春期乳管发育；如乳头有分泌物，应清除分泌物，经常保持乳头清洁。

二十四、乳腺增生

乳腺增生又称乳腺结构不良，是一种非炎性、非肿瘤性的乳腺良性增生性疾病。本病的本质是实质和间质不同程度的增生和退化不足所致的乳腺机构紊乱，发病率约占育龄妇女的 42.8%，约占乳腺疾病的 75%，且发病率逐年增长。乳腺增生病是妇女常见病、多发病，易复发。其增加乳腺癌发生的风险，其中非典型增生、乳腺囊性增生症已被认为是乳腺癌癌前病变，社会经济地位高、高学历、早初潮、迟绝经、大龄初产或终身未育、未哺乳或哺乳不正常的妇女为本病的高发人群。单纯乳腺增生的癌变率为 0.1%，乳头状瘤病的癌变率高达 33%，纤维囊性乳腺病的恶变率为1％～5％；纤维囊性乳腺病伴非典型导管增生癌变风险显著增加。

乳腺增生属中医"乳癖"范畴。中医学认为本病的发生与情志、饮食、劳倦等多方面因素有关。

西医处方

处方 适用于乳腺非典型增生、乳腺囊性增生症

他莫昔芬　10mg　口服　每日2次　6个月为一疗程

或　托瑞米芬　60mg　口服　每天1次　6个月为一疗程（用于服他莫昔芬后子宫内膜增厚或肝功能异常者）

中医处方

处方1　柴胡疏肝散加减

柴胡 10g	郁金 15g	陈皮 10g	延胡索 15g
白芍 15g	海藻 15g	莪术 15g	益母草 15g

2日1剂　每剂煎3次　每次200ml　每日3次

疏肝理气、散结止痛。适用于单纯乳腺增生之肝郁气滞证。

处方2　血府逐瘀汤加减

柴胡 10g	郁金 15g	丹参 15g	莪术 15g
茯苓 15g	浙贝母 15g	生牡蛎 30g^先煎	

2日1剂　每剂煎3次　每次200ml　每日3次

活血祛瘀、化痰散结。适用于乳腺腺病、纤维囊性乳腺病之痰瘀互结证。

处方3　二仙汤加减

仙茅 10g	淫羊藿 15g	肉苁蓉 15g	枸杞子 15g
熟地黄 20g	丹参 15g	知母 10g	黄柏 5g

2日1剂　每剂煎3次　每次200ml　每日3次

温肾助阳或滋阴补肾、调摄冲任。适用于纤维囊性乳腺病之冲

仁失调证。

处方 4　中医外治方

消癖酊湿敷＋微波治疗/中药离子导入（适用于乳腺增生伴局部肿块、疼痛）

或　中药热罨包外敷（适用于乳腺增生，以疼痛为主者）

或　穴位疗法，包括：穴位按摩疗法、体针疗法、耳穴疗法、艾灸疗法

【注意】本病与情志密切相关。日常调养需保持良好的心理状态，合理安排工作、生活节奏，避免不良情绪刺激；慎用含雌激素高的保健品、食品，摄入优质蛋白，食用新鲜蔬果，保证足量纤维素摄取；避免熬夜等不良生活习惯，保证充足睡眠；加强自检，定期乳腺专科检查，可预防复发，避免病情反复。

第十五章

骨伤科常见疾病

一、落 枕

　　落枕，又称失枕。多因睡眠姿势不良，睡起后颈部疼痛，活动受限，似身虽起而颈尚留落于枕，故名落枕。好发于青壮年，冬春两季多发。临床症状常表现为晨起颈部疼痛，头常歪向患侧，活动欠利，不能自由旋转后顾或后顾时躯干出现代偿运动。该病往往起病较快，病程较短，2～3天内即能缓解，1周内多能痊愈；若恢复不彻底，易于复发，若久延不愈，应注意与其他疾病引起的颈背痛相鉴别。

　　中医学认为本病是颈背部遭受风寒侵袭而致颈背部肌肉气血凝滞，经络闭阻，导致颈部僵凝疼痛、功能障碍。临床中常选用疏风散寒、除湿通络类中药。

西医处方

　　塞来昔布胶囊　1粒　口服　每日2次

或　布洛芬缓释胶囊　0.3g　口服　每日2次

或　双氯芬酸二乙胺凝胶　外擦　每日3次

处方 1　桂枝加葛根汤

　　桂枝 6g　　　白芍 6g　　　　生姜 9g　　　甘草 6g

　　大枣 4 枚　　　葛根 12g^{先煎}

　　每日 1 剂　水煎服　每次 200ml　每日 3 次

　　（煎药法：上药加水 2000ml，先煮葛根，煮至水剩约 1600ml 时加入其他药物继续煎煮至 600ml。）

　　适用于风寒客于太阳经输，营卫不和，桂枝汤证兼项背强而不舒者。能解肌祛风，调和营卫。

处方 2　羌活胜湿汤

　　羌活 12g　　　独活 6g　　　　防风 6g　　　藁本 6g

　　川芎 3g　　　蔓荆子 3g　　　炙甘草 6g

　　每日 1 剂　水煎服　每次 200ml　每日 3 次

　　适用于风湿在表之痹症。症见肩背痛不可回顾、头痛身重、苔白，脉浮者，可祛风、胜湿、止痛。

处方 3　葛根汤

　　葛根 30g　　　麻黄 15g　　　桂枝 15g　　　白芍 15g

　　生姜 10g　　　炙甘草 10g　　大枣 10g

　　每日 1 剂　水煎服　每日 2 次

　　（煎药法：以上各药加水 500ml，武火煎煮至沸 5～10min，改文火煎至 200ml，去渣适温服用。）

　　祛风通络、解痉除痹。若瘀滞明显，症见舌紫脉弦，加红花 5g、桃仁 10g；多汗者，减去麻黄，加黄芪 10g、防风 10g；证属太阳头痛者，加川芎 10g；证属阳明头痛者，加白芷 10g；证属少阳头痛者，加柴胡 10g。

处方 4　通络止痛汤

　　桂枝 6g　　　　鸡血藤 10g　　川芎 12g　　　黄芪 15g

葛根 12g^{先煎}　　甘草 6g

每天 1 剂　水煎分 2 次　饭后 1 小时温服

祛风散寒、益气活血、通络止痛。

处方 5　败毒散加减

柴胡 12g　　前胡 12g　　川芎 12g　　枳壳 12g

羌活 12g　　独活 12g　　茯苓 12g　　桔梗 12g

人参 12g　　生姜 12g　　薄荷 6g^{后下}　　甘草 6g

每日 1 剂　水煎　分 2 次温服　药渣用毛巾包好趁热敷患处

治疗 1～5 天

疏风散寒、解肌舒筋。寒气重者去柴胡、薄荷，加桂枝 5g、细辛 4g；痛剧者加乳香 6g、没药 6g；有内热者加石膏 30g、葛根 15g；体实者去人参；瘀滞重者加当归 12g；兼湿热者去人参，加黄柏 8g、苍术 12g。

二、肩关节周围炎

肩关节周围炎，又称"五十肩""冻结肩""漏肩风""肩凝症"，是一种肩关节周围软组织的无菌性炎症，好发于 50 岁左右的中老年人，女性稍多于男性。以长期肩周疼痛、肩关节各方向活动受限为主要特征。主要分为急性期（冻结进行期）、冻结期（粘连期）、解冻期（缓解期）。该病常与肩部骨关节、软组织的损伤及由此引起的肩关节活动受限疾患、颈椎病、冠心病、胆囊炎的反射性肩部疼痛进行鉴别。本病是自限性疾病，大部分患者常能自愈，预后良好。部分患者虽可自愈，但时间长、痛苦大、功能恢复不全，积极治疗可以缩短病程、加速痊愈。临床中常采取保守治疗。

该病属中医"肩痹""肩凝"范畴。中医学认为本病是因肝肾亏虚、气血虚弱、血不荣筋、外伤后遗、痰浊闭阻、复感风寒湿邪，继而产生血滞不畅、筋脉拘急等症状，治疗时宜按风寒湿阻、瘀血阻滞、气血亏虚等证型进行辨证论治，临床中常选用祛风除湿、益气活血、温经散寒、祛风通络的中药。

西医处方

处方 1　非甾体抗炎药镇痛

　　双氯芬酸钠双释放肠溶胶囊　75mg　口服　每日 1 次

或　布洛芬缓释胶囊　0.3g　口服　每日 2 次

或　对乙酰氨基酚　0.5g　口服　每日 3 次

或　洛索洛芬钠片　0.6g　口服　每日 3 次

加　氟比洛芬凝胶贴膏　1 贴　外敷患处　每日 1 次

或加　洛索洛芬钠凝胶贴膏　1 贴　外敷患处　每日 1 次

处方 2　局部封闭治疗

　　维生素 B_{12} 注射液　0.5mg

　　曲安奈德　30mg　　　　　　　封闭　每周 1 次　共 3～5 次

　　2% 利多卡因　4ml

中医处方

处方 1　蠲痹汤

　　羌活 45g　　黄芪 45g　　防风 45g　　当归 45g

　　姜黄 45g　　赤芍 45g　　甘草 15g　　生姜 3 片

　　每日 1 剂　水煎服　每日 3 次

　　祛风除湿、益气和营。适用于风痹、身体烦疼、项背拘急、肩臂肘痛、举动艰难及手足麻痹。寒邪偏重而痛剧者，加桂枝 10g、细辛 6g；肢体沉重疼痛者，加苍术 10g、防己 10g、薏苡仁 20g；手臂麻木较重者，重用黄芪，加桂枝 10g、全蝎 1 条。

处方 2　肩痹汤

　　生山楂 30g　桑葚 30g　　鸡血藤 30g　桂枝 15g

　　伸筋草 15g　五加皮 15g　络石藤 15g　姜黄 15g

　　丹参 15g　　莪术 10g　　桑枝 15g　　甘草 5g

每日 1 剂　水煎服　每日 3 次

温通行散、活血化瘀。适用于肩部疼痛、活动受限，肩部肌肉痉挛、萎缩，舌淡苔白腻，脉沉涩。

处方 3　三痹汤

独活 20g	秦艽 20g	当归 20g	川芎 30g
黄芪 30g	生地黄 15g	白芍 30g	人参 10g
茯苓 30g	川续断 15g	川牛膝 15g	杜仲 15g
防风 15g	肉桂 10g	细辛 5g	甘草 10g

每日 1 剂　水煎服　每日 3 次

祛风散寒、舒筋通痹。适用于肩部冷痛重着，转侧不利，受寒及阴雨天加重，肢体发凉，舌淡苔白或腻，脉沉紧或濡缓。

处方 4　身痛逐瘀汤

秦艽 3g	川芎 6g	桃仁 9g	红花 9g
甘草 6g	羌活 3g	没药 6g	当归 9g
五灵脂 6g	香附 3g	牛膝 9g	地龙 6g

每日 1 剂　水煎服　每日 3 次。适用于瘀血痹阻经络证。该方活血行气，祛瘀通络，通痹止痛。

处方 5　黄芪桂枝五物汤

黄芪 9g	桂枝 9g	白芍 9g	生姜 18g
大枣 4 枚			

每日 1 剂　水煎服　每日 3 次

益气温经、和营通痹。适用于营卫虚弱之血痹，症见肌肤麻木不仁，或肢节疼痛，或汗出恶风，舌淡苔白，脉微紧。

三、肱骨外上髁炎

肱骨外上髁炎是以肱骨外上髁部局限性疼痛，并影响伸腕及前臂旋转功能为特征的慢性劳损性疾病。本病的称谓较多，如肱桡关节滑囊炎、肱骨外上髁骨膜炎、肱骨外上髁综合征等，因网球运动员较常见，故又称"网球肘"，本病多见于男性，以右侧多见。以肱骨外上髁局限性压痛、抗阻伸腕痛、抗阻前臂旋后痛、抗阻伸中指痛为特征。该病常与纤维肌痛综合征、颈椎病鉴别。

中医学认为，此病主要与腕部及前臂部长期过度劳累，以致气血亏虚、血不荣筋等相关，主要分为风寒阻络证、气血亏虚证、湿热内蕴证等证型。

西医处方

处方 1　非甾体抗炎药

　　阿司匹林缓释片　50～150mg　口服　每日 1 次

或　布洛芬缓释胶囊　0.3g　口服　每日 2 次

或　萘普生缓释片　0.5g　口服　每日 1 次

加　洛索洛芬钠凝胶贴膏　1 贴　外敷　每日 1 次

处方 2　局部封闭治疗

泼尼松龙　1ml	混匀后注入局部皮下　每周 1 次
2%普鲁卡因　1ml	共 3～5 次

　　［如普鲁卡因皮试（＋）改用利多卡因］

中医处方

处方 1　上肢洗方

海桐皮 15g	伸筋草 15g	艾叶 15g	透骨草 15g
醋三棱 15g	醋莪术 15g	桃仁 15g	红花 15g
油松节 15g	木瓜 15g	威灵仙 15g	黄柏 15g

　　上药加入适量的水加热至沸腾，显露患肘，置于药水上方，根据患者感觉选取适当的距离进行熏蒸，待药水温度适宜时将患肘浸入汤剂中，约 20 分钟。

　　该方活血化瘀、舒筋活络。

处方2 舒筋止痛方

伸筋草 20g   桑枝 20g   防风 30g   海风藤 10g

茯苓 10g   甘草 5g

每日 1 剂 水煎服 每次 200ml 每日 2 次

〔煎药法：将药物置于煎药用的砂罐中，加入适量饮用水（水量为将中药饮片适当加压后，液面淹没过饮片 2cm，即大约为 800ml）浸泡 30 分钟。煮沸后文火煎 30 分钟左右，煎取药液约 400ml。〕

该方祛风除湿，伸筋止痛。

处方3 加味化瘀通痹汤

当归 15g   丹参 15g   鸡血藤 15g   制乳香 9g

制没药 9g   香附 12g   延胡索 12g   透骨草 15g

桑枝 15g   三七粉 10g^{冲服} 甘草 6g

每日 1 剂 水煎服 每日 2 次

该方活血化瘀、行气通络，适用于肱骨外上髁炎之风寒痹阻证。

处方4 伸筋透骨散

伸筋草 20g   透骨草 20g   鸡血藤 10g   路路通 10g

细辛 10g   防风 10g   桂枝 10g   艾叶 20g

川牛膝 10g

将所有的中药进行混合，装入透水纱布袋中制成中药包，将中药包浸入刚煮沸的开水中煎煮 30 分钟，将中药包与药液分离，把煮成的中药液冷却至适宜温度（45～50℃），浸泡双手 10 分钟。泡手完毕后擦净皮肤，将冷却至适宜温度之后的中药包湿敷在患侧肘关节肱骨外上髁处 20 分钟。

该方疏风通络、散寒止痛。适用于肱骨外上髁炎之风寒痹阻证。

处方5 海桐皮汤

花椒 20g   海桐皮 15g   透骨草 15g   乳香 12g

没药 12g   威灵仙 9g   白芷 9g   当归 9g

红花 9g   防风 9g   川芎 9g   甘草 9g

中药煮沸后，用蒸汽熏蒸肘部，温度适宜后将肘部浸入药液，并反复擦洗患处；每日 2 次，每次 30 分钟。

该方活血通络止痛，祛风行气。

四、桡骨茎突狭窄性腱鞘炎

桡骨茎突狭窄性腱鞘炎是发生在腕部的拇长展肌和拇短伸肌的狭窄性腱鞘炎。在日常的劳作中，拇指的对掌和屈伸动作较多，使拇指的外展肌和伸肌不断收缩，以致该部位发生无菌性炎症，该病好发于中年人，以女性多见。

中医学认为该病与长期劳作引起的积累性损伤有关，体弱血虚、血不荣筋者易发生本病。若该病迁延日久，多预后不佳。该病主要分为虚寒型和瘀滞型，根据三期论治原则，早期活血化瘀、消肿止痛，中期祛瘀生新，后期补益肝肾。

西医处方

处方 1 局部封闭治疗

泼尼松龙   1ml   混匀后注入局部皮下   每周 1 次   共 3～
曲安奈德   30mg   5 次

处方 2 非甾体抗炎药

双氯芬酸钠双释放肠溶胶囊   75mg   口服   每日 1 次

中医处方

处方 1 腱鞘炎散

川乌 90g   草乌 90g   干姜 60g   赤芍 30g

白芷 25g　　　胆南星 20g　肉桂 15g　　　三棱 15g

莪术 15g

上药研末混匀，每次取药粉 15g，用老陈醋加热调成糊状，敷于患处，纱布覆盖胶布固定，每晚睡前 1 次，次日清晨去除，连用 7 天。

适用于腱鞘炎，该方活血化瘀、祛邪通络止痛。

处方 2　腱鞘炎熏洗经验方

桑枝 15g　　　桂枝 15g　　　伸筋草 10g　　细辛 10g

羌活 15g　　　独活 15g　　　秦艽 10g　　　海风藤 10g

络石藤 10g　　红花 10g　　　三七 10g　　　土鳖虫 10g

补骨脂 20g　　牛膝 10g　　　当归 10g　　　木瓜 10g

乳香 9g　　　没药 9g　　　甘草 10g

上药煮沸后，用蒸汽熏蒸肘部，温度适宜后将肘部浸入药液，并反复擦洗患处；每日 2 次，每次 30 分钟。

该方祛风除湿，活血化瘀，温通筋脉，通络止痛。

处方 3　软坚活血洗药

制川乌 20g　　制草乌 20g　　寻骨风 20g　　大血藤 20g

威灵仙 20g　　川芎 20g　　　红花 20g　　　三棱 20g

莪术 20g　　　鸡血藤 20g　　海桐皮 20g　　土茯苓 20g

王不留行 20g

上药置于锅中用适量水煎煮，煎沸后 20 分钟即可倒入熏洗容器。将患部置于液面上，用保鲜膜覆盖住容器口，以热气熏蒸 3 分钟（注意避免烫伤），待水温降低至合适温度后将患部浸泡药液中 15～20 分钟。每日 2～3 次，每剂药可重复煎煮 3 次。

该方活血化瘀，软坚散结。

处方 4　洛阳正骨外洗经验方

苏木 10g　　　丹参 15g　　　红花 6g　　　乳香 6g

没药 6g　　　羌活 10g　　　威灵仙 16g　　五加皮 15g

上药加水 2000ml，煮沸 15 分钟后倒入盆内，患指置于盆上，用毛巾覆盖熏蒸，待药液温度降低后，将患指放进药液中浸泡，轻柔地活动患指。每日 2 次，每次 30 分钟，7 天为 1 个疗程。

该方祛风除湿，温经散寒，通经止痛。适用于指屈肌腱狭窄性腱鞘炎。

五、腰部扭挫伤

腰部扭挫伤是指腰部筋膜、肌肉、韧带、椎间小关节、腰骶关节的急性损伤，俗称"闪腰""岔气"。若处理不当或治疗不及时，可使症状长期延续，变成慢性。腰部扭挫伤是常见的筋伤疾病。多发于青壮年、体力劳动者及偶尔参加体力劳动者，其中扭伤者较为多见。腰部扭伤多因突然遭受间接暴力致腰部筋膜、韧带损伤和小关节错缝；腰部挫伤多为直接暴力所致。该病临床中常与腰椎骨折相鉴别。

中医学主要将本病分为气滞血瘀与气血亏虚两型。气滞血瘀型：急性期，受伤处由于创伤反应致使局部气血瘀滞，脉络不通，不通则痛。痛点固定，疼痛持续，以刺痛、锐痛为主。气血亏虚型：慢性期，疾病发生可反复，缠绵难愈，休息后症状减轻，劳累后疼痛加重，并伴有气血不足之面色㿠白、舌淡苔白、脉弦细等症状。

西医处方

处方 1　非甾体抗炎药

　　阿司匹林缓释片　50～150mg　口服　每日 1 次

或　对乙酰氨基酚　0.5g　口服　每日 3 次

处方 2　阿片类药物

　　芬太尼透皮贴　1 贴　贴敷患处　（持续时间不超过 72 小时）

处方 3　封闭治疗

| 甲泼尼龙　1ml | 混匀后注入痛点　每周 1 次　共 3～ |
| 布比卡因　10ml | 5 次 |

处方 1　乌药威灵仙饮

　　威灵仙 15g　　乌药 15g

　　每日 1 剂　水煎服　每日 2 次

　　活血化瘀、行气止痛。适用于气滞型腰部扭挫伤。

处方 2　骨碎补乳没煎

　　骨碎补 30g　　乳香 10g　　没药 10g　　桃仁 10g

　　延胡索 10g　　乌药 10g　　红花 6g　　全蝎 3g

　　甘草 5g

　　每日 1 剂　水煎服　每日 2 次

　　行气止痛、活血化瘀。适用于急性腰扭伤。

处方 3　丹参元胡白芷汤

　　丹参 30g　　延胡索 15g　　白芷 10g

　　每日 1 剂　水煎服　每日 2 次

　　该方活血化瘀,消肿止痛。适用于气滞血瘀型急性腰部扭挫伤。

处方 4　大黄土鳖外敷方

　　大黄 500g　　土鳖虫 100g　　红花 100g　　桃仁 50g

　　细辛 40g

　　上药烤干研末　以白酒调敷患处　每日 1 换

　　该方活血化瘀,消肿止痛。适用于急性腰部扭挫伤及四肢关节扭挫伤。

处方 5　散瘀和伤汤

　　番木鳖 15g　　红花 15g　　生半夏 15g　　骨碎补 9g

　　甘草 9g　　葱须 30g

　　上药加水 5 碗煮沸后,加入醋 80ml,再煎煮 5～10 分钟,熏洗患部，每日 2～3 次。

该方通气活血，散瘀止痛。适用于瘀血积聚，肿胀疼痛。

处方 6　和营止痛汤

当归尾 9g	川芎 6g	赤芍 9g	桃仁 6g
苏木 6g	没药 9g	乌药 9g	陈皮 6g
续断 10g	木通 6g	甘草 6g	

每日 1 剂　水煎服　每日 2 次

该方活血止痛，祛瘀生新。适用于一切损伤肿痛初期。

六、慢性腰肌劳损

慢性腰肌劳损是指积累性外力等原因导致腰部肌肉、韧带、筋膜等软组织的无菌性炎症，而引起腰痛为主要症状的慢性伤病。本病多见于中老年人，近年来发现青壮年发病也占相当比例，常与职业或工作环境有密切关系，是引起腰痛的最常见损伤疾患之一。该病在临床中常与臀上皮神经卡压综合征、第 3 腰椎横突综合征、腰脊神经后支综合征、骶髂关节劳损、骶髂关节结核、盆腔内脏疾病等鉴别。

中医学中将该病分为血瘀、寒湿、湿热、肝肾亏虚四型。血瘀型：腰痛如刺，痛有定处，轻则俯仰不便，重则因剧痛不能转侧，拒按。舌暗紫或有瘀斑，脉弦紧或涩。寒湿型：腰部冷痛重者，转侧不利，静卧痛不减，受寒及阴雨天加重，活动后痛减，肢体发凉，舌淡，苔白或腻，脉沉紧或濡缓。湿热型：腰痛而有热感，炎热或阴雨天加重，活动后痛减，尿赤，舌红，苔黄腻，脉濡数。肝肾亏虚型：腰部酸痛乏力，喜揉喜按，足膝无力，遇劳更甚，卧则减轻，常反复发作。偏阳虚者面色㿠白，手足不温，少气懒言，腰腿发凉，舌淡脉沉细。偏阴虚者心烦失眠，咽干口渴，面色潮红，倦怠乏力，舌红少苔，脉弦细数。

处方 1　非甾体抗炎药

　　布洛芬缓释胶囊　0.3g　口服　每日 2 次

或　塞来昔布胶囊　1 粒　口服　每日 2 次

或　双氯芬酸钠双释放肠溶胶囊　75mg　口服　每日 1 次

处方 2　肌肉弛缓药

　　氯唑沙宗　0.2g　口服　每日 3 次

中医处方

处方 1　滋阴壮骨方

川续断 30g	骨碎补 30g	桑寄生 30g	熟地黄 30g
狗脊 30g	当归 20g	川芎 15g	独活 15g
白芥子 15g	丹参 15g	威灵仙 15g	鸡血藤 15g
甘草 8g			

　　每日 1 剂　水煎服　每日 2 次

　　该方滋阴补肾，壮骨通络。

处方 2　双柏散

黄柏 30g	侧柏叶 30g	大黄 30g	薄荷 30g
泽兰 30g			

　　上药为 1 剂，研末装袋，贮存于冰箱备用；每次治疗时取 2 袋，用适量蜂蜜调制成糊状，平涂于无菌纱布上，置于微波炉中加热，待其冷却至 45℃时敷于腰部。

　　该方清热解毒，活血止痛。适用于寒湿痹阻型腰痛。

处方 3　腰宁汤

桑寄生 30g	狗脊 30g	川续断 30g	鸡血藤 20g
骨碎补 20g	独活 15g	熟地黄 15g	白芥子 15g

威灵仙 15g　　　丹参 15g　　　油松节 15g　　　川芎 12g

桂枝 12g　　　当归 10g　　　甘草 6g

每日 1 剂　水煎服　每日 2 次

该方温经通络，补肝肾，强筋骨，除痹痛。

处方 4　桂枝茯苓丸加减

桂枝 15g　　　茯苓 15g　　　牡丹皮 15g　　　赤芍 15g

桃仁 15g　　　土鳖虫 10g

每日 1 剂　水煎服　每日 3 次

该方活血化瘀，强健筋骨。适用于血瘀型腰痛。

处方 5　通痹熏洗汤

花椒 30g　　　红花 12g　　　伸筋草 10g　　　透骨草 10g

独活 10g　　　五加皮 10g　　　川芎 12g　　　赤芍 12g

泽泻 12g　　　桂枝 12g　　　桑枝 10g　　　生山楂 30g

五味子 15g　　　羌活 10g

加水 2.5～3L，煮沸后降温至 45℃后熏洗患处，每日 1 次，每次 30 分钟。

该方调和气血，祛邪通络。

七、腰椎间盘突出症

　　腰椎间盘突出症又称腰椎间盘纤维环破裂后髓核突出症，是指腰椎间盘发生退行性变，在外力作用下使纤维环破裂、髓核突出，刺激或压迫神经根，而引起腰痛及下肢坐骨神经放射痛为特征的疾病。本病好发于 20～40 岁的青壮年，男性多于女性，是临床最常见的腰腿疾患之一。该病常与腰臀及下肢软组织疾患、骶髂关节病变、骨肿瘤等疾病鉴别。

　　中医学中将其分为血瘀证、寒湿证、湿热证、肝肾亏虚证。血瘀证：腰腿痛如刺，痛有定处，日轻夜重，腰部板硬，俯仰旋转受限，痛处拒按。舌质紫暗或有瘀斑，脉弦紧或涩。寒湿证：腰腿冷痛重着，转侧不利，静卧痛不减，受寒及阴雨加重，肢体发凉。舌质淡，苔白或腻，脉沉紧或濡缓。湿热证：腰部疼痛，腿软无力，痛处伴有热感，遇热或雨天痛增，活动后痛减，恶热口渴，小便短赤。苔黄腻，脉濡数或弦数。肝肾亏虚证：腰酸痛，腿膝乏力，劳累更甚，卧则减轻。偏阳虚者面色㿠白，手足不温，少气懒言，腰腿发凉，或有阳痿、早泄，妇女带下清稀，舌质淡，脉沉细。偏阴虚者，咽干口渴，面色潮红，倦怠乏力，心烦失眠，多梦或有遗精，妇女带下色黄味臭，舌红少苔，脉弦细数。

西医处方

处方 1　非甾体抗炎药

双氯芬酸钠双释放肠溶胶囊　75mg　口服　每日 1 次

或　布洛芬缓释胶囊　0.3g　口服　每日 2 次

处方 2　糖皮质激素

倍他米松　0.5mg　口服　每日 1 次

处方 3　营养神经药物

维生素 B_1　1 片　口服　每日 3 次

或　甲钴胺　0.5mg　口服　每日 3 次

中医处方

处方 1　腰痛杜仲汤

杜仲 25g	金毛狗脊 20g	熟地黄 20g	淫羊藿 20g
骨碎补 20g	鸡血藤 20g	鹿角霜 20g[先煎]	丹参 15g
川牛膝 15g	伸筋草 15g	嫩桂枝 15g	独活 15g
延胡索 15g	陈皮 15g		

每日 1 剂　水煎服　每日 3 次

该方补肾益精，活血通经。适用于腰痛之肾虚血瘀证。

处方 2　鸡血藤丹参饮

鸡血藤 30g	丹参 20g	独活 15g	续断 15g
杜仲 15g	牛膝 15g	骨碎补 15g	金银花 15g
当归 12g	川芎 10g	乳香 10g	没药 10g
威灵仙 10g	红花 10g	制川乌 6g^{先煎}	制草乌 6g^{先煎}
甘草 6g	蜈蚣 2 条		

每日 1 剂　水煎服（蜈蚣去头足，研末冲服）　每日 3 次
该方祛风胜湿，通经止痛。

处方 3　角霜龟甲煎

黄芪 30g	龟甲 15g^{先煎}	鳖甲 15g^{先煎}	杜仲 15g
鸡血藤 15g	甘草 15g	泽泻 12g	鹿角霜 10g^{先煎}
续断 10g	骨碎补 10g	牛膝 10g	菟丝子 10g
熟地黄 10g	独活 10g	三七 10g	伸筋草 10g
防己 10g			

每日 1 剂　水煎服（三七研粉兑）　每日 3 次
该方活血化瘀，强筋壮骨。

处方 4　蟅虫牛膝饮

地鳖虫 10g	牛膝 10g	麻黄 10g	僵蚕 10g
全蝎 10g	甘草 10g	乳香 10g	没药 10g
苍术 10g			

每日 1 剂　水煎服　每日 2 次
该方散血祛瘀，消肿定痛。

处方 5　归花丹膝汤

鸡血藤 20g	当归 15g	丹参 15g	川牛膝 15g
威灵仙 15g	红花 10g	橘络 10g	青皮 10g
石菖蒲 10g	木瓜 10g	三棱 10g	莪术 10g
制川乌 10g^{先煎}	制草乌 10g^{先煎}	炙甘草 10g	

每日 1 剂　水煎服　每日 3 次
该方祛风散寒，理气通络。

处方 6 乌枝归白汤

白芍 30g	鸡血藤 30g	熟地黄 15g	怀牛膝 15g
黄芪 15g	茯苓 15g	乌梢蛇 15g	千年健 15g
桂枝 10g	当归 10g	川芎 10g	甘草 10g
制川乌 6g^{先煎}	土鳖虫 5g	三七 5g	细辛 3g

每日 1 剂　水煎服　每日 3 次

该方温经散寒，通络止痛。

处方 7 黄花胡索汤

金银花 15g	延胡索 15g	白花蛇舌草 30g	三七 9g
陈皮 10g	川牛膝 10g	黄柏 10g	草薢 10g

每日 1 剂　水煎服　每日 3 次

该方清热解毒，行气止痛。

处方 8 黄芪丹参汤

黄芪 15g	伸筋草 15g	杜仲 15g	牛膝 15g
丹参 30g	白芍 30g	三七 10g	桑椹 10g
续断 12g	茯苓 12g	全蝎 4g	蜈蚣 1 条
甘草 6g			

每日 1 剂　水煎服　每日 3 次

该方补益肝肾，通络止痛。

处方 9 龟地狗活汤

龟甲 12g^{先煎}	狗脊 10g	羌活 10g	锁阳 10g
牛膝 10g	赤芍 10g	防风 10g	当归 10g
丹参 10g	大枣 10g	姜黄 10g	白芍 15g
熟地黄 15g	炙甘草 3g		

每日 1 剂　水煎服　每日 3 次

益肾调肝，和营祛风。首次治疗，前 1 周加茯苓、猪苓、泽泻、白术各 10g，肉桂 6g；腰脊旁疼痛者，加杜仲、桑寄生各10g；下肢麻木者加络石藤、海风藤各 10g；腰腿痛者改白芍 30g、炙甘草 5g，加木瓜、海桐皮各 10g；偏于寒湿者加独活 10g，羌活

15g；偏于湿热者，加黄柏、苍术各 10g；偏于瘀血者，加自然铜 9g，赤芍、丹参各 20g；偏于肾虚者加淫羊藿、巴戟天各 10g，熟地黄 25g；病程长者，加全蝎 5g、乌梢蛇 10g。

八、腰椎椎管狭窄症

腰椎椎管狭窄症又称腰椎椎管狭窄结合症，凡腰椎椎管、神经根通道或椎间孔任何部位的狭窄均可称为腰椎椎管狭窄，由于上述部位狭窄压迫马尾神经或脊神经根所产生的以间歇性跛行为主的一系列临床表现即为腰椎椎管狭窄症。多发于 40 岁以上的中年人。好发部位为腰 4、腰 5，其次为腰 5 骶 1，男性较女性多见，体力劳动者多见。

中医学认为本病发生的主要内因是先天肾气不足，后天肾气虚衰，以及劳役伤肾等而反复外伤、慢性劳损和风寒湿邪的侵袭则为常见外因。主要分为风寒闭阻型、肾气亏虚型、气虚血瘀型。风寒闭阻型：腰腿酸胀重着，步履艰难，拘急不舒，遇冷加重、得热痛缓，舌淡苔白滑，脉沉紧。肾气亏虚型：腰腿酸痛，下肢无力，步履艰难，遇劳更甚，卧则减轻，形羸气短，舌淡苔薄白，脉沉细。气虚血瘀型：面色少华，神疲乏力，腰痛缠绵，不耐久行，下肢麻木，舌质瘀紫，苔薄，脉弦紧。

西医处方

处方 1　非甾体抗炎药

　　双氯芬酸钠双释放肠溶胶囊　75mg　口服　每日 1 次

或　布洛芬缓释胶囊　0.3g　口服　每日 2 次

或　塞来昔布胶囊　1 粒　口服　每日 2 次

处方 2　营养神经药物

　　维生素 B_1　1 片　口服　每日 3 次

或　甲钴胺　0.5mg　口服　每日 3 次

处方 1　补肾通督壮腰汤

熟地黄 30g	鹿角霜 20g^{先煎}	肉苁蓉 15g	淫羊藿 15g
熟附片 10g^{先煎}	山萸肉 20g	枸杞子 15g	鸡血藤 20g
骨碎补 15g	杜仲 20g	丹参 15g	山药 15g
陈皮 15g			

每日 1 剂　水煎服　每日 3 次

该方补肝肾、养脾胃、通经活络，适用于腰痛之肾阳虚衰、肾虚血瘀证。

处方 2　通脉活血汤

黄芪 18g	丹参 18g	鹿角胶 18g^{烊化}	泽兰 9g
赤芍 9g	当归 9g	杜仲 9g	地龙 9g
苏木 9g	狗脊 12g		

每日 1 剂　水煎服　每日 3 次

该方补益肝肾、通督活血，适用于腰痛之肾气亏虚证。下肢麻木者加木瓜 12g；下肢疼痛较甚者酌加秦艽、延胡索各 12g。

处方 3　六味地黄汤加减

熟地黄 15g	山药 15g	牡丹皮 12g	山萸肉 15g
泽泻 12g	茯苓 15g	牛膝 15g	杜仲 15g
三七 12g	肉苁蓉 12g	羚羊角 15g^{先煎}	海马 5g^{后下}

每日 1 剂　水煎服　每日 2 次

该方补益肝肾、平和阴阳。

处方 4　疏痛方

黄芪 40g	当归 30g	狗脊 30g	泽泻 10g
熟地黄 10g	苏木 10g	地龙 10g	赤芍 10g
党参 10g	杜仲 10g	鹿角片 15g	细辛 3g

每日 1 剂　水煎服　每日 2 次

该方补肾壮骨、祛风疏痛，适用于气虚血瘀型腰椎椎管狭窄。

处方 5 补肾活血软坚汤

熟地黄 30g   狗脊 15g   肉苁蓉 15g   牛膝 15g

苏木 10g   桂枝 15g   牡蛎 30g^{打碎先煎}   鳖甲 30g^{打碎先煎}

每日 1 剂   水煎服   每日 2 次

培补肝肾、活血软坚散结，适用于退行性腰椎椎管狭窄症。面色无华，下肢无力，加黄芪 30g、当归 10g；腰部酸痛者，加杜仲 10g、续断 10g；下肢痛甚者，加威灵仙 10g、天麻 15g；下肢麻木严重者，加乌梢蛇 10g；下肢水肿者，加茯苓 15g、泽兰 10g。

九、梨状肌综合征

梨状肌综合征是指由梨状肌损伤引起，以骶髂关节区、坐骨切迹和梨状肌痛较重，放射到大腿后外侧，引起行走困难、跛行为主要表现的综合征。本病多见于中青年人，是临床腰腿痛的常见病症之一。该病常与腰椎间盘突出、骶髂关节炎相鉴别。

中医学中将其分为气滞血瘀、寒湿闭阻、湿热阻络、肝肾亏虚等证型。气滞血瘀型：多为急性外伤后发作，局部轻度肿胀、刺痛，压痛点固定不移，动辄痛甚，关节不敢活动，舌暗，脉弦。寒湿闭阻型：臀部隐痛遇阴雨天加剧，关节屈伸不利伴麻木，喜热畏寒，舌淡苔薄白，脉弦滑。湿热阻络型：臀部胀痛，反复肿胀，时轻时重，或有灼热，活动加剧。舌红苔黄腻，脉滑数。肝肾亏虚型：臀部酸痛，腿膝乏力，劳累更甚，卧则减轻。偏阳虚者面色无华、手足不温，舌淡脉沉细；偏阴虚者，面色潮红，五心烦热，舌红少苔，脉弦细数。

西医处方

处方 1 非甾体抗炎药

布洛芬缓释胶囊   0.3g   口服   每日 2 次

或　塞来昔布胶囊　1粒　口服　每日2次

或　双氯芬酸钠双释放肠溶胶囊　75mg　口服　每日1次

处方2　糖皮质激素局部注射

甲泼尼龙　1ml（或地塞米松5mg）　｜　混匀后注入局部皮

2%普鲁卡因　1ml（如普鲁卡因皮试阳　｜　下　每周1次　共

性改用利多卡因）　｜　3～5次

中医处方

处方1　神农活血汤

桂枝30g	桃仁15g	红花15g	当归15g
川芎15g	蒲黄15g^{包煎}	五灵脂15g	香附15g
牛膝20g	杜仲20g	桑寄生20g	独活15g
白芍15g	黄芪30g	补骨脂15g	炙甘草10g

每日1剂　水煎服　每日3次

该方温经散寒、活血通络。

处方2　加味芍药甘草汤

木瓜30g	白芍30g	伸筋草30g	炙甘草10g
地龙10g	川芎10g	秦艽10g	丹参15g
大枣5枚	桂枝6g	当归6g	生姜6g

每日1剂　水煎服　每日2次

该方补气活血、祛风除湿。适用于梨状肌综合征之寒湿痹阻证。气虚者加黄芪40g，党参20g；下肢麻木者加全蝎10g；臀腿疼痛剧烈者加地鳖虫、延胡索各12g。

处方3　活血祛风止痛方

白芍15g	熟地黄15g	川芎12g	川牛膝12g
炒杜仲12g	独活12g	羌活10g	醋香附10g
当归9g	红花9g	木瓜9g	桂枝9g
续断9g	醋知母5g		

每日 1 剂　水煎服　每日 2 次

该方活血解痉，祛风散寒、除湿止痛。适用于梨状肌综合征之风寒湿痹证。

处方 4　龙胆泻肝汤加减

龙胆 10g	木通 6g	泽泻 15g	生地黄 15g
车前子 10g	当归 6g	黄芩 10g	炒山楂 12g
丹参 10g	乳香 10g	没药 10g	

每日 1 剂　水煎服　每日 3 次

该方活血行气，除湿止痛。适用于梨状肌综合征之湿热阻络证。

处方 5　当归鸡血藤汤加减

当归 15g	熟地黄 15g	龙眼肉 6g	白芍 10g
鸡血藤 15g	黄芪 15g	牛膝 10g	五加皮 15g

每日 1 剂　水煎服　每日 3 次

该方益气补血、通络止痛。适用于梨状肌综合征之久病素体亏虚者。

处方 6　活血解痉汤

当归 15g	红花 9g	牛膝 9g	川芎 10g
延胡索 10g	白芍 36g	续断 15g	泽兰 15g
五加皮 15g	木瓜 15g	木香 7g	甘草 6g

每日 1 剂　水煎服　每日 2 次

该方行气活血、舒筋通络。

十、膝关节半月板损伤

膝关节半月板损伤包括半月板盘状软骨撕裂、半月板囊肿、半月板周围炎以及半月板活动过度等。是最常见的膝关节损伤之一，多见于运动员、矿工、搬运工等。半月板可单独受损，也可与内侧副韧带、前交叉韧带断裂等损伤联合存在。以外伤史、疼痛、关节肿胀、打软腿、膝关节交锁为主要特征。

西医处方

处方 1　非甾体抗炎药

　　塞来昔布胶囊　1 粒　口服　每日 2 次

或　双氯芬酸钠双释放肠溶胶囊　75mg　口服　每日 1 次

处方 2　软骨保护类药物

　　盐酸氨基葡萄糖胶囊　0.75g　口服　每日 2 次

中医处方

处方 1　半月板 1 号外敷药

黄柏 15g	合欢皮 15g	白及 15g	续断 15g
千年健 15g	萆薢 15g	甜瓜子 9g	土鳖虫 9g
牛膝 9g	檀香 9g	赤芍 6g	川红花 6g

上药共研细末　冷开水或蜂蜜调匀　外敷患处

活血祛瘀、消肿止痛。适用于半月板损伤急性期。

处方 2　半月板 2 号外敷药

白及 12g	土鳖虫 12g	儿茶 9g	血竭 9g
丹参 12g	骨碎补 12g	乳香 12g	没药 12g
牛皮 24g	茯苓 12g	牛膝 12g	

上药共研细末　冷开水或蜂蜜调匀　外敷患处

活血生新、续筋强筋。适用于半月板损伤慢性期。

处方 3　理伤续筋汤

鸡血藤 30g	骨碎补 30g	当归 15g	土鳖虫 15g
红花 15g	桃仁 15g	乳香 15g	没药 15g

路路通 15g　　　川牛膝 15g　　　　薏苡仁 50g　　香附 15g

陈皮 15g　　　　煅自然铜 15g^{先煎}

每日 1 剂　水煎服　薏苡仁包煎　每日 3 次

活血祛瘀、理伤续筋。适用于半月板损伤急性期。

处方 4　虎潜丸

虎骨（狗骨代）30g　陈皮 60g　炒白芍 60g　熟地黄 60g

锁阳 45g　　　　　　知母 60g　黄柏 150g　　龟甲 120g

干姜 15g

上药共研细末　作水丸或炼蜜为丸　每丸重约 6g　口服　每日 2～3 次　每次 1 丸

该方滋阴降火、强筋续骨，适用于老年人骨折骨关节损伤后期、慢性关节炎，症见腰膝酸软、步履乏力、舌红少苔、脉细弱者。

处方 5　消肿止痹汤

骨碎补 60g　　　赤芍 15g　　　　红花 15g　　　　牛膝 30g

熟地黄 50g　　　薏苡仁 15g　　　车前子 15g^{包煎}　五加皮 15g

苍术 15g　　　　黄柏 6g

上药加水煎 300ml，纱布浸透药液贴敷患处，以患者感觉舒适为宜，每次 30 分钟，每日 2 次。

养血活血化瘀、滋补肝肾强筋。适用于半月板损伤慢性期。

处方 6　消炎散

大黄 40g　　　　栀子 40g　　　　蒲公英 32g　　香附 32g

金银花 20g　　　白芷 20g　　　　当归 16g　　　姜黄 16g

赤芍 16g　　　　黄柏 15g　　　　薄荷 12g　　　牡丹皮 12g

制乳香 12g　　　没药 12g　　　　红花 9g　　　　羌活 8g

上药研末，每袋装 60g，清洁患膝，用清水将药物调成糊状，置医用纱布上均匀摊开，外敷伤侧膝关节周围，绷带包扎，每日 1 次。该方活血化瘀止痛、清热祛湿消肿。适用于半月板损伤急性期。

十一、跟痛症

跟痛症主要是指跟骨跖面由于慢性损伤所引起的以疼痛、行走困难为主的病症，常伴有跟骨结节部前缘骨质增生。好发于40～60岁的中老年人。该病常与足跟部软组织化脓感染、骨结核、骨肿瘤相鉴别。

中医认为该病多因老年肝肾不足或久病体虚，气血衰少，筋骨失养，加之体态肥胖，久行久站而造成足底皮肤、皮下脂肪、足底筋膜负荷过重。

西医处方

处方 1　非甾体抗炎药

对乙酰氨基酚　0.5g　口服　每日 3 次

或　布洛芬缓释胶囊　0.3g　口服　每日 2 次

处方 2　封闭疗法

甲泼尼龙　1ml（或地塞米松 5mg）　｜混匀后注入痛

2% 普鲁卡因　1ml（如普鲁卡因皮试阳性　｜点　每周 1 次

改用利多卡因）　　　　　　　　　　　　｜共 3～5 次

中医处方

处方 1　养血荣筋汤

熟地黄 30g　炙龟甲 20g^{先煎}　山萸肉 15g　鸡血藤 30g

白芍 20g　当归 15g　丹参 15g　牡蛎 30g^{先煎}

黄精 20g　肉苁蓉 15g　骨碎补 20g　莱菔子 10g

甘草 10g

每日 1 剂　水煎服　每日 3 次

该方滋养肾阴，养血荣筋，补虚定痛。适用于虚损型跟痛症。

处方 2　熟地藤骨饮

熟地黄 50g　　鸡血藤 30g　　骨碎补 30g　　淫羊藿 15g
山萸肉 15g　　当归 15g　　　草薢 15g　　　黄芪 30g
丹参 20g　　　白芍 20g　　　延胡索 15g　　制香附 15g
炙甘草 7.5g

每日 1 剂　水煎服　每日 3 次

该方补益肝肾，养血舒筋，通络止痛。适用于骨刺型跟痛症。

处方 3　跟痛熏洗方

透骨草 250g　　威灵仙 250g　　急性子 25g　　乌梅 25g
生山楂 500g　　伸筋草 15g　　三棱 15g　　　莪术 15g
骨碎补 15g　　红花 15g　　　白芍 15g　　　白芥子 15g
皂角 15g　　　麻黄 15g　　　制马钱子 15g

上药制成粗末装袋，每袋 100g，放入水中浸泡 1 小时后煎煮，加热熬开后，于患处先熏后洗，每次 1 小时，每日 2～3 次，每袋用 2 日

该方舒筋活血，通络止痛。

处方 4　加味当归血藤汤

熟地黄 15g　　当归 15g　　　桂圆肉 12g　　白芍 9g
丹参 9g　　　　鸡血藤 15g　　威灵仙 12g　　川芎 10g
仙茅 10g　　　怀牛膝 15g　　乳香 6g　　　　没药 6g
甘草 5g

每日 1 剂　水煎服　每日 3 次

该方扶正祛邪，消肿止痛。

处方 5　海桐皮八仙汤

海桐皮 14g　　红花 12g　　　荆芥 12g　　　防风 12g
当归 10g　　　苍术 10g　　　川芎 10g　　　黄柏 10g
牡丹皮 10g　　花椒 10g　　　桂枝 10g　　　苦参 15g
透骨草 15g　　伸筋草 15g　　木瓜 15g　　　制川乌 8g^{先煎}

上药水煎 3 次，共煮取药液 1000ml 待用。晚睡前取药液 500ml，再加适量热水，在耐受温度下足浴，以药水浸过足面为

度，同时双足可相互摩擦。每次足浴 30 分钟，每剂药可用 2 日。
该方祛风除湿，活血散瘀，通络止痛。

十二、化脓性骨髓炎

　　化脓性骨髓炎是指因各种感染因素造成的骨膜、骨质和骨髓的炎症。按病程长短分为急性和慢性两种。急性骨髓炎以骨质吸收、破坏为主。慢性骨髓炎以死骨形成和新生骨形成为主。本病多见于 10 岁以下儿童，好发于四肢长骨，尤其以胫骨最多，股骨、肱骨、桡骨次之。

　　该病属中医学"无头疽""附骨疽"范畴。

西医处方

处方 1　适用于一般性抗感染治疗

　　阿莫西林胶囊　0.25g　口服　每日 3 次

或　琥乙红霉素　0.375g　口服　每日 3 次

或　头孢噻肟钠　1.0~2.0g
　　10%葡萄糖注射液　250ml ｜ 静脉滴注　每 8 小时 1 次

处方 2　适用于加强性抗感染治疗

　　林可霉素　0.5g　口服或肌注　每 8 小时 1 次

或　注射用美罗培南　1.0g
　　5%葡萄糖氯化钠注射液　500ml ｜ 静脉滴注　每 12 小时 1 次

或　氧氟沙星　0.2~0.3g
　　5%葡萄糖氯化钠注射液　500ml ｜ 静脉滴注　每 12 小时 1 次

中医处方

处方 1　加味五味消毒饮

　　龟甲 15g^{先煎}　鱼腥草 10g　紫花地丁 10g　连翘 20g

野菊花 20g　　紫背天葵 20g　　金银花 25g　　　蒲公英 25g

每日 1 剂　　水煎服　　每日 3 次

该方益气养血、温肾健脾、清热解毒，适用于慢性化脓性骨髓炎。脉虚弱、气血亏者，加黄芪 20g、生姜 5g、桂枝 8g；偏红肿疼痛、毒热炽盛者，加桔梗 12g、生地黄 8g、牡丹皮 10g；疼痛明显者，加乳香 8g、没药 5g。

处方 2　骨髓炎丸

蛇蜕 500g　　蜂房 500g　　血余炭 500g　　炙象皮 250g

土鳖虫 250g　　蜈蚣 100g　　守宫 100 条　　穿心莲 100g

骨碎补 100g　　山药 50g

上药研成细末，过 120 目筛，制成小丸，青黛为衣，每次服2.5～5g，每日 2 次，儿童减量服。

该方治恶疮，清蕴毒，化瘀消肿，敛疮生肌。适用于慢性化脓性骨髓炎。

处方 3　解毒清蕴汤

金银花 50g　　蒲公英 50g　　玄参 50g　　当归 50g

白花蛇舌草 25g　赤芍 25g　　甘草 15g　　蜈蚣 2 条（成人量）

每日 1 剂　　水煎服　　每日 3 次

该方清热解毒、补益气血、脱腐生新，适用于慢性化脓性骨髓炎。

处方 4　连银汤

连翘 12g　　生地黄 12g　　蒲公英 12g　　当归 12g

赤芍 9g　　白矾 9g　　土鳖虫 9g　　川牛膝 9g

金银花 15g　　紫花地丁 15g

每日 1 剂　　水煎服　　每日 3 次

该方清热解毒、活络经脉、补肾益肝，适用于创伤性化脓性骨髓炎。

处方 5　白萝卜双花膏

大白萝卜 5kg　　藏红花 60g　　丁香花 30g

将大白萝卜洗净，切碎，加清水 1000ml 煮沸，去除残渣，继续加温熬至黑色膏药样即可。然后加入藏红花、丁香花，埋入地下 1m，6 个月后即可使用。

该方清热解毒、活血散瘀、燥湿温中，适用于化脓性骨髓炎。

十三、股骨头缺血性坏死

股骨头缺血性坏死与创伤、慢性劳损、较长时间或大量使用激素、长期过量饮酒以及接触放射线等有关。另外减压病、戈谢病、镰状细胞贫血等与股骨头缺血性坏死的发病有关。该病的发病年龄以儿童及青壮年多见，男性多于女性，临床中常与髋关节结核、类风湿关节炎、风湿性关节炎相鉴别。

该病属中医学"骨痹""骨蚀"范畴，主要证型分为肝肾亏虚、正虚邪侵、气滞血瘀。

西医处方

处方 1　非甾体抗炎药
　　双氯芬酸钠双释放肠溶胶囊　75mg　口服　每日 1 次
或　布洛芬缓释胶囊　0.3g　口服　每日 2 次
或　尼美舒利　0.1g　口服　每日 2 次

处方 2　阿片类药物
　　盐酸曲马多缓释胶囊　0.1g　口服　每日 2 次

中医处方

处方 1　四妙消肿方

苍术 20g	薏苡仁 50g	黄柏 12g	川牛膝 15g
木瓜 15g	泽兰 15g	萆薢 15g	炒僵蚕 15g

白芥子 15g	猪苓 15g	茯苓 15g	泽泻 15g
忍冬藤 30g	土茯苓 30g	车前子 30g^{包煎}	姜半夏 10g
制南星 10g	防己 12g	陈皮 6g	甘草 6g

每日 1 剂　水煎服　每日 3 次

该方清热消肿、利湿止痛，适用于肝肾亏虚型股骨头坏死。合并瘀血者，加当归 15g、丹参 20g；合并肝肾亏虚者，加桑寄生 20g、狗脊 15g、五加皮 15g。

处方 2　骨蚀汤

当归 15g	川芎 9g	桂枝 9g	丹参 15g
川牛膝 9g	鸡血藤 15g	穿山龙 15g	葛根 15g
炒白芍 15g	全蝎 6g	地龙 9g	白芥子 6g
延胡索 9g	熟地黄 15g	狗脊 15g	淫羊藿 15g
杜仲 12g	骨碎补 15g	生黄芪 20g	党参 15g
炒白术 15g	茯苓 15g	甘草 6g	巴戟天 15g
龟甲 15g^{先煎}	鹿角胶 5g^{冲服}		

每日 1 剂　水煎服　每日 3 次

该方补肝肾、强筋骨、活血化瘀、通络止痛，适用于股骨头缺血性坏死中期及后期。病在早期，体壮证实，以痛为主者，可去熟地黄、巴戟天、黄芪之类，加活血化瘀之品，如赤芍、三七粉等。

处方 3　骨蚀方

骨碎补 15g	姜黄 10g	淫羊藿 15g	杜仲 15g
红参 6g	化橘红 10g	三七 5g	水蛭 3g
土鳖虫 10g			

每日 1 剂　水煎服　每日 3 次

该方活血补肾、祛痰化瘀，适用于气滞血瘀型股骨头坏死。

处方 4　复阳活骨方

制马钱子 0.6g	三七 15g	红花 20g	制乳香 15g
制没药 15g	熟地黄 30g	肉桂 15g	鹿角胶 6g^{烊化}
甘草片 9g			

每日1剂 水煎服 每日2次

该方活血化瘀止痛、补益肝肾、填精益髓，适用于早期股骨头坏死之筋脉瘀滞、肝肾亏虚证。

处方5 加味六味地黄汤

熟地黄20g	山茱肉10g	山药10g	泽泻10g
牡丹皮10g	茯苓10g	杜仲10g	牛膝10g
巴戟天10g	牡蛎10g^{先煎}	续断10g	延胡索10g
白芷10g	黄芪30g	当归10g	木瓜10g
伸筋草10g	炙甘草6g		

每日1剂 水煎服 每日3次

该方补肝肾、填精壮骨、通络止痛，适用于股骨头坏死证属肝肾阴虚，兼有气血亏虚、肾精不足证。长期服用可加鸡血藤15g、全蝎1条、木香5g、砂仁6g。

处方6 骨蚀丸

熟地黄20g	生地黄20g	山药10g	山茱肉10g
黄芪30g	当归20g	茯苓15g	泽泻10g
牡丹皮10g	薏苡仁30g	白术10g	苍术10g
鸡血藤30g	片姜黄10g	骨碎补10g	续断10g
川牛膝15g			

炼蜜为丸 每次5g 每日3次

该方补肾生髓、健脾化痰、益气活血，适用于属气滞血瘀证、痰瘀阻络证的早期股骨头坏死。

处方7 黄芪生骨汤

黄芪30g	牛膝30g	乳香15g	没药15g
地龙15g	杜仲15g	桑寄生15g	续断15g
补骨脂10g	当归10g	乌梢蛇10g	甘草6g
蜈蚣3条			

每日1剂 水煎服 每日2次

补肾强骨、活血祛瘀、祛邪通络、益精填髓，适用于股骨头坏死晚期之肝肾亏虚证。因外伤导致发病者加适量三七、川芎、沉香；风湿加适量独活、全蝎、川乌、海风藤。

处方 8　健步虎潜方

黄芪 30g　　　当归 30g　　　白术 30g　　　三七 20g
白芍 20g　　　川牛膝 20g　　人参 20g　　　龟甲胶 15g^{烊化}
鹿角胶 15g^{烊化}　何首乌 15g　　杜仲 15g　　　锁阳 15g
威灵仙 10g　　黄柏 10g　　　羌活 10g　　　熟地黄 10g
每日 1 剂　水煎服　每日 2 次

该方活血行气、通络止痛、补肾健骨，适用于气滞血瘀型股骨头坏死。

十四、骨关节炎

骨关节炎是一种慢性关节疾病，又称增生性关节炎、肥大性关节炎、老年性关节炎、骨关节病、软骨软化性关节病等。主要病变是关节软骨的退行性变和继发性骨质增生，可继发于创伤性关节炎、畸形性关节炎。本病多发生在中年以后，好发于负重大、活动多的关节，如脊柱、膝、髋等处，临床中常与痛风性关节炎、类风湿关节炎、结核性关节炎相鉴别。

该病属中医学"痹病"范畴，主要证型分为肝肾亏虚、瘀血痹阻、风湿热痹、风寒湿痹。

西医处方

处方 1　非甾体抗炎药

洛索洛芬钠　0.6g　口服　每日 3 次
或　布洛芬缓释胶囊　0.3g　口服　每日 2 次
或　萘普生缓释片　0.5g　口服　每日 1 次

处方 2　软骨保护

硫酸软骨素钠　1.2g　口服　每日 2 次

加　盐酸氨基葡萄糖胶囊　0.75g　口服　每日2次

处方3　润滑关节

　　玻璃酸钠注射液　每次1支　关节腔注射　每周1次（连续5周）

中医处方

处方1　散寒除湿通痹方

威灵仙9g	伸筋草15g	鸡血藤15g	海风藤15g
独活10g	木瓜10g	桂枝9g	五加皮9g
牛膝15g	苍术9g	苏木10g	红花10g
川芎9g	炙甘草6g		

　　每日1剂　水煎服　每日3次

　　该方散寒除湿、祛风止痛、活血舒筋，适用于骨关节炎之寒湿痹阻证。

处方2　防风膝痹汤

防风15g	川芎10g	独活10g	当归10g
黄芪30g	秦艽10g	牛膝10g	姜黄10g
炙甘草10g	白芍10g	制附片8g^{先煎}	乳香8g

　　每日1剂　水煎服　每次150ml　每日2次

　　该方通经疏络、活血行气、补肝益肾、胜湿止痛，适用于风寒侵袭所致肝肾亏虚型和瘀血痹阻型骨关节炎。

处方3　散寒止痛方

独活15g	羌活15g	木瓜20g	当归10g
川芎10g	炒白芍8g	川续断10g	狗脊10g
乳香10g	没药10g	细辛5g	生川乌8g
生草乌8g	吴茱萸8g	延胡索10g	

　　药物研磨成细粉，以小麦面粉调制成糊状，加热至40～45℃，每次根据关节肿痛部位大小取适量药膏均匀敷于患处，可外用保鲜

膜固定，同时予 TDP 灯照射，外敷半小时。

该方温经祛寒、活血通络、消肿止痛，适用于寒湿痹阻型骨关节炎。

处方 4　补肾化瘀汤

川牛膝 20g　　红花 10g　　　川芎 15g　　　当归尾 20g

桃仁 12g　　　熟地黄 20g　　狗脊 20g　　　杜仲 20g

枸杞子 15g　　山茱萸 15g　　肉苁蓉 15g　　菟丝子 15g

补骨脂 15g　　醋延胡索 15g

每日 1 剂　水煎服　每日 3 次

该方滋补肝肾、活血化瘀、通络止痛。适用于骨关节炎之肾虚寒凝血瘀证。

处方 5　重骨颗粒

杜仲 12g　　　牛膝 10g　　　桑寄生 10g　　　补骨脂 8g

海螵蛸 15g　　千年健 12g　　鹿衔草 12g

上药制散　温水冲服　每次 10g　每日 2 次

该方补肝肾、强筋骨，适用于肝肾亏虚型骨关节炎。

处方 6　祛痹方

忍冬藤 15g　　乌豆 24g　　　秦艽 10g　　防己 10g

海风藤 3g　　 海桐皮 3g　　　黄芩 9g　　　生地黄 12g

牛膝 12g　　　甘草 3g

每日 1 剂　水煎服　每日 2 次。

处方 7　散寒镇痛外敷方

胡椒 10g　　　肉桂 10g　　　莪术 10g　　　细辛 10g

延胡索 15g　　白芷 15g　　　白芥子 20g

上药研成粉末，加入生姜汁调制成为糊状，按压成为药饼，贴敷于阳陵泉、足三里、太溪、血海、梁丘穴，每次贴敷时间 4 小时，每周 1 次。

二方联用以活血止痛、健脾散寒，适用于骨关节炎之寒湿阻络证。

处方 8　鹤膝膏

当归 45g	红花 30g	威灵仙 30g	土茯苓 30g
大戟 30g	天花粉 30g	白头翁 30g	泽泻 30g
商陆 30g	防风 15g	白芷 15g	姜黄 15g
制没药 10g	制乳香 10g		

上述药物加入香油中炸取药料，再入黄蜡成膏，于患处外敷，隔日 1 次。

该方活血行气、祛瘀通络、散结止痛、强筋续骨、通利关节，适用于骨关节炎之肝肾亏虚、气血不足证。

处方 9　补肾健骨汤

桑寄生 30g	鸡血藤 30g	续断 15g	杜仲 15g
熟地黄 15g	枸杞子 15g	川牛膝 15g	当归 12g
骨碎补 20g	鹿角胶 10g^{烊化}	甘草 10g	

每日 1 剂　水煎服　每日 2 次

该方强筋健骨、补益肝肾、祛痰化瘀，适用于骨关节炎之肝肾亏虚、痰瘀内阻证。病程长者加三棱、莪术各 10g；痛甚者可加威灵仙 30g、细辛 10g；阴雨天症状加重者加独活、防风、秦艽各 10g；肿胀者加大腹皮、茯苓皮各 30g，萆薢 12g。

十五、软组织损伤

软组织损伤指人体运动系统皮肤以下，骨骼之外的肌肉、韧带、筋膜、肌腱、滑膜、脂肪、关节囊等组织以及周围神经、血管的不同情况的损伤。当软组织受到钝性或锐性暴力损伤时，可以引起局部软组织（包括皮肤、皮下组织、肌肉、其中包含有神经、血管和淋巴组织）的挫伤或/和裂伤。软组织的损伤可因急性损伤和慢性积累性损伤而导致出现颈、肩、背、腰、腿及四肢的不同情况、不同程度的症状。

该病属于中医学"伤筋"范畴，根据病机的不同，主要有气滞血瘀证、气血两虚证、水停痰聚证、津液亏损证等，给予行气、活血、利湿等治疗。

西医处方

塞来昔布胶囊　1粒　口服　每日2次

或　双氯芬酸钠双释放肠溶胶囊　75mg　口服　每日1次

或　洛索洛芬钠　0.6g　口服　每日3次

中医处方

处方1　制香片

三七40g　　甘草40g　　　制香附40g

上药研末服　每次4g　每日3次

行气活血、通络止痛。适用于肌肉韧带伤，全身肌肉痛。

处方2　活络效灵丹

当归15g　　乳香15g　　　没药15g　　　丹参15g

每日1剂　水煎服　每日3次

该方消瘀行气、通络止痛，适用于心腹、腰腿疼痛，跌打损伤。腿痛加牛膝10g，臂痛加连翘20g，妇女瘀血疼痛加桃仁10g、五灵脂15g，阳疮加金银花15g、知母15g、连翘15g，阴疮加肉桂12g、鹿角霜10g；疮破生肌不速者加黄芪30g、知母10g、甘草5g。

处方3　顺气活血汤

紫苏梗3g　　厚朴3g　　　枳壳3g　　　香附3g

木香1.2g　　砂仁1.5g^{后下}　桃仁9g　　　红花1.5g

当归尾6g　　炒赤芍3g　　苏木6g

每日1剂　水煎服　每日3次

适用于跌打损伤，气滞血瘀。疏肝加柴胡15g，泄热加黄芩15g，泄实加大黄10g，宣肺加苦杏仁15g，降逆加半夏10g。

处方 4　桃红四物汤

桃仁 9g　　　红花 8g　　　当归 10g　　生地黄 15g
赤芍 10g　　　川芎 9g
每日 1 剂　水煎服　每日 3 次
该方活血、补血、祛瘀，适用于损伤血瘀证。

处方 5　血府逐瘀汤

桃仁 9g　　　赤芍 9g　　　川芎 6g　　　牛膝 12g
枳壳 9g　　　柴胡 9g　　　桔梗 6g　　　甘草 3g
当归 12g　　　生地黄 12g
每日 1 剂　水煎服　每日 3 次
适用于软组织损伤瘀血阻滞证。

处方 6　膈下逐瘀汤

桃仁 9g　　　红花 6g　　　当归 9g　　　五灵脂 9g
延胡索 9g　　牡丹皮 6g　　赤芍 9g　　　川芎 9g
香附 12g　　　乌药 12g　　枳壳 6g　　　甘草 3g
每日 1 剂　水煎服　每日 3 次
适用于软组织损伤血瘀气滞，瘀血结于膈下。

处方 7　活血止痛汤

当归 6g　　　红花 1.5g　川芎 2g　　　炒赤芍 3g
苏木 3g　　　乳香 3g　　　没药 3g　　　三七 3g
土鳖虫 9g　　紫藤 9g　　　积雪草 6g　陈皮 3g
每日 1 剂　水酒参半煎服
适用于跌打损伤，瘀血肿痛。

处方 8　和营止痛汤

当归尾 9g　　川芎 6g　　　赤芍 9g　　　桃仁 6g
苏木 6g　　　乳香 6g　　　没药 9g　　　乌药 9g
陈皮 6g　　　续断 10g　　木通 6g　　　甘草 6g
每日 1 剂　水煎服　每日 2 次
活血止痛、祛瘀生新。适用于一切损伤瘀积肿痛。

十六、外伤性骨折

在外力超过骨骼的正常负荷承载能力时发生的骨皮质劈裂或断裂称为骨折。

骨折患者，中医学传统上采用手法复位、小夹板局部固定、中药外敷、中药内服和施以功能锻炼等综合疗法，即能获得较为妥善的处理效果。本节重点介绍中药外敷和内服的部分验方。对闭合性骨折，可分成三期进行中医中药治疗：①骨折初期，局部瘀血凝结、肿胀疼痛，宜采取行气活血，治宜消肿止痛法；②中期瘀化肿消，骨折断端已初步连接，治宜接骨续筋、和营通络；③后期为骨折最终愈合阶段，治宜补益肝肾、益气养血。

西医处方

处方 1　非甾体抗炎药

　　双氯芬酸钠双释放肠溶胶囊　75mg　口服　每日 1 次

或　布洛芬缓释胶囊　0.3g　口服　每日 2 次

或　尼美舒利　0.1g　口服　每日 2 次

处方 2　阿片类药物

　　盐酸曲马多缓释胶囊　0.1g　口服　每日 2 次

处方 3　消肿

　　七叶皂苷钠　30mg　口服　每日 2 次

中医处方

处方 1　红藤江龙汤

| 大血藤 20g | 过江龙 10g | 金银花 10g | 三七 10g |
| 柴胡 10g | 红花 6g | 桃仁 6g | 黄连 5g |

黄柏 5g   血竭 3g   乳香 3g   没药 3g

每日 1 剂   水煎服   每日 2 次

该方活血通经、散瘀止痛，适用于外伤骨折。

处方 2   草乌当归散

制草乌 5g   当归 2g   白芷 3g

上药焙干研末   每次 2g   每日 3 次

温经活血、消肿止痛，适用于外伤骨折。

处方 3   接骨丸

当归 60g	白芍 60g	茯苓 60g	莲子 60g
血竭 30g	川红花 30g	儿茶 3g	丁香 30g
广木香 30g	熟大黄 30g	牡丹皮 15g	甘草 6g
自然铜 30g	土鳖虫 30g		

共研细末   做蜜丸或水丸   每丸 6 克   每次服 1 丸   每日 2～3 次

生血、活血、健脾、续骨，促进骨痂生长。适用于一切骨折和骨质疏松。

处方 4   双龙接骨丸

脆蛇 30g	土鳖虫 45g	当归头 60g	血竭 30g
地龙 15g	续断 30g	自然铜 30g	苏木 30g
茯苓 30g	熟大黄 30g	广木香 30g	朱砂 15g
龙骨 15g	白芍 30g	牛膝 30g	乳香 30g
没药 30g			

炼蜜为丸   每丸 6g   或做水丸，朱砂为衣   每日 3 次

生血、活血、通经络、安神镇痛、增强骨质。适用于新旧骨折，骨痂不易形成，失用性骨质疏松。对半月板损伤也有一定效果。

处方 5   三号接骨丸

鸡蛋壳 150g   三七 50g   制首乌 75g   白及 75g

当归 40g

共研细末　炼蜜为丸　每丸 6 克　每次服 1 丸　每日 2～3 次

该方生血活血、增加钙质，适用于跌打损伤、骨折、脱钙。

处方 6　一号接骨外用药

自然铜 15g	石蟹粉 15g	血竭 15g	木香 15g
白芷 15g	当归 15g	乳香 15g	骨碎补 30g
白及 30g	儿茶 30g	羌活 9g	血余炭 9g

共研细末，用少量蜂蜜和开水调匀，敷患部。

该方止痛、接骨、强骨，适用于骨折后 3～4 周，瘀血肿胀消失，折端骨形成少，有时疼痛，不能着力。

处方 7　二号接骨外用药

苏木 15g	黄芪 15g	骨碎补 15g	赤芍 15g
儿茶 15g	血余炭 15g	木香 15g	没药 15g
羌活 15g	独活 15g	川芎 15g	丹参 15g
何首乌 30g	白及 30g	丁香 9g	

共研细末，用少量蜂蜜和开水调匀，敷患部。

该方补益气血、行气活血、促进骨折愈合，适用于骨折后瘀血已退，肿已消，可以轻微着力，但有痛感。影像学检查有脱钙现象。

第十六章

五官科常见疾病

一、干 眼

干眼又称干眼症、结膜干燥症，是指任何原因引起的泪液质或量的异常，或泪膜稳定性下降，并伴有眼部不适和（或）眼表损害为特征的多种疾病的总称。其临床症状多种多样，最常见的有干涩感、异物感、烧灼感、畏光、视物模糊和视疲劳等。干眼病因繁多，如不健康的生活习惯或方式（如过度用眼）、年龄相关性的内分泌因素、精神心理因素、环境污染、全身性疾病、眼局部病变、药物的影响等。干眼病理过程复杂，目前认为，泪液渗透压升高可能引起眼表炎症，炎症介质释放入泪液中可引起眼表上皮细胞损害，导致泪膜不稳定，从而导致干眼。干眼的治疗包括两个方面，即消除病因和缓解症状。

中医学称本病为"白涩症"。主要证型分为肺阴不足型、肝肾亏虚型、脾胃湿热型和邪热留恋型。

西医处方

处方 1 用于轻度和中重度干眼

0.1%玻璃酸钠眼液 滴眼 每日 3～4 次（轻度干眼）

加　0.5%羟丙甲纤维素眼液　滴眼　每日 3～4 次（轻度干眼）

或　0.3%玻璃酸钠眼液　滴眼　每日 4～6 次（中重度干眼）

加　0.5%～1%羧甲基纤维素钠眼液　滴眼　每日 4～6 次（中重度干眼）

处方 2　用于治疗重度免疫相关性干眼

0.1%他克莫司滴眼液　滴眼　每日 2 次

加　溴己新　8mg　口服　每日 3 次

加　泼尼松　40～60mg　口服　每日 1 次　逐渐减量

处方 3　用于干眼维持期的治疗及伴炎症的干眼

普拉洛芬滴眼液　滴眼　每日 3～4 次（用于干眼维持期的治疗）

或　醋酸泼尼松龙滴眼液　滴眼　每日 3～4 次（用于干眼伴较重炎症的治疗）

或　0.025%地塞米松滴眼液　滴眼　每日 3～4 次（用于干眼伴中度炎症的治疗）

或　氟米龙滴眼液　滴眼　每日 3～4 次（用于干眼伴轻度炎症的治疗）

或　0.05%环孢素滴眼液　滴眼　每日 2 次（用于干眼伴中重度炎症，尤其是免疫相关性干眼）

处方 4　用于干眼伴角膜上皮损伤

20%小牛血去蛋白提取物眼用凝胶　滴眼　每日 3 次（用于中重度干眼伴明显角膜上皮损伤）

或　人表皮生长因子滴眼液　滴眼　每日 4 次（用于轻度干眼伴轻度角膜上皮损伤）

或　重组牛碱性成纤维细胞生长因子滴眼液　滴眼　每日早晚各 1 次

中医处方

处方 1　中成药

珍珠明目液　滴眼　每日 3～4 次　（用于轻中度干眼）

处方2 养阴清肺汤

麦冬 12g   密蒙花 12g   生地黄 15g   玄参 9g

野菊花 9g   牡丹皮 9g   白芍 6g   浙贝母 6g

生甘草 3g

每日 1 剂   水煎服   每日 3 次

（煎药法：上药加水 600ml，浸泡 30 分钟，先以武火煎沸，再改文火续煎 10 分钟，取汁分 3 次口服。）

滋阴润肺、清热明目，主治肺阴不足型干眼，症见眼干涩不爽，泪少，不耐久视，黑睛可有细小星翳，伴有干咳少痰，咽干便秘，舌红，苔黄，脉细数。

处方3 杞菊地黄汤

生地黄 12g   山萸肉 12g   牡丹皮 9g   枸杞子 9g

泽泻 9g   野菊花 9g   茯苓 9g   山药 12g

每日 1 剂   水煎服   每日 3 次

（煎药法：上药加水 600ml，浸泡 30 分钟，先以武火煎沸，再改文火续煎 20 分钟，取汁分 3 次口服。）

补益肝肾明目，主治肝肾亏虚型干眼，症见泪少，干涩畏光，双目频眨，不耐久视，兼口干少津，腰膝酸软，头晕耳鸣，多梦，舌淡红，苔薄白，脉细。

处方4 三仁汤

薏苡仁 30g   苦杏仁 15g   滑石 12g   淡竹叶 12g

白豆蔻 10g   厚朴 10g   法半夏 10g   通草 6g

甘草 3g

每日 1 剂   水煎服   每日 3 次

（煎药法：上药加水 600ml，浸泡 30 分钟，先以武火煎沸，再改文火续煎 10 分钟，取汁分 3 次口服。）

清热利湿明目，主治脾胃湿热型干眼，症见患眼干涩隐痛，胞睑重坠，睑弦有黄白颗粒，白睛淡赤，兼见口臭，便溏，溲赤而短，舌红，苔黄腻，脉濡数。

处方5　桑白皮汤

| 桑白皮 15g | 麦冬 12g | 玄参 12g | 旋覆花 12g^{包煎} |

桑白皮 15g　　　麦冬 12g　　　玄参 12g　　　旋覆花 12g^{包煎}

地骨皮 12g　　　泽泻 9g　　　　赤芍 9g　　　　野菊花 9g

桔梗 9g　　　　　茯苓 9g　　　　黄芩 6g　　　　甘草 6g

每日 1 剂　水煎服　每日 3 次

（煎药法：上药加水 600ml，浸泡 30 分钟，先以武火煎沸，再改文火续煎 10 分钟，取汁分 3 次口服。）

清热利肺明目，主治邪热留恋型干眼，症见畏光流泪，白睛赤脉隐隐，有少许眼眵，舌质红，苔薄黄，脉数。

【注意】对于眼表炎性反应重或原发病为免疫相关性，可应用高浓度糖皮质激素短期冲击治疗后逐步替换为低浓度糖皮质激素。使用频率及用药时间视眼表炎性反应的严重程度而定，每天 1～4 次，维持 2～4 周，炎性反应减轻后应逐渐减少使用频率及用药时间，不作为长期维持用药。

二、急性细菌性结膜炎、流行性角膜结膜炎

急性细菌性结膜炎又称急性卡他性结膜炎，俗称"红眼病"，传染性强，多见于春秋季，也可见于冬季发病。多系肺炎球菌、金黄色葡萄球菌、流感嗜血杆菌、腺病毒等侵害引起。患者表现为双眼发红，晨起睑缘有分泌物，伴有磣痛、畏光、异物感、烧灼感等。检查时可见结膜充血、水肿、分泌物增多、结膜下出血等，严重者可见耳前淋巴结肿大等。治疗须及时消除病因、局部点滴眼药，对个别病例还需配合全身用药治疗。

流行性角膜结膜炎由腺病毒 8 型、19 型、29 型和 37 型引起，起病急，症状重，双眼发病，接触传染。患者双眼发红、疼痛、畏光，伴有水样分泌物。急性期眼睑水肿，结膜充血水肿，48 小时内出现滤泡和结膜下出血，假膜（有时是真膜）形成后导致瘢痕，睑球粘连。数天后可出现角膜上皮浸润损害。治疗必须采取措施减

少感染传播。当出现感染时尽可能避免人和人之间的接触。治疗无特殊，局部冷敷和使用血管收缩剂可减轻症状，急性期可使用抗病毒药物抑制病毒复制，合并感染时可加抗生素治疗。如出现严重的膜或假膜，上皮或上皮下角膜炎引起视力下降时可使用皮质类固醇。

中医学称本病为"暴风客热""天行赤眼"等。按照以下分型辨证论治：①风重于热型，表现为结膜充血，有黏液性或水样分泌物、痒涩交作，周身症状不太明显；②热重于风型，表现患眼灼痛、眼睑红肿、结膜显著充血、大量黏液性或脓性分泌物，伴有口渴烦躁、便秘溲赤、苔黄脉数；③风热并重型，眼部症状基本同前，并同时可见结膜点片状出血，其分泌物呈水样或见大量黏液性或脓性分泌物；④热毒炽盛型，眼部症状同前，颌下肿核按之疼痛、苔黄、脉数等。

西医处方

处方 1　用于急性细菌性结膜炎的治疗

　　0.3%加替沙星眼液　点双眼　每 1～2 小时 1 次

或　0.3%氧氟沙星滴眼液　点双眼　每 1～2 小时 1 次

或　0.6%贝西沙星滴眼液　点双眼　每 1～2 小时 1 次

或　0.5%盐酸莫西沙星滴眼液　点双眼　每 1～2 小时 1 次

或　0.3%～0.5%左氧氟沙星滴眼液　点双眼　每 1～2 小时 1 次

或　0.3%妥布霉素滴眼液　点双眼　每 1～2 小时 1 次

加　红霉素眼膏　涂双眼　睡前

或　妥布霉素地塞米松眼膏（典必殊眼膏）　涂双眼　睡前

处方 2　适用于流行性出血性结膜炎的治疗

　　0.1%利巴韦林滴眼液　点双眼　每日 4～6 次

或　0.1%盐酸羟苄唑滴眼液　点双眼　每日 4～6 次

或　4%盐酸吗啉胍滴眼液　点双眼　每日 4～6 次

加　吗啉胍　0.2g　口服　每日 3 次

或　利巴韦林　0.1g　口服　每日 3 次

或　阿昔洛韦 0.2g　口服　每日 4～5 次

加　维生素 C　0.2g　口服　每日 3 次

处方 3　适用于流行性病毒性角膜结膜炎的治疗

0.1％阿昔洛韦滴眼液　点患眼　每小时 1 次

或　0.15％更昔洛韦滴眼液　点患眼　每小时 1 次

加　0.3％加替沙星滴眼液　点患眼　　每小时 1 次（合并细菌感染时）

加　吗啉胍　0.2g　口服　每日 3 次

加　维生素 C　0.2g　口服　每日 3 次

如出现严重的膜或假膜，上皮或上皮下角膜炎致视力下降时可考虑使用激素类滴眼液，如典必殊滴眼液、醋酸可的松滴眼液等点眼，每日 3～4 次。

处方 4　适用于包涵体结膜炎的治疗

0.1％滴眼用利福平　点双眼　每日 4～6 次

或　0.4％盐酸洛美沙星滴眼液　点双眼　每日 3～4 次

或　0.3％氧氟沙星滴眼液　点双眼　每日 3～6 次

加　红霉素　1g　口服　每日 1 次

或　多西环素（强力霉素）　0.1g　口服　每日 2 次

对于婴幼儿：

红霉素　40mg/kg·d　分 4 次口服　至少用药 14 天

处方 5　用于迁延或复发性病毒性结膜炎的治疗

0.1％阿昔洛韦眼液　点双眼　每 2 小时 1 次

或　重组人干扰素 α1b 滴眼液　点双眼　每 1 小时 1 次

加　吗啉胍　0.2g　口服　每日 3 次

加　维生素 C　0.2g　口服　每日 3 次

处方 6　适用于淋菌性结膜炎的治疗

0.4％硫酸庆大霉素滴眼液　点双眼　每日 3～6 次

或　　0.3%氧氟沙星滴眼液　　点双眼　　每日3～6次

或　　0.5%妥布霉素滴眼液　　点双眼　　每日6～8次

加　　阿奇霉素　1.0g　口服　每日2次　共用7天

或　　多西环素　100mg　口服　每日2次　共用7天

　　　新生儿：

　　　0.5%四环素眼膏　点双眼　每日3～6次

加　　青霉素钠　10万U/(kg·d)　静脉滴注或分4次　肌注　连续7天

或　　头孢曲松　0.125g　肌注　每12小时或每8小时1次　连续7天

或　　头孢噻肟钠　25mg/kg　静脉滴注　每12小时或每8小时1次　连续7天

　　　成人：

　　　在上述滴眼的基础上

加　　青霉素钠　200万U　分3～4次　肌注　连续7天

或　　头孢曲松钠　1g　肌注　每日1次　　连续7天

处方7　适用于对过敏性结膜炎的治疗

　　　0.5%醋酸可的松滴眼液　点双眼　每日4～6次

或　　0.025%地塞米松滴眼液　点双眼　每日4～6次

或　　0.3%盐酸氮卓斯汀滴眼液　点双眼　每日3～6次

或　　0.02%色甘酸钠滴眼液　点双眼　每日3～6次

或　　0.05%富马酸依美斯汀滴眼液　点双眼　每日3～6次

或　　0.05%盐酸奥洛他定眼液　点双眼　每日3～6次

或　　0.5%酮咯酸氨丁三醇滴眼液　点双眼　每日4次

加　　氯苯那敏　4mg　口服　每日2次

或　　赛庚啶　2～4mg　口服　每日2～3次

或　　异丙嗪　25mg　口服　每日2次

或　　酮替芬　1mg　口服　每日2次

处方1　柴胡蒺藜汤

　　柴胡 15g　　麻黄 10g　　白蒺藜 10g　　吴茱萸 10g

　　赤芍 10g

　　每日 1 剂　水煎服　每日 3 次

　　（煎药法：上药加冷水 600ml 浸泡 30 分钟，先用武火煎沸，再改为文火续煎 20 分钟，取汁分 3 次口服。）

　　祛风散寒、散邪解毒，主治急性感染性结膜炎属疬气外侵证，症见眼结膜充血、色淡红、涩痒交作、水样分泌物增多。

处方2　桑菊双花汤

　　石膏 20g　　桑叶 20g　　野菊花 20g

　　每日 1 剂　水煎服　每日 3 次　熏洗双眼　每日 3～4 次

　　（煎药法：先取石膏，加入冷水 500ml，浸泡 10 分钟，再加入桑叶、野菊花混合浸泡 20 分钟，大火煎煮 10 分钟，取药汁分 3 次口服；随后留药渣，再兑水用上法续煎，取液熏洗双眼。）

　　祛风清热、解毒散邪，主治感染性结膜炎属疬气外侵证，症见结膜充血，涩痒交作，黏性分泌物增多。

处方3　连菊公英方

　　黄连 9g　　菊花 30g　　蒲公英 30g

　　每日 1 剂　水煎　每日 3 次

　　（煎药法：煎前加冷水 600ml 浸泡 30 分钟，先用武火煎沸，再改为文火续煎 15 分钟，取汁分 3 次口服。）

　　清热泻火、解毒散邪，主治感染性结膜炎属肺胃积热证，症见眼部热痛、结膜充血明显、分泌物增多。

处方4　泻肺清胃汤

　　石膏 20g　　黄芩 10g　　赤芍 10g　　桑白皮 10g

防风 6g

每日 1 剂　水煎服　每日 3 次

（煎药法：上药加入水约 600ml 后浸泡 30 分钟，先以武火煎沸，再改文火续煎熬 20 分钟，分 3 次口服。）

清胃泻肺、解毒散邪，主治急性感染性结膜炎属肺胃积热证，症见眼部灼痛、重度结膜充血、黏性或脓性分泌物增多等。

处方 5　柏连汤

谷精草 15g　　秦皮 12g　　黄柏 10g　　　黄连 6g

每日 1 剂　水煎服　每日 3 次

（煎药法：上药加水 600ml 浸泡 30 分钟，先以武火煎沸，再改文火续煎 10 分钟，取汁分 3 次口服。）

泻火解毒、清肝明目；主治感染性结膜炎属肝胆火旺证，症见畏光、刺痛、流泪、结膜充血、角膜浅层点状浸润。

处方 6　四顺清凉饮

当归 12g　　　赤芍 12g　　酒大黄 8g　　　生甘草 6g

每日 1 剂　水煎服　每日 3 次

（煎药法：将上药加水 600ml 略泡后，先以武火煎沸，再用文火续煎 10 分钟；取其药汁，兑水 300ml 用文火另煎 20 分钟；将液混合，分 3 次口服。）

清热凉血、解毒明目，主治急性感染性结膜炎属疫热伤络证，症见眼部灼痛、结膜充血和点状出血、流泪不止。

处方 7　归尾菊芩汤

当归尾 9g　　菊花 9g　　　黄芩 9g

每日 1 剂　水煎服　每日 3 次

（煎药法：上药加水 600ml 后浸泡 30 分钟，先以武火煎沸，再改文火续煎 8 分钟，分为 3 次口服）

清热凉血、活血散邪，主治急性感染性结膜炎属疫热伤络证，症见畏光流泪、结膜充血或点状出血。

处方 8　驱风散热饮子加减

羌活 8g	防风 8g	莲子心 8g	防风 8g
牛蒡子 10g	金银花 10g	连翘 10g	栀子 10g
当归 10g	赤芍 10g	川芎 10g	谷精草 10g
薄荷 6g^{后下}	生甘草 6g		

每日 1 剂　水煎服　每日 3 次

（煎药法：上药加水 600ml 浸泡 30 分钟，先以武火煎沸，再改文火续煎 10 分钟，取汁分 3 次口服。）

疏风清热、解毒祛邪，主治初感疠气之天行赤眼，症见患眼灼热刺痒、羞明、畏光、磣涩、疼痛、流泪、白睛点片状出血，眼眵稀薄，眼睑微红。

处方 9　普济消毒饮加减

酒炒黄芩 15g	酒炒黄连 15g	陈皮 6g	生甘草 6g
玄参 6g	柴胡 6g	桔梗 6g	连翘 3g
板蓝根 3g	马勃 3g	牛蒡子 3g	薄荷 3g^{后下}
僵蚕 2g	升麻 2g		

每日 1 剂　水煎服　每日 3 次

（煎药法：上药加水 600ml 浸泡 30 分钟，先以武火煎沸，再改文火续煎 10 分钟，取汁分 3 次口服。后下煎药 5 分钟。）

泻火解毒、清热消肿，主治热毒炽盛之天行赤眼，症见患眼灼热磣痛，热泪如汤，胞睑红肿，白睛红赤，片状溢血，伴口渴引饮，头痛烦躁，耳前颌下肿核按之疼痛，便秘溲赤。

【注意】结膜位于眼的前方表面，局部点入眼药，其治疗浓度较高，可获得较为满意的疗效。若为慢性细菌性结膜炎，可选用抗生素眼液点滴双眼；对屈光不正、用眼过度的患者，及时去除其病因后即可好转或治愈。针对过敏性或春季卡他性结膜炎，须在及时去除病因的同时，给予适当的抗过敏和抗组胺药物治疗。

三、单纯疱疹性角膜炎

单纯疱疹性角膜炎是一种由单纯疱疹病毒（HSV）引起的角膜感染性疾病，是最常见的角膜溃疡，在角膜病中致盲率占第一位。多见于感冒受凉后，角膜出现多种多样的特征性改变，如角膜表面可见细小针尖样小泡样变、地图状变、盘状样变等。单就疱疹性角膜炎来讲，则是由于外源或内源性致病因素作用于角膜上皮的病变，如外伤、基质水肿、细胞浸润甚至坏死等，从而形成一种严重的致盲性眼病。单纯疱疹性角膜炎可分为树枝状角膜炎、地图状角膜炎、盘状角膜炎、坏死性角膜基质炎。本病应以抗病毒治疗为主，并结合相应的角膜内皮细胞功能保护；对于盘状角膜炎则适用于糖皮质激素治疗。

此病中医学归属于"聚星障""混睛障"范畴，主因外邪犯目、肝火炽盛、湿浊犯目、正虚邪恋所致。如肝胆炽热型，见有角膜渐扩和加深、结膜混合充血、羞明流泪、灼热刺痛，伴有头痛、口苦、舌红、苔黄、脉弦数等，治疗时要选取清肝泻火、解毒明目类中药。

西医处方

处方1　适用于树枝状、地图状角膜炎的治疗

　　0.1％碘苷滴眼液　点双眼　每日4～6次

或　0.5％复方碘苷眼膏　涂双眼　每日2次

加　0.1％阿昔洛韦滴眼液　点双眼　每日6次

或　0.15％更昔洛韦滴眼液　点双眼　每日4～6次

或　0.15％更昔洛韦眼膏　涂双眼　每日睡前1次

或　1％三氟胸腺嘧啶核苷眼液　点双眼　每日4～6次

或　0.05％安西他滨眼液　点双眼　每日4～6次

或　0.1％安西他滨眼膏　点双眼　晚上睡前点1次

处方 2　适用于盘状角膜炎的治疗

　　0.1％阿昔洛韦滴眼液　　点双眼　　每日 4～6 次

或　0.15％更昔洛韦滴眼液　　点双眼　　每日 4～6 次

或　0.15％更昔洛韦眼膏　　涂双眼　　每日睡前 1 次

加　1％醋酸泼尼松龙滴眼液　　点双眼　　每日 4 次

或加　0.025％地塞米松滴眼液　　点双眼　　每日 4 次

处方 3　适用于复发单疱病毒性角膜炎的治疗

　　0.1％阿昔洛韦滴眼液　　点双眼　　每日 4～6 次

或　重组人干扰素 α1b 滴眼液　　点双眼　　每日 4～6 次

加　阿昔洛韦　0.4g　口服　每日 4～5 次

或　聚肌胞注射液　0.5ml　球结膜下注射　隔日 1 次

中医处方

处方 1　公英蒺藜汤

　　蒲公英 30g　　蒺藜 18g

　　每日 1 剂　水煎服　每日 3 次

　　（煎药法：上药加冷水 600ml 后浸泡 30 分钟，先用武火、再改文火续煎 20 分钟，滤药汁分 3 次口服。）

　　清热祛风、退翳明目，主治外邪犯目或风热上犯型病毒性角膜炎，症见羞明、角膜点状混浊等。

处方 2　公英三味饮

　　蒲公英 50g　　板蓝根 20g　　薄荷 10g^{后下}

　　每日 1 剂　水煎服　每日 3 次

　　（煎药法：先取前两味药，加冷水 600ml 后浸泡 30 分钟，先用武火煎药煮 10 分钟，再入薄荷续煎 5 分钟，滤药汁分 3 次口服。）

　　祛风热、清头目，主治外邪犯目型病毒性角膜炎，症见羞明碜痛，角膜呈星状混浊，睫状充血，发热咽痛等。

处方 3　复方银花液

连翘 15g　　黄芪 15g　　党参 15g　　金银花 12g

每日 1 剂　水煎服　每日 3 次

（煎药法：上药煎前加入冷水 600ml 浸泡 30 分钟，先用武火、再改文火煎 30 分钟，取汁分 3 次口服。）

益气扶正、解毒散邪，主治正虚邪恋型慢性病毒性角膜炎，患者久病，角膜病变轻微，自觉症状不太明显。

处方 4　清热退翳方

大青叶 15g　金银花 10g　知母 10g　　生大黄 5g

每日 1 剂　水煎服　每日 3 次

（煎药法：取前 3 味药加水 500ml 后浸泡 30 分钟，以武火煎沸，后改文火续煎 20 分钟，接下来兑入大黄，再续煎 5 分钟，取汁混合，分 3 次口服。）

泻火解毒、清热通便，主治肝火炽盛型病毒性结膜炎，病变扩展和加深，伴有混合性结膜充血、灼热刺痛、畏光流泪、口苦及便秘等。

处方 5　苍桂术附汤

茯苓 30g　　白术 30g　　桂枝 10g　　生甘草 10g

熟附子 10g^{先煎}

每日 1 剂　水煎服　每日 3 次

（煎药法：先取熟附子加水 600ml 略泡，先以武火煎沸后，改用文火续煎 30 分钟；然后，兑入其他中药续煎 30 分钟，分 3 次口服。）

散寒除湿、温阳补火，主治单纯疱疹性角膜炎，病程长、已有角膜病灶污秽或基质水肿者。

处方 6　羌蓝木贼汤

板蓝根 20g　羌活 15g　　木贼 10g

每日 1 剂　水煎服　每日 3 次

（煎药法：上药加水 600ml 浸泡 30 分钟，先以武火，再文火续煎 10 分钟，分 3 次口服。）

祛风散寒、解毒退翳，主治外邪犯目或风寒上犯型病毒性角膜炎，症见畏光、流泪和异物感，角膜浅点状混浊和睫状充血。

处方 7　石决明散

　　石决明 25g　　决明子 25g　　青葙子 18g　　栀子 10g

　　木贼 10g　　　赤芍 15g　　　麦冬 15g　　　蒲公英 15g

　　黄芩 12g　　　甘草 3g

　　每日 1 剂　水煎服　每日 3 次

（煎药法：加水 600ml 浸泡 30 分钟，先以武火煎沸后，改用文火续煎 30 分钟；取汁分 3 次口服。）

疏风散热、退翳明目，主治单纯疱疹性角膜炎，症见患眼磣痛，畏光流泪，抱轮红赤，黑睛浅层点状混浊。

【注意】应以采取局部用药治疗为主。碘苷点眼只对急性期的浅层病变有效，对地图状角膜炎效果较好，对于慢性溃疡实质层疱疹性角膜炎效果较差。使用阿昔洛韦治疗上皮性和实质性疱疹病毒性角膜炎较好，而且还能降低该病的复发率。如果选择二药配合交替使用，每间隔 60 分钟交替点眼 1 次。地图状角膜炎患者须禁用糖皮质激素。而对盘状角膜炎，则应给予抗病毒药加 1% 醋酸泼尼松龙滴眼液点眼，每日 3～4 次。更昔洛韦滴眼液（凝胶）对病毒 MIC90 值比阿昔洛韦滴眼液高 10～100 倍，进入病毒感染细胞的速度快，在病毒感染细胞中存留的时间更长，且生物利用度高，半衰期达 8 小时，已成为抗病毒治疗的一线药物。另外，如有青光眼及白内障时，应避免使用激素或阿托品等，后者可以用来预防有可能伴发的虹膜睫状体炎等。

四、老年性白内障

人眼的晶状体透明度下降或者颜色改变导致光学质量下降

的退行性改变通常称为白内障。老年性白内障又称年龄相关性白内障，是临床最常见的白内障类型。此病多见于 50 岁以上的中老年人，随年龄增加其发病率明显升高，目前 80 岁以上老年人的发病率几乎为 100%，很可能与老年人的晶状体老化后的退行性改变相关。疾病最初多表现为眼前有固定的黑影，随眼球运动而运动，而且无痛性进行性加重，最终可出现屈光改变和视力明显下降。老年性白内障以皮质性病变居多，如果治疗过晚，过于成熟，还可能导致晶状体蛋白过敏性葡萄膜炎或晶状体溶解性青光眼等。因此，本病也是老年人失明的一个重要原因。

本病属于中医学"圆翳内障"的范畴，应按肝肾亏虚型、阴虚阳亢型、肝热上扰型等进行辨证论治。如肝肾亏虚者，常有不同程度的晶状体混浊、视力减退、出现近视或单眼复视等，同时伴发头晕、耳鸣、腰酸背痛、舌质淡、脉细弱，应选用补益肝肾类中药治疗。

西医处方

处方 1　可以试用治疗的滴眼药物

　　吡诺克辛滴眼液　点双眼　每日 4～6 次

或　法可林滴眼液　点双眼　每日 4～6 次

或　4%谷胱甘肽眼液　点双眼　每日 4～6 次

或　牛磺酸滴眼液　点双眼　每日 4～6 次

或　苄达赖氨酸滴眼液　点双眼　每日 3 次

处方 2　可以试用治疗的内服药物

　　维生素 C　0.2g　口服　每日 3 次

加　维生素 E　100mg　口服　每日 3 次

或　复合维生素 B　2 片　口服　每日 2 次

加　葡萄糖酸锌　10mg　口服　每日 2 次

处方 1　补肾汤

　　熟地黄 80g　　　黄精 100g　　　何首乌 100g　　　桑螵蛸 60g

　　每日 1 剂　水煎服　每次 50ml　每日 2 次　3 个月为 1 个疗程

　　（煎药法：上药加冷水 2000ml 略加浸泡；先用武火、后改文火续煎，使药汁浓缩至 500ml。）

　　补益肝肾、消障明目，主治肝肾亏虚型老年性白内障，症见晶状体混浊，伴头晕、耳鸣、腰膝酸软等。

处方 2　明目治障饮

　　桑椹 100g　　　枸杞子 100g　　　五味子 60g　　　蒺藜 80g

　　谷精草 80g

　　每日 1 剂　水煎服　每次 50ml　每日 3 次

　　（煎药法：上药加入冷水 2000ml 略泡，先用武火煎药煮沸，逐渐把药汁浓缩至 500ml；加入适量食糖续煎 5 分钟，取汁备用。）

　　补肝益肾、明目治障，主治肝肾亏虚型老年性白内障，症见视力减弱、腰酸膝软、舌淡苔薄、脉细无力等。

处方 3　蠲翳饮

　　石决明 30g　　　决明子 10g　　　枸杞子 10g　　　女贞子 10g

　　白芍 15g

　　每日 1 剂　水煎服　每日 3 次

　　（煎药法：取上药加水 500ml 左右，以武火煎沸后，改为文火续煎，每剂水煎 2 次，混合药汁，分 3 次温水送服。）

　　养阴平肝、蠲翳明目，主治阴虚阳亢型老年性白内障，症见头痛、头晕、口干、舌质红、苔少、脉细。

处方 4　石决明散

　　石决明 20g　　　决明子 20g　　　青葙子 18g　　　赤芍 15g

麦冬 15g　　　木贼 15g　　　　荆芥 10g　　　　栀子 10g

甘草 3g

每日 1 剂　水煎服　每日 3 次

（煎药法：上药加水 600ml，浸泡 30 分钟，先以武火煎沸，再改文火续煎 10 分钟，取汁分 3 次口服。）

清热平肝、明目退障，主治肝热上扰型老年性白内障，症见头痛目涩，口苦咽干，大便秘结，舌质红、苔薄黄、脉弦数。

【注意】白内障的发病机制较为复杂，是机体内外各种因素对晶状体长期综合作用的结果。晶状体处于眼内液体环境中，任何影响眼内环境的因素，如老化、遗传、外伤、代谢异常、中毒、辐射、局部营养障碍以及某些全身代谢性或免疫性疾病，都可以直接或间接破坏晶状体的组织结构、干扰其正常的代谢而使晶状体混浊。多项研究表明，糖尿病、高血压、心血管疾病、紫外线照射、眼外伤、过量饮酒、吸烟等均与白内障形成相关。另外，白内障形成与氧化作用密切相关，患者体内自由基改变，是导致晶体氧化变性的重要起因。口服维生素 C、维生素 E 等以及使用吡诺克辛钠（白内停）、谷胱甘肽等点眼，都不能真正治疗白内障，患者用后可能自觉好转或者减轻白内障的进展速度，彻底治疗白内障的方法目前唯有进行手术。

五、原发性青光眼

青光眼是一组以特征性视神经萎缩和视野缺损为共同特征的疾病，病理性眼压升高是其主要的危险因素。原发性青光眼是指病因机制尚未充分阐明的一类青光眼。若经久不愈，即可发生视神经萎缩和视野缺损，最终会导致严重的视力障碍甚至失明。根据眼压升高时前房角的状态——开放或是关闭，分为闭角型和开角型两种。青光眼病因极为复杂，一般认为与遗传、情绪、炎症、药物等诸多因素有关。急性闭角型青光眼以 50 岁以上老年女性居多。临床表现为突然眼压升高、剧烈头痛、视力骤降，并相伴出现"虹视"现象、恶心呕吐等。急性开角型青光眼，尽管也可发生眼压升高，但其房角是开着的，视力下降也是渐进性的，检查时可见视野缺损和视盘下陷。治疗时要抑制房水生成和促进房水排出，以减轻视神经功能损伤。对原发性闭角型青光眼，要尽早实施眼科手术治疗。

中医学称本病为"绿风内障"或"青风内障"等，按以下类型辨证论治：①肝胆火炽证，如发病急骤、剧烈眼痛、头痛如劈，连及目眶，视力急降或仅存光感。眼部检查可见黑睛雾状混浊，前房极浅或几近消失，瞳神散大，眼硬如石，伴恶心、呕吐，舌红苔黄、脉弦数；②肝阳上亢证，除上述类似表现外，可伴有身热面赤、眩晕、动辄加剧，恶心呕吐，尿黄便结，舌红苔黄、脉滑数等；③气郁化火证，除上述类似眼部症状外，另有神志不舒、胸闷嗳气、口苦、舌红、苔黄、脉弦数等；④肝胃虚寒证，除上述类似眼部症状外，全身可见干呕吐涎，或泛吐清水，食少神疲，畏寒怕冷、舌淡、苔白、脉细无力。

西医处方

处方 1　适用于急性闭角型青光眼的治疗

1％硝酸毛果芸香碱滴眼液　点眼　急性大发作时　每5分钟1次，共滴3次，然后每隔30分钟1次，共4次，后改为每1小时1次

加　0.5％马来酸噻吗洛尔滴眼液　点眼　每日2次

或　0.5％盐酸倍他洛尔滴眼液　点眼　每日2次

或　布林佐胺滴眼液　点眼　每日2次

或　盐酸卡替洛尔滴眼液　点眼　每日2～3次

加　20％甘露醇注射液　200～400ml　快速静滴（按0.25～2g/kg体重配制）　30分钟内滴完　立即

或　50％甘油氯化钠注射液　100ml　口服　每日2次

或　乙酰唑胺（醋氮酰胺）　0.25g　口服　每日2次

加　碳酸氢钠　0.5g　口服　每日2次

处方2　适用于慢性闭角型青光眼的治疗

　　1%硝酸毛果芸香碱眼液　点眼　每日2次

或　0.5%盐酸倍他洛尔滴眼液　点眼　每日2次

或　布林佐胺滴眼液　点眼　每日2次

或　0.5%马来酸噻吗洛尔滴眼液　点眼　每日2次

或　盐酸卡替洛尔滴眼液　点眼　每日2次

或　乙酰唑胺（醋氮酰胺）0.25g　口服　每日2次

加　碳酸氢钠　0.5g　口服　每日2次

处方3　适用于原发性开角型青光眼的治疗

　　拉坦前列素滴眼液　点眼　每晚1次

或　曲伏前列素滴眼液　点眼　每晚1次

或　1%毛果芸香碱滴眼液　点眼　每日1次

或　布林佐胺滴眼液　点眼　每日2次

或　0.5%马来酸噻吗洛尔滴眼液　点眼　每日2次

或　盐酸卡替洛尔滴眼液　点眼　每日2～3次

加　乙酰唑胺（醋氮酰胺）0.25g　口服　每日2次

或加　碳酸氢钠　0.5g　口服　每日3次

加　维生素 B_1　20mg　口服　每日3次

处方4　适用于青光眼睫状体炎的治疗

　　0.5%马来酸噻吗洛尔滴眼液　点眼　每日2～3次

或　1%盐酸地匹福林滴眼液　点眼　每日3次

或　普拉洛芬滴眼液　点眼　每日3～4次

加　吲哚美辛肠溶片　25mg　餐后口服　每日3次

或加　氟芬那酸（氟灭酸）0.2g　餐后口服　每日3次

中医处方

处方1　绿风羚羊汤

　　羚羊角粉0.3g　玄参10g　黄芩10g　车前子10g[包煎]

　　制大黄10g

每日 1 剂　水煎服　每日 3 次

（煎药法：上药除羚羊角粉外加水 500ml 同煎，取药汁送服羚羊角粉末；分 3 次口服。）

清热息风、凉肝息风，主治老年闭角性青光眼发作期属风火攻目型，症见剧烈眼痛和偏头痛、角膜呈雾状混浊、混合性充血、眼压升高等。

处方 2　将军定痛丸

黄芩 10g	僵蚕 10g	陈皮 10g	天麻 6g
桔梗 6g	青礞石 20g	白芷 6g	半夏 10g
薄荷 6g	生大黄 10g		

每日 1 剂　水煎服　每日 3 次

（煎药法：取前 8 味药加水 600ml 后煎煮，先用武火、后用文火续煎 30 分钟；再加入薄荷、生大黄续煎 5 分钟，滤药汁温水送服，分 3 次口服。）

平肝潜阳、化痰息风，主治肝阳上亢型急性青光眼，症见眼压增高、视乳头苍白区扩大、视野缺损明显。

处方 3　吴茱萸汤

吴茱萸 9g	防风 9g	桔梗 9g	干姜 9g
细辛 9g	当归 9g	干地黄 9g	

每日 1 剂　水煎服　每日 3 次

（煎药法：加水 600ml 后煎煮，先用武火、后用文火续煎 30 分钟；滤药汁温水送服，分 3 次口服。）

疏肝降逆、温中散寒，主治肝胃虚寒型青光眼，症见呕吐反酸、口苦、舌红、苔黄、脉弦数。

处方 4　三子草苓汤

女贞子 10g	茺蔚子 10g	五味子 8g	夏枯草 12g
茯苓 15g			

每日 1 剂　水煎服　每日 3 次

（煎药法：上药加水 500ml 后，先用武火、再用文火续煎 10 分钟；滤其药汁，另外兑水 300ml，再用文火续煎 30 分钟；两煎混合，分 3 次口服。）

补益肝肾、利水明目，主治肝肾亏虚型青光眼，症见头晕、耳鸣、腰膝酸软、精神欠佳、舌淡、苔薄、脉细无力等。

处方 5 五苓散

茯苓 9g   猪苓 9g   桂枝 6g   白术 6g

泽泻 12g

每日 1 剂   水煎服   每日 3 次

（煎药法：上药加冷水 600ml 浸泡 30 分钟，先以武火、后改文火续煎 30 分钟，分 3 次口服。）

温肾通阳、化气利水，主治肝肾亏虚型慢性青光眼，眼压增高、视乳头苍白区扩大、视野缺损明显。

【注意】急性闭角型青光眼大发作期常伴有恶心、呕吐和剧烈头痛，这些症状甚至可能掩盖眼痛及视力下降，要注意鉴别，以免误诊而贻误治疗。对于急性期头痛明显者，宜用强大脱水剂甘露醇或甘油盐水治疗，减少眼内容量，尽快降低眼压。乙酰唑胺（醋氮酰胺）抑制碳酸酐酶，减少房水形成，降低眼压；但若长期服药可引起手足、口唇发麻，食欲减退、尿路结石、肾绞痛、血尿、低血钾及代谢性酸中毒等，闭角型青光眼患者绝不可单独依靠本品降低眼压，尚须加用缩瞳药或及时选择眼科手术治疗，防房角发生粘连和失明。

六、视网膜血管病变

视网膜血管病变通常是由视网膜中央动脉、静脉主干或其分支血栓形成所致，常见危险因素包括糖尿病、高血压、动脉粥样硬化、心脏病、凝血病、眼眶损伤、青光眼、眼部肿瘤等。视网膜血管炎是由多种原因引起，可伴有眼内其他部分的炎症，一般表现为非特异性的血管周围浸润，血管壁增厚形成白鞘。治疗时应寻找系统性病因，对因治疗。感染性视网膜血管炎可见于结核、梅毒和疱疹病毒感染等，非感染性可能是自体免疫反应或遗传性退行性疾病感染所致。治疗时需改善视网膜营养、加强免疫功能的调节。对结核病感染者可选用链霉素和异烟肼治疗，对疱疹病毒感染者宜使用抗病毒药物等。

中医学称本病为"暴盲""视瞻昏渺""云雾移晴"等，按以下类型辨证论治：①气滞血瘀型，如视力下降、视乳头充血和水肿、乳头边界模糊、眼底静脉迂曲扩张，甚至产生大量眼底视网膜出血或水肿，伴有头痛、头晕、胸胁胀痛、脉弦涩等；②气虚血瘀型，如视物昏朦，迁延不愈或反复发作，伴有神疲食少、面色无华、气短心慌、舌质红、苔薄白、脉细弱；③痰热上壅型，患眼症状同前，还可伴有头重目眩、胸闷、烦躁、食少、恶心、痰稠口苦、舌红、苔黄腻、脉弦滑；④肝阳上亢型，患眼表现如上，并伴有头痛眼胀、眩晕时作、面赤红热、耳鸣、烦躁易怒、口干口苦、失眠多梦、舌绛少苔、脉细弦或数。

西医处方

处方 1　适用于一般病症的对症治疗

　　珍珠明目滴眼液　点眼　每日 4～6 次

或　七叶洋地黄双苷滴眼液　点眼　每日 4～6 次

加　维生素 C　0.2g　口服　每日 3 次

加　维生素 B_1　30mg　口服　每日 3 次

加　维生素 A　5000U　口服　每日 3 次

加　曲克芦丁　0.3g　口服　每日 3 次

加　肌苷　0.2g　口服　每日 3 次

处方 2　适用于发生免疫反应的治疗

　　醋酸泼尼松龙滴眼液　点眼　每日 3 次

或 1%阿托品滴眼液 点眼每日 1~2 次

加 泼尼松龙 60mg 口服 每日 1 次

中医处方

处方 1 桃红枳柴汤

桃仁 10g   枳壳 10g   赤芍 10g   柴胡 10g
红花 8g
每日 1 剂 水煎服 每日 3 次
（煎药法：上药加水 600ml 浸泡 30 分钟；先用武火、后改文火续煎 30 分钟，分 3 次口服。）
活血化瘀、理气消滞，主治气滞血瘀型视网膜中央静脉阻塞，除有眼部症状外，还伴有情志抑郁、食欲下降、嗳气、舌紫暗、苔薄白、脉涩或弦。

处方 2 镇肝熄风汤加减

怀牛膝 12g   钩藤 20g   菊花 10g   丹参 10g
赤芍 10g
每日 1 剂 水煎服 每日 3 次
（煎药法：上药加水 500ml 煎煮，先用武火、后改用文火续煎 20 分钟；滤出药汁，分 3 次温服。）
养阴平肝、凉血散瘀，主治肝阳上亢型视网膜中央静脉阻塞，症见头晕耳鸣、烦躁易怒、舌红苔少、脉细弦。

处方 3 补阳还五汤

黄芪 30g   当归尾 6g   赤芍 5g   桃仁 3g
红花 3g   川芎 3g   地龙 3g
每日 1 剂 水煎服 每日 3 次
（煎药法：上药加冷水 600ml 浸泡 30 分钟；先用武火煎沸后，再改用文火续煎 30 分钟，分 3 次口服。）
益气通络、活血散瘀，主治气虚血瘀型视网膜中央静脉阻塞，症见神疲无力、食少便溏、舌淡苔薄、脉细软。

处方 4　消血饮

防风 6g　　　　川芎 10g　　　当归 10g　　　赤芍 10g

生地黄 10g　　　葛根 20g

每日 1 剂　水煎服　每日 3 次

（煎药法：取上药加水 600ml 后浸泡 30 分钟，先用武火煎沸后，改为文火续煎 30 分钟，滤其药汁分 3 次口服。）

养血活血、凉血散瘀，主治视网膜中央静脉阻塞，患者久治未愈，发生眼底出血、色泽偏淡，头晕眼花、心慌气短、舌淡苔薄、脉细软。

处方 5　五苓散

茯苓 15g　　　　猪苓 10g　　　桂枝 10g　　　白术 10g

泽泻 10g

每日 1 剂　水煎服　每日 3 次

（煎药法：上药加水 600ml 略泡，先以武火煎沸、改为文火续煎 30 分钟，分 3 次温服。）

健脾利水，主治脾虚湿泛型中心性浆液性脉络膜视网膜病变，症见视物模糊、变形变色、黄斑区有渗出、中央凹反光不清、神疲无力、头重胸闷、纳差、便溏、舌淡，苔白、脉弱。

处方 6　疏肝活血汤

柴胡 10g　　　　川芎 10g　　　白芍 10g　　　牡丹皮 10g

当归 10g

每日 1 剂　水煎服　每日 3 次

（煎药法：上药加水 600ml，先以武火煎沸后，改文火续煎 30 分钟，滤出药汁温水送服。）

疏肝理气、活血消肿，主治气滞血瘀型中心性脉络膜视网膜病变，病程已久，黄斑区不清，视网膜中央凹有灰黄色渗出及色素游离。

处方 7　活血利水验方

丹参 30g　　　　生黄芪 30g　　　茯苓 30g　　　川芎 10g

茺蔚子 10g

每日 1 剂　水煎服　每日 3 次

（煎药法：上药加水 600ml，略加浸泡，用武火煎沸后，改为文火续煎 30 分钟，滤药汁温水送服。）

健脾利水、活血消肿，主治中心性浆液性脉络膜视网膜病变。

处方 8　滋肾活血汤

生地黄 15g　　丹参 15g　　葛根 15g　　熟地黄 10g

牡丹皮 10g

每日 1 剂　水煎服　每日 3 次

（煎药法：先取生地黄加入冷水 600ml 略泡，使用武火煎沸后，改为文火续煎 30 分钟；滤药汁温水送服。）

滋肾活血、养阴明目，主治单纯糖尿病视网膜病变、增生性糖尿病视网膜病变等证属肾阴兼血瘀者，症见静脉曲张偏暗，伴口干乏力、腰酸、尿多、舌质暗红、苔少、脉细涩。

处方 9　增液白虎汤

石膏 30g　　生地黄 10g　知母 10g　　麦冬 10g

玄参 10g

每日 1 剂　水煎服　每日 3 次

（煎药法：取生地黄加冷水 600ml，先用武火、后改文火续煎 20 分钟；接着再加入其他中药续煎 30 分钟，滤药汁温水送服。）

清热生津、养阴明目，主治单纯糖尿病视网膜病变证属阴虚燥热者，症见视力下降、眼底斑片状出血，伴有口渴多饮、舌红、苔黄而燥、脉数等。

处方 10　玉女煎

石膏 30g　　生地黄 15g　麦冬 12g　　知母 10g

牛膝 10g

每日 1 剂　水煎服　每日 3 次

（煎药法：先取生地黄加水 600ml 略泡，使用武火煎沸后，改为文火续煎 20 分钟；接着，再加入其他中药同煎 30 分钟，滤汁后温水送服。）

养阴清热、生津润燥，主治单纯糖尿病性视网膜病变，症见视力下降、眼底微血管瘤、点片状出血，伴新生血管、口渴、多饮、舌红、苔微黄而燥、脉细数。

【注意】对此病首先应积极寻找系统性病因，对因治疗。对特发性视网膜血管炎，早期可试用糖皮质激素。对口服泼尼松龙者，不能突然停药，防止患者因突停而病情加重或复发；对眼前部葡萄膜炎患者，只限采取局部糖皮质激素和阿托品滴眼液点眼治疗，一般不需全身使用糖皮质激素。当患者对激素不敏感或对其禁忌时，可酌情配以免疫抑制药治疗，如环磷酰胺口服，每次 50mg，每日 3 次，也可取环磷酰胺注射液 0.2g，用生理盐水 40ml 稀释后缓慢静滴，每日 1 次，连滴 7 天后即可改为口服，应注意环磷酰胺的毒副作用。对视网膜病变血管及缺血区可采用激光多次光凝。对持久的玻璃体出血和牵拉性视网膜脱离，应行玻璃体手术和眼内光凝术。

七、外耳道炎

外耳道炎分为弥漫性外耳道炎及局限性外耳道炎，局限性外耳道炎又称为外耳道疖，弥漫性外耳道炎有急性和慢性之分。急性弥漫性外耳道炎及外耳道疖为细菌感染的外耳道皮肤和皮下组织非特异性炎症。主要致病原菌为葡萄球菌。如为铜绿假单胞菌感染可导致坏死性外耳道炎。外耳道皮肤外伤或局部抵抗力下降时易患病，挖耳、耳内进水、化脓性中耳炎长期脓液刺激等是常见诱因。慢性弥漫性外耳道炎既可以是细菌感染也可能是真菌感染，部分与过敏因素有关。急性者临床表现主要为耳痛，张口、咀嚼或牵拉耳郭及按压耳屏时疼痛加剧，可伴有耳道灼热、耳闷、耳堵塞感，甚至可有耳道渗液或流脓血性分泌物。检查可见外耳道弥漫性红肿或局限性红肿隆起，耳道变窄，有分泌物积聚或有脓头，溃破则有脓性或脓血性分泌物。病情严重者，可出现耳周淋巴结肿痛、耳后沟红肿。慢性者主要症状为耳痒、耳道分泌物增多或耳堵塞感等。检查可见外耳道皮肤充血、粗糙、增厚、糜烂、渗液、皲裂、脱屑，分泌物积聚或形成痂皮，甚至有霉菌样物生长。

本病属中医"耳疮""耳疖"范畴，主要与风、湿、热邪有关。实证属风热邪毒上犯或肝胆湿热，虚证多属血虚生风。治疗以疏风清热、清泻肝胆、化湿消肿、养血息风为主。

西医处方

处方 1　适用于普通细菌感染

　　头孢呋辛酯　0.25～0.5g　口服　每日 2 次

或　红霉素　0.5g　口服　每日 2 次

或　阿莫西林　0.25～0.5g　口服　每日 3 次

　　严重者可选择头孢三代抗生素：

　　头孢克肟　0.1～0.2g　口服　每日 2 次

或　头孢泊肟酯　0.1g　口服　每日 2 次

　　上述药物疗程 7～10 天。

处方 2　适用于感染严重者

头孢呋辛钠　0.75～1.5g 0.9%氯化钠注射液　100ml	静脉滴注　每 12 小时 1 次
或　头孢唑林钠　1～2g 0.9%氯化钠注射液　100ml	静脉滴注　每 12 小时 1 次
或　注射用阿莫西林钠克拉维酸钾　1.2g 0.9%氯化钠注射液　100ml	静脉滴注　每 8 小时 1 次

处方 3　适用于坏死性外耳道炎

注射用哌拉西林舒巴坦钠　2.5～5.0g 0.9%氯化钠注射液　100ml	静脉滴注　每 12 小时或每 8 小时 1 次

或根据药敏试验选择对铜绿假单胞菌敏感的抗生素。

疼痛严重者：

加　布洛芬　0.2～0.3g　口服　每日 3 次

或加　吲哚美辛（消炎痛）　25mg　口服　每日 3 次

外用药物：

莫匹罗星软膏　涂于患处　每日 3 次

或　复方多黏菌素 B 乳膏　涂于患处　每日 3 次

急性弥漫性外耳道炎可予氧氟沙星滴耳液滴耳进行耳浴。

外耳道疖成脓后不能溃破或引流不畅则需切开排脓。

处方 4　适用于真菌感染

清除外耳道内痂皮及分泌物，不易清除的分泌物予 5% 碳酸氢钠溶液滴耳软化后清除。再以药物外涂：

硝酸咪康唑乳膏　涂患耳　每日 2 次　疗程 2 周

或　曲安奈德益康唑乳膏　涂患耳　每日 2 次　疗程 2 周

伴细菌感染者联合氧氟沙星滴耳

氧氟沙星滴耳液　滴患耳　每日 2 次

耳痒明显或渗出液多可加抗组胺药物：

西替利嗪　10mg　口服　每晚 1 次

或　氯雷他定　10mg　口服　每晚 1 次

或　依巴斯汀　10mg　口服　每晚 1 次

一般不需要全身应用抗真菌药。

中医处方

处方 1　五味消毒饮加减

金银花 10g　野菊花 10g　紫花地丁 15g　天葵子 15g
蒲公英 15g

2 日 1 剂　水煎服　每次 150～200ml　每日 3 次

适用于病情初起，症状体征相对较轻，舌红，苔薄黄，脉浮数，证属风热邪毒上犯者。伴头痛、发热者可加连翘、荆芥、薄荷等，红肿痛较甚者加栀子、黄芩、牡丹皮、赤芍、当归等。

处方2　龙胆泻肝汤加减

柴胡 10g	龙胆 6g	黄芩 10g	栀子 12g
泽泻 15g	木通 15g	车前子 15g^{包煎}	生地黄 15g
当归 15g	甘草 6g		

2日1剂　水煎服　每次150～200ml　每日3次

适用于局部红肿疼痛严重，甚至痛连腮脑，可伴发热、口苦咽干、烦躁等，舌红，苔黄厚腻，脉弦数，证属肝胆湿热者。渗液多者可加茯苓、陈皮，脓成未破者可加皂角刺、天花粉、赤芍等。

处方3　地黄饮加减

熟地黄 15g	当归 15g	生地黄 15g	牡丹皮 15g
玄参 15g	红花 8g	僵蚕 10g	蒺藜 10g
制首乌 15g	甘草 6g		

2日1剂　水煎服　每次150～200ml　每日3次

适用于病程长，迁延不愈，以耳痒、结痂、渗液、皮肤粗糙、皲裂等为主症，舌淡或淡红，苔白或少苔，证属血虚生风者。反复渗液者可加苍术、苦参、木通，痒甚者可加防风、蝉蜕等。

【注意】①戒除挖耳习惯，注意耳道清洁干燥，避免污水入耳。②真菌性外耳道炎可交叉感染，注意个人卫生及用品隔离。③儿童用药根据年龄、体重调整剂量。

八、外耳湿疹

外耳湿疹是指发生在耳郭、外耳道及耳周皮肤的变态反应性多形性皮炎。有急、慢性之分。急性者主要表现为瘙痒、烧灼感、皮肤潮红、糜烂、渗液、结痂、多形性皮疹或小水疱，好发于婴幼儿；慢性者除瘙痒外，局部表现为皮肤粗糙增厚、表皮脱屑、结痂、皲裂、皮肤颜色加深等。易反复发作，搔抓可加重病情，甚至会导致继发感染，出现外耳红肿热痛。外耳湿疹常由接触过敏原引起，药物、毛织物、化妆品、喷发剂、鱼、虾、牛奶等都可能是过敏原，外耳道长期脓液刺激及挖耳等可诱发。

本病属中医"旋耳疮"范畴，辨证分为风湿热邪浸渍耳窍（急性湿疹）和血虚生风化燥伤阴（慢性湿疹）。治疗以解毒燥湿、疏风清热、养血润燥、祛风止痒为主。

西医处方

处方 1　适用于急性期基础治疗

　　成人：

　　西替利嗪　10mg　口服　每晚 1 次

或　左西替利嗪　5mg　口服　每晚 1 次

或　依巴斯汀　10mg　口服　每晚 1 次

　　学龄前儿童：

　　马来酸氯苯那敏（扑尔敏）　1～2mg　口服　每日 3 次　或

　　0.35mg/（kg·d）　分 3 次服

或　盐酸异丙嗪（非那根）　6.25mg　口服　每日 2 次　或

　　0.5mg/kg　睡前服

加　维生素 C　0.2g　口服　每日 3 次

　　上述药物连服 1 周，根据病情可延长服药时间。

处方 2　适用于过敏严重或口服抗组胺无效者

　　泼尼松　30mg　晨起顿服　或　10mg　口服　每日 3 次

或　地塞米松　0.75～1.5mg　口服　每日 3 次

　　儿童不建议全身使用激素，成人使用需要注意激素禁忌证。

处方 3　适用于伴有细菌感染，红肿热痛明显者

　　阿莫西林　0.25～0.5g　口服　每日 3 次

或　头孢呋辛酯　0.25～0.5g　口服　每日 2 次

或　头孢克肟　0.1～0.2g　口服　每日 2 次

　　疗程 7～10 天。

加　地塞米松或糠酸莫米松等激素类乳膏　涂患处　每日 1～2 次

加　莫匹罗星软膏或复方多黏菌素 B 乳膏　涂患处　每日 1～2 次
　　与激素软膏交替使用

上述药物疗程 1～2 周。

处方 4　适用于慢性期治疗

地塞米松乳膏或糠酸莫米松乳膏　涂患处　每日 1～2 次

伴有真菌感染者选择抗真菌药与激素的混合制剂：

曲安奈德益康唑乳膏或复方酮康唑软膏　涂患处　每日 2 次

慢性期治疗疗程不少于 2 周。

中医处方

处方 1　消风散加减

荆芥 15g　　防风 15g　　牛蒡子 15g　　蝉蜕 6g

苍术 10g　　苦参 15g　　木通 15g　　石膏 20g^{先煎}

知母 15g　　生地黄 15g　　当归 15g

2 日 1 剂　水煎服　每次 150～200ml　每日 3 次

适用于风邪偏重、痒甚者。偏于风热者可酌加连翘 15g、菊花 10g、薄荷 10g、牛蒡子 15g。

处方 2　萆薢渗湿汤加减

萆薢 15g　　滑石 20g^{先煎}　　薏苡仁 15g　　通草 15g

泽泻 15g　　茯苓 15g　　黄柏 10g　　牡丹皮 15g

2 日 1 剂　水煎服　每次 150～200ml　每日 3 次

适用于湿邪偏盛、渗液多者。痒甚者可加蝉蜕 10g、牛蒡子 15g、苦参 10g，湿热盛肿痛明显者可加金银花 15g、连翘 20g、赤芍 15g、栀子 10g、黄芩 10g。

处方 3　地黄饮加减

熟地黄 15g　　当归 15g　　生地黄 15g　　牡丹皮 15g

玄参 15g　　红花 8g　　僵蚕 10g　　蒺藜 10g

制首乌 15g　　甘草 6g

2 日 1 剂　水煎服　每次 150～200ml　每日 3 次

适用于病程长，迁延不愈，以耳痒、结痂、渗液、皮肤粗糙、皲裂等为主症，舌淡或淡红，苔白或少苔，证属血虚生风，化燥伤阴者。痒甚者可加防风 15g、地肤子 10g、苦参 10g、蝉蜕 10g。

【注意】 ①避免食用或接触致敏物质。②如因化脓性中耳炎脓液引起需及时治疗中耳炎。③局部忌用肥皂水及热水清洗，或涂抹刺激性药物；严禁搔抓患处。④儿童用药根据年龄、体重调整剂量。

九、分泌性中耳炎

分泌性中耳炎是以中耳积液及传导性听力下降为特征的中耳非化脓性炎性疾病，又称为渗出性中耳炎、非化脓性中耳炎、卡他性中耳炎、浆液性中耳炎等，为耳鼻喉常见疾病之一，儿童多见。常继发于上呼吸道感染后，以耳闷胀感和听力减退为主要症状。有急、慢性之分，病程超过 12 周者即可称为慢性分泌性中耳炎。目前认为咽鼓管功能障碍、中耳局部感染、变态反应是主要原因。急性者可有耳痛，但一般不剧烈，持续时间较短，慢性者耳痛不明显。对于儿童，除了关注耳部情况外，还需要排除是否有腺样体肥大及过敏性鼻炎、鼻窦炎等。对于成人单侧发病者，应排除鼻咽癌及其周围间隙的肿瘤。

本病属中医"耳胀耳闭"范畴，急性者多系风邪外袭、经气痞塞或湿热上蒸耳窍，慢性者常为脾虚失运、湿聚耳窍或邪毒留滞、气滞血瘀。治疗以疏风通窍、利湿化浊、行气活血为主。

西医处方

处方 1　适用于分泌性中耳炎急性期

阿莫西林　0.25～0.5g　口服　每日 2 次　疗程 7～10 天

或　头孢呋辛酯　0.25g　口服　每日 2 次　疗程 7～10 天

或 头孢克肟 0.1～0.2g 口服 每日2次 疗程7～10天

或 红霉素 0.5g 口服 每日2次 疗程7～10天

加 氨溴索口服液（胶囊） 30mg 口服 每日3次

或加 桉柠蒎肠溶胶囊 0.3g 口服 每日2次

加 西替利嗪 10mg 口服 每晚1次

或加 左西替利嗪 5mg 口服 每晚1次

或加 依巴斯汀 10mg 口服 每晚1次

加 糠酸莫米松鼻喷雾剂 2揿 喷鼻 每日1～2次

或加 丙酸倍氯米松鼻喷雾剂 2揿 喷鼻 每日2次

或加 丙酸氟替卡松鼻喷雾剂 2揿 喷鼻 每日1～2次

处方2 适用于分泌性中耳炎亚急性期或慢性期

　　氨溴索口服液（胶囊） 30mg 口服 每日3次

或 桉柠蒎肠溶胶囊 0.3g 口服 每日2次

加 西替利嗪 10mg 口服 每晚1次

或加 左西替利嗪 5mg 口服 每晚1次

或加 依巴斯汀 10mg 口服每晚1次

加 糠酸莫米松鼻喷雾剂 2揿 喷鼻 每日1～2次

或加 丙酸倍氯米松鼻喷雾剂 2揿 喷鼻 每日2次

或加 丙酸氟替卡松鼻喷雾剂 2揿 喷鼻 每日1～2次

外治：①红外线、超短波、微波理疗；②咽鼓管吹张（鼻腔有分泌物者禁用），不能配合吹张的患儿可教孩子吹气球；③鼓膜穿刺抽吸注药，适用于亚急性或慢性期，鼓室积液多、黏稠，听力影响明显，且能配合治疗者；④鼓膜置管，适用于病程超过12周经保守治疗及反复鼓膜穿刺效果欠佳，或鼓室积液黏稠，听力影响明显者。

中医处方

处方1 蔓荆子散加减

　　蔓荆子15g 赤芍15g 生地黄15g 桑白皮10g

菊花 9g　　　茯苓 15g　升麻 10g　　白芷 10g

薄荷 10g^{后下}　木通 15g　前胡 15g　　炙甘草 10g

2 日 1 剂　水煎服　每次 150～200ml　每日 3 次

适用于病情初起，耳痛、鼓膜充血或红肿，舌红或淡红，苔薄黄，脉浮或浮数，证属风邪外袭偏风热者。积液较多，耳堵塞明显者可酌加石菖蒲 10g、茯苓 15g、枳壳 15g、白术 15g、陈皮 10g、生姜 15g，若伴有咳嗽咳痰可酌加瓜蒌皮 15g、黄芩 10g、桑叶 10g。

处方 2　参苓白术散加减

党参 20g　　　白术 15g　　　茯苓 15g　　　炙甘草 10g

山药 15g　　　白扁豆 15g　薏苡仁 15g　砂仁 6g^{后下}

莲子肉 15g　桔梗 10g　　　陈皮 15g

2 日 1 剂　水煎服　每次 150～200ml　每日 3 次

适用于耳痛不显，耳堵塞明显，鼓室积液量多，舌淡或淡胖，有齿痕，苔白或白厚，脉缓或细滑，证属脾虚湿困者。积液黏稠可酌加佩兰 10g、藿香 10g、枳壳 15g，积液清稀可酌加生姜 15g、桂枝 12g。

处方 3　益气聪明汤合通气散加减

黄芪 20g　　　炙甘草 10g　赤芍 15g　　　黄柏 6g

党参 20g　　　升麻 10g　　　葛根 15g　　　蔓荆子 15g

香附 15g　　　柴胡 10g　　　川芎 15g　　　石菖蒲 10g

2 日 1 剂　水煎服　每次 150～200ml　每日 3 次

适用于病程长，耳堵塞明显，听力差，鼓膜内陷严重或粘连，积液黏稠，舌质暗，边尖有瘀点，苔薄白，脉细涩或弦细，证属邪毒留滞，气滞血瘀者。伴有虚烦失眠、耳鸣盗汗，可酌加龙骨 25g、牡蛎 25g、远志 15g、合欢皮 15g、首乌藤 25g。

【注意】①如有鼻炎、鼻窦炎需同时治疗，注意正确擤鼻。②如伴有腺样体肥大，听力影响明显，病情超过 12 周，经保守治疗无效需行手术治疗。③儿童用药根据年龄、体重调整剂量。

十、化脓性中耳炎

化脓性中耳炎是中耳黏膜的化脓性炎症。主要症状为耳痛、耳内流脓溢液、听力下降，可伴耳鸣、耳堵塞感，耳痛常于流脓后减轻，局部表现为鼓膜红肿、穿孔、外耳道及鼓室内有脓性分泌物，甚至有中耳肉芽或胆脂瘤。全身症状轻重不一，小儿全身症状较重。有急、慢性之分。急性化脓性中耳炎为儿童期常见的感染性疾病，发病率高，易复发，并发症和后遗症多。常继发于上呼吸道感染，主要致病菌为肺炎球菌、流感嗜血杆菌、溶血性链球菌、葡萄球菌等。慢性化脓性中耳炎为急性化脓性中耳炎症病程超过 8 周时，病变侵及中耳黏膜、骨膜或深达骨质，造成不可逆损伤，常合并存在慢性乳突炎。控制感染，通畅引流，去除病因为其治疗原则。

本病属中医"脓耳"范畴，急性者常为风热上犯或肝胆湿热所致，慢性者常为脾虚湿困或余热未清。以疏风清热、清泻肝胆、健脾除湿为主。本病需内治外治相结合。

西医处方

处方 1　适用于急性发作者

　　阿莫西林　0.25~0.5g　口服　每日 3 次

或　头孢呋辛酯　0.25~0.5g　口服　每日 2 次

或　头孢克肟　0.1~0.2g　口服　每日 2 次

或　红霉素　0.5g　口服　每日 2 次

处方 2　适用于分泌物呈水样，量多者

　　在处方 1 的基础上

加　西替利嗪　10mg　口服　每晚 1 次

或　依巴斯汀　10mg　口服　每晚1次

处方3　局部用药

　　氧氟沙星滴耳液或左氧氟沙星滴耳液　3～5滴　滴患耳　每日2次

　　如脓液量多，先用3％过氧化氢溶液清洗耳内分泌物。连续用药1～2周。

处方4　根据细菌培养及药敏结果选择抗生素，口服药物无效或感染严重者

　　阿莫西林克拉维酸　1.2g
　　0.9％氯化钠注射液　100ml　｜静脉滴注　每8小时1次

或　头孢呋辛　0.75～1.5g
　　0.9％氯化钠注射液　100ml　｜静脉滴注　每8小时1次

或　头孢唑林　1～2g
　　0.9％氯化钠注射液　100ml　｜静脉滴注　每12小时1次

　　青霉素、头孢敏感者：
　　阿奇霉素　0.5g
　　0.9％氯化钠注射液　100ml　｜静脉滴注　每日1次

处方5　适用于慢性者

　　3％过氧化氢溶液清洗患耳，棉签拭干；或以吸引器吸净分泌物，再滴入氧氟沙星滴耳液，每次3～4滴，每日2次。

　　若鼓室黏膜红肿明显或有肉芽，可予抗生素与糖皮质激素类药物混合液滴耳，常用氧氟沙星滴耳液中加入地塞米松注射液。

　　疗程2～3周。

　　中医处方

处方1　蔓荆子散加减

　　蔓荆子15g　　赤芍15g　　桑白皮10g　　菊花9g
　　茯苓15g　　升麻10g　　白芷10g　　薄荷10g^{后下}

木通 15g　　　前胡 15g　　　炙甘草 10g

2 日 1 剂　　水煎服　　每次 150～200ml　　每日 3 次

适用于耳痛、耳流脓，或伴发热、恶寒、咳嗽、鼻塞流涕等，鼓膜红肿、穿孔、溢脓，舌红，苔薄黄，证属风热上犯者。若鼓膜红肿、耳痛剧烈者，可酌加蒲公英 15g、板蓝根 10g、紫花地丁 15g。

处方 2　龙胆泻肝汤加减

龙胆 6g　　　黄芩 10g　　　栀子 15g　　　泽泻 15g

木通 12g　　车前子 15g^{包煎}　　当归 15g　　　生地黄 15g

柴胡 10g　　生甘草 6g

2 日 1 剂　　水煎服　　每次 150～200ml　　每日 3 次

适用于耳痛剧烈、脓液黄稠、耳鸣耳聋，或伴咽干口苦、发热头痛、心烦目赤等，鼓膜红肿甚，或鼓膜穿孔、脓液黄稠、引流不畅，舌红，苔黄厚，脉弦数，证属肝胆湿热者。伴头痛者可酌加菊花 15g、蔓荆子 20g、白芷 15g，流脓不畅可加皂角刺 15g、鱼腥草 15g、陈皮 10g。

处方 3　托里消毒散加减

党参 20g　　白术 15g　　　茯苓 15g　　　甘草 6g

当归 15g　　川芎 15g　　　白芍 15g　　　黄芪 20g

金银花 9g　　皂角刺 15g　　枳壳 15g　　　桔梗 10g

2 日 1 剂　　水煎服　　每次 150～200ml　　每日 3 次

适用于耳内流脓日久，量多清稀，鼓膜穿孔，鼓膜红肿不甚，舌淡，苔白腻，脉缓弱，证属脾虚湿困者。如鼓膜充血、耳痛、脓色黄可酌加黄芩 15g、蒲公英 15g、蔓荆子 20g、石菖蒲 6g。

【注意】①患耳勿进水，耳内分泌物可用 3%过氧化氢溶液清洗或吸引清除，禁忌冲洗耳道。②合理使用滴耳液，不要用粉末状药物及有颜色的药液滴耳以免堵塞耳道妨碍引流，妨碍观察耳内情况。③如有中耳胆脂瘤则需手术治疗。④儿童用药根据年龄、体重调整剂量。

十一、梅尼埃病

梅尼埃病是一种特发性内耳疾病，又称梅尼埃综合征或内淋巴积水，是一种以膜迷路积水为特征的耳源性眩晕，临床表现为反复发作的旋转性眩晕、波动性听力下降、耳鸣和/或耳闷胀感。本病多发生于30～50岁的中、青年人，儿童少见。男女发病无明显差别。比较公认的发病机制包括内淋巴管机械性阻塞与内淋巴吸收障碍学说、免疫反应学说、内耳缺血学说等。治疗以减少和控制眩晕发作，保存听力，减轻耳鸣及耳堵塞感为目的。

本病属中医"耳眩晕"范畴，风、痰、虚、瘀皆可致病。以"急则治其标，缓则治其本"为治疗原则，发作期以祛邪为主，间歇期以扶正为主，主要治法有健脾化湿、活血化瘀、平肝潜阳、益气养血等。

西医处方

处方 1　适用于眩晕发作期

　　盐酸倍他司汀注射液　10～30mg ｜静脉滴注

　　5%葡萄糖注射液（或0.9%氯化钠注射液）　100ml ｜每日1次

或　倍他司汀片　6～12mg　口服　每日3次

加　泼尼松　30mg　口服　晨起空腹顿服

或加　地塞米松　10mg ｜静脉滴注　每日1次

　　0.9%氯化钠注射液100ml ｜

加　20%甘露醇　125～250ml　快速静脉滴注　每日1～2次，症状消失停药　用药期间监测血钾浓度

加　艾司唑仑　1mg　口服　每日1次

加　地芬尼多（眩晕停）　25～50mg　口服　每日3次

加　山莨菪碱　5～10mg　口服　每日3次
　　呕吐严重者需补液及补充电解质。

处方2 适用于眩晕间歇期

　　倍他司汀　6～12mg　口服　每日3次

加　地芬尼多（眩晕停）　25～50mg　口服　每日3次

加　氟桂利嗪（西比灵）　5～10mg　口服　每晚1次

加　氢氯噻嗪　25～50mg　口服　每天1～2次　用药期间需监测血钾浓度

加　地塞米松注射液　5mg　鼓室内注药　如效果不佳可重复鼓室给药

中医处方

处方1 半夏白术天麻汤加减

　　半夏10g　　　天麻10g　　　茯苓15g　　　橘红15g

　　白术10g　　　泽泻20g　　　胆南星6g　　　竹茹10g

　　石菖蒲10g　甘草6g

　　2日1剂　水煎服　每次150～200ml　每日3次

　　适用于眩晕，耳鸣耳聋，头重如裹，胸闷不舒，呕恶痰涎，舌淡或淡红，苔白腻，脉滑濡，证属痰浊上蒙清窍者。

处方2 天麻钩藤饮加减

　　天麻10g　　　川牛膝15g　　　钩藤15g^{后下}　　石决明20g^{先煎}

　　栀子15g　　　杜仲15g　　　黄芩10g　　　益母草15g

　　桑寄生15g　　首乌藤20g　　茯神20g　　　生地黄15g

　　远志10g　　　酸枣仁15g

　　2日1剂　水煎服　每次150～200ml　每日3次

　　适用于眩晕，耳鸣耳聋，心烦易怒，情绪波动时诱发或症状加重，可伴头痛、失眠、多梦，口苦咽干，舌红，苔黄，脉弦细，证属肝阳上亢者。

处方3 通窍活血汤加减

　　赤芍15g　　　　川芎15g　　　　桃仁15g　　　　红花9g

生姜 15g   当归 15g   石菖蒲 10g   白芷 10g

桂枝 15g   川牛膝 15g   天麻 10g   郁金 15g

鸡血藤 15g   首乌藤 15g

2 日 1 剂   水煎服   每次 150～200ml   每日 3 次

适用于眩晕，或伴耳鸣耳聋，头痛，失眠多梦，心悸健忘，舌暗红或黯淡，边尖有瘀点，苔薄白，脉细涩，证属气滞血瘀耳窍者。

【注意】①对患者进行健康教育，尽管症状严重，但不危及生命，帮助患者消除恐惧心理。②本病具有反复发作的特点。情绪波动、劳累、精神紧张、睡眠障碍为本病常见诱因，应当改变不良生活习惯，保证睡眠，避免过劳，舒畅情志，减少复发。③眩晕发作时需要静卧休息，避免因眩晕发作导致跌倒外伤，缓解期尽量下床活动尽早恢复前庭功能。④饮食宜低盐低脂，避免一次性大量饮水，戒烟酒、浓茶、咖啡，忌食寒凉油腻食物。

十二、鼻前庭炎

鼻前庭炎是鼻前庭皮肤的弥漫性炎症，有急性和慢性两种。可由急慢性鼻炎、鼻窦炎、变应性鼻炎等鼻分泌物的刺激、过敏因素、长期有害粉尘（如烟草、皮毛、水泥、石棉等）的刺激等因素致病，挖鼻或摩擦致鼻前庭皮肤损伤继发感染也是本病病因之一。急性鼻前庭炎表现为鼻前庭处疼痛，局部及附近皮肤弥漫性红肿或糜烂渗液。慢性鼻前庭炎表现为鼻前庭灼热、干燥、发痒以及触痛，鼻毛稀少，局部皮肤增厚，甚至有结痂或皲裂，清除痂皮后可有出血创面。治疗主要以去除诱因、抗感染、抗过敏、对症为主。

本病属中医"鼻疖"范畴。主要病因病机为风热上犯、湿热郁蒸或血虚化燥。治疗以疏风清热、解毒化湿、滋阴养血为主。

西医处方

处方 1　适用于急性细菌性感染者

　　头孢呋辛酯　0.25～0.5g　口服　每日 2 次

或　红霉素　0.5g　口服　每日 2 次

或　阿莫西林　0.25～0.5g　口服　每日 3 次

或　头孢克肟　0.1～0.2g　口服　每日 2 次

加　复方多黏菌素 B 乳膏　涂患处　每日 2～3 次

或加　莫匹罗星乳膏　涂患处　每日 2～3 次

　　连用 5～7 天，可配合温热水湿热敷。

处方 2　适用于伴有过敏因素者

　　西替利嗪　10mg　口服　每晚 1 次

或　左西替利嗪　5mg　口服　每晚 1 次

或　依巴斯汀　10mg　口服　每晚 1 次

　　上述药物连服 1 周，根据病情可延长服药时间。学龄前儿童可选择马来酸氯苯那敏（扑尔敏）或盐酸异丙嗪（非那根）

加　地塞米松软膏或糠酸莫米松软膏　涂患处　每日 1～2 次　与复方多黏菌素 B 乳膏或莫匹罗星乳膏配合交替外用（用法同处方 1）

处方 3　适用于慢性者

　　3% 过氧化氢溶液清洗清除鼻前庭痂皮及脓液后外涂药物：

　　尿素软膏　涂患处　每日 2～3 次

或　复方多黏菌素 B 乳膏　涂患处　每日 2～3 次

或　莫匹罗星乳膏　涂患处　每日 2～3 次

中医处方

处方 1　银翘散加减

　　连翘 15g　　金银花 10g　桔梗 10g　　薄荷 10g^{后下}

薄荷 10g^{后下}

淡竹叶 10g   荆芥 15g   牛蒡子 15g   桑白皮 15g

白芷 10g   甘草 6g

2 日 1 剂   水煎服   每次 150～200ml   每日 3 次

适用于以红肿疼痛为主要症状，证属实热证的急性患者。红肿疼痛明显可酌加赤芍 15g、黄芩 15g、牡丹皮 15g、生地黄 10g；若发痒、渗出明显，酌加蝉蜕 10g、苦参 10g。

处方 2   四物消风饮加减

生地黄 15g   当归 15g   荆芥 15g   防风 15g

赤芍 15g   川芎 15g   白鲜皮 10g   蝉蜕 10g

薄荷 10g^{后下} 黄芩 10   柴胡 10g

2 日 1 剂   水煎服   每次 150～200ml   每日 3 次

适用于以鼻前庭发痒、结痂、皮肤皲裂为主要症状，证属血虚生风的慢性患者。若有脓痂或皮肤潮红，可酌加野菊花 15g、金银花 15g、连翘 15g。

【注意】①有鼻炎、鼻窦炎等需要积极治疗，经常擤尽鼻涕，保持鼻腔通畅及清洁。②禁止挖鼻，成人禁拔鼻毛。③禁止用热水及肥皂水洗患处。④忌食辛辣刺激食物。⑤如久治不愈和反复发作者需排除糖尿病。⑥儿童用药根据年龄体重调整剂量。

十三、鼻　疖

鼻疖是鼻部毛囊、皮脂腺或汗腺的局限性急性化脓性炎症，多发生于鼻前庭、鼻尖和鼻翼处。主要致病菌为金黄色葡萄球菌。多因挖鼻或拔鼻毛等不良习惯损伤鼻前庭皮肤，形成局限性化脓感染，亦可因鼻分泌物刺激或继发于鼻前庭炎。糖尿病或机体抵抗力低时易患本病，并易反复发作。表现为局部红肿，局限性隆起，胀痛或跳痛，疼痛剧烈，可牵扯同侧头面部疼痛，可伴有发热和全身不适，可有颌下或颏下淋巴结肿大压痛。严重者可致上唇及面部蜂窝织炎，出现上唇、面部、下睑等处肿痛，可有畏寒，发热、头痛；甚至可引起海绵窦血栓性静脉炎，出现高热、寒战、头剧痛、呕吐、失明等。一般 3～5 天后疖肿成脓，部分可自行溃破。未成脓期主要以抗感染治疗为主，成脓后需要切开排脓。

本病属中医"鼻疔"范畴，主要病因病机为邪毒内炽，火毒上攻。治疗以疏风清热，解毒消肿为主。

西医处方

处方 1 适用于病变初期，或病情较轻，无局部蜂窝织炎及严重并发症者

阿莫西林　0.25～0.5g　口服　每日 3 次

或　头孢呋辛酯　0.25～0.5g　口服　每日 2 次

或　头孢克肟　0.1～0.2g　口服　每日 2 次

加　莫匹罗星（百多邦）乳膏　外涂患处　每日 2～3 次

或加　复方多黏菌素 B 乳膏　外涂患处　每日 2～3 次

或加　鱼石脂软膏　外涂患处　每日 2～3 次

局部湿热敷。

成脓后需切开排脓，取出脓栓。

处方 2 适用于病情严重，或感染扩散伴局部蜂窝织炎者

青霉素　400 万～800 万 U 0.9％氯化钠注射液　100ml （或　5％葡萄糖注射液　100ml）	静脉滴注　每 12 小时 1 次
或　头孢呋辛　0.75～1.5g 0.9％氯化钠注射液　100ml （或　5％葡萄糖注射液　100ml）	静脉滴注　每 12 小时 1 次
或　阿莫西林克拉维酸　1.2g 0.9％氯化钠注射液　100ml （或　5％葡萄糖注射液　100ml）	静脉滴注　每 8 小时或每 6 小时 1 次

根据细菌培养＋药敏结果选择敏感抗生素。

外用药及外治法同处方 1。

合并海绵窦感染者，除足量抗生素抗感染外，需及时请眼科及

神经科医生会诊，协助治疗。

中医处方

处方1　五味消毒饮加减

金银花15g　野菊花10g　蒲公英10g　紫花地丁10g

天葵子10g　牡丹皮15g　赤芍15g　皂角刺10g

当归10g　天花粉15g　当归15g

2日1剂　水煎服　每次150～200ml　每日3次

适用于病变初期，红肿局限，无全身症状，舌红，苔薄黄，脉数，属火毒上扰者。

处方2　普济消毒饮加减

黄芩10g　黄连10g　陈皮15g　玄参15g

柴胡10g　桔梗10g　连翘12g　板蓝根10g

马勃10g　牛蒡子15g　知母15g　薄荷10g^{后下}

生地黄15g　麦冬15g　淡竹叶6g　生甘草6g

2日1剂　水煎服　每次150～200ml　每日3次

适用于鼻面部肿胀明显，疼痛剧烈，舌红，苔黄厚，或苔黄而感，脉洪数，证属火毒炽盛者。

【注意】①未成脓时切勿过早切开，禁止挤压病变；②成脓后切开排脓时切忌切口过大伤及周围炎症浸润区，切勿挤压，可用小吸引管头吸出或小镊子去除脓栓，以防感染扩散引起周围蜂窝织炎，甚至引起海绵窦血栓静脉炎危及生命；③戒除挖鼻及拔鼻毛等不良习惯。

十四、急性鼻炎

急性鼻炎是由病毒感染引起的鼻黏膜的急性炎性疾病，又称为"感冒""伤风"。以鼻塞、流涕为主要症状，可伴有喷嚏、鼻痒、嗅觉减退、发热、全身不适等，流涕初期为清水涕，继发细菌感染后可变为黏脓性。局部表现为鼻腔黏膜充血、肿胀，下鼻甲肿胀为主，总鼻道或鼻底可有分泌物，初期为水样，以后可为黏液性或黏脓性。如无并发症，病程通常在7～10天。以支持、对症治疗及预防并发症为主。

本病属中医"伤风鼻塞"范畴，主要病因病机为风寒或风热外袭，治疗以疏风散邪通窍为主。

西医处方

处方 1　适用于无细菌感染，无并发症者

有发热头痛者：

布洛芬　0.1～0.2g　口服　必要时

鼻痒、喷嚏、鼻塞明显者可予抗组胺药物口服：

西替利嗪　10mg　口服　每晚1次

或　依巴斯汀　10mg　口服　每晚1次

或　氯苯那敏　4mg　口服　每日3次（适用于儿童患者）

鼻塞严重者可使用鼻内减充血剂：

盐酸羟甲唑林喷雾剂或呋麻滴鼻液　滴鼻（儿童慎用或减低药物浓度）　连续用药不超过7天

处方 2　适用于合并有细菌感染或有鼻窦炎、中耳炎者

在处方1治疗方案基础上，配合全身抗感染治疗：

阿莫西林　0.25～0.5g　口服　每日3次

或　头孢呋辛酯　0.25～0.5g　口服　每日2次

或　头孢克肟　0.1～0.2g　口服　每日2次

中医处方

处方 1　苍耳子散合通窍汤加减

苍耳子6g　　白芷10g　　辛夷10g^{包煎}　　薄荷10g^{后下}

细辛 6g　　　防风 15g　　羌活 10g

2日1剂　水煎服　每次 150～200ml　每日 3 次

适用于鼻塞、喷嚏、清涕为主，舌淡红，苔薄白，脉浮紧，证属风寒外袭者。如头痛明显可加川芎 15g、菊花 10g、藁本 15g。可辨证选择中成药荆防败毒散或通宣理肺丸等。

处方2　银翘散加减

连翘 12g　　　金银花 12g　　桔梗 10g　　　薄荷 10g^{后下}

白芷 10g　　　菊花 10g　　　桑白皮 15g　　荆芥 15g

蔓荆子 15g　　生甘草 6g

2日1剂　水煎服　每次 150～200ml　每日 3 次

适用于鼻塞、脓涕为主，或伴咽痛、咳脓痰，舌红，苔薄黄，脉浮数，证属风热外袭者。伴咽喉疼痛可加射干 10g、牛蒡子 15g，咳嗽痰黄可加前胡 15g、瓜蒌皮 20g。

处方3　中医外治

双侧迎香穴、合谷穴埋针治疗，或者按摩迎香穴、合谷穴，可缓解鼻塞。

【注意】①寒暖适度，清淡易消化饮食，忌食生冷油腻。②正确擤鼻，避免引起中耳炎等并发症。③儿童用药根据年龄体重调整剂量。

十五、慢性鼻炎

慢性鼻炎是鼻黏膜及黏膜下层的慢性炎症。主要症状为不同程度的鼻塞，鼻涕增多，一般为黏液涕，且症状持续 3 个月以上或反复发作，迁延不愈，间歇期亦不能恢复正常，局部表现为鼻黏膜充血肿胀或增生肥厚。分为慢性单纯性鼻炎和慢性肥厚性鼻炎。单纯性鼻炎以交替性或间歇性鼻塞、多涕为主症，鼻涕多为黏液性，伴有感染者可为脓性。局部表现为鼻腔黏膜充血，下鼻甲肿胀，鼻腔狭窄，黏膜光滑有弹性，血管收缩剂收缩效果好，有牵丝状涕，或总鼻道及下鼻道有黏涕积聚。肥厚性鼻炎以单侧或双侧持续鼻塞为主要症状，鼻涕一般不多，容易导致头昏头痛、嗅觉下降。局部表现为鼻腔黏膜暗红色充血，下鼻甲肥大，黏膜肥厚，甚至呈结节状或桑葚样改变，鼻腔狭窄，鼻腔血管收缩剂收缩效果差。单纯性鼻炎治疗以鼻腔冲洗，鼻用激素喷鼻为主，水肿严重者可予抗组胺药物口服，鼻塞症状重可短期使用血管收缩剂。药物治疗无效、下鼻甲肥大或伴有鼻中隔偏曲需手术治疗。

本病属中医"鼻窒"范畴，病因病机有虚实之分，实证为肺经蕴热、壅塞鼻窍，或邪毒久留、气滞血瘀；虚证为肺脾气虚、邪滞鼻窍。中医治疗以扶正祛邪，散邪通窍为主。

西医处方

处方 1　适用于慢性单纯性鼻炎

（1）鼻用激素喷鼻

糠酸莫米松鼻喷雾剂　1～2 喷　喷鼻　每日 1～2 次

或　丙酸倍氯米松鼻气雾剂　2 喷　喷鼻　每日 2 次

或　丙酸氟替卡松鼻喷雾剂　1～2 喷　喷鼻　每日 1～2 次

鼻腔分泌物多者配合生理盐水或高渗盐水冲洗鼻腔。

（2）血管收缩剂喷（滴）鼻

盐酸羟甲唑林喷雾剂或呋麻滴鼻液　喷鼻或滴鼻　鼻塞严重时短期使用　连续使用不超过 1 周

（3）黏膜肿胀、鼻塞明显

加　西替利嗪　10mg　口服　每晚 1 次

或　左西替利嗪　5mg　口服　每晚 1 次

或　依巴斯汀　10mg　口服　每晚 1 次

疗程 1～2 周。

（4）伴有脓涕

阿莫西林　0.25～0.5g　口服　每日 3 次

或　头孢呋辛酯　0.25～0.5g　口服　每日 2 次

疗程 1～2 周。

（5）药物治疗效果欠佳者可行下鼻甲注射

2％利多卡因　1ml	下鼻甲黏膜下注射　每侧 2ml
50％葡萄糖注射液　3ml	每周 1 次　可注射 2～3 次

无效则需要手术治疗。

处方 2　适用于慢性肥厚性鼻炎

药物治疗同处方 1。

黏膜增生明显，有息肉样变或桑葚样变或下鼻甲肥大者需手术治疗。

中医处方

处方 1　黄芩清肺汤加减

荆芥 15g　　薄荷 10g^{后下}　　黄芩 10g　　栀子 12g

连翘 12g　　麦冬 15g　　赤芍 15g　　桔梗 10g

桑白皮 15g　白芷 10g　　辛夷 10g^{包煎}　甘草 6g

2 日 1 剂　水煎服　每次 150～200ml　每日 3 次

适用于鼻塞、鼻气焮热、鼻涕色黄黏稠，舌尖红或舌红，苔薄黄，脉数，证属肺经蕴热者。鼻涕黄稠可加鱼腥草 15g、瓜蒌皮 20g。

处方 2　温肺止流丹合四君子汤加减

党参 20g　　诃子 15g　　桔梗 10g　　荆芥 10g

防风 15g　　细辛 6g　　桂枝 15g　　白术 15g

茯苓 15g　　黄芪 20g　　当归 15g　　白芷 10g

炙甘草 10g

2 日 1 剂　水煎服　每次 150～200ml　每日 3 次

适用于鼻塞，涕多清稀或黏白，遇冷加重，或伴头昏疲倦，恶风怕冷、纳差便溏，舌淡，苔白，脉细弱等，证属肺脾气虚者。鼻塞、头痛明显可酌加石菖蒲 6g、川芎 15g，恶寒怕冷可加干姜 15g。

处方 3　中医外治

迎香穴、合谷穴埋针；蝶腭神经节针刺；虚证者可灸足三里、脾俞、肾俞。

【注意】 ①适当锻炼身体，增强体质，减少受凉感冒，饮食清淡易消化，忌食生冷。②避免长期使用鼻腔血管减充血剂。③儿童用药根据年龄及体重调整剂量。

十六、萎缩性鼻炎

萎缩性鼻炎是一种发展缓慢的鼻腔黏膜萎缩性炎症。主要症状为鼻及鼻咽部干燥感、鼻塞、鼻出血、鼻内脓痂多、嗅觉减退或丧失、呼气恶臭、头痛、头昏等。其局部表现为鼻黏膜干燥、萎缩，鼻腔增大，鼻腔内有大量黄绿色脓痂形成。严重而伴有典型恶臭者，称臭鼻症。少数患者骨质萎缩，可出现鞍鼻。多始于青春期，女性较男性多见。本病分为原发性和继发性。原发性萎缩性鼻炎病因目前仍不明确，可能与维生素缺乏、内分泌功能紊乱、细菌感染、免疫功能紊乱等因素有关。继发性萎缩性鼻炎与慢性鼻窦炎、灰尘或有毒有害物质刺激、结核等特异性感染、鼻及邻近部位放疗、鼻腔组织过度切除、鼻中隔重度偏曲等因素有关。本病无特效治疗，主要以鼻腔冲洗，鼻腔内滴用润滑剂及促进循环药物为主，可口服复合维生素，注意营养及改善生活环境，伴有感染者需抗感染治疗。严重者可行鼻腔缩小手术。

本病属中医"鼻槁"范畴，病因病机以肺肾阴虚为主，治疗以滋养肺肾、养阴润燥为主。

处方1 适用于萎缩性鼻炎不伴细菌感染者

  复合维生素B 2片 口服 每日3次

加 维生素C 0.2g 口服 每日3次

处方2 鼻腔冲洗

  温凉生理盐水冲洗鼻腔,清除鼻腔内脓痂。

处方3 鼻内滴药

  液体石蜡 1～2滴 滴鼻 每日3～5次

或 复方薄荷油滴鼻液 1～2滴 滴鼻 每日3～5次

或 鱼肝油 1～2滴 滴鼻 每日3～5次

处方4 适用于萎缩性鼻炎伴细菌感染者

  除按处方1～3治疗外:

加 阿莫西林 0.25～0.5g 口服 每日3次

或 头孢呋辛酯 0.25～0.5g 口服 每日2次

或 头孢克肟 0.1～0.2g 口服 每日2次

  疗程1～2周。

处方1 沙参麦冬汤加减

沙参20g	玉竹15g	桑叶10g	麦冬15g
白扁豆15g	天花粉15g	桑白皮15g	地骨皮15g
石斛15g	生甘草6g		

  2日1剂 水煎服 每次150～200ml 每日3次

  适用鼻干灼痛、脓痂中带血、嗅觉减退或丧失,可伴咽干、咽痒、干咳等,舌尖红,苔薄黄而干,脉细数,证属肺阴亏虚为主者。伴鼻出血者可加白茅根15g、茜草根10g、墨旱莲15g。

处方2　百合固金汤加减

熟地黄15g　　生地黄15g　　当归15g　　白芍15g

桔梗10g　　　玄参10g　　　麦冬15g　　百合15g

玉竹15g　　　生甘草6g

2日1剂　水煎服　每次150~200ml　每日3次

适用鼻干、咽干严重、嗅觉丧失、脓痂中带血，可伴干咳少痰、耳鸣耳聋、腰膝酸软、手足心热、潮热盗汗等，舌红少苔，脉细数，证属肾阴亏虚为主者。伴鼻出血者可加白茅根15g、藕节15g、墨旱莲15g。

处方3　中医外治

迎香穴、合谷穴埋针治疗；蝶腭神经节针刺；虚证者可灸足三里、脾俞、肾俞。

【注意】①改善环境，远离灰尘及有毒有害物质刺激。②禁用鼻腔血管减充血剂，保持鼻腔清洁及湿润。③饮食清淡，忌食辛辣刺激燥热之物，戒烟酒，加强营养。

十七、变应性鼻炎

变应性鼻炎又称过敏性鼻炎，是特应性个体暴露于过敏原（变应原）后主要由免疫球蛋白E(IgE)介导的鼻黏膜非感染性慢性炎性疾病。按过敏原种类分为季节性和常年性；按症状发作时间分为间歇性和持续性；按疾病严重程度分为轻度和中重度。典型症状为阵发性喷嚏、清水样涕、鼻痒和鼻塞；可伴有眼部症状，包括眼痒、流泪、眼红和灼热感等，眼部症状多见于花粉过敏患者。局部表现为鼻腔黏膜苍白肿胀，下鼻甲水肿，鼻腔内有水样涕或黏液涕。变应性鼻炎患者可合并支气管哮喘，在有鼻部症状的同时还可伴喘鸣、咳嗽、气紧、胸闷等肺部症状。治疗包括健康教育、过敏原回避、药物治疗、抗IgE治疗、免疫治疗（脱敏治疗）、外科手术、辨证中医药治疗、针灸治疗（蝶腭神经节针刺）等。

本病属中医"鼻鼽"范畴，病因病机以肺、脾、肾三脏虚损为主，同时有风寒疫气乘虚侵袭，分为肺气虚寒、脾气虚弱、肾阳亏虚、肺经郁热等证型。治疗以补脾益气、扶阳固本、祛邪通窍为主。

西医处方

处方1　适用于轻度过敏性鼻炎者

　　糠酸莫米松鼻喷雾剂　2喷　喷鼻　每日1～2次

或　丙酸倍氯米松气雾剂　2喷　喷鼻　每日2次

或　丙酸氟替卡松鼻喷雾剂　2喷　喷鼻　每日1～2次

加　生理盐水或高渗盐水冲洗鼻腔

　　鼻用激素，按推荐剂量每日1～2次，用药不少于2周。

处方2　适用于中-重度过敏性鼻炎者

　　在处方1基础上，加口服抗过敏药物：

　　依巴斯汀　10mg　口服　每晚1次

或　左西替利嗪　5mg　口服　每晚1次

或　氯雷他定　10mg　口服　每晚1次

　　学龄前儿童：

　　氯苯那敏　1～2mg　口服　每日2～3次

或　酮替芬　0.25～0.5mg　口服　每日2次

　　鼻用激素用药不少于4周；口服药物用药不少于2周。

处方3　鼻塞严重或伴有哮喘气紧

　　孟鲁司特钠　10mg　口服　每晚1次

处方4　伴有眼痒症状者

　　色甘酸钠滴眼液　1～2滴　滴眼　每日4～6次

或　盐酸氮卓斯汀滴眼液　1～2滴　滴眼　每日2～4次

处方5　适用于鼻塞严重时

　　盐酸羟甲唑林喷雾剂　每侧鼻腔1～3喷　喷鼻　每日2次或仅在鼻塞严重时使用　连续使用不超过1周

或　呋麻滴鼻液　每侧鼻腔 1～3 滴　滴鼻　每日 3 次　连续使用不超过 1 周

中医处方

处方 1　温肺止流丹合六君子汤加减

党参　30g　　黄芪 30g　　　白术 15g　　　茯苓 15g
当归 15g　　　防风 15g　　　白芷 10g　　　诃子 15g
细辛 6g　　　 桔梗 10g　　　升麻 10g　　　荆芥 15g
干姜 15g　　　陈皮 15g　　　桂枝 15g　　　石菖蒲 15g
炙甘草 10g

2 日 1 剂　水煎服　每次 150～200ml　每日 3 次

适用于鼻痒、鼻塞、流清水涕、喷嚏多等症状遇冷加重，伴恶风怕冷，面色苍白，纳差便溏，舌质淡或淡胖，或有齿痕，脉细弱，证属肺脾气虚者。伴气急咳喘者可酌加炙麻黄 6g、法半夏 10g、苦杏仁 15g；鼻塞严重可加川芎 15g。

处方 2　右归丸加减

熟地黄 15g　　干姜 15g　　　肉桂 15g　　　山药 15g
山茱肉 15g　　菟丝子 15g　　枸杞子 15g　　当归 15g
杜仲 15g　　　茯苓 15g

2 日 1 剂　水煎服　每次 150～200ml　每日 3 次

适用于鼻痒、喷嚏频频、清水涕多、鼻塞夜间发作明显，伴面色㿠白，肢寒怕冷，腰膝酸软，夜尿频多，小便清长，舌淡或淡胖，苔白，脉沉细，证属肺肾阳虚证者。鼻痒、恶风明显可合玉屏风散（防风 10g、白术 15g、黄芪 30g）。

处方 3　辛夷清肺饮加减

辛夷 10g^{包煎}　黄芩 10g　　　栀子 15g　　　麦冬 15g
百合 15g　　　石膏 20g^{先煎}　知母 15g　　　枇杷叶 6g
升麻 6g　　　 薄荷 10g^{后下}　白芷 10g　　　甘草 6g

2 日 1 剂　水煎服　每次 150～200ml　每日 3 次

适用于鼻痒、喷嚏、清涕或黏白涕多、鼻塞，呼吸气粗，鼻气焮热，热天易加重，可伴咽干、咽痒咳嗽，舌红，苔薄白或薄黄，脉数，证属肺经郁热者。

处方4　中医外治

迎香穴、合谷穴埋针治疗；蝶腭神经节针刺；虚证者可灸足三里、脾俞、肾俞，或选择肾俞、脾俞、肾俞、大椎、命门、膻中、足三里等处穴位贴敷治疗。

【注意】①增强体质，避免熬夜，注意保暖，防感冒，少食生冷及鱼虾海鲜等易过敏食物。②注意回避过敏原，可戴口罩防护隔离，尽量避免接触花粉、灰尘、异味、香水等。③能明确过敏原者可针对性防护和治疗，主要为粉尘、螨过敏者可口服尘螨滴剂进行免疫治疗。④伴有鼻中隔偏曲、鼻息肉、鼻甲肥大等结构异常的可行手术治疗。⑤儿童用药根据年龄、体重调整剂量。

十八、鼻出血

鼻出血是耳鼻咽喉科常见急症之一。鼻出血多为单侧，少数情况下可出现双侧鼻出血；出血量多少不一，轻者仅为涕中带血，重者可引起失血性休克，反复鼻出血可导致贫血。可由鼻部疾病引起，也可由全身疾病所致。成人鼻出血常与心血管疾病、非甾体类抗炎药物的使用以及酗酒等因素有关；儿童鼻出血多见于鼻腔干燥、鼻腔炎症、鼻腔异物、血液系统疾病、肾脏疾病以及饮食偏食等有关。治疗原则包括生命体征维护、选择恰当的方法止血以及针对出血原因进行治疗。

本病属中医"鼻衄"范畴，病因病机与火热气逆、阴虚火旺及脾不统血有关。治疗以"急则治其标，缓则治其本"为原则，首先外治止血，然后审证求因，辨证论治。

常用止血法：

（1）压迫法：适用于鼻腔前份出血，出血量较少。以手指压迫患者双侧鼻翼 10～15 分钟。配合冰敷法效果更好，可交替冰敷前额及颈部。

（2）烧灼法：适用李氏区血管扩张导致反复鼻出血者，或鼻腔深部出血，且能找到出血点者。一般采用微波、射频、低温等离子等止血。

（3）鼻腔填塞法：适用于活动性出血，出血剧烈、渗血面较大或出血部位不明者。可用吸收性明胶海绵、凡士林纱条或膨胀海绵等填塞材料。

（4）滴鼻法：适用于出血量少，或黏膜广泛渗血者。血管收缩剂直接滴鼻或滴于消毒棉片上填塞鼻腔，配合压迫法止血效果更好。

（5）血管结扎或栓塞法：适用于假性动脉瘤导致的大量鼻出血。

西医处方

处方 1　适用于出血量少或已经行外治止血后

　　肾上腺色腙（安络血）　5～10mg　口服　每日 3 次

或　云南白药胶囊　0.25～0.5g　口服　每日 2～3 次

或　独一味颗粒　5g　口服　每日 3 次

加　维生素 C　0.1～0.2g　口服　每日 3 次

处方 2　出血严重或口服止血药效果差者

　　血凝酶　1000U～2000U　肌内注射或静脉注射

或　酚磺乙胺（止血敏）　0.25～0.75g
　　0.9%氯化钠注射液　100ml ｜ 静脉滴注　每日 2～3 次

或　氨甲苯酸　0.1～0.3g
　　0.9%氯化钠注射液　100ml ｜ 静脉滴注　每日 1～2 次

或　卡络磺钠氯化钠注射液　80mg　静脉滴注　每日 1 次

加　液体石蜡滴鼻液　滴鼻　1～2 滴　每日 3～5 次

或加　复方薄荷油滴鼻液　滴鼻　1～2 滴　每日 3～5 次

或加　鱼肝油（维生素 AD 滴剂）　滴鼻　1～2 滴　每日 3～5 次

中医处方

处方 1　桑菊饮加减

　　桑叶 10g　　　　菊花 6g　　　连翘 10g　　　　薄荷 6g^{后下}

　　焦荆芥 15g　　　桔梗 10g　　　石膏 20g^{先煎}　　知母 15g

　　白茅根 15g　　　藕节 15g　　　甘草 6g

　　2 日 1 剂　水煎服　每次 150～200ml　每日 3 次

　　适用于鼻衄量不多，鼻腔黏膜干燥充血，鼻气燉热，鼻塞涕黄，或伴咽痛咳嗽，恶风发热，舌红，苔薄黄，脉浮数，证属风热犯肺证者。

处方 2　玉女煎加减

　　石膏 20g^{先煎}　熟地黄 15g　　麦冬 15g　　　知母 15g

　　川牛膝 15g　　　白茅根 15g　　墨旱莲 15g　　侧柏叶 15g

　　牡丹皮 15g　　　白薇 15g

　　2 日 1 剂　水煎服　每次 150～200ml　每日 3 次

　　适用于鼻衄量多，色鲜红，口干口臭，鼻腔黏膜色深红而干，舌红，苔黄厚干，脉滑数或洪数，证属胃热炽盛证者。

处方 3　龙胆泻肝汤加减

　　龙胆 6g　　　　栀子 15g　　　黄芩 10g　　　木通 15g

　　泽泻 15g　　　车前子 15g^{包煎}　柴胡 10g　　　生地黄 15g

　　白茅根 15g　　　茜草 15g　　　墨旱莲 15g　石决明 20g^{先煎}

　　仙鹤草 15g　　　川牛膝 15g　　甘草 6g

　　2 日 1 剂　水煎服　每次 150～200ml　每日 3 次

　　适用于鼻衄暴发，出血量多，色深红，时发时止，鼻黏膜色深红，可伴烦躁易怒，口苦咽干，头昏头痛，耳鸣，舌红，苔黄，脉弦数，证属肝火上逆者。

处方 4　百合固金汤加减

　　熟地黄 15g　　　生地黄 15g　　当归 15g　　　白芍 15g

桔梗 10g	玄参 15g	麦冬 15g	百合 15g
知母 15g	墨旱莲 15g	白茅根 15g	黄柏 10g
女贞子 15g	茜草 15g	甘草 6g	

2日1剂　水煎服　每次 150～200ml　每日 3 次

适用于鼻衄量少色红，时作时止，鼻黏膜淡红而干，可伴口干少津，五心烦热，潮热盗汗，腰膝酸软，舌红少苔，脉细数，证属肺肾阴虚、虚火上炎者。

处方5　归脾汤加减

党参 30g	黄芪 30g	白术 15g	当归 15g
茯苓 15g	远志 10g	酸枣仁 15g	龙眼肉 15g
生姜 15g	白及 15g	仙鹤草 15g	茜草 15g
大枣 15g	黄精 15g	熟地黄 15g	炙甘草 10g

2日1剂　水煎服　每次 150～200ml　每日 3 次

适用于因体虚或慢性肾病、血液疾病导致的鼻衄常发，血出不止，色淡红，鼻腔黏膜色淡，伴面色无华，神疲倦怠，舌淡，苔白，脉细缓，证属气虚失摄、脾不统血者。

【注意】①有活动出血时首先选择恰当的止血方法充分止血，尽量选择刺激小、痛苦轻的止血方法；②烧灼止血不要双侧同时操作，防止鼻中隔穿孔；③止血同时需评估患者全身情况，有明显贫血或休克时需纠正之；④安抚患者，避免紧张，排查导致出血的全身因素；⑤戒除挖鼻习惯，治疗鼻腔炎症性疾病。

十九、鼻窦炎

鼻窦炎是鼻窦黏膜炎症性疾病的统称，由病毒、细菌或真菌等引起的鼻窦感染，为鼻科常见病，分为急性鼻窦炎和慢性鼻窦炎。主要症状为鼻塞、流脓涕、头痛，可伴有嗅觉减退或丧失。

急性鼻窦炎是鼻窦黏膜的一种急性化脓性炎症，常继发于急性鼻炎。急性鼻窦炎多由上呼吸道感染引起，细菌与病毒感染可同时并发，常见致病菌为肺炎球菌、链球菌、葡萄球菌。所有人群均易发生，低龄、年老体弱者更多见。对病患的生活质量影响较大，可能会导致下呼吸道感染，严重者有可能引起眼眶、颅内并发症。急性鼻窦炎治疗以抗感染、改善鼻腔通气引流、预防并发症为主。

慢性鼻窦炎是指病程超过 12 周的鼻窦黏膜炎症性疾病，多由急性鼻窦炎反复发作或迁延不愈所致，也跟特应性体质、解剖结构异常等因素密切相关，较急性者多见，常为多个鼻窦同时受累。慢性鼻窦炎一般以糖皮质激素、抗感染药物、抗过敏药物、黏液溶解促排剂治疗，同时鼻腔冲洗为主。有妨碍鼻窦引流的解剖异常或鼻息肉、规范药物治疗 12 周以上无效、鼻窦 CT 检查怀疑有真菌感染或出现颅、眶并发症的则需要手术治疗。

本病属中医"鼻渊"范畴，病因病机多由于脏腑功能失调，邪热犯鼻，湿热上蒸鼻窍，或肺脾气虚，痰浊结聚鼻窍。治疗以芳香通窍、补益脾肺、祛邪排脓为主。

西医处方

处方 1　适用于急性鼻窦炎或慢性鼻窦炎急性发作

需综合治疗，联合用药：

（1）抗感染：控制感染，减少脓涕

阿莫西林克拉维酸钾　0.375g　口服　每日 3 次　疗程 1～2 周

或　头孢丙烯　0.5g　口服　每日 2 次　疗程 1～2 周

或　头孢呋辛酯　0.25～0.5g　口服　每日 2 次　疗程 1～2 周

或　头孢泊肟酯　0.1g　口服每 2 次　疗程 1～2 周

对头孢类抗生素过敏者：

克拉霉素　0.25g　口服　每日 2 次　疗程 10 天

或　阿奇霉素　0.5g　口服　每日 1 次　疗程 5 天

感染严重者：

注射用阿莫西林钠克拉维酸钾　1.2g　｜　静脉滴注　每 8 小时

0.9%氯化钠注射液　100ml　｜　1 次

或　头孢呋辛钠　0.75～1.5g
0.9%氯化钠注射液　100ml｜静脉滴注　每8小时1次

或　头孢唑林钠　1～2g
0.9%氯化钠注射液　100ml｜静脉滴注　每12小时1次

或　阿奇霉素　0.5g
0.9%氯化钠注射液　500ml｜静脉缓滴　每日1次　（用于青霉素、头孢过敏者）

（2）抗组胺药：消除黏膜水肿，减轻症状
左西替利嗪　5mg　口服　每晚1次

或　依巴斯汀　10mg　口服　每晚1次

（3）黏液溶解促排剂：稀化分泌物，促分泌物排出
桉柠蒎肠溶胶囊　0.3g　口服　每日3次

或　氨溴索口服液（胶囊）　30mg　口服　每日3次

（4）鼻用糖皮质激素：改善局部组织炎性反应
糠酸莫米松鼻喷雾剂　2喷　喷鼻　每日1～2次

或　丙酸倍氯米松气雾剂　2喷　喷鼻　每日2次

或　丙酸氟替卡松鼻喷雾剂　2喷　喷鼻　每日1～2次

（5）鼻腔减充血剂
盐酸羟甲唑林喷雾剂　每侧鼻腔1～3喷　喷鼻　每日2次
鼻塞严重时可短期使用，连续使用不超过1周

或　呋麻滴鼻液　每侧鼻腔1～3滴　滴鼻　每日3次　连续使用不超过1周
配合高渗盐水或生理盐水冲洗鼻腔。

处方2　适用于慢性鼻窦炎

（1）糖皮质激素喷鼻
糠酸莫米松鼻喷雾剂　2喷　喷鼻　每日1～2次　疗程不少于12周

或　丙酸倍氯米松鼻气雾剂　2喷　喷鼻　每日2次　疗程不少于12周

或　丙酸氟替卡松鼻喷雾剂　2喷　喷鼻　每日1～2次　疗程不少于12周

多发性鼻息肉或有复发性息肉者，可加短期口服泼尼松 15～30mg，晨起顿服，疗程 10～14 天，无须逐渐减量（口服激素需注意排除禁忌证）。

（2）黏液溶解促排剂

桉柠蒎肠溶胶囊　0.3g　口服　每日 3 次

或　氨溴索口服液（胶囊）　30mg　口服　每日 3 次

（3）鼻腔冲洗

高渗盐水或生理盐水　冲洗鼻腔　每日 2～3 次　疗程 4 周以上

（4）有过敏者口服抗过敏药物

左西替利嗪　5mg　口服　每晚 1 次　疗程不少于 4 周

或　依巴斯汀　10mg　口服　每晚 1 次　疗程不少于 4 周

或加　孟鲁司特钠　10mg　口服　每晚 1 次　疗程不少于 4 周

以上常规药物治疗效果不佳，可在上述方案基础上加口服大环内酯类药物：克拉霉素 0.125～0.25g，每日 1 次（常规剂量的 1/2），疗程 3～6 个月（与抗组胺药物联合使用时需注意选择无心脏毒性作用的药物）。

中医处方

处方 1　中成药

鼻渊舒口服液　10ml　口服　每日 3 次

或　鼻窦炎口服液　10ml　口服　每日 3 次

处方 2　黄芩清肺汤加减

荆芥 15g	薄荷 10g^(后下)	黄芩 10g	栀子 12g
连翘 12g	麦冬 15g	赤芍 15g	桔梗 10g
桑白皮 15g	白芷 10g	辛夷 10g^(包煎)	甘草 6g

2 日 1 剂　水煎服　每次 150～200ml　每日 3 次

适用于鼻塞、鼻气燠热、鼻黏膜红肿，鼻涕色黄黏稠，或伴咳嗽痰黄，舌尖红或舌红，苔薄黄，脉浮数，证属肺经风热者。鼻涕黄稠可加鱼腥草 15g、瓜蒌皮 15g。

处方 3　黄芩滑石汤加减

　　滑石 30g^{先煎}　　黄芩 10g　　　茵陈 10g　　　石菖蒲 10g

　　木通 15g　　　广藿香 15g　　茯苓 15g　　　白豆蔻 15g

　　薄荷 10g^{后下}　　鱼腥草 15g　　猪苓 15g　　　白芷 10g

　　陈皮 15g　　　瓜蒌皮 15g　　泽泻 15g　　　甘草 6g

　　2 日 1 剂　水煎服　每次 150～200ml　每日 3 次

　　适用于鼻塞明显，脓涕黄稠量多，头昏头痛，口苦口黏腻，病情缠绵，鼻腔黏膜红肿明显，舌红，苔黄厚腻，脉滑数，证属脾胃湿热者。

处方 4　龙胆泻肝汤加减

　　龙胆 6g　　　　栀子 15g　　　黄芩 10g　　　木通 15g

　　泽泻 15g　　　车前子 15g^{包煎}　柴胡 10g　　　当归 15g

　　生地黄 15g　　辛夷 15g^{包煎}　　薄荷 10g^{后下}　蔓荆子 15g

　　菊花 10g　　　白芷 10g　　　甘草 6g

　　2 日 1 剂　水煎服　每次 150～200ml　每日 3 次

　　适用于鼻塞，鼻黏膜红肿明显，脓涕黄稠量多、腥臭或带血，头痛剧烈，嗅觉减退，咽干口苦，烦躁易怒，舌红，苔黄或腻，脉弦数，证属胆腑郁热者。

处方 5　温肺止流丹和六君子汤加减

　　党参 30g　　　黄芪 30g　　　荆芥 15g　　　防风 15g

　　白芷 10g　　　诃子 15g　　　细辛 6g　　　　法半夏 6g

　　白术 15g　　　茯苓 15g　　　当归 15g　　　生姜 15g

　　白豆蔻 15g　　陈皮 15g　　　桂枝 15g　　　石菖蒲 15g

　　炙甘草 10g

　　2 日 1 剂　水煎服　每次 150～200ml　每日 3 次

　　适用于鼻塞明显，鼻黏膜色淡肿胀或有息肉，鼻涕黏白或黄白、量多，病情缠绵，可伴头昏倦怠，纳差便溏，舌淡或淡胖，苔白或白厚，脉细弱，证属肺脾气虚，痰浊结聚者。也适用于慢性鼻窦炎伴息肉术后康复。

处方6　中医外治

迎香穴、合谷穴埋针治疗；蝶腭神经节针刺；虚证者可灸足三里、脾俞、肾俞，或选择肾俞、脾俞、肾俞、大椎、命门、膻中、足三里等处穴位贴敷治疗。

【注意】①增强体质，减少感冒，寒暖适度，清淡饮食，忌食生冷油腻。②积极治疗急性鼻炎及其相邻部位炎症性疾病。③按疗程正规用药，保持鼻腔引流通畅；正确擤鼻，避免引起中耳炎等并发症。④经规范药物治疗后效果不理想，或鼻腔结构异常、鼻息肉妨碍鼻窦引流，或怀疑真菌性鼻窦炎则需手术治疗。⑤儿童用药根据年龄、体重调整用量。

二十、急性咽喉炎

急性咽喉炎是咽喉黏膜、黏膜下组织和淋巴组织的急性炎症。好发于冬、春季节，常发生于感冒之后，由病毒或细菌引起，或先为病毒感染，后继发细菌感染。急性起病，初起出现咽部干燥、灼热，继之疼痛，吞咽及咳嗽时加重，并可出现声音嘶哑，严重时可有气紧，可伴发热、全身不适、关节酸痛、头痛及食欲缺乏等。检查见口咽及喉咽黏膜弥漫性充血、肿胀，腭弓及悬雍垂水肿，咽后壁淋巴滤泡和咽侧壁红肿；如为细菌感染则咽喉黏膜表面可出现黄白色点状渗出物；下颌淋巴结可出现肿大并伴有压痛。炎症可单纯发生在咽部，称为急性咽炎；也可单独发生在喉部，称为急性喉炎，急性喉炎则多以声嘶为主，可有咽痒咳嗽，咽喉疼痛一般较轻微。治疗以局部治疗、抗感染、抗病毒、对症治疗为主。

以咽喉疼痛为主要症状者属中医"急喉痹"范畴，以声嘶为主要症状者属"喉瘖"范畴，主要病因病机为风邪夹寒夹热上犯，或肺胃实热。治疗以疏风清热、泻火解毒、利咽消肿为主。

处方 1   适用于不伴细菌感染者

（1）局部治疗

复方硼砂含漱液   含漱

西瓜霜喷剂   口喷   适量   每日 3 次

或   开喉剑喷雾剂   口喷   适量   每日 3～5 次   症状明显可每日数次

（2）疼痛症状重者

布洛芬   0.2g   口服   每日 3 次

或   布洛芬缓释片（胶囊）   0.3g   口服   每日 2 次

（3）伴有声嘶气紧者

泼尼松   20～30mg   口服   晨起空腹顿服。

加   雾化吸入：布地奈德 1～2mg   雾化   每日 2 次

处方 2   适用于伴有细菌感染者

在处方 1 基础上，加：

阿莫西林   0.25～0.5g   口服   每日 3 次

或   头孢呋辛酯   0.25～0.5g   口服   每日 2 次

或   头孢克肟   0.1～0.2g   口服   每日 2 次

最好行咽部分泌物细菌培养＋药敏检查，选择敏感抗生素。

感染严重或伴有高热者静脉滴注抗生素：

阿莫西林克拉维酸   1.2g
0.9％氯化钠注射液   100ml ┃ 静脉滴注   每 8 小时 1 次

或   头孢呋辛   0.75～1.5g
0.9％氯化钠注射液   100ml ┃ 静脉滴注   每 8 小时 1 次

或   头孢唑林   1～2g
0.9％氯化钠注射液   100ml ┃ 静脉滴注   每 8 小时 1 次

伴有呼吸困难、吞咽困难者酌情静脉滴注或静脉注射糖皮质激素：

地塞米松　　10mg

0.9％氯化钠注射液　　100ml ｜ 静脉滴注　每日 1 次

或　甲泼尼龙　40～80mg

0.9％氯化钠注射液　　100ml ｜ 静脉滴注　每日 1 次

　　紧急情况下可上述糖皮质激素加入 0.9％氯化钠注射液 10～20ml 静脉推注。

中医处方

处方 1　中成药

　　疏风解毒胶囊　4 粒　口服　每日 3 次

或　六神丸　10 粒　口服　每日 3 次

或　蓝芩口服液　10～20ml　口服　每日 3 次

或　穿心莲滴丸　15 丸　口服　每日 3 次

处方 2　疏风清热汤加减

荆芥 15g　　防风 15g　　牛蒡子 15g　金银花 10g

连翘 10g　　桑白皮 15g　赤芍 15g　　桔梗 10g

黄芩 10g　　天花粉 15g　玄参 15g　　浙贝母 15g

甘草 6g

2 日 1 剂　水煎服　每次 150～200ml　每日 3 次

　　适用于喉痹初起，咽喉部干燥灼热、疼痛不剧烈、异物感、梗阻不利，咽喉黏膜红肿不甚，或伴恶风发热、咳嗽痰黄、头痛，舌红，苔薄黄，脉浮数，证属风热上犯者。伴咳嗽痰多可加前胡、瓜蒌皮；伴声嘶可加蝉蜕、木蝴蝶。

处方 3　清咽利膈汤加减

连翘 12g　　栀子 12g　　牛蒡子 15g　黄芩 10g

薄荷 10g^{后下}　防风 15g　　荆芥 15g　　金银花 10g

玄参 15g　　桔梗 10g　　黄连 6g　　甘草 6g

2 日 1 剂　水煎服　每次 150～200ml　每日 3 次

　　适用于咽喉疼痛剧烈、吞咽不利，咽喉黏膜红肿明显，甚至有脓点或腐膜，可伴发热、口渴、口气臭秽，舌红，苔黄或黄厚，脉洪数或滑数，证属肺胃实热者。咳嗽痰黄加射干、瓜蒌皮；高热加石膏、大青叶；脓性分泌物多加马勃、蒲公英；声嘶可加蝉蜕、木蝴蝶。

处方 4　中医外治

刺血疗法：耳垂或耳背点刺放血，或少商、商阳放血，每处放血数滴，每日 1 次，泻热消肿。

【注意】①注意休息，适当饮水，饮食清淡。②如伴有声嘶、气紧需警惕发生急性喉阻塞，尤其小儿急性喉炎容易导致急性喉阻塞。③自觉咽痛剧烈、吞咽困难，而咽部体征轻微，需警惕急性会厌炎，需行间接喉镜或纤维喉镜检查。④伴有声嘶者需注意声休，防止继发声带小结或息肉。⑤儿童用药根据年龄、体重调整剂量。

二十一、慢性咽喉炎

慢性咽喉炎是一种常见病，为多种因素所引起的弥漫性咽喉部黏膜慢性炎症。多发于成年人，其病因有急性咽喉炎反复发作或治疗不彻底、喉咽反流、慢性扁桃体炎、牙周炎、用嗓过度、长期粉尘或有害气体刺激、烟酒过度或其他不良饮食习惯、鼻腔分泌物倒流刺激咽喉、长期张口呼吸、过敏体质或身体抵抗力减低等。全身各种慢性疾病可继发本病。自觉咽部不适，有异物、堵塞、梗阻感，但进食顺畅，有憋闷感，咽喉干燥、灼热感，隐痛，咽痒，干咳，痰感，吞之不下，吐之不出，喜清嗓，声嘶。喉咽反流因素导致的可伴有恶心、干呕、嗳气、反酸、胃胀、烧心等。以上症状在说话稍多、食用刺激性食物后、疲劳或气温变化时加重。局部表现为咽喉黏膜慢性充血，血管扩张，咽后壁淋巴滤泡及咽侧索增生，或有黏白分泌物，或黏膜干燥，有干痂附着。喉咽反流因素导致的常表现为喉部黏膜肥厚、皲裂及后联合黏膜水肿，喉部有分泌物附着，前庭襞（室带）肥厚，声带充血，肥厚，声带任克水肿，声带肉芽肿等。

以咽喉不适为主要症状者属中医"慢喉痹"范畴；以声嘶为主要症状者属"喉瘖"范畴，主要病因病机为正虚邪恋，余热未清，脾虚湿滞，痰瘀痹阻，肺胃阴虚，肝胃不和，气滞痰凝等。治疗以"清、泻、消、补"为原则。

西医处方

处方 1 适用于喉咽反流因素所致咽喉炎

兰索拉唑肠溶片　15mg　饭前半小时口服　每日 2 次

或　雷贝拉唑肠溶胶囊　10mg　饭前半小时口服　每日 2 次

或　奥美拉唑肠溶胶囊　10mg　饭前半小时口服　每日 2 次

加　枸橼酸莫沙必利片　5mg　口服　每日 3 次

疗程 4～8 周。

处方 2 适用于以咽喉异物感为主，症状明显而局部体征轻微者

复合维生素 B　2 片　口服　每日 3 次

加　谷维素　20mg　口服　每日 3 次

咽后壁淋巴滤泡增生明显可行微波或射频烧灼治疗，烧灼不宜过深，范围不宜过大。

中医处方

处方 1 中成药

开喉剑喷雾剂　口喷　2～3 喷　每日 3～5 次

加　金嗓开音胶囊　3 粒　口服　每日 2 次

或加　金嗓散结胶囊　3 粒　口服　每日 2 次

适用于急性咽喉炎反复发作或治疗不彻底，声嘶或伴有咽后壁淋巴滤泡增生者。

处方 2 柴胡疏肝散加减

陈皮 15g　　柴胡 15g　　川芎 15g　　香附 15g

枳壳 15g　　赤芍 15g　　当归 15g　　白术 15g

茯苓 15g　　　郁金 15g　　　炙甘草 10g

2日1剂　水煎服　每次 150～200ml　每日 3 次

适用于咽喉异物感、堵塞感、吞之不下、吐之不出，咽喉黏膜暗红充血，伴心烦口苦，腹胀嗳气，焦虑失眠，舌淡红或舌红，苔薄白或薄黄，脉弦，证属肝胃不和者。心烦失眠可加酸枣仁 20g、合欢皮 15g、首乌藤 20g；咽喉干痛可加生地黄 15g、牡丹皮 20g；胃胀、烧心、反酸可加旋覆花 15g、瓦楞子 20g、黄连 10g；声嘶可加夏枯草 10g、浙贝母 10g。

处方3　甘露消毒丹加减

滑石 30g^{先煎}　　黄芩 10　　　茵陈 6g　　　石菖蒲 10g
浙贝母 15g　　　木通 15g　　　广藿香 15g　　连翘 15g
白豆蔻 15g　　　薄荷 10g^{后下}　射干 15g　　　甘草 6g

2日1剂　水煎服　每次 150～200ml　每日 3 次

适用于咽喉异物感、堵塞感、灼痛感，咽喉黏膜充血肥厚，伴口内黏腻、口苦、胃胀，睡时打鼾，头昏乏力，大便不爽，舌红，苔黄厚腻，脉滑或滑数，证属肺胃湿热者。

处方4　喉科六味汤加减

荆芥 15g　　　薄荷 10g^{后下}　僵蚕 10g　　　桔梗 10g
防风 15g　　　甘草 6g　　　　玄参 15g　　　生地黄 15g
牡丹皮 15g

2日1剂　水煎服　每次 150～200ml　每日 3 次

适用于咽喉异物感，梗阻不利，咽痒干咳，隐痛不适，咽喉黏膜轻度充血，舌淡红，苔薄白或薄黄，脉平或脉数，证属余热未清证。

处方5　半夏厚朴汤合四君子汤加减

半夏 10g　　　茯苓 15g　　　厚朴 15g　　　生姜 15g
紫苏叶 10g　　柴胡 10g　　　白术 15g　　　党参 20g
茯苓 15g　　　白豆蔻 15g　　砂仁 6g^{后下}　陈皮 15g
枳壳 15g　　　炙甘草 10g

2日1剂　水煎服　每次 150～200ml　每日 3 次

适用于咽喉异物感，堵塞憋闷，痰多、咳吐不爽，伴腹胀嗳气，肢倦纳呆，舌淡红，苔白腻，脉弦或脉滑，证属脾虚湿滞、痰气交阻者。

处方 6　会厌逐瘀汤合二陈汤加减

桃仁 15g	红花 8g	桔梗 10g	生地黄 15g
当归 15g	玄参 15g	柴胡 10g	枳壳 15g
赤芍 15g	陈皮 15g	法半夏 6g	茯苓 15g
浙贝母 15g	射干 15g	甘草 6g	

2 日 1 剂　水煎服　每次 150～200ml　每日 3 次

适用于咽喉异物感，梗阻不利，说话费力，声音嘶哑，有痰不易咳出，喜清嗓，咽喉黏膜暗红肥厚，声带肥厚，或声带有小结或肉芽，舌暗红或淡红，苔薄白或白厚，脉弦涩，证属痰瘀痹阻者。

处方 7　中医外治

咽喉异物感明显、局部体征轻微者，可配合大椎、天突穴位贴敷；或廉泉、双侧人迎埋针；或双侧人迎或水突穴位注射：2％利多卡因注射液与维生素 B_{12} 注射液各 1ml 混合，每个穴位注射 1ml，每周 1～2 次。

【注意】①饮食清淡易消化，避免过饥过饱，忌食辛辣刺激油腻生冷食物。②如为喉咽反流则忌食甜食、碳酸饮料及其他易反酸胀气食物，增加食物稠度，睡觉时适当抬高头高位，避免穿紧身衣。③病程长、一般治疗效果差者需行纤维（电子）鼻咽喉镜及胃镜检查排除咽喉及食管肿物。④有鼻腔、鼻窦疾病、扁桃体炎及其他相邻器官疾病或全身疾病需做相应治疗。⑤需甄别是否有焦虑、抑郁等心理疾患。⑥声嘶日久，检查有声带息肉者可手术治疗。

二十二、急性扁桃体炎

急性扁桃体炎指腭扁桃体的急性非特异性炎症，并伴有不同程度的咽黏膜和淋巴组织炎症，是咽部常见疾病，通常由于细菌或病毒感染造成，细菌和病毒合并感染不少见。乙型溶血性链球菌是最主要致病菌，少数可合并有厌氧菌感染。常继发于上呼吸道感染，好发于儿童及青年，春秋季易发病。主要症状为咽痛剧烈，常伴有吞咽困难、不敢进食，婴幼儿可伴有流口水、拒食等现象。可伴头痛、发热、肢体乏力、全身酸痛等。有些儿童在高热时可伴有恶心、呕吐的症状，如果扁桃体肿大非常明显，也可伴有打鼾、呼吸困难、说话含糊等。局部表现为咽黏膜弥漫红肿，以扁桃体及腭弓红肿明显，扁桃体表面有脓点或片状假膜，可伴有下颌下淋巴结肿大压痛。抗感染、对症治疗为主。

本病属中医"急乳蛾"范畴，病因病机为风热上犯或肺胃热盛，治疗以疏风清热、泻热解毒、利咽消肿为主。

西医处方

处方 1　适用于病情初期，症状体征轻微者

　　阿莫西林　0.25～0.5g　口服　每日 3 次

或　头孢呋辛酯　0.25～0.5g　口服　每日 2 次

或　头孢克肟　0.1～0.2g　口服　每日 2 次

加　布洛芬　0.2g　口服　每日 3 次

或加　布洛芬缓释片（胶囊）　0.3g　口服　每日 2 次

加　西瓜霜喷剂或开喉剑喷雾剂等　2～3 揿　口喷　每日 3～5 次

处方 2　适用于咽痛剧烈、吞咽困难、高热，感染严重者

　　阿莫西林克拉维酸　1.2g
　　0.9％氯化钠注射液　　100ml　｜　静脉滴注　每 8 小时 1 次

或　头孢呋辛　0.75～1.5g
　　0.9％氯化钠注射液　　100ml　｜　静脉滴注　每 8 小时 1 次

或　头孢唑林　1～2g
　　0.9％氯化钠注射液　　100ml　｜　静脉滴注　每 12 小时 1 次

根据病情变化调整抗生素。

有条件者取扁桃体表面分泌物细菌培养＋药敏检查，选择敏感

抗生素。

如有厌氧菌感染者：

加　替硝唑氯化钠注射液　0.8g　静脉滴注　每日1次

加　布洛芬　0.2g　口服　每日3次

或加　布洛芬缓释片（胶囊）　0.3g　口服　每日2次

加　复方氯己定溶液　含漱

或加　西瓜霜喷雾剂或开喉剑喷雾剂等　2～3揿　口喷　每日3～
　　　5次

呼吸困难、吞咽困难或伴高热者酌情静脉滴注或静脉注射糖皮
质激素：

地塞米松　10mg
0.9%氯化钠注射液　100ml ｜ 静脉滴注　每日1次

或　甲泼尼龙琥珀酸钠　40～80mg
0.9%氯化钠注射液　100ml ｜ 静脉滴注　每日1次

中医处方

处方1　中成药

疏风解毒胶囊　4粒　口服　每日3次

或　六神丸　10粒　口服　每日3次

或　蓝芩口服液　10～20ml　口服　每日3次

或　穿心莲滴丸　15丸　口服　每日3次

处方2　疏风清热汤加减

荆芥15g	防风15g	牛蒡子15g	金银花10g
连翘10g	桑白皮15g	赤芍15g	桔梗10g
黄芩10g	天花粉15g	玄参15g	浙贝母15g
甘草6g			

2日1剂　水煎服　每次150～200ml　每日3次

适用于乳蛾初起，咽喉部疼痛不剧烈，扁桃体红肿或有脓点，
或伴恶风发热、咳嗽痰黄、头痛，舌红，苔薄黄，脉浮数，证属风

热上犯者。伴咳嗽痰多可加前胡、瓜蒌皮；伴声嘶可加蝉蜕 10g、木蝴蝶 10g。

处方 3　清咽利膈汤加减

连翘 12g	栀子 12g	牛蒡子 15g	黄芩 10g
薄荷 10g^{后下}	防风 15g	荆芥 15g	金银花 10g
玄参 15g	桔梗 10g	黄连 6g	甘草 6g

2 日 1 剂　水煎服　每次 150～200ml　每日 3 次

适用于咽喉疼痛剧烈、吞咽困难，甚至痛连耳部，咽喉黏膜及扁桃体红肿明显，有脓点，甚至有成片腐膜，伴高热、汗多、口渴、头痛、身酸痛、口气臭秽，舌红，苔黄或黄厚，脉洪数或滑数，证属肺胃实热者。大便干结加芒硝 15g、大黄 10g；咳嗽痰黄加射干 10g、瓜蒌皮 15g；高热加石膏 30g、知母 15g、大青叶 10g；脓性分泌物多加马勃 15g、蒲公英 15g。

处方 4　刺血疗法

耳垂或耳背点刺放血，或少商、商阳放血，每处放血数滴，每日 1 次，泻热消肿。

【注意】①卧床休息，多饮水，饮食清淡易消化，保持大便通畅。②抗感染治疗彻底，减少今后反复发作。③儿童患者需警惕脱水及电解质紊乱。④如并发扁桃体脓肿或扁桃体周围脓肿需切开排脓。⑤儿童用药根据年龄及体重调整剂量。⑥反复发作急性扁桃体炎，成人每年发作超过 3 次、儿童超过 5 次，或怀疑为病灶扁桃体，可于非感染期手术切除扁桃体。

二十三、口腔溃疡

口腔溃疡是一种常见的发生于口腔黏膜的溃疡性损伤病症，多见于唇内侧、舌头、舌腹、颊黏膜、前庭沟、软腭等部位。口腔溃疡发作时疼痛剧烈，局部灼痛明显，严重者还会影响饮食、说话、影响生活质量；可并发口臭、慢性咽炎、便秘、头痛、头晕、恶心、乏力、烦躁、发热、淋巴结肿大等全身症状。表现为口腔溃疡的疾病有多种，最常见的为复发性阿弗他口炎，也称复发性口疮，表现为口腔黏膜或舌多发浅小溃疡，中央略凹陷，表面有黄白色假膜，周边有红晕，愈后不留瘢痕，病程一般1～2周，易反复发作。目前认为与本病自身免疫、维生素缺乏、消化不良、劳累、失眠、女性生理周期等因素有关。治疗以抗炎、止痛、促进溃疡愈合为主。

本病属中医"口疮"范畴，病因病机为心脾积热或阴虚胃热上炎口舌为主。治疗以清心泻脾、滋阴降火、消肿止痛为主，内治为主，外治为辅。

西医处方

处方 1　适用于溃疡小而浅，假膜清洁而薄，疼痛相对较轻微者

　　　维生素 C　0.1～0.2g　口服　每日 3 次

加　复合维生素 B　2 片　口服　每日 3 次

加　复方氯己定含漱液　含漱　每日 3～5 次

处方 2　适用于溃疡深，假膜厚而污秽，局部红肿疼痛重者

　　　布洛芬　0.1～0.2g　口服　每日 3 次

加　头孢呋辛酯　0.25～0.5g　口服　每日 2 次

或　阿莫西林　0.25～0.5g　口服　每日 3 次

加　维生素 C　0.1～0.2g　口服　每日 3 次

加　复合维生素 B　2 片　口服　每日 3 次

加　复方氯己定含漱液　含漱　每日 3～5 次

加　0.5%～1%达克罗宁液或 0.5%～1%盐酸丁卡因注射液　涂于溃疡面　连续 2 次　用于进食前暂时止痛

中医处方

处方 1　玉女煎加减

　　　生石膏 20g^{先煎}　熟地黄 15g　麦冬 15g　　知母 15g

牛膝 15g　　　玄参 15g　　黄连 6g　　太子参 15g
桔梗 10g　　　淡竹叶 6g　　墨旱莲 15g　薄荷 6g^{后下}
甘草 6g

2 日 1 剂　水煎服　每次 150～200ml　每日 3 次

适于口舌生疮反复发作，灼热疼痛，溃疡浅而潮红，伴烦热口渴，消谷易饥，口臭，或有牙龈出血，手足心热，舌红，苔黄而干，脉细数，证属胃热阴虚者。

处方 2　清热泄脾散加减

黄连 10g　　栀子 15g　　　黄芩 10g　　石膏 20g^{先煎}
生地黄 15g　茯苓 15g　　　灯心草 6g　　生地黄 15g
当归 15g　　牡丹皮 15g　　木通 15g　　淡竹叶 6g
甘草 6g

2 日 1 剂　水煎服　每次 150～200ml　每日 3 次

适于口舌生疮，起病急，疼痛重，溃疡深而色红，影响饮食，口渴，口臭，或伴心中烦热，脘腹胀满，小便黄，大便干，舌红，苔黄腻，脉滑数，证属心脾积热者。

【注意】①生活规律，避免熬夜，清淡饮食，注意口腔卫生。②超过 2 周未愈的单发口腔溃疡，或溃疡边缘呈穿凿状或虫蚀状，需警惕口腔癌可能，需行病理检查。③对于经久不愈或反复发作的口腔溃疡需排除自身免疫性疾病。